Konzepte in der Humanpharmakologie

Herausgegeben von

L. Lange	H. Jaeger
W. Seifert	I. Klingmann

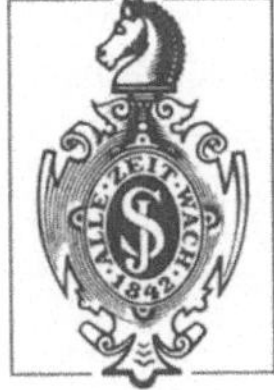

L. Lange   H. Jaeger   W. Seifert
I. Klingmann (Hrsg.)

Pharmakodynamische Modelle für die Arzneimittelentwicklung

Mitarbeiter

M. Bartsch, I. Bauer, G. G. Belz, R. Bonn, K. Breithaupt, R. Brickl, B. Dietrich,
T. Duka, F. M. Eichelbaum, K. Erb, M. Felger, R. Frey, A. Fuhrmeister, B. Gabard,
J. Gaßmüller, C. Günther, J. Hardenberg, A. Hecht, G. Heinzel, C. Hinze, H. Jaeger,
E. Jähnchen, A. Kecskés, L. Klimek, A. Knöffler, G. Kuth, T. Mager, M. Mahler,
B. Mangold, F. Meier, C. de Mey, R. Mösges, U. Müller, G. Münzer, H.-H. Narjes,
J. Oldigs-Kerber, H. Ott, U. Plank, H. D. Plettenberg, A. Rohloff, B. Schielke,
G. Schmidtke-Schrezenmeier, H. Schmitz, B. Schütt, R. Schulz, M. Seibert-Grafe,
W. Seifert, W. Sittig, T. Staks, U. Täuber, D. Trenk, E. Unseld, J. Waitzinger,
M. Weiss, A. Wiegand, W. Wober

Springer-Verlag

Berlin Heidelberg New York
London Paris Tokyo
Hong Kong Barcelona
Budapest

Lothar Lange
Wolf Seifert
Schering AG
Institut für Humanpharmakologie
Müllerstraße 170-178
W-1000 Berlin 65, FRG

Halvor Jaeger
Ingrid Klingmann
LAB
Gesellschaft für pharmakologische
Untersuchungen mbH & Co.
Postfach 1680
W-7910 Neu-Ulm, FRG

Mit 211 Abbildungen und 37 Tabellen

Die Deutsche Bibliothek - CIP-Einheitsaufnahme. Pharmakodynamische Modelle für die Arzneimittelentwicklung : [mit 37 Tabellen] / L. Lange ... (Hrsg.). Mitarb.: M. Bartsch ... – Berlin ; Heidelberg ; New York ; London ; Paris ; Tokyo ; Hong Kong ; Barcelona ; Budapest : Springer, 1993
(Konzepte in der Humanpharmakologie)

NE: Lange, Lothar [Hrsg.]; Bartsch, Manfred

ISBN 978-3-642-50230-9   ISBN 978-3-642-50229-3 (eBook)
DOI 10.1007/978-3-642-50229-3

© Springer-Verlag Berlin Heidelberg 1993
Softcover reprint of the hardcover 1st edition 1993

Satz: Reproduktionsfertige Vorlage vom Autor
21/3130 – 5 4 3 2 1 0 – Gedruckt auf säurefreiem Papier

Inhaltsverzeichnis

Gastroenterologie

Endokrinologie

Pulmologie

ZNS Elektrophysiologie

ZNS Psychometrie

ZNS verschiedene Modelle

Herz-Kreislauf

Mitarbeiterverzeichnis

Dr. Manfred Bartsch
  Klinik für Hals-, Nasen-, Ohrenheilkunde und Plastische Kopf- und
  Halschirugie RWTH
  Pauwelstr. 30, 5100 Aachen

Dr. Ingeborg Bauer
  Fa. UCB-Chemie
  Hüttenstr. 205, 5014 Kerpen

Dr. Gustav G. Belz
  Zentrum für kardiovaskuläre Pharmakologie
  Mathildenstr. 8, 6500 Mainz

Dr. Rainer Bonn
  Schwarz Pharma AG
  Alfred-Nobelstr. 10, 4019 Monheim

Dr. Kerstin Breithaupt
  Zentrum für kardiovaskuläre Pharmakologie
  Mathildenstr. 8, 6500 Mainz

Dr. Rolf Brickl
  Dr. Karl Thomae GmbH, Pharmakokinetik und Metabolismus
  Birkendorferstr. 65, 7950 Biberach/ Riß

Dr. Bruno Dietrich
  LAB Gesellschaft für pharmakologische Untersuchungen mbH & Co.
  Wegenerstr. 13, 7910 Neu-Ulm

Dr. Theodora Duka
  Schering AG, Institut für Humanpharmakologie
  Müllerstr. 171, 1000 Berlin 65

Prof. Fritz Michael Eichelbaum
  Dr. Margrete Fischer-Bosch-Institut für Klinische Pharmakologie
  Auerbachstr. 112, 7000 Stuttgart 50

Dr. Katharina Erb
Zentrum für kardiovaskuläre Pharmakologie
Mathildenstr. 8, 6500 Mainz

Dr. Martin Felger
Hewlett-Packard
Herrenbergerstr. 110, 7303 Böblingen

Dr. Reiner Frey
Bayer AG, Klinische Pharmakologie
Apprather Weg, 5600 Wuppertal

Andreas Fuhrmeister
Schering AG, Institut für Humanpharmakologie
Müllerstr. 171, 1000 Berlin 65

Dr. Bernard Gabard
Spirig AG, Biopharmazie
Postfach, CH-4622 Egerkingen

Dr. Johannes Gaßmüller
Schering AG, Institut für Humanpharmakologie
Müllerstr. 171, 1000 Berlin 65

Clemens Günther
Schering AG, Institut für Pharmakokinetik
Müllerstr. 171, 1000 Berlin 65

Jeffrey Hardenberg
Marion Merell Dow GmbH, Clinical Pharmacology Unit
2, rue de Stockholm, F-67000 Strasbourg

Dipl.-Ingenieur Arthur Hecht
Dr. Karl Thomae GmbH, A Medizin
Sperberweg 9, 7950 Biberach/ Riß

Dr. Günther Heinzel
Dr. Karl Thomae GmbH, A Pharmakokinetik und Metabolismus
Sperberweg 9, 7950 Biberach/ Riß

Dr. Christian Hinze
Marion Merell Dow GmbH, Clinical Pharmacology Unit
Werkstr. 15, 7640 Kehl

Dr. Halvor Jäger
LAB Gesellschaft für pharmakologische Untersuchungen mbH & Co.
Wegenerstr. 13, 7910 Neu-Ulm

Prof. Eberhard Jähnchen
Rehabilitationszentrum, Abteilung für Klinische Pharmakologie
Südring 15, 7812 Bad Krotzingen

Dr. Andrei Kecskés
Schering AG, Institut für Humanpharmakologie
Müllerstr. 171, 1000 Berlin 65

Dr. Ludgar Klimek
Klinik für Hals-, Nasen-, Ohrenheilkunde und Plastische Kopf- und
Halschirugie RWTH
Pauwelsstr. 30, 5100 Aachen

Dr. Andreas Knöffler
Universitätsklinik Köln, HNO
Josef-Stelzmann-Str. 9, 5000 Köln 41

Dr. Gernot Kuth
Klinik für Hals-, Nasen-, Ohrenheilkunde und Plastische Kopf- und
Halschirugie RWTH
Pauwelsstr. 30, 5100 Aachen

Dr. Torsten Mager
Schering AG, Institut für Humanpharmakologie
Müllerstr. 170, 1000 Berlin 65

Marianne Mahler
Schering AG, Institut für Humanpharmakologie
Müllerstr. 170, 1000 Berlin 65

Dr. Bernhard Mangold
LAB Gesellschaft für pharmakologische Untersuchungen mbH & Co.
Wegenerstr. 13, 7910 Neu-Ulm

Prof. Friedhelm Meier
Forschungsgruppe IBIS
Hülsbergstr. 77a, 4630 Bochum

Dr. Christian de Mey
Zentrum für kardiovaskuläre Pharmakologie
Mathildenstr. 8, 6500 Mainz

Dr. Ralf Mösges
Klinik für Hals-, Nasen-, Ohrenheilkunde und Plastische Kopf- und
Halschirugie RWTH
Aachen

Ute Müller
Schering AG, Biometrie Forschungslaborien
Müllerstr. 170, 1000 Berlin 65

Dr. Günther Münzner
Chemische Fabrik Promonta
Hammerlandstr. 162-178, 2000 Hamburg 26

Dr. Hans-Hermann Narjes
Dr. Karl Thomae GmbH, Klinische Forschung
Sperberweg 9, 7950 Biberach/ Riß

Dr. Jürgen Oldigs-Kerber
Hoechst AG, ZNS Pharmakopsychologie, Zentrale Klinische Forschung
Postfach 80 03 20, 6230 Frankfurt/Main 80

Dr. Helmut Ott
Schering AG, Institut für Humanpharmakologie
Müllerstr. 171, 1000 Berlin 65

Dr.Ulrike Plank
Hoechst AG, ZNS Pharmakopsychologie, Zentrale Klinische Forschung
Postfach 80 03 20, 6230 Frankfurt/Main 80

Dr. Horst Plettenberg
LAB Gesellschaft für pharmakologische Untersuchungen mbH & Co.
Wegenerstr. 13, 7910 Neu-Ulm

Aloysius Rohloff
Schering AG, Institut für Humanpharmakologie
Müllerstr. 171, 1000 Berlin 65

Dr. Barbara Schielke
Schering AG, Institut für Humanpharmakologie
Müllerstr. 171, 1000 Berlin 65

Dr. Gerlinde Schmitdke-Schrezenmeier
    LAB Gesellschaft für pharmakologische Untersuchungen mbH & Co.
    Wegenerstr. 13, 7910 Neu-Ulm

Dipl. Mathematiker Heinz Schmitz
    Bayer AG, Institut für Biometrie
    Apprather Weg, 5600 Wuppertal

Barbara Schütt
    Schering AG, Institut für Humanpharmakologie
    Müllerstr. 170, 1000 Berlin 65

Dr. Rainer Schulz
    Ciba Geigy
    Waldhörnlestr. 22, 7400 Tübingen

Dr. Monika Seibert-Grafe
    Hoechst AG, Zentrale Klinische Forschung
    Postfach 80 03 20, 6230 Frankfurt/Main 80

Dr. Wolfgang Seifert
    Schering AG, Institut für Humanpharmakologie
    Müllerstr. 171, 1000 Berlin 65

Dipl.-Ingenieur Werner Sittig
    Hoechst AG, ZNS Pharmakopsychologie, Zentrale Klinische Forschung
    Postfach 80 03 20, 6230 Frankfurt/Main 80

Thomas Staks
    Schering AG, Institut für Humanpharmakologie
    Müllerstr. 171, 1000 Berlin 65

Dr. Ulrich Täuber
    Schering AG, Institut für Pharmakokinetik
    Müllerstr. 171, 1000 Berlin 65

Dr. Dietmar Trenk
    Rehabilitationszentrum, Klinische Pharmakologie
    Südring 15, 7812 Bad Krotzingen

Dr. Elisabeth Unseld
    LAB Gesellschaft für pharmakologische Untersuchungen mbH & Co.
    Wegenerstr. 13, 7910 Neu-Ulm

Dr. Josef Waitzinger
LAB Gesellschaft für pharmakologische Untersuchungen mbH & Co.
Wegenerstr. 13, 7910 Neu-Ulm

Dr. Michael Weiss
Martin-Luther Universität, Institut für Pharmakologie und Toxikologie
Magdeburger Str. 4, 4020 Halle

Dr. Andreas Wiegand
Rehabilitationszentrum, Abteilung für Klinische Pharmakologie
Südring 15, 7812 Bad Krotzingen

Prof. Wolfgang Wober
Institut für Clinische Forschung der Münchner Institute für
Medizinische Forschung
Kronstädterstr. 9, 8000 München 80

Die Validierung von Methoden

Die Validierung von Methoden

H. D. Plettenberg
L.A.B. Gesellschaft für pharmakologische Untersuchungen mbH & Co, Neu-Ulm

Das Wesen der Validierung

Die Validierung[1] einer Methode erbringt den (dokumentierten) Beweis, daß die Methode leistet, was von ihr behauptet und was von ihr erwartet wird. Die Anwendung dieses Konzepts auf pharmakodynamische Methoden ist sicher nicht neu, es ist aber keinesfalls allgemein akzeptiert[2], denn es setzt den Selbstzweifel des Wissenschaftlers voraus: Wenigen ist bewußt, daß zwischen einer einmaligen Beobachtung oder Messung für diagnostische Zwecke und ihrer wiederholten Durchführung im Rahmen einer pharmakodynamischen Untersuchung Bedarf und Möglichkeit zu einer beträchtlichen Steigerung der Aussagefähigkeit liegt, welche für den Wert bzw. die Durchführbarkeit selbst einer pharmakodynamischen Untersuchung entscheidend sein kann.

Objekte der Validierung sind außer den Methoden auch die zugrunde liegenden Modelle und die Daten selbst (Tab. 1).

---

1   valid [lat. validus = kräftig, stark] *zuverlässig, wirkungsvoll*; Validieren, Validierung *die Wichtigkeit, die Zuverlässigkeit, den Wert von etwas feststellen, bestimmen.* Nach Duden, Das große Wörterbuch der deutschen Sprache, Band 6, Mannheim 1981.

2   Die Validierung von Methoden wird in der Note for Guidance der EG zu GCP nicht erwähnt; Validierung wird ausdrücklich gefordert für Qualitätssicherungssysteme (im Glossar), Daten (im Glossar), Datenerfassung, -bearbeitung und -transformation per Computer (Abschnitte 3.3, 3.5 und 3.15 im Kapitel 3, *Data Handling*) und für Programme (Abschnitt 3.10).

Tab. 1. Zeitlicher Zusammenhang von Studiendurchführung und Validierung bei pharmakodynamischen Untersuchungen

	Prospektiv	Begleitend	Retrospektiv
Daten	-	-	+ a)
Methoden	+	+	(+)
Modelle	+ b)	+ c)	(+)

a) Verifizieren; b) Korrelation zwischen Experiment und Therapie; c) Positiv-Kontrolle.

Während die Zuverlässigkeit von Daten naturgemäß nur retrospektiv festgestellt werden kann, ist die prospektive und begleitende Validierung von Methoden und Modellen möglich - und damit erstrebenswert: Die in früheren Untersuchungen festgestellte Eignung und Zuverlässigkeit kann bei der Planung, Durchführung und Bewertung weiterer klinischer Prüfungen herangezogen werden. Im Idealfall wird die prospektive Validierung durch Kontrollbeobachtungen unterstützt, welche die fortdauernde Validität der neuen Studie belegen.

Retrospektive Validierung sollte nicht prinzipiell abgelehnt werden. Wenn gesichert ist, daß in früheren Studien die gleiche, standardisierte Methode (oder dasselbe Modell) angewendet wurde wie in einer späteren Validierung, so können und sollen durchaus auch die früheren Ergebnisse als zuverlässig angesehen werden. Wenn vor der Validierung jedoch eine Überarbeitung der Methode durchgeführt wurde, ist eine retrospektive Validierung früherer Ergebnisse unmöglich.

Jede Validierung einer Methode deckt nur den untersuchten Umfang ab; bei jeder Modifikation, schon bei Übertragung auf einen anderen, insbesondere neuen Beobachter, besteht Bedarf nach Revalidierung all jener Aspekte, die durch die Modifikation möglicherweise beeinflußt werden können.

Die Validierung Analytischer Methoden für die Pharmakodynamik

Zahlreiche pharmakodynamische Modelle beruhen auf der analytischen Bestimmung körpereigener Substanzen als Zielparameter: Blutzucker-Tagesprofil und Insulinausschüttung, Verlaufskurven von Prolaktin, LH, Testosteron, die Untersuchung der ACE-Aktivität bzw. Restaktivität bei ACE-Hemmung sind nur einige Beispiele zur Illustration der Vielseitigkeit dieses Konzepts.

Nach Gewinnung der Probe setzt ein objektivierbarer Prozeß ein, dessen
Validität durch Untersuchung von Vergleichsproben mit bekannter nomineller
Aktivität bzw. Konzentration leicht überprüft werden kann. Die Validierung
solcher Methoden kann mit marginalen Adaptationen den Vorgaben folgen, wie
sie für pharmakokinetische Untersuchungen zur Zeit diskutiert werden.[3] Die
Gewinnung der Probe freilich unterliegt mehreren Einflüssen, wie sie im
folgenden für nicht-analytische Methoden dargestellt werden.

Einflüsse auf das Ergebnis einer Pharmakodynamischen Messung

Vier Hauptkomponenten

Pharmakodynamische Untersuchungen werden durchgeführt, um einen bestimmten Effekt im zeitlichen Zusammenhang während oder nach der Behandlung zu
beobachten. Das Ergebnis unterliegt zahlreichen Einflüssen: Es hängt nicht nur
vom behandelten Probanden ab, sondern auch vom Beobachter, dem verwendeten Meßgerät und häufig auch von einer abschließenden Datenverarbeitung
(Abb. 1).

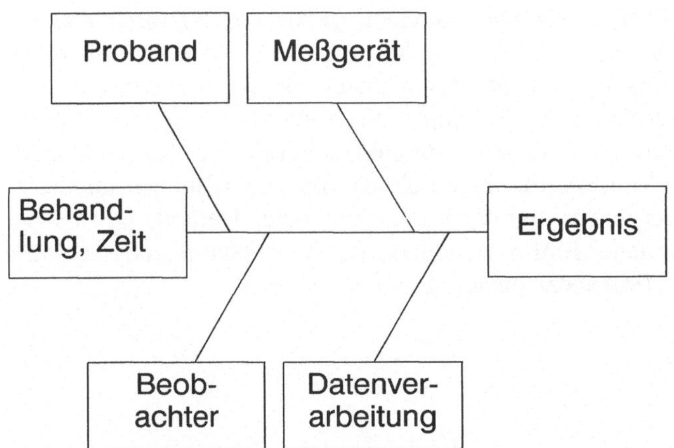

Abb. 1. Wichtige Einflüsse auf das Ergebnis einer pharmakodynamischen Messung

---

3 Vgl. z.B. die AAPS/FDA/FIP/HPB/AOAC Konferenz "Analytical Methods
Validation: Bioavailability, Bioequivalence and Pharmacokinetic Studies", 3.-5.
Dezember 1990, Arlington, Virginia.
Konferenzbericht: Vinod P. Shah, Kamal K. Midha et al., veröffentlicht in Pharm.
Research 9:588-592 (1992), J. Pharm. Sci. 81:309-312 (1992), und anderen Zeitschriften.

Alle diese Faktoren sind nicht konstant, sondern stellen selber Variable dar, welche wiederum zahlreichen Einflüssen unterliegen. Unbekannte und unkontrollierte Einflüsse wirken sich dabei als Störung oder Verzerrung des Ergebnisses aus. Eine unkontrollierte Variabilität kann die Verwendbarkeit einer Methode für pharmakodynamische Untersuchungen unmöglich machen.

Einflüsse auf das Ergebnis durch den Probanden

Probandenauswahl

Die meisten pharmakodynamischen Zielparameter lassen sich bei allen Menschen beobachten, nur gelegentlich ist die Vorauswahl eines bestimmten Typus erforderlich, z.B. Einschluß nur von Probanden mit dominierenden Alphawellen im EEG.

Eine weitergehende Selektion mit dem Ziel einer Standardisierung des Effektes wäre zwar wünschenswert, ist aber praktisch kaum möglich: Jede der Komponenten eines Regelkreises, welcher einen Körpervorgang kontrolliert, zeigt eine inhärente Variabilität. Jede Störung des Regelkreises, z.B. durch einen Arzneistoff, resultiert daher in einer prädiktiv nicht beherrschbaren Variabilität des Effekts; Bemühungen um die Standardisierung der Studienpopulation sind daher meist wenig erfolgreich.

Alter, Geschlecht, Körpergröße und -gewicht, genetische Faktoren und die individuelle Pharmakokinetik sind sicher nicht die unwichtigsten Einflußgrößen auf die pharmakodynamische Antwort des Körpers auf ein Arzneimittel, aber diese Faktoren sind im Rahmen der Prüfung stabil. Eine Methode gewinnt daher stets durch Standardisierung der Studienbedingungen bei Einsatz der Studienteilnehmer als ihre eigene Kontrollgruppe (Vergleich von Behandlungen im Crossover statt im Gruppenvergleich). Für die Validierung einer Methode ist es daher wichtig zu wissen, welche Einflüsse unterschiedliche pharmakodynamische Reaktionen im gleichen Probanden auslösen können (Abb. 2).

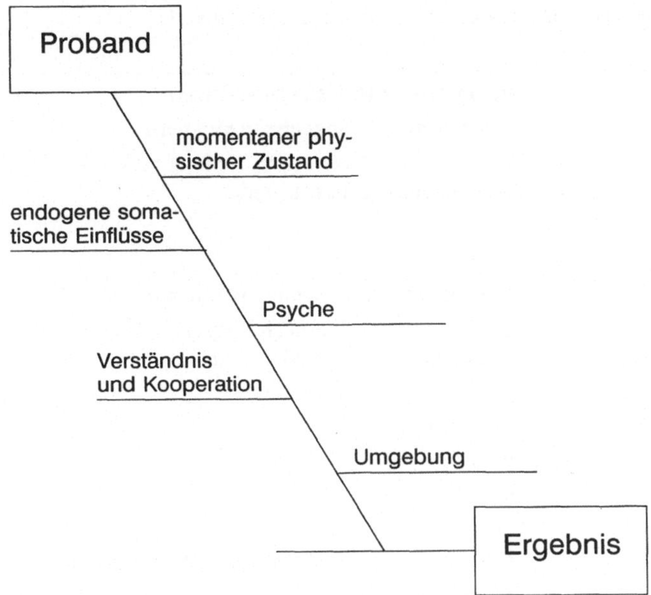

Abb. 2. Einflüsse auf das Ergebnis einer pharmakodynamischen Messung durch den Probanden

Momentaner physischer Zustand

Der Körperzustand zum Zeitpunkt der Messung (Tab. 2) sollte eng kontrolliert oder zumindest registriert werden; jede größere Abweichung von den im Prüfplan vorausgesetzten Annahmen kann das Ergebnis dramatisch verzerren.

Tab. 2. Aspekte des Körperzustands mit Einflußauf die Pharmakodynamik

Aktivität	momentan (z.B. Belastungs-EKG)
	in jüngster Vergangenheit (Minuten)
	in den letzten Tagen (Erschöpfung nach
	Anstrengung, Muskelkater)
Position	momentan
	in jüngster Vergangenheit (Minuten)
	(Stehen unmittelbar nach Liegen hat andere
	Bedeutung als dauerndes Stehen)
Sättigungsgrad	nüchtern
	hungrig
	satt
Wachheitsgrad	Müdigkeit, z.B. nach zu langer Wachperiode
	Wach-, Schlafzustand

Endogene somatische Einflüsse und Psyche

Bestimmte Körperfunktionen unterliegen autonomen Schwankungen, z.B. im Tag-Nacht-Rhythmus oder während des Monatszyklus der Frau. Die Kopplung dieser Schwankungen zur Psyche ist bekannt.

Umgekehrt beeinflußt die Psyche (Stimmung, Laune; Erwartungshaltung; Erregung oder Entspannung) nicht nur psychopharmakologische Zielparameter, sondern über die psychosomatische Kopplung auch physikalisch meßbare Körperfunktionen.

Verständnis und Kooperation

Der Übergang von der präklinischen Pharmakologie zur Humanpharmakologie beinhaltet mehr als einen qualitativen Sprung in der Relevanz der Aussagen durch die weitgehende Annäherung des biologischen Modells an die zu behandelnden Patienten. Die Untersuchung der Wirkung einer Behandlung auf vernunftbegabte Wesen ergibt auch die Notwendigkeit, die Vernunft des Probanden in Rechnung zu stellen (Tab. 3).

Tab. 3. Einflüsse von Verständnis und Kooperation des Probanden auf die Pharmakodynamik

Verständnis der Aufgabe	Beispiel Lungenfunktionsprüfung 　　(Mißverständnis: submaximale erzwungene Ausatmung) visuelle Analogskala 　　(Mißverständnis: Verbrauch der Gesamtskala für eindeutig submaximale Empfindungen)
Sprachliches Verständnis	passiver Wortschatz 　　(Verständnis z.B. einer Eigenschaftswörterliste) aktiver Wortschatz 　　(Beschreibung einer empfundenen Wirkung)
Kooperation	Bereitschaft zu maximaler Leistung bzw. Belastung 　　(Lungenfunktion, Belastungs-EKG, maximale Gehstrecke...)
Simulation	in Betrugsabsicht 　　(um Ausgleich für einen nicht erlittenen Schaden zu erhalten) in wohlmeinender Absicht 　　(um dem Beobachter "einen Gefallen zu tun", der etwas Bestimmtes erwartet).

Zahlreiche pharmakodynamische Methoden setzen das Verständnis der Studienteilnehmer für eine Aufgabe voraus, und mangelndes intellektuelles oder sprachliches Verständnis kann zu fehlenden oder unscharfen Aussagen führen. Umgekehrt kann ein Proband seine Vernunft auch einsetzen, um Ergebnisse durch fehlende Kooperation oder durch Simulation zu verzerren.

Umgebung

All diese Effekte werden überlagert von der häufig diffusen Wirkung der Umgebung auf den Probanden. Aus der Erfahrung mit pharmakodynamischen Modellen, welche die Reaktion auf die Belastung mit kontrollierten Stressoren untersuchen, kann man schließen, daß unkontrollierte Umwelteinflüsse nicht wirkungslos sind (Tab. 4).

Tab. 4. Einflüsse aus der Umwelt auf den Probanden mit möglicher Kopplung zur Pharmakodynamik

Wetter	hohe Luftfeuchtigkeit (Nebel, Schwüle), hohe Temperatur, Luftdruckschwankungen, Föhn...
Aufenthaltsbedingungen	Licht, Zimmertemperatur, Luftfeuchtigkeit; Einschränkungen der Bewegungsfreiheit, allgemeine Unruhe
Personen	andere Probanden (gruppendynamische Prozesse); Beobachter/ Studienbetreuer

Einflüsse auf das Ergebnis durch den Beobachter

Man braucht nicht auf die Ebene von Elementarteilchen und Quanten vorzustoßen um festzustellen, daß ein Ereignis von seiner Beobachtung beeinflußt wird; die Ergebnisse pharmakodynamischer Methoden hängen ganz entscheidend vom Beobachter ab (Abb. 3).

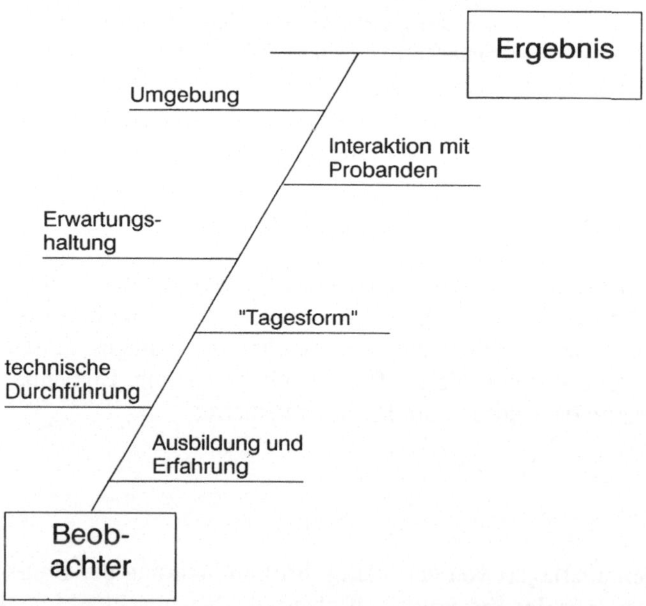

Abb. 3. Einflüsse auf das Ergebnis einer pharmakodynamischen Messung durch den Beobachter

Ausbildung und Erfahrung

Es gibt wenige Methoden, welche in der technischen Durchführung und der Ermittlung des Ergebnisses so einfach und standardisiert sind, daß auch ohne besondere Ausbildung oder Erfahrung zuverlässige Ergebnisse erzielt werden können, wie die rektale Messung der Körpertemperatur. Fast immer wächst die Aussagekraft einer Methode mit der Erfahrung des Beobachters (Tab. 5).

Tab. 5. Einfluß der Erfahrung des Beobachters auf pharmakodynamische Methoden

Einzeleffekte	Spezifität
	(Werden Effekte qualitativ richtig interpretiert?)
	Sensitivität
	(Wie kleine Effekte werden erkannt? Wie fein ist die Differenzierung gradueller Unterschiede?)
Vermischte Effekte	Unterscheidung
	(Wird bei gleichzeitig auftretenden, verschiedenen Reaktionen der Zielparameter erkannt und richtig quantifiziert?)
	Erkennen von Störungen
	(Wie groß ist die Erfahrung im Erkennen und Ausfiltern von Artefakten und Störimpulsen?)

Nicht immer kann ein einziger Beobachter alle Messungen einer pharmakodynamischen Untersuchung bei einem Studienteilnehmer durchführen; Unterschiede zwischen den Beobachtern summieren sich zu den anderen Effekten, welche das Ergebnis beeinflussen. Mangelnde Vergleichbarkeit zwischen den Beobachtern bedeutet dabei nicht nur einen Verlust der Trennschärfe, sondern auch das Risiko einer systematischen Verzerrung der Ergebnisse.

Technische Durchführung und "Tagesform"

Die technische Durchführung der einzelnen Beobachtungen unterliegt unmerklich kleinen oder größeren Schwankungen, nicht zuletzt bedingt durch die "Tagesform" des Beobachters. Erschöpfung, Stress und Müdigkeit können die Präzision einer Messung genauso limitieren wie unkonzentriertes, oberflächliches Arbeiten. Jeder Beobachter sollte sich auch dessen bewußt sein, daß er bei ähnlichen oder exakt gleichen Situationen buchstäblich je nach Laune zu verschiedenen Bewertungen kommen kann: Unsachliche Beiträge zum Ergebnis können dann am weitesten zurückgedrängt werden, wenn man sich dessen bewußt ist, wie sehr und wann besonders eine Beobachtung oder Messung subjektiven Einflüssen unterliegt.

Erwartungshaltung

Seit langem ist bekannt, daß die Erwartungshaltung des Beobachters die einzelnen Messungen in einer klinischen Studie und das gesamte Ergebnis beeinflussen kann; die Notwendigkeit von Doppelblind-Studien bei nicht objektiv bestimmbaren Zielparametern ist allgemein akzeptiert.

Aber auch eine gelungene Verblindung des Medikaments schaltet die Fähigkeit des Beobachters nicht aus, seine Beobachtungen zu interpretieren: Verum kann oft wegen spezifischer (Neben-)Wirkungen von Placebo unterschieden werden. Darüberhinaus wird bei Behandlung jedes Studienteilnehmers häufig, bewußt oder unbewußt, die Konsistenz des Meßergebnisses mit Vorbeobachtungen überprüft und ihr ein wenig nachgeholfen.

Umgebungseinflüsse

Die Interaktion zwischen Beobachter und Probanden beeinflußt nicht nur die vom Probanden gezeigte pharmakodynamische Reaktion, sondern auch ihre subjektive Wahrnehmung und Interpretation durch den Beobachter. Objektive Störungen des Beobachters (bei Lärm kann man schlecht Blutdruck nach Riva Rocci messen) verzerren ebenfalls das Ergebnis einer Messung.

Einflüsse auf das Ergebnis durch das Meßgerät

Die Aussagefähigkeit einer pharmakodynamischen Methode wird nicht nur durch unmittelbar menschliche Faktoren (Proband, Beobachter) beschränkt, sondern ganz wesentlich auch durch das verwendete Meßgerät (Abb. 4): Die Tatsache, daß bei apparativen Messungen keine Beeinflussung der Messung und ihrer Auswertung durch den Beobachter stattfindet, darf nicht zu blindem Vertrauen in ein unvalidiertes Gerät verleiten.

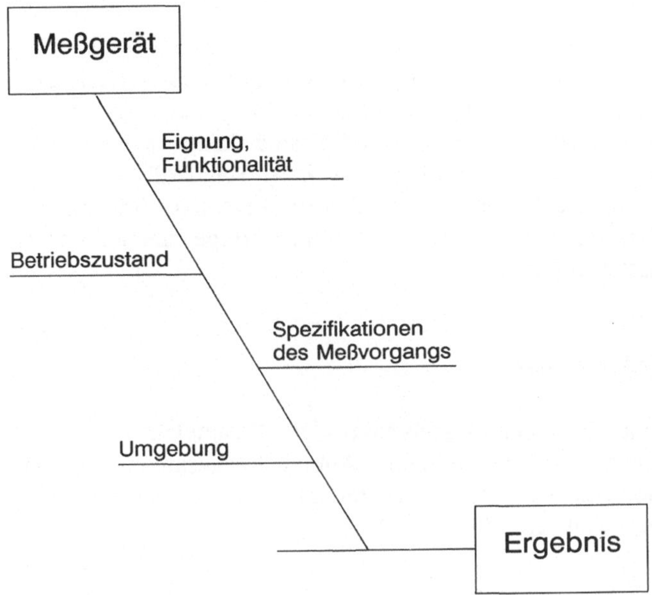

Abb. 4. Einflüsse auf das Ergebnis einer pharmakodynamischen Messung durch das Meßgerät

Eignung und Funktionalität

Eine der wichtigsten Fragen im Laufe der Validierung einer pharmakodynamischen Methode ist die Prüfung, ob ein verwendetes Gerät den beabsichtigten Effekt als solchen mißt oder nur eine verwandte Größe, aus welcher der Effekt abgeleitet wird. Auch wenn ein Hersteller die Vergleichbarkeit eines indirekten Meßprinzips zur Referenzmethode beim Einsatz für eine bestimmte Aufgabe belegt hat, können indirekte Messungen für andere Fragestellungen zu deutlich verzerrten Ergebnissen führen. Weiter ist zu prüfen, ob die Leistungsfähigkeit des Geräts im benötigten Meßbereich gesichert ist.

Ein ungenügender Bedienungskomfort kann dazu führen, daß es zu Fehlbedienungen oder Leistungsverlusten kommt, so daß enge zeitliche Vorgaben einer Effektkinetik nicht mehr befolgt werden können. Die Verwendbarkeit eines Gerätes hängt nicht zuletzt von seiner Zuverlässigkeit unter Einsatzbedingungen ab: Elektroden dürfen nicht abfallen; typische Störimpulse müssen ohne Leistungszusammenbruch verarbeitet werden; eine Grundliniendrift muß erkannt und ausgeglichen werden, sonst wandert das verarbeitete Signal aus dem Wiedergabebereich.

Betriebszustand

Die einmalige Feststellung der Eignung eines Gerätes darf nicht zu falschem Vertrauen in die Messungen führen; ohne fortdauernde Überwachung des Betriebszustandes ("steht die Waage waagerecht?") sind keine zuverlässigen Ergebnisse zu erzielen. Eichung oder Kalibrierung bzw. Standardisierung sind daher in regelmäßigen Abständen erforderlich, ebenso präventive Wartung und Reinigung; eine Funktionsprüfung vor jedem Einsatz ist billiger als der Verlust von Daten durch technische Defekte.

Spezifikationen des Meßvorgangs

Die eigentliche Messung eines pharmakodynamischen Parameters mit einem Gerät kann als verkleinertes und vereinfachtes Abbild der gesamten Methode beschrieben werden; die Zahl der Einflüsse ist reduziert, die zu überprüfenden Parameter bleiben die gleichen (Tab. 6).

Tab. 6. Validierung des Meßvorgangs als Abbild der Methodenvalidierung

Linearität	Zusammenhang von Input und Anzeige
	(Gibt es Abweichungen der Meßcharakteristik von der Linearität?)
	Richtigkeit
	Wiederholbarkeit
	Streuung unter identischen Bedingungen
	Vergleichbarkeit
	Streuung der Ergebnisse unter verschiedenen Bedingungen
Robustheit	Größe von Abweichungen bei Störungen
	Sind kritische oder Schlüsselparameter bekannt? Wo liegen Grenzwerte für diese Parameter?
Spezifität	
Sensitivität	

Umgebungseinflüsse

Alle Meßgeräte reagieren mehr oder weniger empfindlich auf Störungen aus der Umgebung, z.B. Temperaturschwankungen. Bestimmte Messungen sind ohne peinlichen Ausschluß von externen Vibrationen, Zugluft und Störströmen überhaupt nicht durchführbar.

Einflüsse auf das Ergebnis durch die Datenverarbeitung

Die Erschließung neuer Einsatzmöglichkeiten von pharmakodynamischen Methoden beruht nicht zuletzt auf immer komplexeren Programmen für die Datenverarbeitung; erst im Einsatz kann man freilich erkennen, welchen Einfluß die Datenverarbeitung auf das Ergebnis einer pharmakodynamischen Messung hat (Abb. 5).

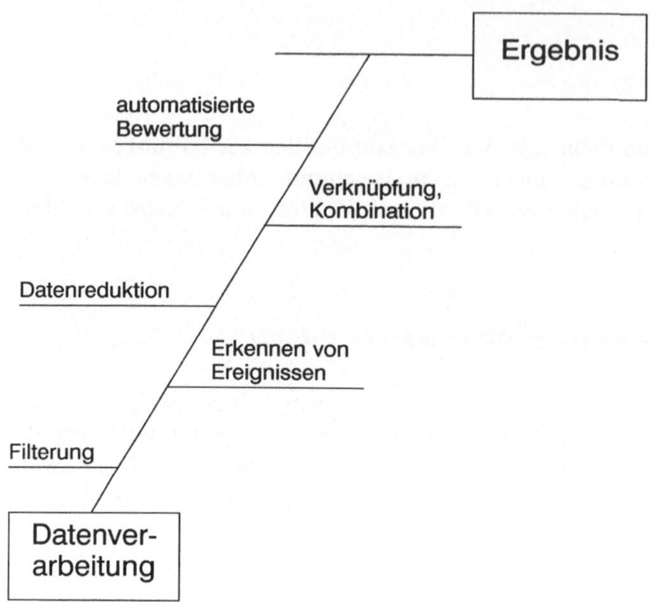

Abb. 5. Einflüsse auf das Ergebnis einer pharmakodynamischen Messung durch die Datenverarbeitung

Filterung von Daten und Erkennen von Ereignissen

Die Vorverarbeitung eines Eingangssignals durch Filterung verringert die Datenmenge, im Idealfall ohne Beeinträchtigung der gesuchten Information: Das Ausscheiden von irrelevanten Signalen, mehr noch das Ausscheiden von Störungen und Artefakten, erleichtert die eigentliche Datenverarbeitung. Dabei darf es jedoch nicht zu einem falschen Ausscheiden relevanter Information kommen.

Relevante Einzelsignale müssen in ihrer Größe, wiederholte Signale eines bestimmten Typus müssen in ihrer Häufigkeit genau erfaßt werden. Dabei muß das Programm aus den gleichen Daten, die z.B. auf einem Band gespeichert sind, bei wiederholtem Durchlauf das gleiche oder ein nur irrelevant verschiedenes Ergebnis geben: Es ist nicht vertretbar, wenn die Zahl identifizierter Arrhythmien in einer 24-Stunden-EKG-Aufzeichnung davon abhängt, welche der zulässigen Bandlaufgeschwindigkeiten eingestellt wird. Selbstverständlich muß der Erkennungsvorgang nicht nur ein wiederholbares, sondern auch ein richtiges Ergebnis ohne systematische Fehler liefern.

Reduktion, Verknüpfung und Kombination von Daten

Je nach Art der Fragestellung werden häufig über das Erkennen von Ereignissen hinaus weitere Datenverarbeitungsschritte durchgeführt, um die Trennschärfe einer Methode zu erhöhen. Aber selbst mathematisch einfache Vorgänge, wie Mittelung oder Kategorisierung und Zählen verlaufen nicht zwangsläufig fehlerfrei, genausowenig wie die Bildung von Differenzen oder Summen verschiedener Parameter, oder die Berechnung von Quotienten, Faktoren und anderen empirischen Maßzahlen oder Kenngrößen. Bestimmte Methoden mit großer Datenfülle, wie das EEG, wurden erst durch eine derartige Parametrisierung für Routineuntersuchungen erschlossen. Lücken oder Fehler in der Logik und Ausführung solcher Programme sind besonders gefährlich: Wegen des weitverbreiteten Vertrauens in jedwelche Datenverarbeitung können sie längere Zeit unentdeckt bleiben, obwohl sie die Aussage ganzer Studien verzerren oder verwischen können.

Automatisierte Bewertung

Viele Ärzte verfolgen die Entwicklung von Programmen, welche eine automatisierte Bewertung von Daten, z.B. eines EKG, vornehmen und einen Befund vorschlagen, mit gemischten Gefühlen. Sicher sind solche Programme nicht fehlerfrei - der menschliche Beobachter wäre es auch nicht. Interessanterweise eröffnen jedoch solche Programme die Option, sie über die Diagnose hinaus zur Verlaufsbeobachtung einzusetzen, z.B. um die Wirkung einer Behandlung quantitativ und im zeitlichen Verlauf abzuschätzen.

Anforderungen an die Validierung
einer pharmakodynamischen Methode

Erkennnen und Untersuchen der wichtigsten Einzeleinflüsse

Die Übersicht über die Vielzahl von Einflüssen, welchen das Ergebnis einer pharmakodynamischen Messung unterliegt, führt zwangsläufig zu der Frage, wie ein derart komplexer Vorgang validiert werden kann.

Zunächst müssen die möglichen Einflußgrößen erfaßt und nach wahrscheinlicher Bedeutung geordnet werden. Die wichtigsten Einflüsse sind zu identifizieren und in den praktischen Arbeiten zu kontrollieren, entweder durch prospektives Setzen von definierten Grenzen oder durch begleitendes Registrieren der Ausprägung eines Merkmals.

Bei der Validierung jeder Methode muß geklärt werden, ob eine methodenbezogene Vorauswahl der Probanden erforderlich ist, und ob spezifische Studienbedingungen eingehalten werden müssen. Für neue Beobachter ist ein ausreichendes Training durchzuführen, und Maßnahmen zur Selbstkontrolle der Beobachter sind einzurichten: Dabei ist die Erkenntnis der Notwendigkeit zur Selbstkontrolle der wichtigste Schritt. Für Meßgeräte und Datenverarbeitung schließlich ist zu klären, ob man die Fähigkeit zum Validieren hat und ob die dazu erforderlichen Kontrollmaßnahmen vorhanden sind; im Zweifelsfall sollte bereits bei der Investition in Geräte und Programme großer Wert auf das Vorliegen einer gut dokumentierten Validierung gelegt werden.

Validierung der Gesamtheit der Methode

Jede der Einflußgrößen einer Beobachtung oder Messung unterliegt selbst vielfachen Einflüssen; mit weiterer Vertiefung der Analyse von Ursachen und Wirkungen zeigt sich die vielschichtige Natur des Meßvorgangs in immer weitergehender Komplexität.

Die große Vielzahl von Einzelfaktoren soll aber nicht den Blick auf das Ganze verstellen: Methodenvalidierung benötigt keine Sisyphusarbeit an hunderten von Details. Die meisten denkbaren Störungen lassen sich durch routinemäßige Standardisierung limitieren. Dabei sollen wirtschaftliche Überlegungen bewußt herangezogen werden: Die Kosten für die routinemäßige Standardisierung *aller* erreichbaren Parameter sind in vielen Fällen niedriger als der sonst erforderliche Aufwand zur Abschätzung und Validierung des zulässigen Spielraumes für jeden Parameter.

Die Validierung aller Einzelaspekte ist weder möglich noch notwendig, überdies wäre sie auch nicht ausreichend: Die Methode als Gesamtheit ist mehr als eine Summation ihrer Einzelaspekte.

Die wichtigsten Parameter der Validierung

Die Kombination von Spezifität, Sensitivität, Genauigkeit und Robustheit einer Methode entscheidet über ihre Eignung und Zuverlässigkeit. Die Validierung dieser Parameter soll die Verwendbarkeit der Methode positiv beschreiben, aber auch stets die Grenzen der Validität benennen (Tab. 7).

Tab. 7. Charakterisierung einer pharmakodynamischen Methode durch Validierung

Parameter	Leistungsfähigkeit	Grenzen
Spezifität	Sind die Signale für den untersuchten Parameter eindeutig?	Wann, wo, bis zu welchem Umfang können andere Phänomene ein Signal auslösen?
Sensitivität	Ist die Methode genügend empfindlich?	Welche Anforderungen können nicht erfüllt werden?
Genauigkeit Richtigkeit	Sind die Ergebnisse richtig?	Was ist die maximal zu erwartende Abweichung?
Wiederholbarkeit	Sind die Ergebnisse wiederholbar?	Was ist die typische Streuung bei Wiederholung?
Reproduzierbarkeit	Können die Ergebnisse unter anderen Umständen reproduziert werden?	Was ist die typische Streuung zwischen verschiedenen Beobachtern (Prüfeinrichtungen)?
Robustheit	Innerhalb welchen Rahmens dürfen die Meßbedingungen variieren, ohne das Ergebnis zu verzerren oder die Messung unmöglich zu machen?	Welche Änderungen der Meßbedingungen führen zu typischen Fehlern?

Anforderungen an den Validierungsbericht

Die Validität einer Methode sollte durch einen organisierten Validierungsbericht dokumentiert werden. Die darin enthaltene Methodenbeschreibung beinhaltet zunächst die Vorgabe der Haupt-Spezifikation (Zweck), für welche die Eignung der Methode untersucht wurde, dann eine detaillierte Darstellung, wie die Methode durchgeführt wurde bzw. wird, mit allen als erforderlich erkannten Details und einer Beschreibung der typischen Bedingungen für das Umfeld. Die Anforderungen an Probanden, Beobachter, Meßgerät und Datenverarbeitung sind zu benennen.

Anschließend sollen die einzelnen Parameter der Validierung aufgeführt werden, wobei stets Umfang und Grenzen der Validität der Methode zu beschreiben sind.

                                         H. D. Plettenberg

Der Validierungsbericht sollte ausdrücklich darauf hinweisen, daß bei jeder nicht ausdrücklich untersuchten Modifikation die Methode wieder als "nicht validiert" gelten muß. Art und Umfang einer sinnvollen Revalidierung bei Modifikationen, bei Ausführung durch einen noch unerfahrenen Beobachter oder bei Transfer auf eine andere Prüfeinrichtung, sollten vorgeschlagen werden.

Perspektive

Die Validierung von pharmakodynamischen Methoden ist, mit Ausnahme analytischer Methoden, noch wenig standardisiert. Es besteht weder Übereinstimmung über die Notwendigkeit der Validierung als solcher noch über die erforderliche Tiefe. Die hier geschilderten Probleme sind also nicht routinemäßig gelöst, sondern sie stehen zur Lösung an. Fachkollegen aus den verschiedenen humanpharmakologischen Zentren sollten in organisierter Zusammenarbeit diese Aufgabe angehen und zu ihrer Lösung im Sinne von GCP beitragen.

Abhängigkeit zwischen Pharmakodynamik und Pharmakokinetik

Aussagefähigkeit von Modellen

H. Jaeger[*], B. Mangold[*] und M. Weiss[**]
[*]LAB Gesellschaft für pharmakologische Untersuchungen mbH & Co, Neu-Ulm
[**]Martin-Luther-Universität, Halle (Saale)

Die Pluralität dynamischer Modelle in der Humanpharmakologie ist offensichtlich geworden, als das Programm des Symposiums gemeinsam erarbeitetet wurde. Nun werden ja in einer Vielzahl von Einzelvorträgen in den nächsten Tagen verschiedene pharmakodynamische Modelle für ganz unterschiedliche Organe bzw. Organsysteme vorgestellt. Es ist daher sinnvoll, an den Anfang des Symposiums ein Referat zu stellen, das sich ganz allgemein mit den Grundprinzipien von Modellen auseinandersetzt.

Bildlich gesprochen, könnte man sich durchaus vorstellen, daß der mit dem Einzelmodell befaßte Forscher in einem Erdloch sitzt und in der Tiefe gräbt. Sinn und Zweck des Übersichtsreferats ist deshalb, einen Standort außerhalb des Erdlochs einzunehmen und die Gemeinsamkeiten für die verschiedenen Erdlöcher in der Form eines Überblicks aufzuzeigen. Die modellspezifischen, modellimmanenten Details der Einzelmodelle darzustellen, soll hierbei selbstverständlich den nachfolgenden Referenten vorbehalten bleiben.

Gleich vorneweg: Die grundsätzliche Frage *für* oder *gegen* die Anwendung von Modellen stellt sich nicht, denn wir sind in unserer Forschungsaktivität darauf angewiesen, uns auf modellhafte Vereinfachungen, auf Modellannahmen zu beschränken. Dies gilt für die Wissenschaft allgemein und gleichwohl für pharmakokinetische, pharmakodynamische, pharmakokinetisch/-dynamische als auch klinische Fragestellungen, worunter durchaus auch diagnostische Modelle zu subsummieren sind. Das Modell selbst ist ein neutrales Gebilde. Es wäre in diesem Sinne also auch unzutreffend, von *guten* und *schlechten* Modellen zu sprechen. Vielmehr kann ein Modell *richtig* oder *falsch* sein in Bezug auf das Ziel der zugrundeliegenden Fragestellung. Es ist deshalb gerechtfertigt und zwingend zu hinterfragen, ob ein Modell zur Beantwortung des Problems *geeignet* oder *ungeeignet* ist.

Stellen wir uns zum Beispiel (Abb. 1.) einen Typ-II-Diabetes-Patienten vor. Die Fragestellung lautet: Wie gut ist der Diabetes mellitus langfristig eingestellt? Die regelmäßige Messung der Nüchtern-Blutglucose bei dem Patienten vermittelt uns das Bild, daß der Patient mit Schwankungen zwischen 95 und 110 mg/dl gut eingestellt ist. Messen wir aber gelegentlich das glykosylierte HbA_1

oder Unterfraktionen wie etwa HbA_{1c}, wird diese Annahme wieder in Frage gestellt. Der Patient hält sich nicht an die verordnete Diät bzw. Therapie, was uns die HbA_1-Werte zeigen, die deutlich vom Zielbereich von 8-10% abweichen. Lediglich vor den Untersuchungsterminen denkt der Patient an die Anordnungen seines Arztes, so daß sein Nüchtern-Blutglukosespiegel, als Momentaufnahme des Jetztzustandes im angestrebten Referenzbereich liegen. Das einfache Beispiel soll uns zeigen, daß die punktuelle Nüchtern-glucosemessung ungeeignet ist für die Fragestellung: Qualität der Diabetes-einstellung, jedoch die gelegentliche Bestimmung von HbA_1 das geeignete Modell bezüglich der Problemstellung darstellt.

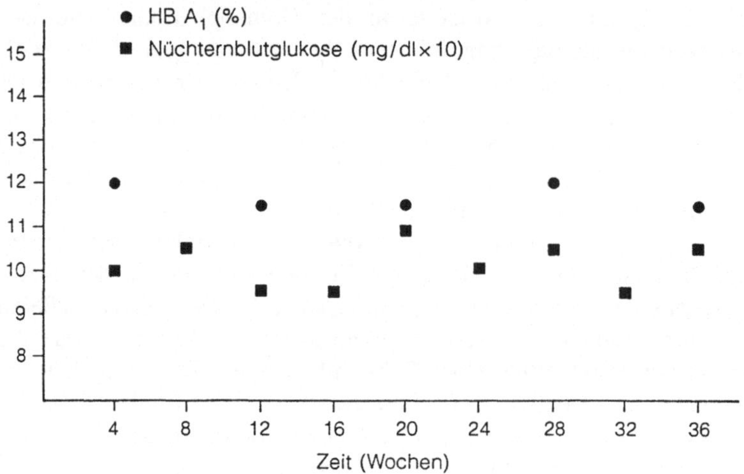

Abb. 1. Kontrolle der Diabeteseinstellung

Modellbegriff

Tab. 1. Was ist ein Modell?

---

* Abbild der Realität
* Schattenwurf eines mehrdimensionalen Gebildes auf eine zweidimensionale Projektebene
* Reduzierung eines komplexen Systems auf einfachere aber elementare Strukturen
* Idealisierung eines Objekts/ Systems im modellierten Abbild desselben

---

Ein Modell ist ein Abbild der Realität, ein Schattenwurf eines mehrdimensionalen Gebildes auf eine zweidimensionale Projektionsebene, die Reduzierung eines komplexen Systems auf einfachere, aber elementare Strukturen, positiv ausgedrückt, die Idealisierung eines Objekts bzw. Systems im modellierten Abbild desselben. Modellierung bedeutet also stets Vereinfachung, Abstraktion, Bezugnahme auf Kerninhalte des Originals.

Modelldefinition

Aus der Vielzahl von Modelldefinitionen soll die von Njuberg aus dem Jahre 1972 zitieret werden.

Gemäß seiner Vorstellung ist ein Modell ein "System, das sich von dem modellierten Objekt bezüglich gewisser Eigenschaften, die als *"wesentliche"* Eigenschaften betrachtet werden, *nicht unterscheidet* und nach anderen *"unwesentlichen"* Eigenschaften *unterschiedlich* von ihm ist." Auch in dieser Modelldefinition steckt die Aussage, daß das Modell weniger komplex als das Original ist, also eine pars pro toto Annahme zuläßt. Andererseits sind gerade durch die Vereinfachung oder die höhere Transparenz der zugrundeliegenden Modellannahme in der Regel auch Verallgemeinerungen von Aussagen möglich.

Modellierungsprozeß

Nun können wir nicht a priori annehmen, daß ein Modell uns schon den erwünschten Erkenntnisgewinn liefern wird, also aussagefähig ist, wenn wir uns entschließen, uns eines Modells zu bedienen. Wir müssen uns deshalb ganz klar vor Augen führen, welche Hürden im Rahmen eines Modellierungsprozesses zu nehmen sind, um State of the Art-Modelle zu entwickeln. Die folgende Übersicht (Abb. 2.) soll uns hierbei als schematische Darstellung des Modellierungsprozesses dienen. An erster und oberster Stelle steht die Zielstellung der Modellierung. Sie ist exakt festzulegen. Der geplante Anwendungsbereich ist hierbei stets zu bedenken. Das Modell darf nicht mit multiplen

Zielen überfrachtet werden. Es ist schwer genug, das geeignete Modell für *eine* Fragestellung zu entwickeln. Ein Modell, das *wenige* Fragen beantworten soll, liefert Daten für eine *Vielzahl* von Interpretationsmöglichkeiten. Verwirrung anstelle der gewünschten Klarheit wäre damit vorprogrammiert.

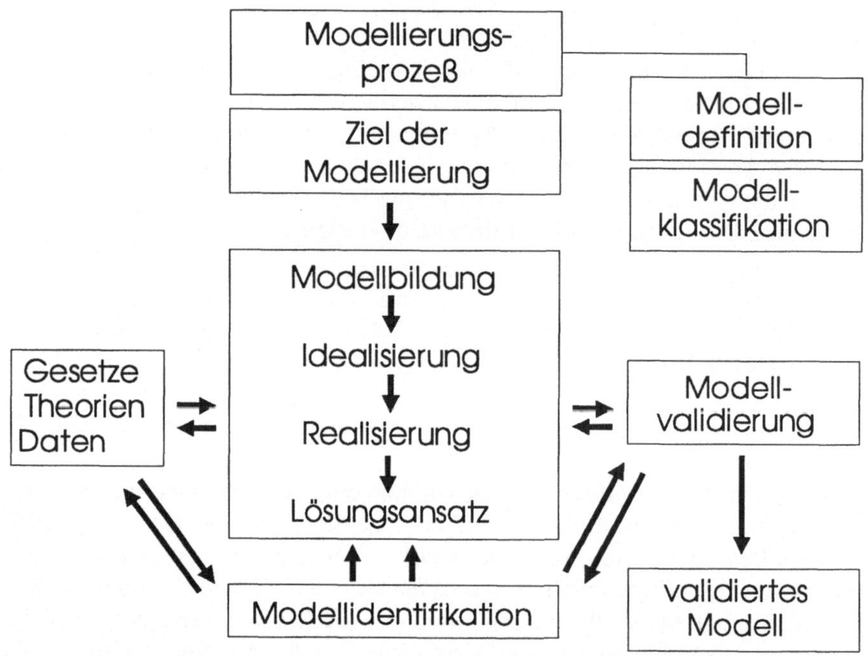

Abb. 2. Modellierungsprozeß

An das Ziel der Modellierung schließt sich der Modellbildungsprozeß an mit seinen Subprozessen Idealisierung, Realisierung und Lösungsansatz. Im Rahmen dieser Schritte sind die Naturgesetze, allgemein gültige Theorien und bereits verfügbare Daten, die als Erfahrungswerte hier empirische Relevanz besitzen, zu beachten. Parallel zu dieser Entwicklung ist Modellvalidierung zu betreiben, die in ihren ersten Stufen Fragen zur prinzipiellen Validierbarkeit des Modells zu beantworten hat. Im Anschluß daran ist das geeignete Modell zu identifizieren. Nach Abschluß der Validierungsprozesse sollte ein validiertes, aussagefähiges Modell zur Verfügung stehen.

Doch zurück zum Subprozeß der Idealisierung. Die Überführung eines Objekts bzw. Systems in sein modelliertes Abbild ist der entscheidende Schritt innerhalb der Modellbildung. Mit anderen Worten: Es dürfen beim Vereinfachungsprozeß, der ein wesentlicher Bestandteil eines Modellbildungsprozesses ist, wesentliche Eigenschaften des Modells nicht vernachlässigt oder sogar übersehen werden. Das Modell wäre schon beispielsweise in Frage gestellt, wenn bei einem multifaktoriellen Regelmechanismus nur ein einziger Agonist oder Antago- nist unberücksichtigt bliebe. Wie schon früher erwähnt, sehen wir hier aber auch die Grenzen der Modellierung. Selbst die beste Modellierung kann allenfalls den derzeitigen Erkenntnisstand der Wissenschaft widerspiegeln. Da sich State of the Art fortlaufend ändert, kann es das Schicksal eines Modells sein, daß es nur passagere Anwendungsrelevanz besitzt. Gerade in der Klinischen Medizin ist die rasche Änderung der Anwendungsrelevanz von Modellen augenscheinlich, hervorgerufen dadurch, daß in schneller zeitlicher Abfolge wesentliche Elemente im komplexen Organismus Mensch neu entdeckt werden. Beispielsweise können wir einen dramatischen Wissenszuwachs bei der Entdeckung von neuen Blutgruppensystemen nachvollziehen oder die Aufdeckung von Unterfraktionen der Blutfette wie etwa das "gute" HDL und das "schlechte" VLDL.

Dies soll nun nicht entmutigen, weiterhin mit Modellen zu operieren. Denn die Zielstellung eines Modells, insbesondere eines prädiktiven oder heuristischen Modells ist die, neue Forschungsideen zu generieren. Nur müssen wir uns darüber im klaren sein, daß wir Erkenntnisse und Aussagen, die wir aus Modellen gewinnen, nicht interpretativ überstrapazieren.

Der Vereinfachungsprozeß bei der Modellbildung, vorher beschrieben als zweidimensionale Projektion eines mehrdimensionalen Gebildes, erfordert von uns eine kritische Betrachtung des Projektionsschattens von mehreren Beobachtungspositionen aus.

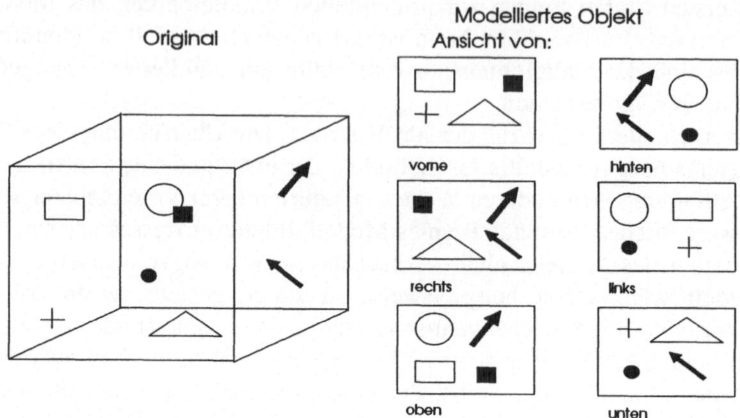

Abb. 3. Probleme des Idealisierungsprozesses

Wir sehen in Abbildung 3 figurativ dargestellt die typischen Probleme des Idealisierungs-, also Vereinfachungsprozesses. Wir sehen das räumliche Original mit vier wesentlichen Merkmalen und vier weiteren unwesentlichen Merkmalen. Bei der Betrachtung des modellierten Objekts von den sechs möglichen Anschauungswarten aus sehen wir, daß im Rahmen der Vereinfachung in Abhängigkeit vom Betrachtungsort wesentliche Elemente des komplexen Systems sich unserer Kenntnis entziehen. Dieses grundsätzlichen Problems bei Modellierungen müssen wir uns immer bewußt sein.

Modellklassifikation

Die nächste Frage ist nun, welche Modellklassen bzw. Modellkategorien uns in der Pharmakodynamik zur Verfügung stehen. Eine im wesentlichen auf die Pharmakodynamik begrenzte Auswahl hierzu gibt die u. a. Tab. 2. Wir zählen hierzu *lineare* und *nichtlineare Modelle*. Diese Unterscheidung hat ihre Bedeutung bei Dosis-Wirkungs-Beziehungen, die Gegenstand des nächsten Vortrags sind.

Tab. 2. Klassifizierung von Modellen

---

* lineare/ nichtlineare Modelle
* zeitunabhängige/ zeitabhängige Modelle
* Verhaltens- und Strukturmodelle

Die Wahl eines *zeitunabhängigen* oder *zeitabhängigen Modells* spielt dann eine Rolle, wenn die Untersuchungsparameter sich über die Zeit ändern. Untersuchungsparameter können sich auch durch die Pharmakonwirkung selbst ändern, so daß in diesem Fall ein zeitabhängiges Modell zu wählen ist. Ursachen der Zeitabhängigkeit sind überwiegend physiologischer Natur wie etwa der Circadianrhythmus oder Veränderungen, die durch die Wirkung des Pharmakons selbst hervorgerufen werden. Im Falle des Circadianrhythmus beispielsweise kann die Zeitabhängikeit des Modells überwunden werden, wenn man die Messungen immer zum gleichen Zeitpunkt ausführt. Blutdruckmessungen z.B. müssen daher zu definierten Zeitpunkten durchgeführt werden.

Bei *globalen Modellen* und *Organmodellen* können wir verschiedene Modellebenen identifizieren, wie etwa:
* der Körper als globale Einheit
* der Körper als Netzwerk von Subsystemen
* Organe und Gewebssysteme sowie
* Modelle auf zellulärer oder subzellulärer Ebene.

In der Pharmakodynamik spielen vornehmlich globale Modelle eine Rolle.
Verhaltens- und Strukturmodelle, synonym auch als empirische und theoretische Modelle bezeichnet, sind die für unsere Problemstellungen entscheidenden Modellkategorien. Von einem *Verhaltensmodell* sprechen wir dann, wenn damit nur die Verhaltensweise des dynamischen Systems untersucht wird. Diese Aufgabe erfüllt ein sogenanntes Input-Output-Modell, das wir auch als "Black-box"-Modell bezeichnen.

Wir sehen in der Darstellung für Verhaltensmodelle (Abb. 4) zwei Beispiele für unterschiedliche Effektreaktionen des Systems nach einer Einzeldosis und einer Dauerbehandlung. Aus der Effektreaktion des Systems als Charakteristikum des Verhaltensmodells kann jede beliebige Inputfunktion vorausgesagt werden. Der Name "Black-box" deutet schon an, daß ein Verhaltensmodell das System selbst nicht erklärt, d.h. nichts darüber aussagt, warum es dieses Verhalten zeigt.

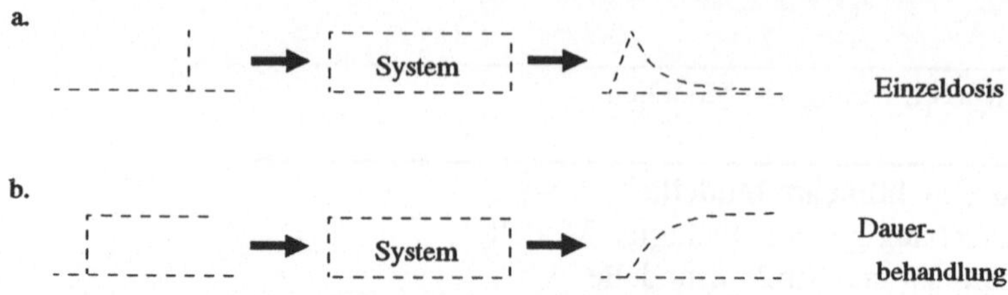

Abb. 4. Verhaltensmodelle

Für diese Erklärung benötigt man ein *Strukturmodell*. Das Strukturmodell beschreibt durch eine Zerlegung in einfachere Subsysteme und deren Verknüpfung das "Innere" der Black-box und erlaubt eine physiologische bzw. biophysikalische Interpretation des Verhaltens eines pharmakokinetischen/- pharmakodynamischen Systems. Da der Kreislauftransport des Pharmakons ein essentielles Merkmal solcher physiologisch orientierter Strukturmodelle ist, werden diese auch *Rezirkulationsmodelle* genannt.

In der überwiegenden Zahl der Fälle haben wir es in der Pharmakodynamik mit Modellen zu tun , die zwischen den beiden Kategorien Verhaltens- und Strukturmodelle stehen. Diese Modelle werden auch als empirisch-theoretische Modelle bezeichnet. Sie erklären bestimmte Aspekte des Systemverhaltens, ohne daß man sie aber schon als Strukturmodelle bezeichnen kann. Deshalb werden diese Modelle auch "Gray-box"-Modelle genannt.

Ganz bewußt ist zunächst bei der Klassifizierung von Modellen auf die Einteilung in *Kompartmentmodelle* und *kompartmentunabhängige Modelle* verzichtet worden, da diese Modelle fast ausschließlich für pharmakokinetische Fragestellungen herangezogen werden. Da man aber auch gelegentlich von einem Effektkompartment spricht, und dann pharmakodynamische Prozesse angesprochen sind, sollten an dieser Stelle einige Bemerkungen zum Kompartmentmodell einfließen. Das Kriterium für die Einteilung in Kompartmentmodelle und kompartmentunabhängige Modelle ist das Vorhandensein der klassischen Kompartmentstruktur. Gerade aber die Struktur fehlt bei den klassischen Kompartmentmodellen, es fehlt das anatomisch/- physiologische Korrelat, die Isomorphie zum biologischen Objekt. Trotzdem nimmt das Kompartmentmodell für sich in Anspruch, das Strukturmodell des pharmakokinetischen Systems zu sein. Die traditionellen Kompartmentmodelle stehen darüberhinaus im Widerspruch zum erkenntnistheoretischen Prinzip der Sparsamkeit, der Denkökonomie. Das bedeutet: Solange Kompartmentmodelle nur als empirische Modelle, also als Verhaltensmodelle oder Black-box-Modelle angewendet werden, kann auf die Kompartmentstruktur verzichtet werden, da diese dann nur Redundanz liefert. Kurz gesagt: Das Prinzip der Sparsamkeit gebietet, auf Modelle zu verzichten, die überflüssig sind.

Modellvalidierung

Ein wesentlicher Bestandteil der Modellbildung ist die *Modellvalidierung*. Es ist bereits darauf hingewiesen worden, daß die Validität eines Modells nur im Zusammenhang mit der Zielstellung der Modellierung beurteilt werden kann. Die Validität eines Modells wird entsprechend einer Definition von Leaning als "Grad der Befriedigung der Zielstellung, für die es entwickelt wurde" bezeichnet. Wie das Modell selbst, unterliegt auch die Validierung der State of the Art Entwicklung. Mit anderen Worten: Die Validierungsbemühungen haben sich am neuesten Stand der wissenschaftlichen Erkenntnis zu orientieren. Die wichtigsten Validitätskriterien sind in der folgenden Tabelle (Tab. 3) dargestellt.

Tab. 3. Validitätskriterien Modellvalidierung

---

1. Emprische Validität
2. Theoretische Validität
3. Erklärungswert/ heuristische Validität
4. Pragmatische Validität
5. Validität angewendeter Methoden (Sensitivität, Spezifität)

Das Modell muß im Einklang mit den verfügbaren Daten stehen, wobei der geplante Anwendungsbereich entscheidend ist. Das ist unter *empirischer Validität* zu verstehen. *Theoretische Validität* beinhaltet, daß für das Modell selbstverständlich die notwendige Übereinstimmung mit Naturgesetzen bzw. anerkannten Theorien gilt. Modelle sollten idealerweise geeignet sein, pharmakodynamische Systeme zu erklären, Hypothesen zu testen, komplexe Systeme zu vereinfachen und neue Experimente anzuregen. Diese Eigenschaft wird als *heuristische Validität* bezeichnet, das Modell soll uns einen Erklärungswert liefern.

Natürlich steht die Effektivität des Modells auch unter dem Aspekt des Aufwandes an Zeit und Apparaturen, so daß ein weiteres Validitätskriterium, nämlich die *pragmatische Validität* zu prüfen ist.

Mit der Validierung angewendeter Methoden innerhalb eines Modells befaßt sich detaillierter ein weiteres Referat.

Modellbewertung

Anhand des folgenden Fragenkataloges (Tab. 4) sollte es uns möglich sein, eine *Bewertung von Einzelmodellen* vorzunehmen. Folgende Fragen sind zu beantworten:

Tab. 4. Modellbewertung — Checkliste

---

1. Ist die Zielstellung der Modellierung klar definiert?
2. Sind die Modellannahmen logisch zulässig?
3. Basieren die Modellannahmen auf verfügbaren Daten?
4. Sind die Modellannahmen zweckmäßig?
5. Ist das Modell eine vernünftige Idealisierung des modellierten Objekts?
6. Steht die Modellwahl im Einklang mit dem geplanten Anwendungsbereich?
7. Werden Modellvaliditätskriterien erfüllt?

Wenn diese Fragen positiv beantwortet werden können, sollte ein aussagefähiges Modell zur Verfügung stehen.

Literatur

1. Leaning, MS et al. Modelling of a complex biological system: the human cardiovascular system - 2. Modell validation, reduction and development. - In: Trans. Inst. Measurement Control - London 5 (1983b).-p. 87-97
2. Njuberg, ND et al. Über Erkenntnismöglichkeiten der Modellierung. - In: Matthies H, Pliquett F, (Ed): Mathemathische Modellierung von Lebensprozessen. - Berlin: Akademie-Verlag, 1972 - p. 112-124
3. Schwinghammer TL, et al. Basic Concepts in Pharmacodynamic Modeling. - In: J. Clin. Pharmacol. 1988; 28:p. 388-394
4. Weiss M, Theoretische Pharmakokinetik-Modellierung, Datenanalyse, Dosisoptimierung, Verlag Gesundheit GmbH, Berlin 1990

Darstellung und Interpretation von Konzentrations-Wirkungsbeziehungen in der Humanpharmakologie

E. Jähnchen und D. Trenk
Abt. für Klinische Pharmakolgie, Rehabilitationszentrum, Bad Krozingen

Zur Charakterisierung der Wirksamkeit eines Pharmakons ist es notwendig, die Wirkung in Abhängigkeit von der jeweiligen Konzentration dieses Pharmakons im Blut, Plasma oder anderen der Messung zugänglichen Geweben oder Körperflüssigkeiten zu beschreiben. Im Unterschied zur experimentellen Pharmakologie wird in humanpharmakologischen Untersuchungen meist nur ein kleiner Bereich der gesamten Konzentrations-Wirkungsbeziehung erfaßt, da einer Konzentrationssteigerung Grenzen gesetzt sind.

So wird es verständlich, daß für manche Arzneimittel im therapeutischen Konzentrationsbereich eine direkte lineare Beziehung zwischen Konzentration und Wirkung besteht, für andere dagegen die Wirkung linear mit dem Logarithmus der Konzentration zunimmt oder diese Beziehung einen sigmoidalen Verlauf annimmt.

Diese Verhältnisse werden deutlich, wenn man einzelne Regionen aus dem Verlauf der Konzentrations-Wirkungsbeziehung getrennt betrachtet, wie in Abbildung 1 am Beispiel von Tubocurarin dargestellt. Der Effekt des Muskelrelaxans wurde anhand der Greifstärke ermittelt, die bei 100 %iger Wirkung vollständig aufgehoben ist. Während nach einer Bolusinjektion die Arzneimittelkonzentration exponentiell mit der Zeit abfällt, läßt sich der zeitliche Verlauf der Wirkung formal in 3 Regionen einteilen. Kurz nach der Bolusinjektion wird die maximale muskelrelaxierende Wirkung erreicht und für eine gewisse Zeit weitgehend aufrechterhalten (Region 3). Eine Korrelation zwischen Wirkung und Plasmakonzentration ist in diesem Bereich kaum nachweisbar. In der Region 2 fällt die Wirkung linear mit der Zeit ab, die Plasmakonzentration ändert sich aber exponentiell. Nur in der Region 1 fallen Wirkung und Plasmakonzentrationen exponentiell ab und nur hier erhält man eine direkte proportionale Beziehung zwischen Wirkung und Plasmakonzentration. Werden wie üblicherweise die Konzentrations-Wirkungsbeziehung semilogarithmisch dargestellt (Einschub in Abb. 1), so lassen sich auch hier die 3 Regionen unterscheiden. Die Region I beschreibt den Bereich zwischen 0-20 % der maximalen Wirkung - die Intensität des Effektes in

Abhängigkeit von der Plasmakonzentration läßt sich mit Hilfe einer einfachen linearen Regression beschreiben:

$$E = m \cdot C$$

(E = Pharmakologischer Effekt, C = Konzentration, m = Anstieg der Regressionsgeraden)

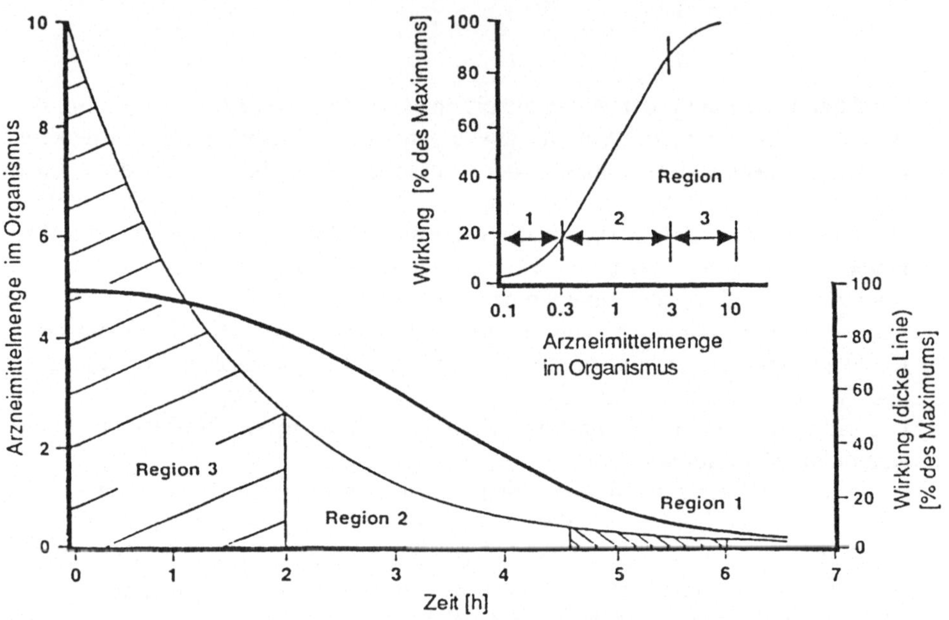

Abb. 1. Beziehung zwischen Arzneimittelmenge im Organismus und pharmakologischer Wirksamkeit nach einer intravenösen Bolusinjektion. (Nach Rowland u. Tozer 1980)

In der Region 2, die von ca 20 - 80% der maximalen Wirkung reicht, ändert sich der Effekt linear mit dem Logarithmus der Plasmakonzentration und die Beziehung läßt sich wie folgt beschreiben:

$$E = m \cdot \log C + \text{Konstante}$$

Die Konstante bezeichnet den extrapolierten Schnittpunkt mit der X-Achse und gibt somit die minimal wirksame Konzentration an.

In der Region 3 nähert sich der Effekt exponentiell dem maximalen Effekt und die Wirkung (E) entspricht etwa der maximalen Wirkung: E~Emax. Besonders diese letzte Region der Konzentrations-Wirkungsbeziehung ist Untersuchungen schwer zugänglich, da die Konzentration beträchtlich gesteigert werden müßte um einen geringen Zuwachs an Wirkung zu erreichen.

Für die formale Beschreibung des gesamten Verlaufes der Konzentrations-Wirkungsbeziehung dient das sigmoidale Emax- Modell, das auf der Hill-Gleichung (Hill, 1910) basiert.

(Emax = maximaler Effekt, C = Konzentration, EC50 = Konzentration bei der 50 % des maximalen Effektes erreicht werden, n = Hill-Koeffizient, der die Steilheit der Kurve bestimmt).

Der Effekt als Funktion der Konzentration hat einen hyperbolen Verlauf, wenn n = 1 ist (einfaches Emax-Modell). Wenn n ungleich 1 ist, nimmt die Kurve einen sigmoidalen Verlauf, dessen Steilheit durch den Hill-Koeffizienten n bestimmt wird (Abb. 2). Je größer n um so steiler wird diese Beziehung im mittleren Bereich. Konzentrations-Wirkungsdaten lassen sich formal durch Wahl des geeigneten Hill-Koefizienten mathematisch beschreiben und der maximale Effekt kann über die Meßdaten hinaus extrapoliert werden. Die Ermittlung des maximalen Effektes wird aber um so unsicherer, je weiter die gemessenen Daten von dem maximalen Effekt entfernt sind. In dem zuvor beschriebenen Beispiel wurde die Wirkung in dem gleichen Individuum kontinuierlich als Funktion der Zeit nach Verabreichung des Arzneimittels bestimmt (graduelle Wirkung). Solche fortlaufenden Messungen sind aus technischen Gründen häufig schwierig oder überhaupt nicht durchführbar.

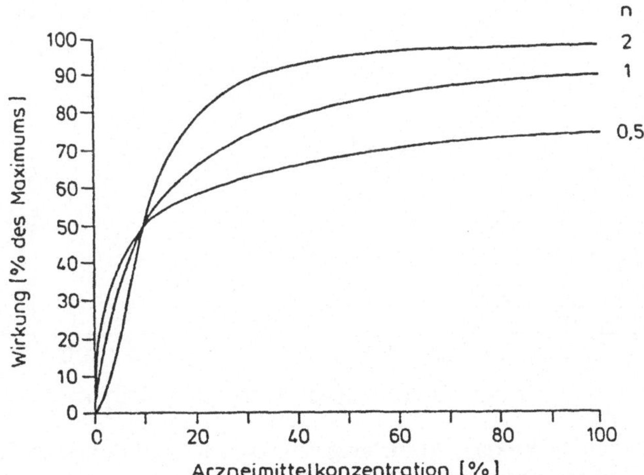

Abb. 2. Das sigmoidale E_{max}-Modell. Formänderung einer einfachen Hyperbel (n=1) zu anderen Kurven (n=2 und n=0,5), wie sie durch die Formel: $E = E_{max} \cdot C^n/(EEC_{50}{}^n + C^n)$ beschrieben wird (Nach Holford und Sheiner 1982)

Eine andere Möglichkeit besteht in der Darstellung der Wirkung nach dem Alles-oder Nichts-Gesetz, d.h. eine bestimmte vorher festgesetzte Wirkung tritt nach der Gabe des Pharmakons ein oder bleibt aus. In diesem Falle wird auf der Ordinate der Prozentsatz der behandelten Patienten aufgetragen, bei denen der vorher definierte Wirkungsendpunkt erreicht wurde und auf der Abszisse die Konzentration. Ein Beispiel ist in Abbildung 3 dargestellt, die die antiarrhythmische Wirkung von Propranolol bei Patienten mit ventrikulären Arrhythmien wiedergibt (Woosley et al., 1979). Die Patienten wurden mit steigenden Propranolol-Dosen behandelt, bis der gewünschte Effekt (70 %ige Unterdrückung der ventrikulären Extrasystolen) auftrat. Die Dosis wurde auf 940 mg/Tag begrenzt. Man erkennt, daß bei 70 % der behandelten Patienten der gewünschte Effekt erreicht wurde und daß bei 40 % dieser Patienten hierzu Konzentrationen über 100 ng/ml benötigt wurden. Der Beta- -Adrenozeptoren-blockierende Effekt ist bei 100 ng/ml bereits maximal, so daß zusätzliche Mechanismen für die antiarrhythmische Wirkung verantwortlich sein dürften. Durch intracardiale Ableitung des monophasischen Aktionspotentials ergaben sich tatsächlich Hinweise, daß mit Plasmakonzentrationen über 100 ng/ml noch eine zunehmende membranstabilisierende Wirkung zu erreichen ist (Duff et al., 1983).

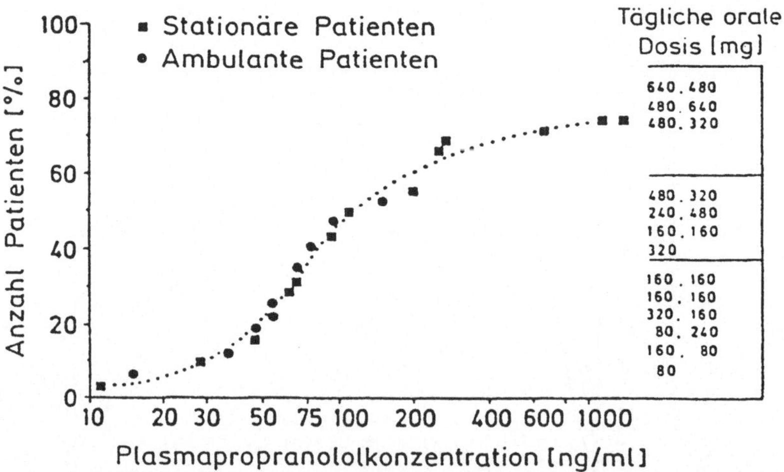

Abb. 3. Konzentration-Wirkungs-Beziehung von Propanolol: prozentuale Angabe der erfolgreich behandelten Patienten (> 70%ige Unterdrückung der ventriculären Extrasystolen) vs. Plasmapropranololkonzentration

Abweichungen von der üblichen Form
der Konzentrations-Wirkungsbeziehung

Abweichungen von der üblichen Form von Konzentrations-Wirkungs-beziehungen können sich unmittelbar nach der Injektion eines Pharmakons ergeben. Man erkennt hier häufig trotz fallender Plasma-Konzentration eine Zunahme der Wirkung.

Für das verspätete Erreichen des Wirkungsmaximums ist eine verzögerte Gleichgewichtseinstellung der Arzneimittelkonzentration zwischen Plasma und Wirkort verantwortlich. Trägt man Effekt und Plasmakonzentration in zeitlicher Sequenz auf, so ergeben sich Hystereseschleifen, die gegen den Uhrzeigersinn gerichtet sind (Abb. 4 a). Dieses Verhalten findet sich z.B. bei einigen Antiarrhythmika wie Procainamid (Galeazzi et al., 1976) und Lorcainid (Meinertz et al., 1979). Bei der intravenösen Verabreichung dieser Arzneimittel ist daher darauf zu achten, daß das Wirkungsmaximum erst einige Zeit nach Beendigung der Bolusinjektion erreicht wird. Im Gegensatz hierzu verläuft beim Lidocain die Äquilibrierung zwischen Plasma und Rezeptor sehr schnell und der Verlauf der Wirkung folgt dem Zeitverlauf der Plasmakonzentration. Andere Mechanismen, die eine solche Hysterese verursachen können, sind z.B. die Bildung von wirksamen Metaboliten (z.B. Isosorbid-5-Mononitrat aus Isosorbiddinitrat) oder eine Empflindlichkeitssteigerung unter kontinuierlicher Therapie. Andererseits läßt das Auftreten von Hystereseschleifen, die im Uhrzeigersinn verlaufen (Abb. 4 b), auf die Ausbildung einer Toleranz oder die Kumulation eines Metaboliten mit antagonistischer Wirksamkeit schließen. So wurde für Metoprolol gezeigt, daß bei gleicher Plasmakonzentration die frequenzsenkende Wirkung nach Gabe von 100 mg geringer war als nach Gabe von 50 mg. Man vermutet in diesem Falle die Bildung eines Metaboliten mit Beta-Adrenozeptoren-agonistischer Wirksamkeit (Collste et al., 1980).

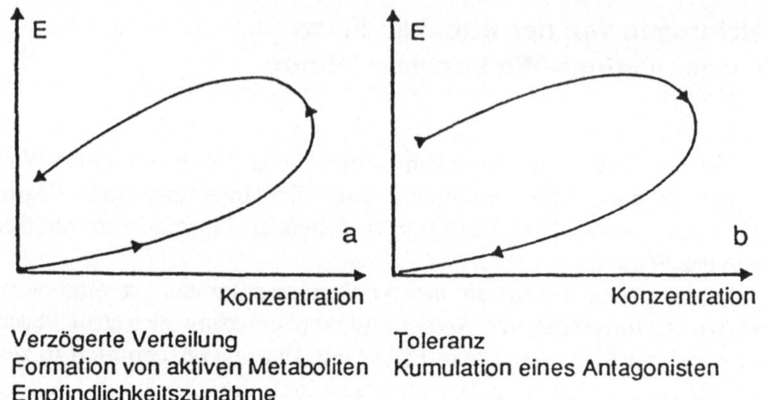

Abb. 4. Konzentration-Wirkungs-Berechnungen in Form von Hystereseschleifen (a gegen b im Uhrzeigersinn) und einige zugrundliegende Ursachen

Die Konzentrations-Wirkungsbeziehungen können in Abhängigkeit vom Verabreichungsweg unterschiedlich verlaufen. So wurde z.B. für das Antiarrhythmikum Lorcainid gezeigt, daß - verglichen mit der intravenösen Verabreichung - die Konzentrations-Wirkungsbeziehung für die Zunahme der QRS-Dauer nach oraler Verabreichung deutlich zu niedrigeren Konzentrationen hin verschoben ist (Abb. 5). Die Erklärung hierfür ist die Bildung eines wirksamen Metaboliten im first-pass Metabolismus (Meinertz et al., 1979).

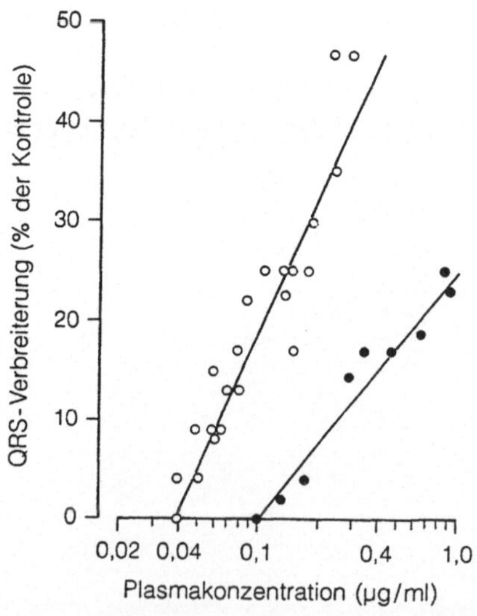

Abb. 5. Beziehung zwischen QRS-Verbreiterung im Oberfächen-EKG und Plasmakonzentration von Lorcainid nach oraler Einmalgabe (O) und nach intravenöser Verabreichung (●). (Nach Meinertz et al. 1979)

Die umgekehrten Verhältnisse wurden beim Verapamil beobachtet. Hier nimmt nach intravenöser Gabe bei gleicher Plasmakonzentration die P-Q Zeit stärker zu als nach oraler Gabe (Abb. 6). Dieser Befund wurde mit einem stereoselektiven first-pass Metabolismus erklärt. Die stärker wirksame L-Form wird in der Leber schneller abgebaut als die weniger wirksame D-Form. Daher ist das Enantiomerenverhältnis (D/L) nach intravenöser Gabe etwa 2 und nach oraler Gabe etwa 5 (Eichelbaum et al., 1986)

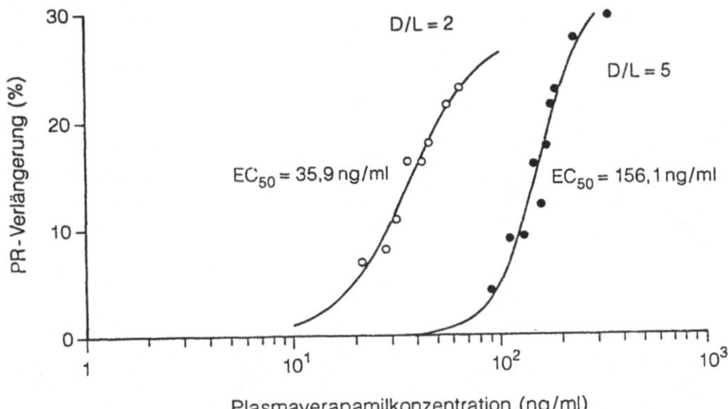

Abb. 6. Beziehung zwischen der Plasmaverapamilkonzentration und der Verlängerung der PR-Zeit nach Gabe von racemischem Verapamil 10 mg i.v. (O) bzw 160 mg (●) oral. Nach intravenöser Gabe beträgt das Verhältnis von D- zu L-Verapamil 2, nach oraler Gabe 5. EC$_{50}$ gibt die Plasmakonzentration von Verapamil an, bei der 50 % des maximalen Effektes erreicht werden. (Nach Eichelbaum et al. 1986)

Wenn ein Pharmakon zu einem wirksamen Metaboliten umgeformt wird, so ist der geschwindigkeitslimitierende Schritt im Metabolismus des Pharmakons für die Interpretation der Konzentrations-Wirkungsbeziehung von Bedeutung. Verdeutlicht werden soll dies am Beispiel von Molsidomin, das zum wirksamen Metaboliten Sin 1 bzw. Sin 1A und letztendlich zum unwirksamen Metaboliten Sin 1C verstoffwechselt wird.

Betrachtet man nun, wie auf der Abbildung 7 dargestellt, die Plasmaspiegel der Muttersubstanz sowie der Metaboliten, so läßt sich ein paralleler Abfall der Konzentration aller Substanzen erkennen.

In gleicher Weise folgt der plethysmographisch gemessene Effekt der Plasma-Konzentration. Der parallele Abfall der Plasmakonzentration von Muttersubstanz und Metaboliten weist darauf hin, daß der geschwindigkeitsbestimmende Schritt im Stoffwechsel dieses Pharmakons die Bildung und nicht der weitere Abbau von SIN-1 ist. Wird der wirksame Metabolit allein verabreicht, erfolgt demzufolge ein wesentlich schnellerer Abfall der Plasmakonzentration und folglich auch der Wirkung (Abb. 7). Wenn also die Bildung des aktiven Metaboliten den geschwindigkeitslimitierenden Schritt darstellt, so ergibt sich eine Parallelität der Wirkung zur Kinetik der unwirksamen Muttersubstanz. Hieraus könnte der falsche Schluß gezogen werden, daß die Muttersubstanz das wirksame Prinzip darstellt. Konzentrations-Wirkungsbeziehungen für Muttersubstanz und wirksamen Metabolit nach Gabe von Molsidomin und SIN-1 zeigen aber eine deutliche Linksverschiebung der Konzentrations-Wirkungsbeziehung für den Metaboliten (Abb. 8).

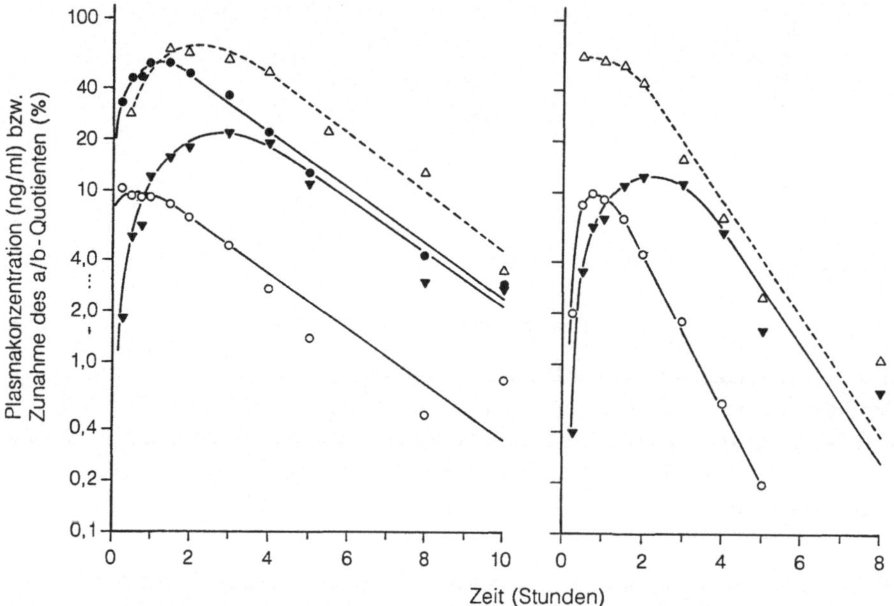

Abb. 7. Zeitverlauf der Plasmakonzentration von Molsidomin (●—●) und seiner Metaboliten SIN 1 (○—○) und SIN C (▼—▼) und die prozentuale Änderung des a/b-Quotienten im Fingerplethysmogramm (Δ--Δ : Mittelwerte bei 5 gesunden Freiwilligen) *Links*: Ergebnisse nach oraler Einmalgabe von 8 mg Molsidomin. *Rechts*: Ergebnisse nach oraler Einmalgabe von 4 mg SIN 1. (Nach Meinertz et al. 1985)

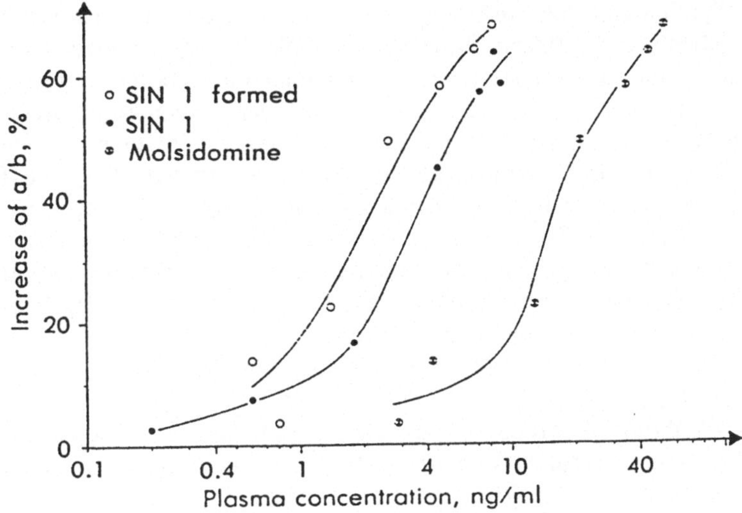

Abb. 8. Plasmakonzentrations-Wirkungs-Kurven (prozentuale Änderungen des a/b-Quotienten im Fingerplethysmogramm) dargestellt für Molsidomin (▲) und SIN 1 (O) nach oraler Verabreichung von 8 mg Molsidomin und für SIN 1 (●) nach oraler Verabreichung von 4 mg SIN 1. (Nach Meinertz et al. 1985)

Wenn sich keine Korrelation zwischen Plasmakonzentration und Wirksamkeit ergibt, sollte überprüft werden, ob der gemessene Parameter den eigentlichen Effekt des Pharmakons wiedergibt oder ob es sich hierbei um eine indirekt vermittelte Wirkung handelt. Ein Beispiel hierfür ist die fehlende Korrelation zwischen Prothrombinzeit und der Plasmakonzentration nach Gaben von oralen Antikoagulanzien (Abb. 9). Man erkennt, daß die Verlängerung der Prothrombinzeit erst maximal ist, wenn die Plasmakonzentration bereits wieder auf niedrige Werte abgefallen ist. Das Fehlen einer direkten Beziehung zwischen Plasmaspiegel und Verlängerung der Prothrombinzeit ist verständlich, da die Prothrombinzeit im Plasma einen Gleichgewichtszustand darstellt, der einerseits von der Synthesegeschwindigkeit und andererseits von der Eliminationsgeschwindigkeit der Gerinnungsfaktoren des Prothrombinkomplexes abhängt und infolge dessen nicht die direkte Wirkung dieser Pharmaka widerspiegelt. So hemmen orale Antikoagulanzien die Synthese des Prothrombinkomplexes ohne dessen Zerstörungsgeschwindigkeit zu beeinflussen. Eine von Levy et al. (1970) ausgearbeitete pharmakokinetische Methode erlaubt es, die Synthesegeschwindigkeit zu bestimmen, wenn die Zerstörungsgeschwindigkeit durch Gabe einer Dosis, die die Synthese vollständig blockiert, ermittelt wurde. Trägt man jetzt die Syntheserate als Funktion des Logarithmus der Plasmakonzentration auf, so ergeben sich log-lineare Konzentrations-Wirkungsbeziehungen (Abb. 10).

Für stark an Plasmaproteine gebundene Pharmaka muß beachtet werden, daß Konzentrations- Wirkungsbeziehungen, die auf der Gesamtkonzentration des Arzneimittels im Plasma basieren, nicht notwendigerweise identisch sind mit solchen, denen die freie Arzneimittelkonzentration zugrunde liegt. So führen Pharmaka, welche orale Antikoagulantien aus ihrer Eiweißbindung verdrängen (z.B. Phenylbutazon, Tolbutamind) zwar zu einer Linksverschiebung der Konzentrations-Wirkungsbeziehung bezogen auf die Gesamtkonzentration (freies und gebundenes Arzneimittel), die Konzentrations-Wirkungsbeziehung bezogen auf die freie, nicht an Protein gebundene Konzentration wird demgegenüber nicht beeinflußt (Schmidt und Jähnchen, 1979; Trenk und Jähnchen, 1979).

Diese Ausführungen sollten zeigen, daß wesentliche Informationen über ein Arzneimittel nur zu erhalten sind, wenn die Pharmakokinetik in Beziehung zu den pharmakodynamischen Wirkungen gesetzt wird.

Abweichungen von der klassischen Form der Dosis-Wirkungskurve lassen sich häufig erklären, wenn die hier dargestellten Überlegungen berücksichtigt werden.

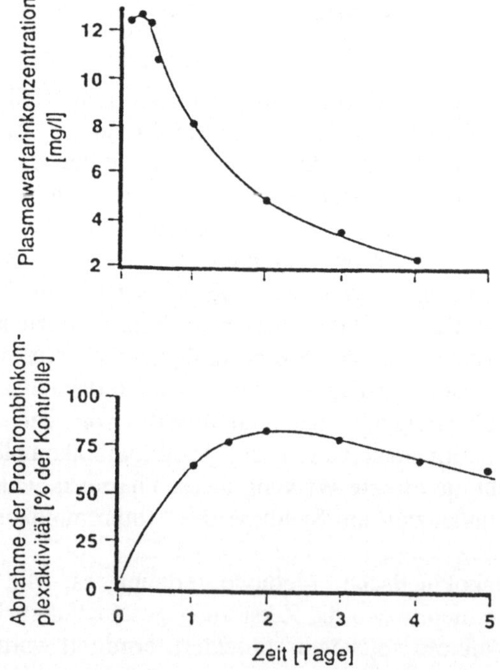

Abb. 9. Plasmakonzentration von Warfarin (*oben*) und Abnahme der Prothrombinkomplexaktivität nach Gabe einer Einzeldosis von 1,5 mg/KG des oralen Antikoagulans Warfarin-Na (*unten*). (Nach Nagashima et al. 1969)

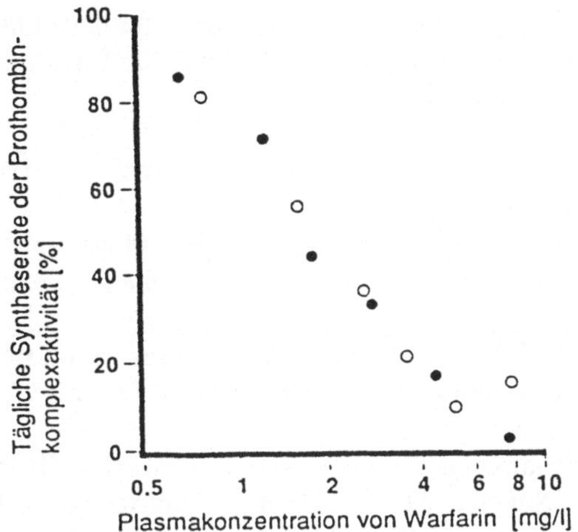

Abb. 10. Plasmakonzentrations-Wirkungs-Beziehungen von Warfarin. Die gleichzeitige Verabreichung von Heptobarbital führt durch eine Enzyminduktion zu einer beschleunigten Elimination von Warfarin. Diese hat aber keinen Einfluß auf die log-lineare Beziehung zwischen der Syntheserate der Prothrombinkomplexaktivität und dem Logarithmus der Plasmakonzentration von Warfarin (O Kontrolle. ● Werte unter Therapie mit Heptobarbital). (Nach Levy et al. 1970)

Literatur

1. Collste P, Haglund K, von Bahr C Plasma levels and effects of metoprolol after single and multiple oral doses. Clin. Pharmacol. Ther. 27, 441-449, 1980.

2. Duff H, Roden D, Brorson L, Wood A, Dawson A, Primm K, Oates J, Smith R, Woosley R: Electrophysiologic actions of high plasma concentrations of propranolol in human subjects J. Amer. Coll. Cardiol. 2, 1134-1140, 1983.

3. Eichelbaum M, Echizen H, Vogelsang B: Einfluß der Applikationsart auf die Plasmakonzentrations-Wirkung von Pharmaka. In: Plasmaspiegel-Wirkungsbeziehung von Pharmaka (Frölich JC, ed.) Stuttgart-New York, Gustav Fischer Verlag, 7 - 13, 1986.

4. Galeazzi RL, Benet LZ, Sheiner LB: Relationship between the pharmacokinetics and pharmacodynamics of procainamide. Clin. Pharmacol. Ther. 20, 278-289, 1976.

5. Levy G, O'Reilly RA, Aggeler PM, Keech GM: Pharmacokinetic analysis of the effect of barbiturate on the anticoagulant action of warfarin in man. Clin. Pharmacol. Ther. 11, 372-377, 1970

6. Meinertz T, Kasper W, Kersting F, Just HJ, Bechtold H, Jähnchen E: Lorcainide, II. Plasma concentration-effect relationship. Clin. Pharmacol. Ther. 26, 196-204, 1985.

7. Schmidt W, Jähnchen E Interaction of phenylbutazone with racemic phenprocoumon and its enantiomers in rats J. Pharmacokin. Biopharm. 7, 643-663, 1979.

8. Trenk D, Jähnchen E Effect of serum protein binding on pharmacokinetics and anticoagulant activity of phenprocoumon in rats J. Pharmacokin. Biopharm. 8, 177-191, 1979.

9. Woosley RL, Kronhauser D, Smith R, Reele, S, Higgins SB, Nies AS, Shand DG, Oates JA: Suppression of chronic ventricular arrhythmias with propranolol Circulation 60, 819-827, 1979

10. Holford, NHG, Sheiner L.B.: Kinetics of pharmacologie response. Pharmacol. Ther. 16, 143-166, 1982.

11. Meinertz, T., Brandstätter, A., Trenk D., Jähnchen E., Ostrowski, J., Gärtner, W.: Relationship between pharmacokinetics and pharmacodynamics of molsidomine and its metabolites in humans. Amer. Heart J. 109, 644-648, 1985.

12. Rowland, M., Tozer, TN.: Clinical pharmacokinetics: Concepts and applications. Philadelphia: Lea & Febiger 1980

Leberzirrhose und stereoselektiver First-pass Metabolismus razemischer Arzneimittel: Konsequenzen für die Interpretation von pharmakokinetischen und pharmakodynamischen Daten

M. Eichelbaum
Dr. Margarete Fischer-Bosch-Institut für Klinische Pharmakologie, Stuttgart

Eine Vielzahl der heute therapeutisch eingesetzen Arzneimittel besitzt ein oder mehrere Chiralitätszentren und weist somit das Phänomen der Stereoisomerie auf. Eine Übersicht von 866 regelmäßig in Deutschland verschriebenen Arzneimitteln zeigt, daß 449 chiral sind. Von diesen 449 chiralen Verbindungen sind 186 natürlichen Ursprungs oder sind Modifikationen natürlich vorkommender Verbindungen. Aufgrund der Stereospezifität der biologischen Synthese liegen 183 (98%) dieser Arzneimittel in stereochemisch reiner Form vor. Im Gegensatz dazu entstehen bei der chemischen Synthese von Arzneimitteln mit einem Chiralitätszentrum Razemate, wenn nicht eine stereospezifische Synthese eingesetzt wird. 225 (85%) der 266 Arzneimittel mit einem Chiralitätszentrum, die durch chemische Synthese gewonnen werden, liegen als Razemate, lediglich 41 als stereochemisch reine Verbindungen vor (Roth & Kleemann, 1982). Chemisch und in einem noch viel größeren Umfang biologisch sind Razemate keine Einzelverbindungen, sondern eine 50:50-Mischung von 2 Enantiomeren. In einem achiralen Milieu haben Enantiomere identische chemische und physikalische Eigenschaften mit Ausnahme der Tatsache, daß sie polarisiertes Licht in die entgegengesetzte Richtung drehen. Interagieren Enantiomere jedoch mit anderen chiralen Verbindungen, wie z.B. den Markomolekülen eines Rezeptors oder Enzyms, so beobachtet man häufig eine hohes Maß an Stereoselektivität. Quantitative und qualitative Unterschiede in den Wirkungen von Stereoisomeren sind seit langem bekannt (Simonyi, 1984; (Ariens, Wuis & Veringa, 1988). Die Bedeutung der Stereoselektivität in der Arzneimitteldisposition ist jedoch erst während der vergangenen Jahre erkannt worden. Unterschiede in der Absorption von Enantiomeren sind nur dann zu erwarten, wenn aktive Transportprozesse an der Resorption beteiligt sind (Methotrexat, Dopa). Proteinbindung, Bindung an Gewebsproteine, die renale Elimination und der Metabolismus sind häufig stereoselektiv, wobei die Biotransformation der Arzneimittel durch die arzneimittelabbauenden Enzyme der Leber das größte Maß an Stereoselektivität aufweist (Eichelbaum, 1988). Als Folge des stereoselektiven Metabolismus kann es zu einer Abschwächung oder Verstärkung der Wirkung in vivo im Vergleich zu in vitro kommen. In vitro beträgt das Verhältnis der Enantiomeren 50:50. In vivo kann sich auf Grund des stereoselektiven Metabolismus dieses Verhältnis ändern. Bestehen deutliche Wirkunterschiede zwischen den beiden Enantiomeren, so führt der präferentielle Abbau des wirksameren Enantiomers (Eutomer) zu einer Abschwächung der in vivo Wirksamkeit im Vergleich zur in vitro-Situation. Die umgekehrten Verhältnisse, d.h. eine Verstärkung der Wirksamkeit in vivo im Vergleich zu in vitro ist dann zu beobachten, wenn das weniger wirksame Enantiomer (Distomer) stärker verstoffwechselt wird.

Razemische Arzneimittel mit einer niedrigen oralen Bioverfügbarkeit auf Grund eines ausgedehnten hepatischen First-pass Metabolismus stellen eine besondere Situation dar. Bei diesen Arzneimitteln beobachtet man Unterschiede in der Konzentrations-Wirkungsbeziehung abhängig davon, ob das Arzneimittel i.v. oder p.o. verabreicht wird. Wird während des First-pass Metabolismus vornehmlich das Eutomer verstoffwechselt, scheint es zu einer Abschwächung des Effektes nach oraler Applikation im Vergleich zur intravenösen Gabe bei identischen Plasmakonzentrationen zu kommen.

Am Beispiel des Calciumantagonisten Verapamil sollen diese Zusammenhänge dargestellt werden. Nach oraler Gabe ist im Vergleich zur intravenösen Gabe eine wesentlich höhere Verapamil-Dosis für einen vergleichbaren antiarrhythmischen Effekt notwendig. Man hat dies auf die niedrige Bioverfügbarkeit von Verapamil als Folge eines ausgedehnten First-pass Metabolismus zurückgeführt. Bei einer Bioverfügbarkeit von 20 bis 30% sollte eine orale Dosis von 25-50 mg im Hinblick auf ihre antiarrhythmischen Wirkung einer intravenösen Dosis von 5-10 mg Verapamil entsprechen. Die klinische Erfahrung zeigt jedoch, daß eine wesentlich höhere orale Dosis von 80 - 120 mg Verapamil notwendig ist, um vergleichbare antiarrhythmische Wirkungen wie nach 5-10 mg i.v. hervorzurufen. Die Verapamilplasmakonzentrationen, die mit einem bestimmten negativ-dromotropen Effekt auf die AV-Überleitung verbunden sind, liegen nach oraler Gabe im Mittel 3-4mal höher als die entsprechenden Konzentrationen nach intravenöser Gabe (Abb. 1).

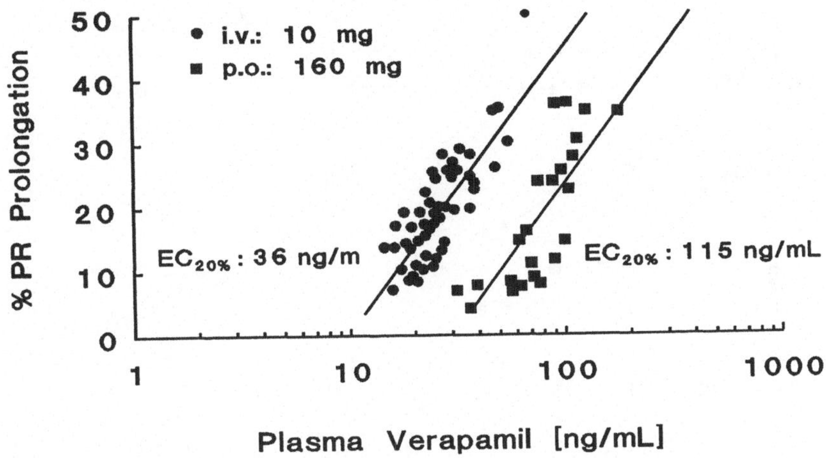

Abb. 1. Beziehung zwischen der Verapamil-Plasmakozentration und PQ-Zeitverlängerung. $EC_{20\%}$: Verapamilkonzentration, die eine Verlängerung der PQ-Zeit um 20 %
bedingt.

Diese Daten deuten darauf hin, daß Verapamil nach intravenöser Gabe bezogen
auf die gleiche Plasmakonzentration wesentlich stärker wirksam ist als nach
oraler Gabe. Diese Beobachtung würde dem Prinzip widersprechen, daß die
gleiche Konzentration eines Arzneimittels unabhängig vom Verabreichungsweg
den gleichen Effekt hervorrufen sollte. Um diese Diskrepanz zu erklären, wurde
von uns vorgeschlagen, daß der First-pass Metabolismus von Verapamil
stereoselektiv erfolgt, wobei die Bioverfügbarkeit des antiarrhythmisch stärker
wirksamen S-Enantiomer wesentlich niedriger als die des R-Enantiomer ist
(Eichelbaum et al., 1980). In Übereinstimmung mit dieser Hypothese konnten
wir zeigen, daß nach intravenöser Gabe die Plasmakonzentration des weniger
wirksamen R-Enantiomer im Mittel zweimal höher als die des wirksamen S-Enantiomer ist (Abb. 2).

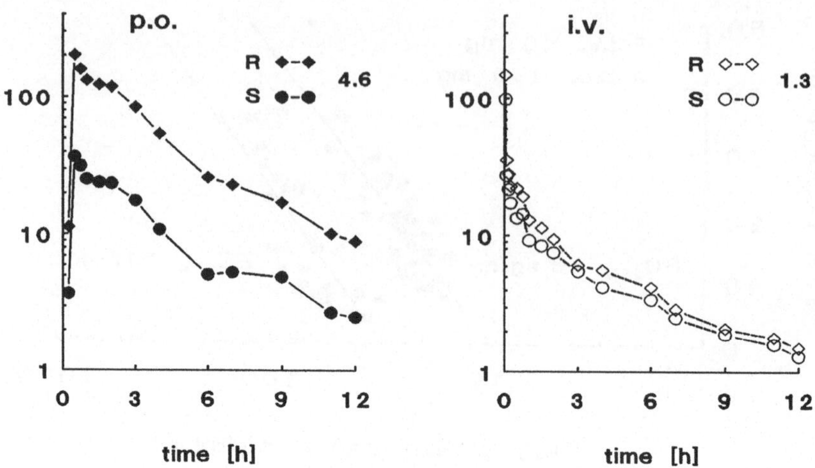

Abb. 2. R- und S-Verapamilkonzentrationen nach i.v. (10 mg) und p.o. (160 mg) Gabe

Dies bedeutet, daß der Metabolismus von Verapamil stereoselektiv ist (Eichelbaum, Mikus & Vogelgesang, 1984). Nach oraler Gabe beobachtet man, daß die Plasmakonzentrationen des R- Enantiomer im Mittel 5mal höher als die des S-Enantiomer sind. Dies bedeutet, daß der First-pass Metabolismus stereoselektiv ist. Das wirksamere S-Enantiomer wird präferentiell verstoffwechselt und seine Bioverfügbarkeit ist mit 20% im Vergleich einer Bioverfügbarkeit von 50% des R- Enantiomer wesentlich geringer (Vogelgesang et al., 1984). Bezogen auf die Gesamtplasmakonzentration ist der Anteil des für die antiarrhythmische Wirksamkeit des Verapamil verantwortliche S-Enantiomer nach oraler Gabe wesentlich geringer als nach intravenöser Gabe. Basiert man die Konzentrationswirkungsbeziehung des Verapamil nicht auf die Gesamtkonzentration sondern auf die des S-Enantiomer, sind die Unterschiede in der Konzentrationswirkungsbeziehung in Abhängigkeit von Verabreichungsweg nicht mehr nachzuweisen (Echizen, Vogelgesang & Eichelbaum, 1985) (Abb. 3).

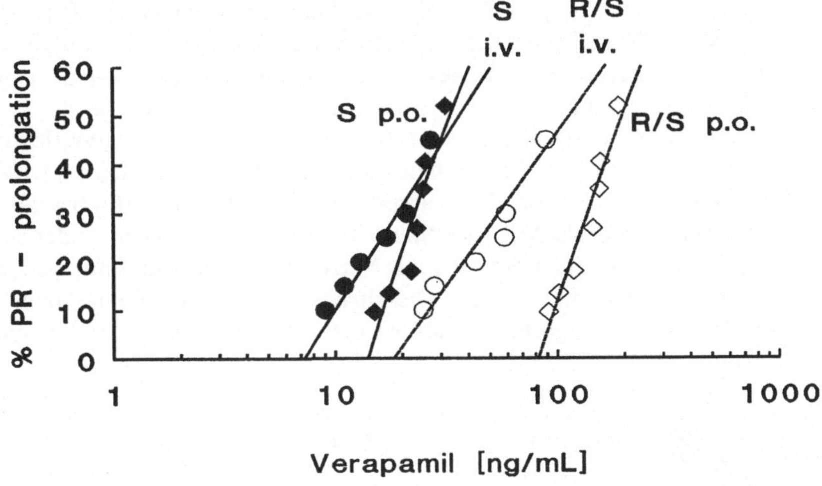

Abb. 3. PQ-Zeitverlängerung in Abhängigkeit von den Verapamil-Plasmakozentrationen (Razemat: offene, S-Verapamil: geschlossene Symbole) nach 10 mg i.v. und 160 mg p.o.

Bei der Leberzirrhose kommt es zu gravierenden Veränderungen im Abbau von Arzneimitteln. Insbesondere bei Arzneimitteln mit hohem First-pass Metabolismus und damit niedriger biologischer Verfügbarkeit nimmt die präsystemische Elimination bei Patienten mit Leberzirrhose dramatisch ab, so daß die biologische Verfügbarkeit dieser Medikamente bei Patienten mit Leberzirrhose nahezu komplett sein kann. Im Falle chiraler Arzneimittel ist zudem vorstellbar, daß es zusätzlich zu Veränderungen im stereoselektiven First-pass Metabolismus dieser Arzneimittel kommen kann. Bei der Leberzirrhose beobachtet man zwei wesentliche funktionelle Veränderungen, die den Arzneimittelmetabolismus beeinflussen.

1. Es kommt zu einer Abnahme der funktionellen Leberzellmasse. Damit nimmt die Kapazität der Leber, Arzneimittel abzubauen ab.

2. Als Folge der portalen Hypertension bilden sich intra- und extrahepatische Shunts aus. Dies bedingt, daß nach oraler Gabe ein erheblicher Anteil der Arzneimitteldosis, die im Pfortaderblut zur Leber antransportier wird, die Leber umgeht und direkt in die systemische Zirkulation gelangt und somit biologisch verfügbar wird. Im Falle von razemischen Arzneimitteln wird der Anteil der Dosis eines Arzneimittels, der die Leber passiert, einem stereoselektiven First-

pass Metabolismus unterliegen. Als Folge der herabgesetzten Metabolisierungskapazität wird die Extraktionsratio abnehmen und damit die Bioverfügbarkeit
zunehmen. Die Stereoselektivität des First-pass Metabolismus bleibt jedoch
erhalten. Im Gegensatz dazu unterliegt der Anteil der Dosis, der an der Leber
vorbeigeshuntet und somit komplett verfügbar wird, keinem stereoselektiven
First-pass Metabolismus. Die Bioverfügbarkeit für beide Enantiomere ist 100%.
Diese Veränderungen bedingen eine stärkere Zunahme der Bioverfügbarkeit des
präferentiell verstoffwechselten Enantiomers. Wird das Eutomer präferentiell
metabolisiert, kommt es im Vergleich zur Situation bei Patienten mit normaler
Leberfunktion bei Patienten mit Leberzirrhose zu einer Verstärkung der
Arzneimittelwirkung, die größer ist als es die Zunahme der Bioverfügbarkeit
erwarten läßt. (Abb.4).

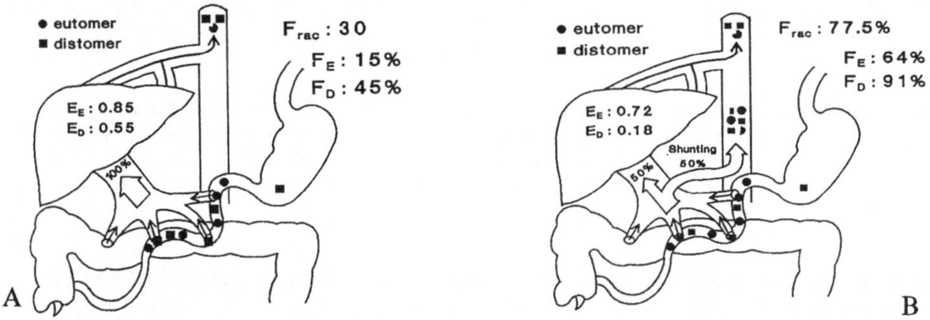

Abb. 4. Stereoselektiver First-pass Metabolismus E: Extraktionsratio. F = 1-E:
Extraktionsratio. F=1-E

A: Normale Leberfunktion. Das Eutomer wird präferentiell abgebaut.

B: Leberzirrhose: Lediglich 50% des Portalblutes passieren die Leber. 50%
           des Portalblutes werden an der Leber vorbeigeshuntet und werden
           komplett verfügbar. Im Vergleich zum Lebergesunden nimmt die
           Bioverfügbarkeit des Razemates um den Faktor 2.5, die des Eutomer
           um 4.3 zu.

Abbildung 5 zeigt die Verapamilkonzentrationen bei einem Patienten mit
Leberzirrhose im Vergleich zu einem lebergesunden Probanden. Die biologische
Verfügbarkeit beträgt beim Lebergesunden 27% und beim Patienten mit
Leberzirrhose 61%. Im Falle des lebergesunden Probanden werden somit 43,2

mg der applizierten 160 mg und im Falle des Patienten mit Leberzirrhose 24,4 mg der verabreichten 40 mg verfügbar.

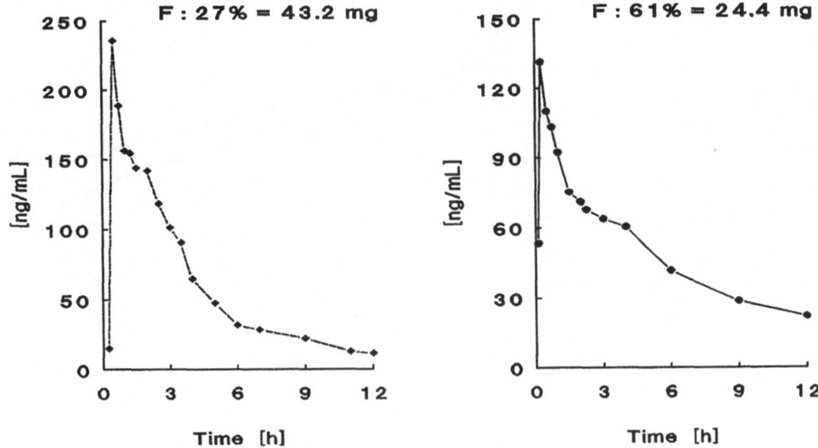

Abb. 5. Verapamil-Plasmakonzentrationen nach oraler Gabe bei einem lebergesunden Probanden (160 mg) und Patienten mit Leberzirrhose (40 mg)

Dies würde bedeuten, daß die Verapamildosis bei Patienten mit Leberzirrhose auf die Hälfte zu reduzieren ist. Betrachtet man jedoch die Fläche unter der Wirkungszeitkurve, so stellt man fest, daß das Ausmaß der PQ-Zeitverlängerung bei Patienten mit Leberzirrhose in der gleichen Größenordnung wie bei Patienten mit normaler Leberfunktion liegt, obwohl lediglich ein Viertel der Dosis verabreicht wurde (Abb. 6).

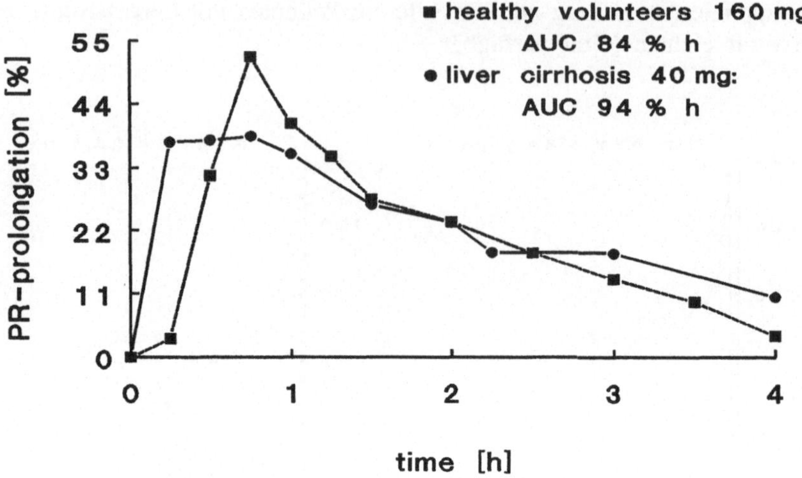

Abb. 6. AUC der PQ-Zeitzunahme

Bestimmt man die Plasmakonzentrationen getrennt für R- und S-Verapamil, so werden die Gründe für diese Wirkungsverstärkung offensichtlich. Die Bioverfügbarkeit des für die Wirkung verantwortlichen S-Verapamil beträgt bei Lebergesunden 13% und bei Patienten mit Leberzirrhose 53%. Dies bedeutet, daß im Falle des lebergesunden Probanden 10,4 und im Falle des Patienten mit Leberzirrhose 10,6 mg S-Verapamil biologisch verfügbar werden (Abb. 7).

Analysiert man die Konzentrationswirkungsbeziehung mittels des E-max Modelles, so liegen die für eine 10%ige Verlängerung der PQ-Zeit notwendigen Konzentrationen beim Lebergesunden bei 95 ng/ml und beim Patienten mit Leberzirrhose bei 35 ng/ml. Bezieht man die EC 10% Konzentrationen auf die S-Konzentrationen, so ergeben sich für den Lebergesunden EC 10-Konzentrationen von 15 ng/ml und für den Patienten mit Leberzirrhose von 10,7 ng/ml. Berücksichtigt man zudem die Unterschiede in der Proteinbindung - der freie Anteil beträgt bei Lebergesunden 0,2 und bei Patienten mit Leberzirrhose 0,28 - so ergeben sich für die freie EC 10-S-Konzentrationen mit 3,0 ng/ml für beide Kollektive identische Werte.

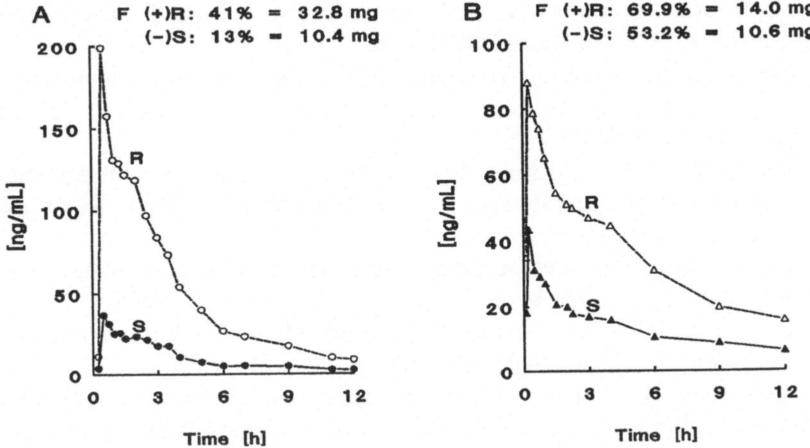

Abb. 7. R- und S-Verapamilkonzentrationen nach oraler Applikation bei einem lebergesunden Probanden (A) und einem Patienten mit Leberhirrhose (B)

Enantiomere unterscheiden sich in ihren Wirkungen und in ihrer Kinetik. Ein Razemat ist somit nicht ein Arzneimittel, sondern eine 50:50 % Kombination von 2 Arzneimitteln. Der Metabolismus ist häufig stereoselektiv. Bei Patienten mit Leberzirrhose kommt es zu Änderungen in der Stereoselektivität des Stoffwechsels. Bestehen Unterschiede in der Wirksamkeit zwischen den Enantiomeren, können diese Änderungen im Metabolismus zu gravierenden Veränderungen in der Wirkung führen. Diese Aspekte sollten bei der Planung, Auswertung und Interpretation von Studien bei Patienten mit Leberzirrhose beachtet werden.

Literatur

1. Ariens, E.J., Wuis, E.W. and Veringa, E.J. (1988). Stereoselectivity of bioactive xenobioties. Biochem. Pharmacol. 37, 9-18
2. Echizen H., Vogelgesang B., Eichelbaum M. (1985). The effect of D, L-Verapamil on atrioventricular conduction in relation to its stereoselective first pass metabolism. Clin. Pharmacol. Ther. 38: 71-76
3. Eichelbaum, M., Birkel, P., Grube, E., Gütgemann, U., and Somogyi, A. (1980). Effects of verapamil on P-R intervals in relation to verapamil plasma

levels following single I.V. and oral administration and during chronic treatment. Klin. Wochenschr. 58: 919-925

4. Eichelbaum M., Mikus G., Vogelgesang B. (1984). Pharmacokinetics of (+), (-) and (+/-) verapamil after intravenous administration. Br. J. Clin. Pharmacol. 17: 453-458

5. Eichelbaum, M. (1988). Pharmacokinetic and Pharmacodynamic Consequences of Stereoselective Drug Metabolism in Man. Biochemical Pharmacology 37: 93-96

6. Roth, H.J. and Kleemann, A. (1982). Arzneistoffsynthese. (Stuttgart: Georg Thieme Verlag), pp. 16- 20

7. Simonyi, M. (1984). On chiral drug action. Medicinal Research Reviews, Vol. 4 (New York: John Wiley & Sons), pp. 359-413

8. Vogelgesang B., Echizen H., Schmidt E. and Eichelbaum M. (1984). Stereoselective first-pass metabolism of highly cleared drugs: studies of the bioavailability of L- and D-verapamil examined with a stable isotope technique. Br. J. Clin. Pharmac. 18: 733-740

Phänotypisierung —
Relevanz des genetischen Polymorphismus
im Arzneimittelstoffwechsel

E. Unseld
LAB Gesellschaft für pharmakologische Untersuchungen mbH & Co, Neu-Ulm

Einführung

Der Arzneimittelstoffwechsel des Menschen weist eine erhebliche interindividuelle Variabilität auf, wobei neben äußeren Faktoren auch genetisch determinierte Unterschiede in den metabolisierenden Enzymsystemen eine wesentliche Rolle spielen. Die Metabolisierungskapazität von Studienteilnehmern hinsichtlich den drei, bisher beschriebenen und am weitreichensten charakterisierten, genetischen Polymorphismen des Arzneimittelabbaus, dem Spartein/Debrisoquin-, dem Mephenytoin- und dem Acetylierungs-Polymorphismus, kann durch eine "Phänotypisierung" erfaßt werden.

Obwohl das Auftreten eines solchen polymorphen Abbaus bei Pharmaka insgesamt wohl eher als rar eingestuft werden kann, ist bei Arzneimitteln deren Metabolismus davon betroffen ist mit wesentlichen Unterschieden in Pharmakokinetik und -in Abhängigkeit der therapeutischen Breite der Substanzen- auch mit erhöhten pharmakologischen Wirkungen und Nebenwirkungen zu rechnen.

Da eine "Routine"-Phänotypisierung der Studienteilnehmer für generell alle Arzneimittelstudien z.T. nicht durchführbar bzw. auch nicht angebracht ist, wäre es sinnvoll bereits in der präklinischen Entwicklung von Substanzen durch Studien zum Metabolismus und zur Ausscheidung sowie durch spezifische invitro- Versuche, Anhaltspunkte auf mögliche polymorphe Stoffwechselwege zu erhalten.

Im Rahmen der klinischen Studien sollte man Studienteilnehmer mit extremen Kinetiken gezielt retrospektiv Phänotypisieren und falls ein Hinweis auf einen polymorphen Abbau vorliegt, diesen durch Studien an Panels der beiden Phänotypen oder durch spezifische Inhibitionsstudien weiter abklären.

Bei relevanten Unterschieden im Kinetik- bzw. Wirkungsprofil der Substanz zwischen beiden Phänotypen dürften sich daraus Konsequenzen für die Auswahl der Teilnehmer für weitere Studien sowie auch zu speziellen Therapieempfehlungen (Dosierungsanpassung, Angaben zu möglichen Nebenwirkungen) ergeben.

Intraindividuelle Variabilität

Ein zentrales Problem, welches sich in Pharmakokinetik wie auch -dynamik-Studien immer wieder darstellt, ist die z.T große interindividuelle Variabilität der gewonnenen Daten und die Frage, wie man diese Streuungen oder Extreme zu werten hat, bzw. welche Relevanz sie für das Wirk- bzw. auch Nebenwirkungsprofil einer Substanz letztlich haben. Umgekehrt wird auch bei der Planung von Arzneimittel-Studien immer mehr gefordert, die teilnehmenden Probanden oder Patienten so auszuwählen, daß diese Variabilitäten, sofern sie voraussagbar sind, bereits durch entsprechende Ein- und Ausschlußkriterien bzw. matched-paired Techniken minimiert werden und man so, durch eine gezielte Vorauswahl, ein möglichst einheitliches Studienkollektiv erhält .

Nach Verabreichung einer definierten Arzneimitteldosis, wird sowohl die pharmakokinetische Disposition der Substanz als auch die Intensität und Dauer des pharmakologischen Effektes von einer Reihe Faktoren beeinflußt, die auf verschiedenen Ebenen auf diese Beziehung einwirken und eine interindividuelle Variabilität hervorrufen.

Es sind einerseits äußere Faktoren, die in der Regel einer zeitlichen Veränderung unterliegen, zum anderen sind es aber auch im Erbgut festgelegte Komponenten, die bisher nur z.T. identifiziert und definiert werden konnten und für die entsprechend nur vereinzelt Testverfahren existieren mit denen man sie hinreichend erfassen und charakterisieren kann .

Auch der Arzneistoffwechsel unterliegt diesen Einflüssen und die daraus resultierende unterschiedliche Aktivität und Disposition der Leberenzyme äußert sich in einer, von Individuum zu Individuum unterschiedlichen Metabolisierungskapazität und damit Ausscheidungsfähigkeit von Substanzen.

Cytochrom P-450 Isozyme

Für die Mehrzahl der Arzneimittel, insbesondere auch der lipophilen Substanzen stellt die oxidative Biotransformation durch das Cytochrom P-450 abhängige Monooxygenase System in der Leber eine wichtige Abbaureaktion dar.

Dieses System besteht aus zahlreichen Isoenzymen von denen bereits 8 verschiedene Familien mit Subfamilien identifiziert bzw. isoliert werden konnten, man aber sicherlich von der Existenz von 20 oder auch mehr auszugehen hat. Diese Isozyme unterscheiden sich in ihren Eigenschaften und ihrer Substratspezifizität z.T. erheblich, so daß man im Grunde eine ganze Batterie von Teststoffen bräuchte um die jeweilige Aktivität der einzelnen Isozyme zu charakterisieren zumindestens dann, wenn man z.B. eine Substanz zu prüfen hat von der man nicht genau weiß, von welchem oder auch welchen Isozymen diese vorwiegend verstoffwechselt wird.

Hinsichtlich diesem komplexen Enzymsystem hat man sich bisher mehr oder minder bzw. in einem relevanten Maße nur auf die Bestimmung zweier Cytochrom P-450 Isozyme des Menschen mit relativ weiterreichender Substratspezifität konzentriert, dem P-450db1 und dem P-450meph für die bisher ein genetischer festgelegter Polymorphismus sicher nachgewiesen werden konnte, d.h. für die in der Bevölkerung zwei extreme und damit für eine Variabilität hinsichtlich der Elimination, relevante Phänotypen zu finden sind, die einen mit einem effizienten Metabolismus (Efficient Metabolizers, EM's) und die anderen mit eine Enzymdefekt, der nur einen eingeschränkten bzw. unzureichenden Stoffwechsel zuläßt (Poor Metabolizers, PM's).

Phänotypisierung

Die Zuordnung zu einem der beiden Metabolisierertypen, also die Phänotypisierung, erfolgt unter der Gabe einer Testdosis von Spartein, Debrisoquin oder Dextrometorphan im Falle von P-450db1 oder von Mephenytoin im Falle von P-450meph. Dabei wird im 12h-Urin die Menge an unverändert ausgeschiedener Substanz und oxidiertem Metaboliten bestimmt, durch Bildung des entsprechenden Quotienten die Metabolic Ratio (MR) berechnet und hierüber der Phänotyp zugeordnet. Da es sich hierbei um einen genetisch determinierten Quotienten bzw. Faktor handelt, ist diese Phänotypisierung bei jedem Individuum nur einmal notwendig, im Gegensatz zu äußeren Faktoren, die einer zeitlichen Veränderung unterliegen.

Neben den polymorphen Enzymen der oxidativen Biotransformation sei noch ein weiterer, schon länger bekannter Polymorphismus erwähnt, betreffend der N-Acetyltransferase in der Phase II der Biotransformation.

Hier hat sich in jüngerer Zeit das Coffein als Testarzneimittel zur Bestimmung des Phänotyps als entsprechend spezifisch und für den Teilnehmer als unproblematisch erwiesen.

Polymorpher Arzneistoffwechsel

Bei der Frage nach der Relevanz der Phänotypisierung sollte man in Erwägung ziehen, daß die meisten Arzneimittel die im Gebrauch oder in Entwicklung sind nicht mit den angesprochenen polymorphen Stoffwechselwegen kosegregieren also einhergehen, d.h. das Auftreten dieses Phänomens kann insgesamt eher als rar eingestuft werden. Dies bedeutet für die Praxis der Arzneimittelentwicklung bzw. für die Planung von Studien auch, daß man eine Phänotypisierung von Studienteilnehmern wohl nicht notwendiger Weise als ein Routinescreening vor jede Arzneimittelstudie zu setzen braucht.

Zum anderen sind aber doch eine Reihe bekannter Arzneimittel bereits identifiziert worden, die von einem der drei beschriebenen polymorphen Enzymsysteme abgebaut werden und es ist auch eine Tatsache und hinreichend gezeigt worden, daß in Bezug auf diese Substanzen das Merkmal eines PM's ganz sicher ein Prädispositionsfaktor für eine veränderte Kinetik der Muttersubstanzen und/oder Metaboliten darstellt und weitergehend eben z.T. auch die Ursache ist für eine verstärkte Wirkung bzw. auch ein erhöhtes Nebenwirkungs- und Toxizitätspotential der Substanzen sein kann.

D.h. man wird davon ausgehen müssen, daß auch weitere, sich in der Entwicklung befindliche Arzneimittel, die mit einem der beschriebenen Polymorphismen einhergehen Probleme bereiten, insofern, daß wahrscheinlich größere interindividuelle Unterschiede in den Plasmakonzentrationen auftreten und diese Variabilität möglicherweise auch Konsequenzen für die Dynamik der Substanzen haben kann.

Strategien I, Präklinik

Welche Strategien wären also denkbar und sinnvoll um solch einen genetischen Polymorphismus im Abbau der Substanz frühzeitig zu erkennen, seine Bedeutung abzuschätzen und in der Entwicklung zu berücksichtigen.

Zunächst wären in der präklinischen Phase der Entwicklung Studien zum Metabolismus und zur Ausscheidung der Substanz im Hinblick auf diesen Aspekt sicherlich sehr von Vorteil und sollten angestrebt werden.

Man könnte so Arzneimittel, die hauptsächlich unverändert renal oder zum g. T. nicht oxidativ verstoffwechselt werden, bereits aus dem Problemkreis ausscheiden. Dagegen wäre bei Stoffen, die zu einem großen Maße (> 50%) einer oxidativen Biotransformation unterliegen, bei denen also dieser Metabolismusschritt ein bestimmender Faktor in der Gesamtclearance darstellt, durchaus an die Möglichkeit einer polymorphen Verstoffwechselung über die oben beschriebenen Isozyme zu denken.

Nun ist es leider eine Tatsache, daß man allein aus der Struktur und der Art der spezifischen oxidativen Abbaureaktionen einer Substanz wenig Hinweis auf die Prävalenz im Abbau durch ein bestimmtes Cytochrom P-450 Isozyms erhalten kann, so daß in dieser Vorphase nur die experimentelle Möglichkeit bleibt, sich anhand von ausgewählten in-vitro Versuchen an das spezifische Stoffwechselmuster der Substanz heranzutasten.

Zu solchen Versuchen stehen heute in einigen Zentren humane Lebermikrosomen, also Mikrosomenfraktionen phänotypisierter Lebern oder auch spezielle

Zellkulturen mit den polymorphen Isozyme zur Verfügung, die es erlauben anhand von kompetitiven Hemm- bzw. Interaktionsversuchen oder auch durch den Einsatz von spezifischen Antikörpern gegen die ausgewählten Isozyme, eine nähere Charakterisierung dieses Abbauschrittes zu machen. Diese Versuche können In-vivo Studien allerdings nicht voll ersetzen und eine Extrapolierung sollte nur mit großer Sorgfalt gemacht werden.

Wenn man keine aussagekräftige Metabolisierungsstudien oder auch Ergebnisse aus In-vitro Versuchen zur Verfügung hat, die bereits Hinweise auf einen möglichen polymorphen Stoffwechsel geben, wäre es durchaus auch denkbar, daß erst in den klinischen Studien der Phase I oder auch II in den ausgewählten Probanden oder Patientenpopulationen extreme Ausreißerdaten verifiziert werden, die den Verdacht auf einen polymorphen Abbau bringen können.

In diesem Falle und wenn noch möglich würde es sich empfehlen, die auffallenden Studienteilnehmer nachträglich, also retrospektiv zu Phänotypisieren.

Strategien II, klinische Studien

Wenn sich dadurch die Hinweise verdeutlichen, wäre dann die nächste Stufe, daß man in einer Prüfung der Phase I die Substanz sogenannten "Panels" von etwa 4-6 PM's und EM's der jeweiligen polymorphen Isozyme verabreicht.

Alternativ wäre es auch möglich, insbesondere auch falls es schwierig wird eine entsprechende große Anzahl an PM's zu selektieren, eine Interaktionsstudie in den entsprechenden EM's durchzuführen, wobei zunächst die zu testende Substanz alleine und in einem zweiten Durchgang zusammen mit einem spezifischen Inhibitor des ausgewählten Isozyms (z.B. Quinidin in niederiger Dosis) verabreicht wird. Anhand des Vergleichs der ermittelten pharmako-kinetischen Parameter aus beiden Durchgänge dürfte sich dann, bei entsprechender Variabilität der Daten, ein deutlicher Beweis für das Vorliegen eines unterschiedlichen Metabolismuses ergeben.

Wenn man bereits weiß oder einen Hinweis hat, daß bei einem Pharmaka ein polymorpher Abbau vorliegt, kann man umgekehrt auch bei entsprechenden Fragestellungen in der Studienplanung einen Phänotyp von vornherein (also durch eine Phänotypisierung beim Screening) aus der Studie ausschließen um so Variabilitäten zu vermeiden.

Relevanz

Ob ein polymorpher Stoffwechsel wesentliche Auswirkungen auf die Pharmako-dynamik hat ist insbesondere vom therapeutischen Index der Substanz abhängen. So besteht bei Stoffen, die eine relative enge therapeutische Breite bzw. eine steile Dosis-Wirkungskurve aufweisen bei PM's die Gefahr, daß durch die eingeschränkte Elimination, die Substanz akkumuliert und so eine überhöhte pharmakologische Wirkung und damit möglicherweise auch eine erhöhte Inzidenz an Nebenwirkungen auftritt, wenn die Dosis nicht entsprechend angepaßt wird.

Bei den klinischen Konsequenzen ist desweiteren auch an mögliche Interaktionen mit Substanzen zu denken, die durch das gleiche polymorphe Isozym verstoffwechselt werden. Ein sehr bekanntes und bedeutendes Beispiel hierfür ist die Interaktion von bestimmten Antidepressiva und Neuroleptika, deren Abbau dem gleichen Spartein-Typ Polymorphismus unterliegt.

Sollte die Bildung der aktiven Substanz einem Polymorphismus unterliegen, hätte dies bei PM's eventuell zur Folge, daß ein zu niedriger Plasmaspiegel und damit eine fehlende Wirkung, d.h. ein Therapieversager resultiert.

Es sei auch erwähnt, daß P-450-Isozyme in der Lage sind stereoselektiv zu verstoffwechseln, also ein bestimmtes Stereoisomer präferentiell abzubauen und desweiteren bei höheren Dosen auch einer Sättigung unterliegen, so daß auch unter diesen beiden Aspekten Unterschiede zw. EM's und PM's denkbar wären.

Zusammenfassung

Zusammenfassend läßt sich festhalten, daß ein möglicher Faktor der interindividuellen Variabilität in der Disposition oder auch im Effekt eines Arzneistoffes in der unterschiedlichen Metabolisierungskapazität der Studienteilnehmer liegen könnte.

Falls ein oxidativer Stoffwechsel, also ein Abbau durch das Cytochrom P450-System für die Gesamtclearance der Substanz eine wesentliche Rolle spielt, sollte man die Möglichkeit der Beteiligung polymorpher Abbauwege in Erwägung ziehen. Dazu stehen in der präklinischen Phase bedingt in-vitro Versuche zur Verfügung, die es erlauben auf die bekannten genetischen Polymorphismen hin zu screenen. Wenn sich daraus Hinweise ergeben, so eignet sich zum weiteren Abklären eine "Panelstudie" mit EM's und PM's oder auch alternativ eine Interaktionstudie in EM's mit einem spezifischen Inhibitor des entsprechenden Isozyms. Ob und welche klinische Relevanz der gefundene Polymorphismus hat, hängt dann sicher entscheidend vom therapeutischen Index der Substanz ab, bzw. auch inwiefern relevante Interaktionen im Bezug auf das polymorphe Enzym zu erwarten sind. Falls pharmakodymisch bedeutende Unterschiede zwischen den beiden Phänotypen tatsächlich bestehen, sollte dies natürlich insbesondere bei einer engen therapeutischen Breite des Arzneistoffs dann in entsprechenden Dosisempfehlungen für die Therapie berücksichtigt werden.

Phänotypisierung macht also sicherlich Sinn, wobei es wohl nicht notwendig ist jeweils den gesamten zur Verfügung stehenden Probanden/Patientenpool zu screenen sondern, da ein relevanter Polymorphismus insgesamt eher ein rares Phänomen ist und nur einen der möglichen Variabilitätsfaktoren darstellt, sollte man bei den entsprechend potentiellen Substanzen auf die Möglichkeit eines genetisch bestimmten Abbaus hin screenen und ihn dann im Hinblick auf die beiden Phänotypen genauer charakterisieren.

Literatur

1. Vesell ES and Penno MB, Assessment of methods to identify sources of interindividual pharmacokinetic variation. Clin Pharmacokinet 8, 378-409:(1983)
2. Breimer DD, Potential clinical relevance of the interplay between genetic and environemental factors. European Consensus Conference on Pharmacogenetics, COST B1, 69-81, Publ by Commission of the European communities (1990)
3. Schellens JHM and Breimer DD, Variability in drug metabolism: importance of genetic constitutions. Pharmac. Weekblad 9, 85-90 (1987)
4.. Nerbert DW and Gonzalez FJ, P-450 genes: Structure, evolution and regulation. AnnRevBiochem 56, 45-993 (1987)
5. Guengerich FP, Polymorphism of cytochrome P-450 in humans. TIPS, 10, 107-109 (1989)
6. Breimer DD, Schellens JHM, Soons PA, Assessment of in vivo oxidative drug metabolizing enzyme activity in man by applying a "coktail" approach, In Microsomes and Drug Oxidations, eds Miners, JO Birkett, Drew DJ et al, 232-240, London: Taylor and Francis
7. Eichelbaum M, Reetz KP, Schmidt EK, Zekorn C, The genetic polymorphism of sparteine metabolism. Xenobiotica 16, 465-481 (1986)
8. Harrison PM, Tonkin AM, Dioxin ST and McLean AJ, Determination of debrisoquine and its 4-hydroxy metabolite in urine by high-performance liquid chromatography. J Chromat 374, 204-208 (1986)
9. Park YH, Kullberg MP and Hinsvark ON, Quantitative determination of dextrometorphan and three metabolites in urine by reverse-phase high-performance liquid chromatography. J Pharmac Sci 73 (1), 24-29 (1984)
10. Wilkinson GR, Guengerich FP and Branch RA, Genetic polymorphism of S-mephenytoin hydroxylation. Pharmac Therap 42, 53-76 (1989)
11. Wedlund PJ, Aslanian WS, Jacqz E, McAllister CB, Branch RA and Wilkinson GR, Phenotypic differences in mephenytoin pharmacokinetics in normal subjects. J Pharmacol Exp Ther 234, 662-669 (1985)
12. Price Evans DA, N-Acetyltransferase. Pharmac Therp 42, 157-343 (1989)
13. Kilbane AJ, Silbart LK, Manis M, Beitins IZ and Wendell WW, Human N-acetylation genotype determination with urinary caffeine metabolites. ClinPharmacolTher 47, 470-477 (1990)

14. Eichelbaum M. and Gross AS, The genetic polymorphism of debrisoquine/sparteine metabolism. — clinical aspects Pharmac Therap 46, 377-394 (1990)
15. Eichelbaum M, Zur Problematik genetischer Polymorphismen im oxidativen Arzneistoffwechsel des Menschen. In: Toxikologische und klinische-pharmakologische Prüfungen, Hsg Grosdanoff P, Kraupp O et al, Verlag Walter de Gryter, 555-565 (1990)
16. Balant LP, Gundert-Remy U, Boobis AR and von Bahr C, Relevance of genetic polymorphism in drug metabolism in the development of new drugs EurJClinPharmacol 36, 551-554 (1989)
17. Brosen K, Recent developments in hepatic drug oxidation- Implications for clinical pharmacokinetics.Clin Pharmacokinet 18 (3), 220-239 (1990)
18. Lennard MS, Tucker GT and Woods HF, Inborn 'errors' of drug metabolism. Pharmacokinetic and Clinical Implications. Clin Pharamcokinet 19 (4), 257-263 (1990)
19. Speirs CJ, Murray S, Boobis AR, Seddon CE, Davies DS, Quinidine and the identification of drugs whose elimination is impaired in subjects classified as poor metaboliseres of debrisoquine. BrJClinPharmacol 22, 739-743 (1986)
20. Brosen K and Gram LF, Clinical significance of the sparteine/debrisoquine oxidation polymorphism. EurJClin Pharmacol 36, 537-547 (1989)
21. Gram LF, Overo KF, Drug Interaction: Inhibitory effect of neuroleptics on metabolism of tricyclic antidepressants in man. Br Med J 1, 463-465 (1972)

Dermatologie

Pharmakokinetische Prüfstrategien bei der Entwicklung von Transdermalsystemen (TTS)

U. Täuber und C. Günther
Institut für Pharmakokinetik, Schering AG, Berlin

Einleitung

In den letzten Jahren hat die Entwicklung von Transdermalsystemen reges Interesse gefunden, so daß zahlreiche Übersichtsarbeiten publiziert worden sind [1,2,3,4,5,6,7,8,9]. Ein transdermales therapeutisches System (TTS) ist eine kosmetisch akzeptable, selbstklebende, pflasterähnliche Applikationsvorrichtung zur äußerlichen Anwendung auf die Haut mit dem Ziel, durch transkutane Freigabe von Wirkstoff systemische Wirkungen zu erzielen. Der Transport des Wirkstoffs vom Anwendungsort zum Zielorgan erfolgt in jedem Falle über die Blutzirkulation. Wenn für einen empfohlenen Applikationsort nicht spezifische Resorptionsverhältnisse dokumentiert sind, kann aus der Nähe zwischen Applikationsort und Zielorgan auf psychologische Gründe geschlossen werden.

Ein TTS hat gegenüber konventionellen Therapieformen wie z.B. der Einnahme einer Tablette eine Reihe von Vorteilen: Es erlaubt die Erzielung und Aufrechterhaltung von relativ konstanten Plasmaspiegeln über längere Zeiträume. Durch das Vermeiden von Konzentrationsspitzen im Blut und evtl. auch Geweben lassen sich Intensität und Häufigkeit von Nebenwirkungen reduzieren. Außerdem ist es möglich, Wirkstoffe zu applizieren, die im Magen-Darm-Trakt instabil sind und/oder bereits während der Resorption in der Darmmukosa und/oder während der ersten Leberpassage inaktiviert werden. Durch Entfernen des TTS kann eine Therapie jederzeit unterbrochen werden. Tragezeiten über mehrere Tage erhöhen die Patientencompliance.

Mögliche Nachteile liegen in einer lokalen Reizwirkung, einem vorübergehenden Erythem bei der Abnahme des Pflasters oder in allergischen Reaktionen gegenüber dem Wirkstoff, Penetrationsverstärkern oder Bestandteilen der Kleberschicht. Auch auf eine mögliche Ausbildung einer Tachyphylaxie sollte sorgfältig geachtet werden.

Im Folgenden soll - basierend auf eigenen Erfahrungen mit Sexualsteroiden - aufgezeigt werden, wie eine TTS-Entwicklung aus pharmakokinetischer Sicht ablaufen könnte. Da sich die Entwicklung von TTS in aller Regel auf eine (oder mehrere) in der Therapie eingeführte Substanz(en) bezieht, liegen meist Vorkenntnisse über die zu erzielenden Wirkungen vor. Stellvertretend für diese Wirkungen werden dann pharmakokinetische Kenngrößen genutzt, um eine möglichst zielorientierte Entwicklung betreiben zu können. Damit wird deutlich, daß die Pharmakokinetik bei der Entwicklung von TTS besonders wichtig ist. Wie bei der Entwicklung anderer Arzneiformen ist die Entwicklung eines TTS jedoch auch eine interdisziplinäre Aufgabe, die eine intensive Zusammenarbeit von Pharmakokinetikern, Galenikern mit speziellem Know-How in der Pflastertechnologie, von Toxikologen, klinischen Pharmakologen und Klinikern erfordert.

Tab. 1. Wichtigste Definitionen

Dosis D	ist die gesamte in einem TTS enthaltene Wirkstoffmenge
aktive Fläche A	ist die wirkstoffabgebende Fläche des TTS
Flächendosis	ist die Wirkstoffbeladung pro cm² aktive Fläche D/A
Transkutaner Fluß I	ist die pro cm² Haut und Stunde im steady state aus dem TTS in den Organismus übertretende Wirkstoffmenge
Ausbeute (Ausnutzungsgrad)	ist der Quotient aus insgesamt während der gesamten Tragedauer transdermal resorbierten Wirkstoffmenge und der zum Zeitpunkt der Applikation im System enthaltenen Dosis D
Zielplasmaspiegel C_Z	ist der für eine therapeutische Wirkung notwendige Wirkstoffplasmaspiegel
Clearance Cl	ist das Plasmavolumen, das durch Eliminationsvorgänge (Biotransformation, Ausscheidung über Urin oder Galle) pro Zeiteinheit vom Wirkstoff befreit wird

Konzeptphase

Konzeptphase und Wirkstoffauswahl sind sehr eng miteinander verflochten. Doch ist es zweckmäßig, sich am Anfang einer TTS-Entwicklung darüber klar zu werden, ob in der in Betracht gezogenen Indikation eine transdermale Verabreichung überhaupt sinnvoll ist. Sind relativ konstante, länger anhaltende Wirkstoffspiegel erwünscht oder ist ggf. mit einer Toleranzentwicklung zu rechnen?

Welche Vorteile könnten sich gegenüber konventionellen Verabreichungsarten ergeben?

So bieten sich oral ungenügend verfügbare Wirkstoffe oder solche, deren Bioverfügbarkeit mit sehr großen Streuungen behaftet ist, für eine transdermale Verabreichungsweise an. Durch eine geringere Belastung der Leber mit Wirkstoff und/oder Metaboliten können Wirkungen auf die Leber vermieden werden. Bezüglich der Anwendung von Gestagenen und Estrogenen wurde die transdermale Anwendung zur Hormonsubstitution bei der menopausalen Frau, nicht zuletzt wegen der bereits vorliegenden therapeutischen Erfahrungen, als sinnvoll angesehen.

Wirkstoffauswahl

Ein für die transdermale Anwendung geeigneter Wirkstoff sollte folgende Eigenschaften aufweisen: Er muß pharmakologisch sehr aktiv sein, d.h. die systemisch wirksamen Tagesdosen liegen im unteren Milligramm-, am besten im Mikrogramm-Bereich. Er sollte gut hautgängig und hautverträglich sein und die Halbwertzeit der terminalen Eliminationsphase aus Plasma sollte möglichst nur einige Stunden betragen.

Am Beginn einer TTS-Entwicklung sollte man sich klar werden, welche Tagesdosen verfügbar gemacht werden müssen bzw. welche Plasmaspiegel zur Erzielung einer therapeutischen Wirkung notwendig sind.

Kennt man die therapeutisch wirksamen oralen Tagesdosen (D_{oral}) und die absolute Bioverfügbarkeit (F) nach oraler Applikation, so läßt sich die systemisch verfügbare Tagesdosis (D_{sys}) nach (1)

$$(1) \qquad D_{sys} = D_{oral} \cdot F$$

leicht berechnen. Die Zielplasmaspiegel ergeben sich als über 24 h gemittelte Plasmaspiegel nach einmaliger oraler Gabe. Sind derartige Werte vom Menschen nicht bekannt, so sind die voraussichtlich systemisch wirksamen Dosen und die Zielplasmaspiegel aus Tierversuchen auf den Menschen zu extrapolieren.

Für die Auswahl eines Gestagens und eines Estrogens für die hormonale Substitutionstherapie bei der menopausalen Frau standen eine Reihe von Substanzen (Tabellen 2 und 3) zur Auswahl. Von dem natürlichen Estradiol wurde eine Reihe von Estern in die Testung mit einbezogen, um zu prüfen, ob eine Erhöhung der Lipophilität zu einer Steigerung der perkutanen Resorption führt. Die Tabellen 2 und 3 enthalten neben den oralen Tagesdosen auch Angaben zur oralen Bioverfügbarkeit sowie zu den Zielplasmaspiegeln (C_Z). Bei bekannter Clearance Cl lassen sich nach Formel (2) für ein Pflaster mit der aktiven Fläche A cm² die zur Erzielung von C_Z notwendigen transdermalen Flüsse I_Z errechnen.

Tab. 2. Untersuchte Gestagene

Substanz	oral wirksame Tagesdosen [mg]	F [%]	C_Z [ng/ml]
Progesteron	300	2 - 4	15
Cyproteronacetat	2	100	5
Dihydrospirorenon	2 - 4	60	8
Levonorgestrel	0.125	100	1
Gestoden	0.075	100	1

Tab. 3. Untersuchte Estrogene

Substanz	oral wirksame Tagesdosen [mg]	F [%]	C_Z [ng/ml]
Estradiol (E_2)	1 - 2	< 5	0.075
E_2-17-propionat	-	-	-
E_2-17-valerat	2	< 5	0.075

$$(2) \qquad I_Z = \frac{C_Z \cdot Cl}{A}$$

Üblicherweise geht man von einer maximalen Pflastergröße von 50 cm² aus.

Um aus der Gruppe von Substanzen die für eine TTS-Entwicklung geeignetesten Kandidaten auszuwählen, ist es notwendig, die transdermalen Substanzflüsse zu kennen. Im folgenden wird kurz auf die physikalischen Grundlagen der perkutanen Resorption und auf die Möglichkeit zur Resorptionssteigerung eingegangen. Anschließend werden die Methoden zur in vitro und in vivo Bestimmung von transdermalen Wirkstoffflüssen vorgestellt.

Physikalische Grundlagen der Hautpermeation

Für die Penetration von Substanzen in die Haut gelten prinzipiell die physikalischen Gesetze der Diffusion durch Membranen. Aktive Transportvorgänge gegen einen Konzentrationsgradienten, wie sie sowohl bei der Resorption im Darm als auch für die Aufrechterhaltung der Ionengradienten an der Zellmembran bekannt sind, spielen bei der Aufnahme von Substanzen durch die Haut keine Rolle.

Physikalische Grundlage der passiven Diffusion von Substanzen ist die Brownsche Molekularbewegung. Durch die zufällige, ungerichtete Bewegung der Moleküle kommt es zu einem Nettomassefluß in Richtung eines Konzentrations- (genauer Aktivitäts-) gradienten, der durch die Fick'schen Diffusionsgesetze beschrieben wird.

Bringt man ein Pharmakon in einem Vehikel in Kontakt mit einer Membranoberfläche, so kommt es nach einer gewissen zeitlichen Verzögerung (der sog. "lag-time"), während der die Substanz in die Membran eindringt, allmählich zur Ausbildung eines konstanten Flusses ("steady-state flux"), der so lange anhält, wie auf der Membranoberfläche ein genügend großer Substanzvorrat vorhanden ist und auf der anderen Seite für einen kontinuierlichen Substanzabstrom (sog. "perfect sink") gesorgt ist. Dieser Substanzfluß im steady-state ist gegeben durch (3):

$$(3) \qquad \frac{\Delta M}{\Delta t} = A \cdot k \cdot D \cdot \frac{c}{h_{sc}}$$

$\dfrac{\Delta M}{\Delta t}$ $\quad =\quad$ Substanzfluß durch Hautfläche A

$k \quad =\quad$ Verteilungskoeffizient Stratum corneum/Vehikel

$D \quad =\quad$ Diffusionskoeffizient der Substanz im Stratum corneum (sc)

$h_{sc} \quad =\quad$ Hornschichtdicke

$c \quad =\quad$ Konzentration des gelösten Wirkstoffanteils im Vehikel

$A \quad =\quad$ Hautfläche

Der Fluß durch die Haut (Penetrationsbarriere des Stratum corneums) ist im steady state proportional dem über der Membran liegenden Konzentrationsgefälle $\dfrac{k \cdot C}{h_{sc}}$. Faßt man die Dicke der Hornschicht h_{sc} mit dem Produkt aus k und D zusammen, so erhält man den Permeabilitätskoeffizient P, der eine substanzcharakteristische Größe darstellt.

Der transdermale Fluß ist von einer Reihe von Faktoren abhängig, die in Tabelle 4 aufgeführt sind. Die für die TTS-Entwicklung im Anfangsstadium wichtigsten Faktoren sind die physikochemischen Eigenschaften der Substanz sowie die Zusammensetzung des Vehikels.

Durch die Zumischung von sog. Penetrationsverstärkern, die sowohl der Löslichkeit der Substanz, die Verteilung in die Hornschicht als auch die Diffusibilität in der Hornschicht beeinflussen können, kann häufig der perkutane Fluß deutlich gesteigert werden.

Weiterhin hat die Lipophilität eines Moleküls Einfluß auf seine Hautpermeationsfähigkeit. Für eine optimale Hautpermeation ist sowohl eine gewisse Hydrophilität als auch Lipophilität erforderlich. Zwar steigert die Erhöhung der Lipophilität die Verteilung in die Hornschicht, jedoch muß die Substanz bis zum Erreichen der Blutgefäße in der oberen Dermis auch die eher hydrophile Phase der Epidermis überwinden.

Tab. 4. Faktoren, die die perkutane Resorption beeinflussen

Wirkstoff	Molekulargewicht
	Wasser/Lipid-Löslichkeit
	Ionisation
Vehikel	Löslichkeit
	Konzentration
	Stratum corneum/Vehikel Verteilungskoeffizient
	Zusammensetzung des Vehikels
	Penetrationsverstärker
	pH-Wert
Haut	Spezies
	Alter, Geschlecht, Rasse
	anatomische Lage am Körper
	Hauttemperatur
	Hydratation des Stratum corneums (offen/Okklusion)
	Schädigung der Hornschicht
	Hautmetabolismus
Applikation	Hautflächendosis
	(Schichtdicke, Konzentration)
	Hautfläche in Kontakt mit der Zubereitung
	Dauer der Exposition

Methodik der Flußmessung

Transkutane Flüsse können zum einen in vitro mit Hilfe sog. Diffusionszellen durch Messung des Zeitverlaufs des Übertritts der Substanz in die Rezeptorflüssigkeit, zum anderen in vivo durch Messung im Plasma oder in Exkreten bestimmt werden.

In vitro Methoden

Um die perkutane Resorption isoliert von den nachfolgenden Verteilungs-, Biotransformations- und Ausscheidungsvorgängen zu untersuchen, wurden sog. Diffusionszellen für Tierhaut, Humanhaut und künstliche Membranen entwickelt. Sowohl zweizellige (Typ CHIEN-VALIA) als auch einzellige (Typ FRANZ) Vorrichtungen sind in Gebrauch. Die Diffusionszellen müssen thermostatisiert werden und können als statische oder als Durchflußzellen mit der Möglichkeit der Automatisierung betrieben werden. Der zu untersuchende Wirkstoff wird radioaktiv markiert oder nicht markiert im Überschuß in die Donorkammer (sog. "infinite dose" Technik) oder in dünnen Schichten (sog. "finite dose" Technik) direkt auf die Haut appliziert. Der zeitliche Verlauf der Substanz im Rezeptormedium wird mit Hilfe einer radiometrischen oder einer spezifischen analytischen Methode verfolgt.

Abbildung 1 zeigt den kumulierten Zeitverlauf einer Substanz in der Rezeptorzelle in einem "finite" und einem "infinite dose"-Experiment. Aus der Steigung der Regressionsgerade durch den linearen Teil der Kurve erhält man direkt den Substanzfluß $\dfrac{\Delta M}{\Delta t}$. Aus Formel (4) ergibt sich der Permeabilitätskoeffizient P

$$(4) \qquad P = \frac{\Delta M / \Delta t}{A \cdot c}$$

A   =   Fläche

c   =   Konzentration der Testsubstanz im Donormedium bzw. im Vehikel (gelöster Anteil)

P   =   Permeabilitätskoeffizient

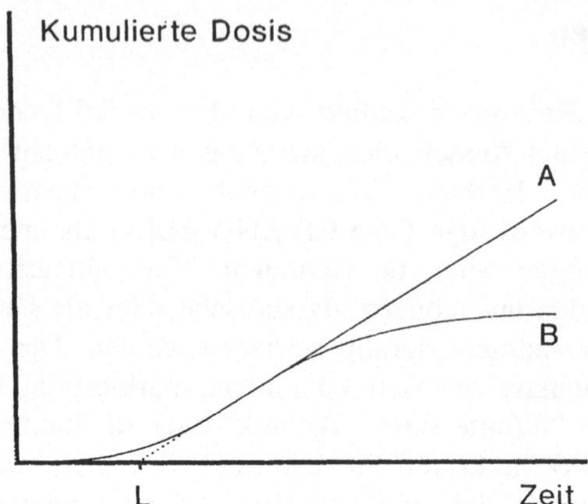

Abb. 1. Kumulierte Menge der Testsubstanz in der Rezeptorflüssigkeit in Abhängigkeit von der Zeit für ein "infinite-dose"-Experiment (A) und ein "finite dose"-Experiment (B). L = Lag-Zeit

In vivo Methodik

Nach dermaler Applikation einer Experimentalformulierung (Lösung oder Suspension mit oder ohne Penetrationsverstärker auf Mullgaze) unter einer Okklusionsfolie oder nach Applikation eines TTS wird der Plasmaspiegelverlauf des Wirkstoffs über die gesamte Tragezeit und abhängig von der Halbwertzeit der Substanz bis mehrere Tage nach dem Entfernen aufgenommen. In einem weiteren Teil der cross-over Studie wird der Plasmaspiegelverlauf nach intravenöser oder auch nach oraler Gabe, wenn die Bioverfügbarkeit vollständig ist, gemessen. Durch Vergleich der AUC-Werte (AUC_∞, AUC_{Tag}) nach dermaler und intravenöser Gabe wird die insgesamt und die pro Tag transdermal verfügbare Dosis nach (5) ermittelt.

$$(5) \qquad D_{derm} = \frac{AUC_{derm}}{AUC_{i.v.}} \cdot D_{i.v.}$$

$$= AUC_{derm} \cdot Cl$$

Können im intraindividuellen Vergleich die Clearance-Werte nicht ermittelt werden, so kann für eine orientierende Untersuchung auch mit Daten aus der Literatur gearbeitet werden.

Durch Division von D_{derm} durch die aktive Fläche A und durch die Zeit ergibt sich der mittlere transdermale in vivo Fluß (6).

$$(6a) \qquad I_{\text{in vivo}} = \frac{D_{\text{derm}}}{A \cdot T}$$

$$(6b) \qquad I_{24h} = \frac{D_{\text{derm(24h)}}}{A \cdot 24}$$

T = Tragedauer

Ergebnisse und Diskussion

Zum Schluß werden noch einige Ergebnisse von in vivo Plasmaspiegel- und Flußmessungen nach dermaler Applikation der in Tabelle 2 und 3 aufgeführten Gestagene und Estrogene als Experimentalformulierungen (Lösung bzw. Suspensionen) bei menopausalen Frauen präsentiert (Abb. 2 und 3).
Die Formulierungen verblieben dabei unter Okklusion 48 Stunden auf der Haut. Abbildung 2 zeigt Mittelwerte der E_2-Plasmaspiegel von vier Frauen nach dermaler Applikation äquimolarer Mengen von E_2 und E_2-Estern.

Die E_2-Spiegel zeigen nach Gabe von E_2 und seinen Estern die für eine dermale Anwendung typischen Verläufe: Nach einer gewissen Verzögerungszeit wurden nach ca. 12 h Plateauwerte erreicht, die bis zum Ende der Tragezeit (48 h) aufrechterhalten wurden. Nach dem Entfernen der Zubereitungen fielen die E_2-Spiegel rasch ab und erreichten nach weiteren 48 h Werte unter 5 pg/ml (Ausnahme E_2). Die Höhe des Plateaus und folglich auch die daraus errechneten mittleren Flüsse (Abb. 2 unten) nahmen mit steigender Lipophilität ab. Die höchsten Spiegel wurden mit freiem Estradiol, die niedrigsten Spiegel mit E_2-enanthat und E_2-benzoat erzielt. Von allen untersuchten Estrogenen ist Estradiol offenbar der aussichtsreichste Kandidat für ein TTS. Ergebnisse von Valia et al. [10], die mit E_2-valerat und E_2-Diacetat an der Maus höhere Flüsse als mit E_2 erzielen konnten, wurden von uns am Menschen nicht bestätigt.

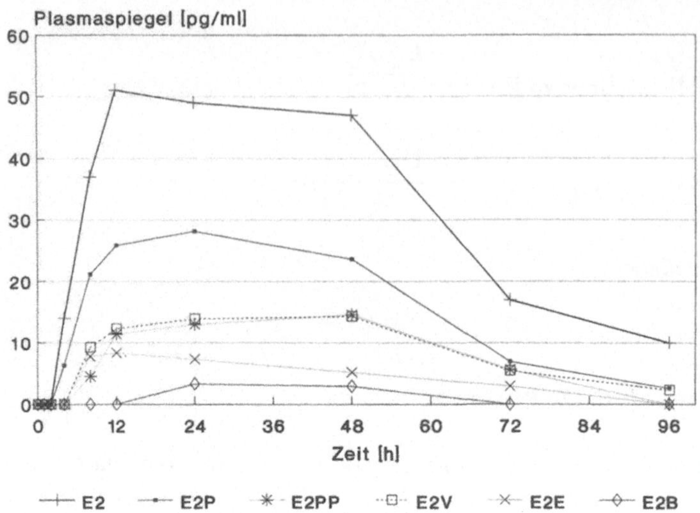

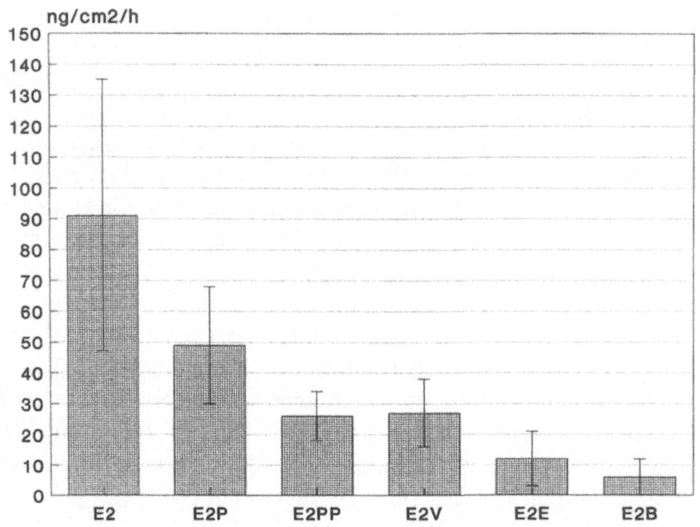

Abb. 2. E_2-Plasmaspiegel (oben) und daraus abgeleitete mittlere steady-state Flüsse (unten) nach dermaler Applikation äquimolarer Dosen von E_2 bzw. E_2-Ester auf den Rücken von vier postmenopausalen Frauen (Mittelwerte). Nach 48 h wurden die Zubereitungen entfernt. E_2: Estradiol; E_2P: Estradiol-mono-propionat; E_2PP Estradiol-di-propionat; E_2V: Estradiolvalerat; E_2E: Estradiolenanthat; E_2B: Estradiolbenzoat

Abbildung 3 zeigt ähnliche vergleichende Untersuchungen mit vier Gestagenen: Gestoden, Levonorgestrel, Cyproteronacetat und Dihydrospirorenon. Eine Erhöhung des endogenen Progesteronplasmaspiegels war nach dermaler Applikation nicht nachweisbar. Die höchsten transdermalen Flüsse wurden mit Dihydrospirorenon mit ca. 150 ng/cm²/h erzielt. Die Flüsse nahmen in der Reihenfolge Gestoden, Levonorgestrel und Cyproteronacetat ab. Ganz anders stellt sich die Situation dar, wenn man aus den gemessenen Flüssen die über eine Fläche von 10 cm² resorbierte transkutane Tagesdosis berechnet und diese in Prozent der angenommenen therapeutischen Gestagendosis ausdrückt (Abb. 3 unten). Aufgrund der deutlich größeren gestagenen Wirksamkeit (angenommene therapeutische Dosen für GST 50 µg, für LN 125 µg, für CPA 1 mg für DHS 2 mg) erweist sich Gestoden als der aussichtsreichste Kandidat für die Entwicklung eines TTS für die hormonale Substitutionstherapie.

                                    U. Täuber und C. Günther

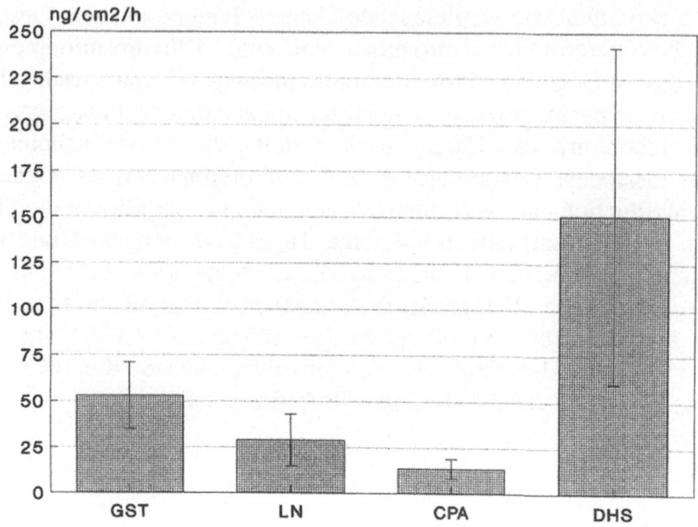

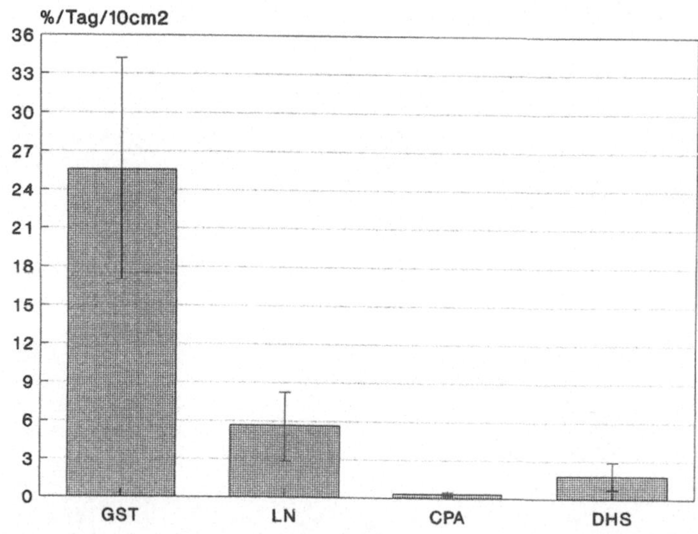

Abb. 3. Transkutane Gestagenflüsse (oben: absolute Flüsse, unten: Tagesdosen relativ zur angenommenen therapeutischen Tagesdosis) nach dermaler Applikation von Gestoden (GST), Levonorgestrel (LN), Cyproteronacetat (CPA) und Dihydrospirorenon (DHS) auf den Rücken von 4 menopausalen Frauen

Strategie

Basierend auf unseren Erfahrungen mit Sexualsteroiden wird eine mögliche allgemeine Teststrategie für die Entwicklung von Transdermalsystemen vorgeschlagen (Tab. 5). Wenn für die beabsichtigte Indikation die Entwicklung eines TTS deutliche Vorteile gegenüber konventionellen Verabreichungsarten verspricht, stellt sich die Frage der Substanzauswahl.

Voraussetzung für eine Auswahl ist die Kenntnis der notwendigen Tagesdosen bzw. Zielplasmaspiegel wenigstens der Größenordnung nach.

Dann sollten in vitro Penetrationsstudien an haarloser Maus oder Humanhaut (Epidermis, dermatomisierte Haut) zur Substanz- und Vehikelauswahl mit den pharmakologisch wirksamsten Substanzen durchgeführt werden. Es wird empfohlen die Substanzen in 3 verschiedenen Vehikeln, einem hydrophilen, einem amphiphilen und einem lipophilen Vehikel zu testen. Sind die Flüsse etwa in der gleichen Größenordnung wie die Zielflüsse, so sollte eine humanpharmakokinetische Überprüfung der aussichtsreichsten Formulierung erfolgen. Sind die Flüsse deutlich unter den Zielflüssen, empfehlen sich in vitro Untersuchnungen zur Auswahl eines geeigneten Penetrationsverstärkers. Ggfs. ist auch an die Synthese von Prodrugs zu denken, wenn damit günstigere physikochemische Eigenschaften erzielt werden können.

Gelangt man mit diesen Maßnahmen zu einer deutlichen Steigerung der transdermalen Flüsse, so sollten diese Ergebnisse in sorgfältig geplanten Studien am Probanden überprüft werden. Sollten am Probanden die transdermalen Zielflüsse erreicht worden sein, so kann mit der galenischen Entwicklung eines TTS begonnen werden. Auf die Darstellung der dabei einzuschlagenden Strategien muß hier verzichtet werden.

Steht schließlich ein TTS-Prototyp, an dem die Freigabe von Wirkstoff- und Penetrationsverstärker in vitro überprüft wurde, zur Verfügung, so sollte die in vivo Freigabe des Wirkstoffs im Vergleich zu der vorher verwendeten Experimentalformulierung getestet werden. Hier empfiehlt es sich, das TTS über insgesamt 7 Tage zu prüfen, auch wenn kürzere Tragedauern intendiert sind.

Im nächsten Schritt muß nun der Prototyp z.B. hinsichtlich Flächendosis, Penetrationsverstärkergehalt und Klebeeigenschaften optimiert werden. Die Optimierung kann entweder am in vitro Modell, wenn geeignete experimentelle Anordnungen zur Testung genügend großer Pflasterflächen zur Verfügung stehen oder in vivo an einem geeigneten Tiermodell oder am Menschen erfolgen.

Es muß betont werden, daß bei der Auswahl des Tiermodells Hautpermeabilität und Clearance berücksichtigt werden müssen. Ist die Clearance für die zu untersuchende Substanz in der Tierspezies deutlich größer als beim Menschen, so bleibt auch für die Optimierung des TTS nur die Studie an freiwilligen Versuchspersonen.

Als Ergebnis der Optimierung sollte dann ein Prüfmuster für die klinischen Studien zur Verfügung stehen. Bevor damit Patienten behandelt werden ist das TTS in humanpharmakokinetischen Untersuchungen zu charakterisieren, wobei die Wirkstoffplasmaspiegel nach einmaliger und mehrmaliger Applikation mit dem vorgesehenen Tragedauern, sowie die Abhängigkeit der Spiegel von der Systemfläche und vom anatomischen Ort zu untersuchen sind.

Tab. 5. Entwicklung eines TTS

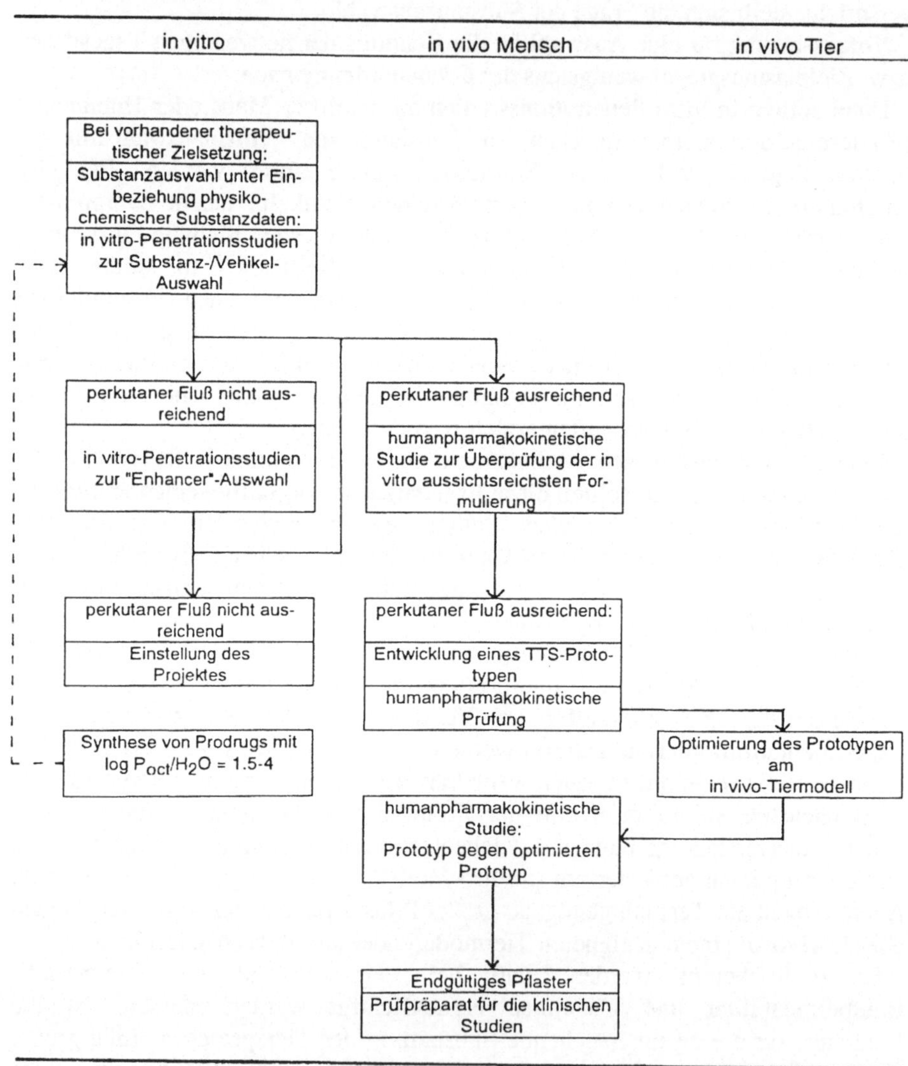

Literatur

1. Kriehuber E.A.: Transdermale therapeutische Systeme (TTS), in: Klinische Pharmakologie, Hrsg. Kümmerle, 4. Auflage, 13. Erg.Lfg. 1 - 26 (1988)
2. Chien Y.W.: Development of transdermal drug delivery systems Drug Develop. Ind. Pharm. 13, 589 - 651 (1987)
3. Rolf D.: Chemical and physical methods of enhancing transdermal drug delivery. Pharm Technol. 130 - 136 (1988)
4. Ridout G., Santus G.C., Guy R.H.: Pharmacokinetic considerations in the use of newer transdermal formulations. Clin. Pharmacokinetics, 15, 114 - 131 (1988)
5. Monkhouse D.C., Huq A.S.: Transdermal drug delivery - problems and promises. Drug Develop. Ind. Pharm. 14, 183 - 209 (1988)
6. Sitruk-Ware R.: Transdermal delivery of steroids. Contraception, 39, 1 - 20 (1988)
7. Flynn G.L., Stewart B.: Percutaneous drug penetration: Choosing candidates for transdermal development. Drug Develop. Res. 13, 169 - 185 (1989)
8. Ravis W.R.: Data interpretation and analysis in percutaneous absorption studies, in: Methods for skin absorption, ed. B.W. Kemppainen, W.G. Reifenrath, CRC-Press Boca Raton, Ann Arbor, Boston p. 149 - 163 (1990)
9. Guy R.H., Hadgraft J.: Selection of drug candidates for transdermal delivery, in: Transdermal Drug Delivery, eds. J. Hadgraft, R.H. Guy, Marcel Dekker Inc., New York, Basel, p. 59 - 77 (1989)
10. Valia K.H., Tojo K., Chien Y.W.: Long-term permeation kinetics of estradiol: (III) Kinetic analyses of the simultaneous skin permeation and bioconversion of estradiol esters. Drug Develop. Ind. Pharm. 11, 1133-1173 (1985)

Einsatz von nichtinvasiven Meßmethoden zu pharmakologischen Untersuchungen an der menschlichen Haut

B. Gabard
Abteilung Biopharmazie, Spirig AG

Einleitung

Der Einsatz von nichtinvasiven Methoden zur Prüfung von pharmakologischen Wirkungen an der Haut ist relativ jungen Datums. Dank der Entwicklung neuer Techniken ist es möglich, die übliche visuelle Beurteilung des Hautzustandes zu ersetzen und auch Änderungen zu erfassen, die nicht sichtbar sind. Die Vorteile liegen auf der Hand: Ausschalten der Subjektivität des Prüfers in der Beurteilung der sichtbaren Änderungen, Testergebnisse in Form metrischer anstatt Ordinaldaten, Verbesserung der Standardisierung, besserer Vergleich zwischen verschiedenen Laboratorien und Durchführung der Prüfungen durch nicht spezialisiertes Personal. Drei Meßverfahren werden hier vorgestellt, die sich in der Praxis bewährt haben und sich durch ihre einfache Anwendung, ihre Empfindlichkeit und ihre Zuverlässigkeit auszeichnen.

Meßtechniken

Messung des kapillaren Blutflusses

Sie erfolgt mit der Laser-Doppler-Technik (1, Abb. 1) Ein Helium-Neon-Laser sendet Licht mit einer Wellenlänge von 632,8 nm auf die Hautoberfläche. Das Licht penetriert die obersten Hautschichten und wird dort mehrfach gebrochen, absorbiert und reflektiert, insbesondere durch die Erythrozyten. Ein Teil des gestreuten und reflektierten Lichtes kommt aus der Haut zurück und wird zum Photodetektor geleitet. Die sich bewegenden Erythrozyten reflektieren das Licht unter Frequenzänderung nach dem Doppler-Effekt, während statische Strukturen keine Frequenzänderung des reflektierten Lichtes bewirken. Die Verteilung der Frequenzänderungen wird durch die Anzahl und die Geschwindigkeit der Zellen bestimmt, die durch das Meßvolumen fließen.

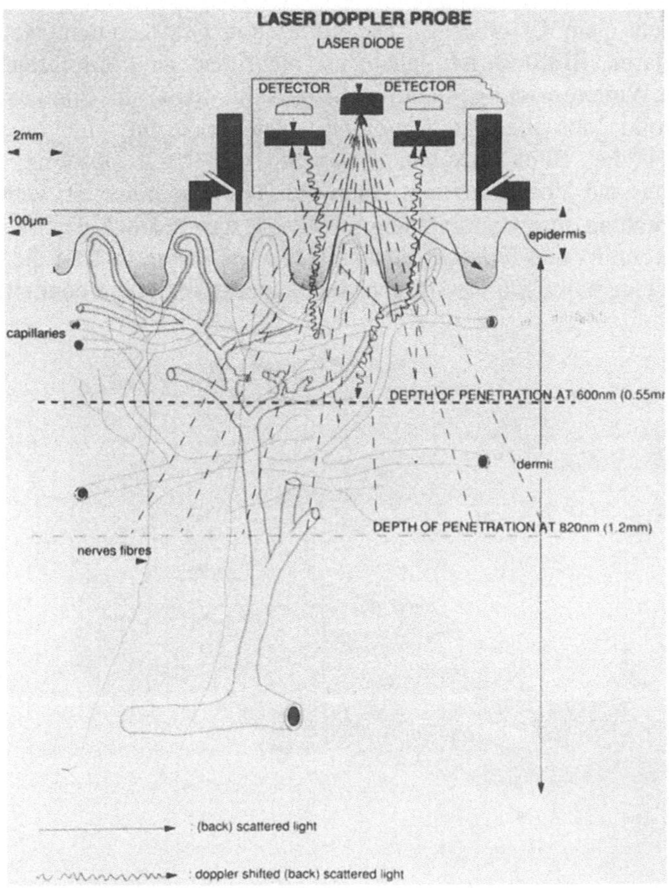

Abb. 1. Messung des kapillaren Blutflusses

Die Anwendung dieser Technik ist mit Einschränkungen belastet:

Als erstes solche, die mit dem Gerät selbst und seiner Bauweise zusammenhängen: Wenn der lange Lichtleiter bewegt wird, können Artefakte registriert werden. Die Penetration des Lichtes ist gering und wellenlängenabhängig und erlaubt es bestenfalls, die Gefäße der Papillarkörper und des oberflächigen Plexus zu erfassen (Abb. 2). Das Meßvolumen ist klein. Eine physiologische Standardisierung ist nicht möglich, daher sind die Meßwerte relativ. Sie werden in Volt oder in Prozent des maximalen Signals angegeben. Bei höheren Fließraten wird eine Abweichung von der Linearität bewirkt durch die Lichtreflektion einer großen Erythrozytenanzahl und durch die erhöhte Absorption bei einer größeren Erythrozytenmasse. Sehr starke Reaktionen sind oft nicht mehr quantifizierbar (2). Die Korrelation zwischen dem Meßsignal und dem kapillaren Blutfluß ist daher bei niedrigem und mittlerem Fluß am günstigsten.Weitere wichtige Faktoren hängen mit der Testperson zusammen: So sind sinnvolle Messungen nur möglich, wenn sich im Meßvolumen nichts anderes als die Blutkörperchen bewegen; das heißt absolute Ruhe und Entspannung sind Voraussetzung. Auch die Hauttemperatur ist wichtig, da die Hautdurchblutung temperaturabhängig ist. All das bedingt den Aufenthalt in einem temperatur- und feuchtigkeitskontrollierten Raum, in dem die Testperson mindestens eine halbe Stunde vor der Messung entspannt liegt oder sitzt.

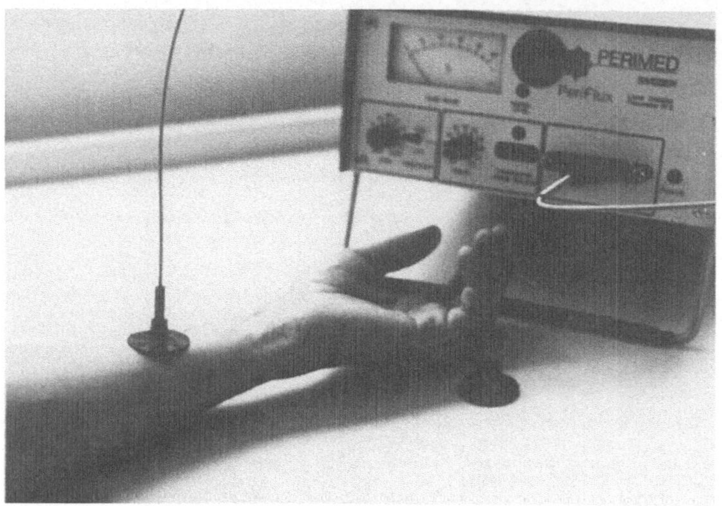

Abb. 2. Meßprinzip des Laser Dopplers

Messung der Hautfarbe

Sie wird im $L^*a^*b^*$-System der "Commission internationale de l'éclairage" durchgeführt (3, Abb. 3). Als Lichtquelle dient eine gepulste Xenon-Lichtbogen-lampe. Das Licht durchläuft eine Misch- und Streukammer, so daß ein diffuses, gleichmäßig verteiltes Licht die Haut ausleuchtet. Photozellen messen sowohl das emittierte als auch das reflektierte Licht und erfassen getrennt den Farbton, die Sättigung und die Helligkeit numerisch. Die Kalibrierung wird mit dem mitgelieferten weißen Standard durchgeführt, dessen Meßwerte genau festgelegt sind. Die Farbänderungen, die durch die Parameter L^* (Helligkeit), a^* (Grün-Rot Achse) und b^* (Blau-Gelb Achse) erfasst werden, sind in mehreren Studien mit den üblichen visuellen Beurteilungen korreliert worden. Bei den erythematösen Reaktionen der Haut hat sich besonders der Parameter a^* (=Rotton) als Meßkriterium bewährt (4).

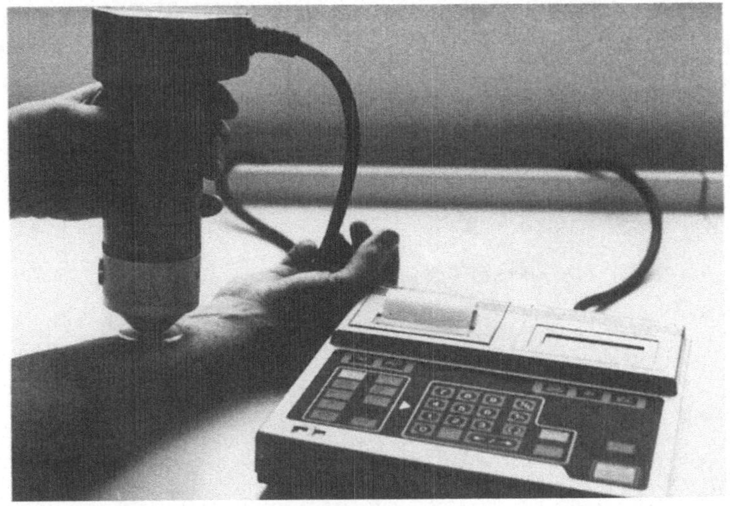

Abb. 3. Messung der Hautfarbe

Faktoren, die die Farbmessung beeinflussen können, sind wiederum in zwei Kategorien zu unterteilen: Gerätemäßig muß der Meßkopf senkrecht zur Hautoberfläche stehen. Auf der anderen Seite beeinflußt die Hautdurchblutung die Farbe, was bedeutet, daß auch hier die Temperatur konstant gehalten werden sollte, und daß der Meßkopf nur unter dem Druck des eigenen Gewichtes auf der Haut liegen sollte.Alles in allem ist diese Methode die robusteste von den dreien, das heißt diejenige, die durch äußere Faktoren am wenigsten beinflußt wird.

Messung des transepidermalen Wasserverlustes

Die Messung des transepidermalen Wasserverlustes (=TEWL) erfolgt mit der Methode der offenen Kammer (5,6 Abb. 4) Eine zur Außenluft offene Meßsonde wird auf die Hautoberfläche gelegt. In der so gebildeten Kammer sind zwei Feuchtigkeitssensoren in vertikaler Anordnung untergebracht, und jeder Sensor ist mit einem Thermistor gekoppelt. In der Kammerluft entsteht ein Wasserdampfgradient zwischen Hautoberfläche und Außenluft. Dieser Gradient wird vom Gerät aus der Messung errechnet und direkt als TEWL in $g \times m^{-2} \times h^{-1}$ angegeben. Die Meßwerte bilden ein empfindliches Maß für die Barrierefunktion der Hornschicht.

Folgende Umstände sind zu beachten: Die Luft in der Meßkammer muß absolut ruhig sein, damit sich der Wasserdampfgradient aufbauen kann. Das heißt, die Meßsonde ist grundsätzlich mit einem Schutz gegen zum Beispiel Atemluftstrom oder sonstige Luftbewegungen versehen. Auch die Temperatur hat einen großen

Einfluß auf den TEWL, ebenso wie auf die Aktivität der Schweißdrüsen. Schließlich ist die relative Feuchtigkeit der Außenluft wichtig. Das bedeutet, daß sinnvolle Messungen nur an einer ausgeruhten Testperson in einer temperatur- und feuchtigkeitskontrollierten Umgebung möglich sind.

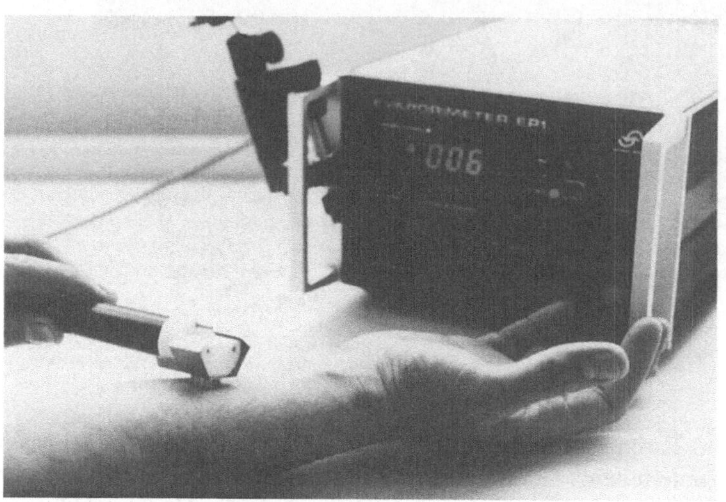

Abb. 4. Messung des transepidermalen Wasserverlustes

Anwendungen

Beispiel 1

Na-Laurylsulfat, in ausreichender Konzentration und unter Okklusion appliziert, löst eine lokale Irritation der Haut aus. Diese Reaktion, innerhalb der nachfolgenden zehn Tage gemessen, manifestiert sich durch (7):
1. eine Erhöhung des TEWLs, der innerhalb von sechs Tagen auf den Ausgangswert zurückgeht;
2. eine Erhöhung des kapillaren Blutflußes;

Die entsprechenden Meßwerte zu 1. und 2. zeigt die nachfolgende Tabelle 1:

Tab. 1. Änderungen des TEWLs und des kapillaren Blutflußes nach Applikation von Na-Laurylsulfat. Weitere Erklärungen s. Tabelle 2.

	TEWL ($g \times m^{-2} \times h^{-1}$)		Kapillarer Blutfluß (rel. %)	
	H_2O	Na-LS	H_2O	Na-LS
Vorwert	2.60 ±2.30	2.60 ± 1.52	13.94 ± 7.43	15.60 ± 5.94
Tag 1	1.80 ± 0.45	26.80 ± 8.90[*]	13.60 ± 2.88	102.60 ± 48.50[*]
Tag 3	2.40 ± 0.55	12.80 ±3.56[*]	17.40 ± 5.13	98.00 ± 49.70[*]
Tag 6	3.80 ± 2.77	5.00 ± 2.24	13.40 ± 2.61	53.80 ± 13.44[*]
Tag 8	3.80 ± 3.03	4.60 ± 1.95	14.00 ± 2.00	39.80 ± 18.59[*]
Tag 10	4.60 ± 2.19	5.40 ± 3.58	13.80 ± 3.42	32.40 ± 11.10[*]

3. ein Erythem, charakterisiert durch eine Abnahme der Helligkeit L^* und eine Zunahme des Rottons a^* bei geringer Änderung des Gelbtons b^* (Tab. 2.).

Tab. 2. Änderungen der Hautfarbe nach Applikation von Na-Laurylsulfat (5%ig in Wasser, 24h unter Okklusion) auf die Haut des inneren Vorderarms. Gemessen wurde vor der Applikation (Vorwert) und dann 1, 3, 6, 8 und 10 Tage nach Ende der 24-stündigen Okklusion. H_2O: Kontrolle; Na-LS: Verum; Mittelwerte ± Std. Abw. von 6 Probanden

	Helligkeit L^*		Rotton a^*		Gelbton b^*	
	H_2O	Na-LS	H_2O	Na-LS	H_2O	Na-LS
Vorwert	64.8±2.5	66.2±3.0	6.3 ± 0.9	7.0 ± 1.6	13.3 ±2 .2	12.4 ± 1.9
Tag 1	64.9±1.5	61.5±3.3	7.0 ± 0.80	14.7 ± 3.7[*]	13.3 ± 2.0	16.1 ± 3.5
Tag 3	64.4±1.9	61.6±3.2	7.1 ± 1.4	12.6 ± 3.3[*]	13.6 ± 1.6	15.0 ± 3.2
Tag 6	64.0±1.3	61.6±2.8	7.0 ± 1.5	11.4 ± 1.6[*]	13.4 ± 1.9	14.3 ± 1.9
Tag 8	63.1±2.6	60.2±3.3*	7.2 ± 2.0	11.8 ± 2.9[*]	13.3 ± 1.7	14.0 ± 1.6
Tag 10	62.9±2.0	59.9±1.8*	7.0 ± 1.6	11.3 ± 1.6[*]	13.4 ± 1.8	13.7 ± 1.6

[*]: Differenz zum Kontrollwert statistisch signifikant.

Die entsprechenden mittleren Meßwert-Differenzen zu den Kontrollwerten sind in den Abbildungen 5 und 6 graphisch dargestellt.

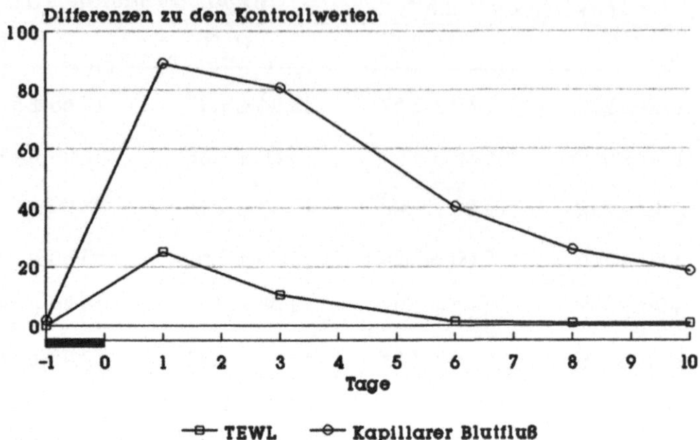

Abb. 5. Lokale Irritation mit Na-Laurylsulfat: TEWL und kapillarer Blutfluß

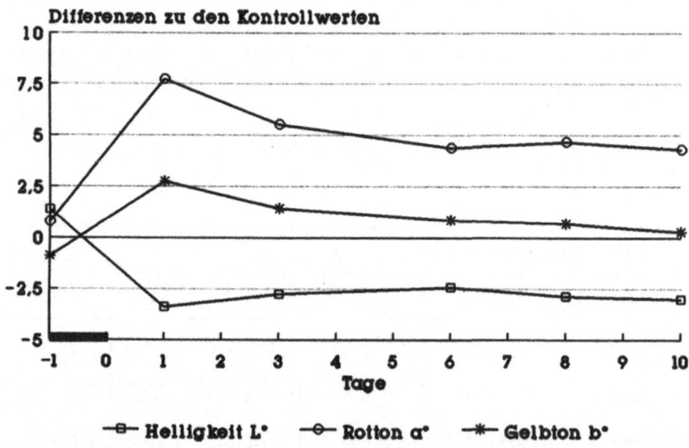

Abb. 6. Lokale Irritation mit Na-Laurylsulfat: Hautfarbe

Sie sollen zeigen:
- in welcher Größenordnung sich die verschiedenen Meßparameter bewegen und welche Änderungen bei einer starken Reaktion der Haut zu erwarten sind;
- daß die Kinetik der Änderungen nicht unbedingt bei allen Meßparametern gleich ist, das heißt, die Änderungen, zum Beispiel der Hautfarbe und des kapillaren Blutflußes, können durchaus verschiedenartig ablaufen.

Beispiel 2

Ein Erythem kann leicht mit Nikotinsäureestern hervorgerufen werden: Verschiedene Konzentrationen des Methylesters in Wasser werden auf die Haut des inneren Vorderarms appliziert, in Form von Filterpapierplättchen, die mit der entsprechenden Lösung getränkt sind und 30 Sekunden lang auf der Haut bleiben.

Der Rotton a^* ist, verglichen mit den Änderungen der Helligkeit L^*, erwartungsgemäß der bessere Parameter für die Auswertung (Abb. 7 und 8). Der Gelbton b^* ändert sich sehr wenig (nicht gezeigt). Die Reaktionen der Haut werden besser mit den Änderungen der Meßwerte als mit den absoluten Meßwerten dargestellt. Die Auswertung kann mit der maximalen Änderung oder mit der Fläche unter der Kurve (AUC) erfolgen. Letzteres wird vorgezogen, da damit sowohl Intensität als auch Dauer der Reaktion erfasst werden.

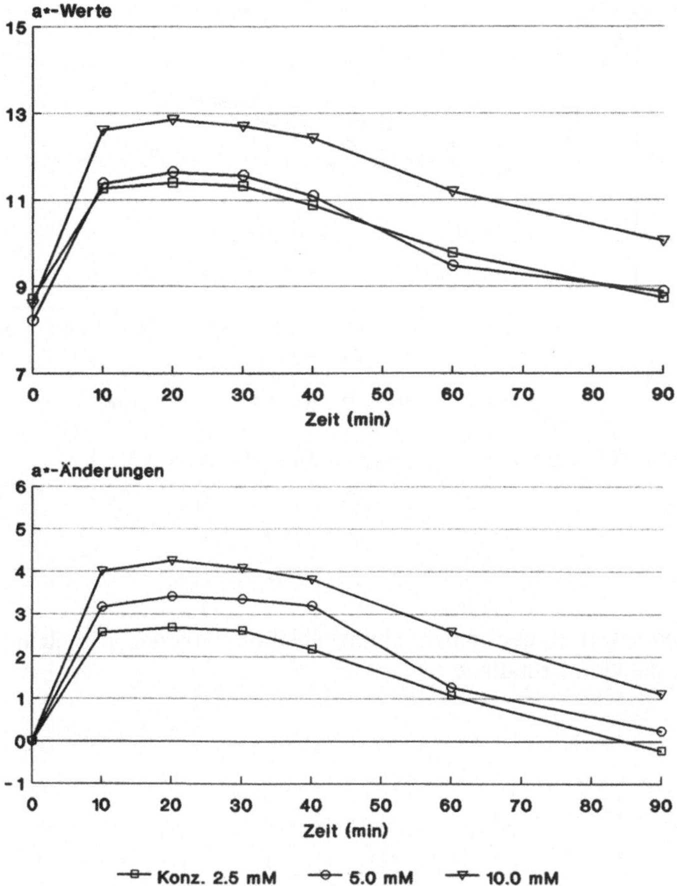

Abb. 7. Dosis-Wirkungskurve von Methylnikotinat: Rotton a*

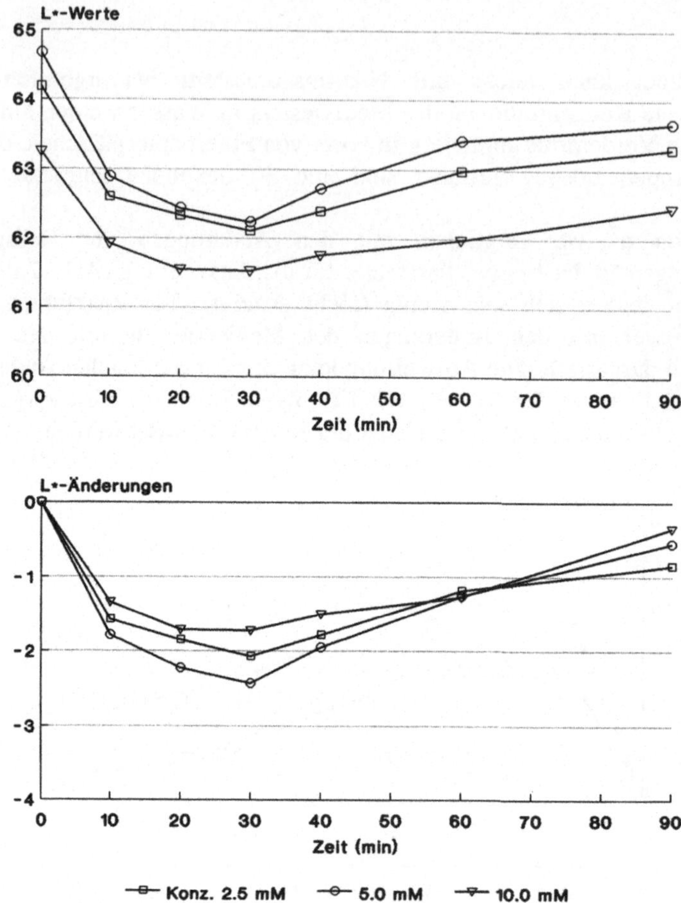

Abb. 8. Dosis-Wirkungskurve von Methylnikotinat: Helligkeit L*

Diese erythematöse Reaktion der Haut ist abhängig von der Vorbehandlung mit der entsprechenden Grundlage:

Tab. 3. Rotton (a*)-Änderungen nach 30 s-Applikation verschiedener Konzentrationen von Nikotinsäure-Methylester nach Vorbehandlung (2h unter Okklusion) mit zwei verschiedenen Grundlagen (Haut des inneren Vorderarms). Die Methylnikotinat-Reaktion wurde eine Stunde nach Abnahme der Okklusion gestartet (Messung während 90 min; s. Abb. 7.) Mittelwerte ± Std. Abw. von 6 Probanden

| Me-Nikotinat (mM) | Excipial Crème | | Glaxo Basis-Crème | |
	Maximale a*-Änderungen	AUC (a*-Änd.x min)	Maximale a*-Änderungen	AUC (a*-Änd.x min)
2.5	+3.35 ± 1.96	142 ± 142	+4.72 ± 1.88	224 ± 124
5.0	+3.79 ± 0.92	180 ± 76	+5.28 ± 1.51	273 ± 127
10.0	+4.26 ± 1.49	257 ± 157	+5.69 ± 1.29	339 ± 109

Es ist deshalb immer nötig, das wirkstofffreie Präparat als Kontrolle mit in die Prüfung einzubeziehen, da verschiedene Grundlagen die Reaktionsfähigkeit der Haut in verschiedener Weise beeinflußen können.

Die Reaktion des kapillaren Blutflußes wurde im selben Experiment mit der Laser-Doppler-Technik gemessen (Abb. 9). Die unterschiedliche Kinetik zum Rotton a* fällt sofort auf, waren die Meßwerte doch innerhalb einer Stunde wieder auf den Ausgangswert zurückgekehrt, während der Rotton a* bei der Konzentration 10 mM nach 90 min noch deutlich erhöht war. Es zeigte sich, daß das Maximum der Reaktion recht schnell erreicht wurde, und daß eine weitere Steigerung der Konzentration nur eine Erhöhung der Fläche unter der Kurve bewirkte. Der Einfluss der Grundlage ist wie bei der Farbmessung ebenfalls zu berücksichtigen:

Tab. 4. Änderungen des kapillaren Blutflußes nach 30 s-Applikation verschiedener Konzentrationen von Nikotinsäure-Methylester nach Vorbehandlung (2h unter Okklusion) mit zwei verschiedenen Grundlagen (Haut des inneren Vorderarms). Die Methylnikotinat-Reaktion wurde eine Stunde nach Abnahme der Okklusion gestartet (Messung während 90 min; s. Abb. 9). Mittelwerte ± Std. Abw. von 6 Probanden

| Methyl-Nikotinat (mM) | Excipial Crème | | Glaxo Basis-Crème | |
	Maximale rel. %-Änderungen	AUC (rel. %-Änd. x min)	Maximale rel. %-Änderungen	AUC (rel. %-Änd. x min)
2.5	+66 ± 40	1805 ± 1860	+118 ± 33	3497 ± 1534
5.0	+107 ± 59	2452 ± 1670	+127 ± 61	4822 ± 2534
10.0	+112 ± 32	3877 ± 1601	+110 ± 48	4279 ± 2531

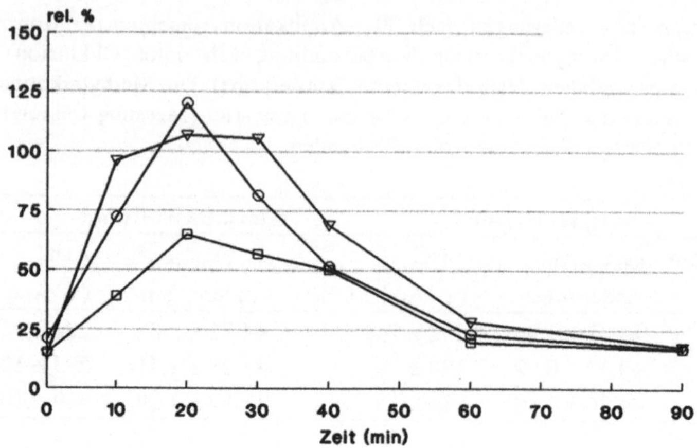

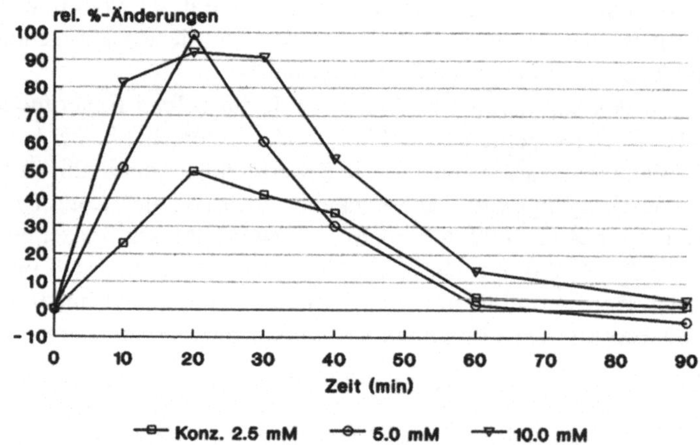

Abb. 9. Dosis-Wirkungskurve von Methylnikotinat: kapillarer Blutfluß

Das Nikotinsäureester-Erythem kann vorzüglich mit nicht-steroidalen Anti-phlogistika nach lokaler oder per os-Verabreichung gehemmt werden (8, 9). Diclofenac-Natrium wurde in der Excipial-Crème in einer Konzentration von 0,5% zwei Stunden lang unter Okklusion auf die Haut des Vorderarms appliziert. Der Verlauf der Methylnikotinat-Reaktion (1h nach Abnahme der Okklusion) ist in der Abbildung (Abb. 10) gezeigt. Diese Vorbehandlung bewirkte eine deutliche Hemmung des Erythems, wobei Rotton a[*] und kapillarer Blutfluß nicht im gleichen Ausmaß reagierten:

Tab. 5. Einfluß von Diclofenac-Natrium (2,5%ig in der Grundlage Excipial Crème) auf das Methylnikotinat-Erythem (Konz.: 2,5 mM; Haut des inneren Vorderarms). Applizierte Menge: 4,5 mg/cm^2, 2 h unter Okklusion. Methylnikotinat- Reaktion (30 s Applikation) 1 bzw. 24 h nach Abnahme der Okklusion. Mittelwerte ± Std. Abw. von 6 Probanden; Halbseitenversuch.[*]: Unterschied zur Kontrolle (Grundlage) statistisch signifikant.

| | Rotton a* | | Kapillarer Blutfluß | |
| | AUC (a*-Änderungen x min) | | AUC (rel.%-Änderungen x min) | |
	1h	24h	1h	24h
Grundlage	226 ± 107	152 ± 93	3275 ± 2017	3141 ± 1782
Diclofenac	123 ± 129	131 ± 88	407 ± 502[*]	1459 ± 1539[*]

Wie in Tabelle 5 gezeigt, läßt sich die Methylnikotinat-Reaktion am nächsten Tag (Zeitpunkt 24h) wiederholen. Es ist bekannt, daß das Methylnikotinat-Erythem, hier durch die Fläche unter der Zeit-Kurve der Meßwertänderungen charakterisiert, eine Tachyphylaxie zeigt. Sie gab sich deutlicher bei der Farbmessung (Rotton a[*]) als bei dem kapillaren Blutfluß zu erkennen. Diclofenac-Natrium zeigte beim letzteren nach 24 Stunden noch immer eine Wirkung, bei der Farbmessung keine mehr.

Diese Ergebnisse sind dahin zu interpretieren, daß die Farbmessung und die Laser-Doppler-Messung wahrscheinlich nicht die gleiche Gefäßschicht der Dermis erfassen oder in unterschiedlichem Maß auf den Reaktionen der Arterien und der Venen basieren. Daher ist es ratsam, sich nicht nur auf ein Meßverfahren zu stützen.

                                                                                    B. Gabard

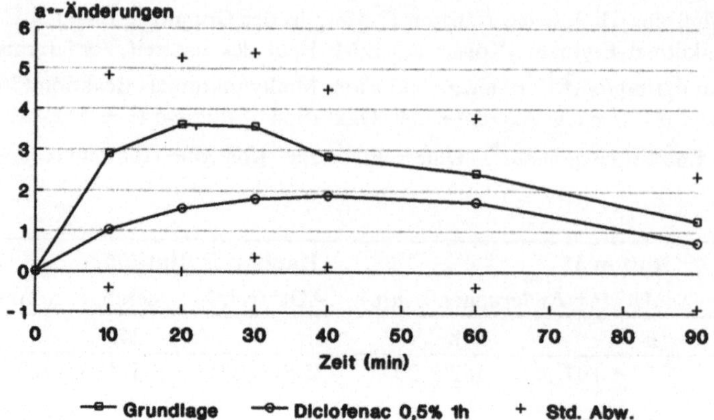

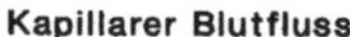

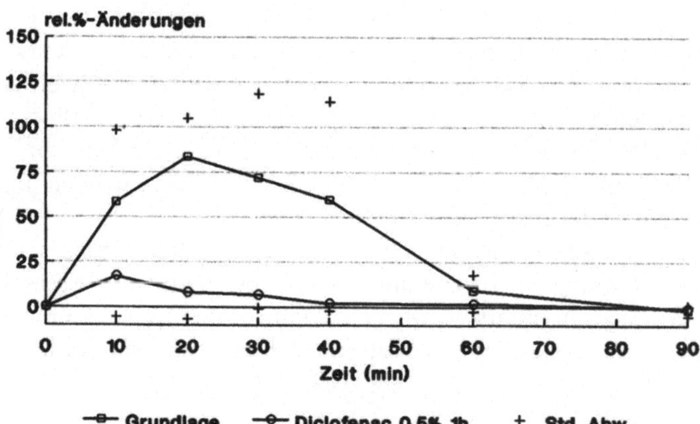

Abb. 10. Methylnikotinat-Erythem: lokale Vorbehandlung mit Diclofenac

Beispiel 3

Man kann nicht sichtbare Änderungen zum Beispiel mit dem sogenannten POST-Test (POST: "plastic occlusion stress test") erfassen (10, 11). Dabei wird die Haut mit einer Kunststoff- oder Aluminium-Kammer 24 Stunden lang okkludiert und der TEWL sofort nach Abnahme der Okklusion während 25 Minuten jede Minute gemessen. Korrekterweise müßte der so erhaltene Meßwert als "oberflächiger Wasserverlust" bezeichnet werden, da die Abgabe des unter Okklusion in der Hornschicht angesammelten Wassers gemessen wird und nicht das durch die Epidermis diffundierende Wasser (10). Zwei Meßgrössen werden definiert (Abb. 11):

- der Wasserverlust sofort nach der Okklusion, als indirektes Maß für die Wassermenge, die sich in der Hornschicht angesammelt hat;
- die Abnahmerate, als Maß für die Fähigkeit der Hornschicht, das gesammelte Wasser zu binden. Dafür werden die Meßwerte logarithmisch transformiert und gegen die Zeit aufgetragen. Die Abnahmekonstante ($k_{Abnahme}$) ergibt sich aus der Steigung der linearen Regressionsgeraden.

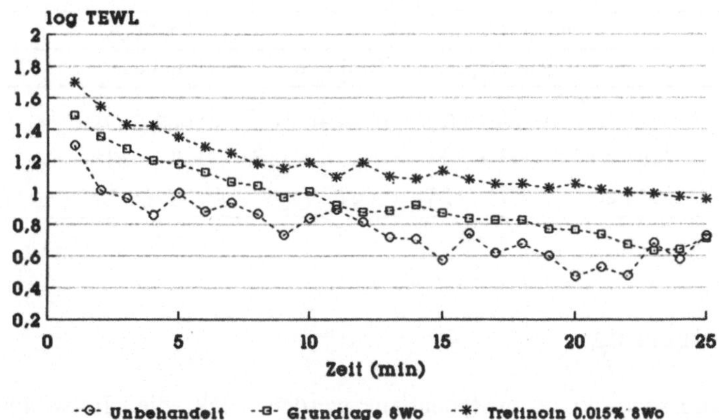

Abb. 11. POST-Test

Die in der Aknetherapie angewendete und auch wegen der Lichtschädigung der Haut aktuell gewordene Transretinsäure (oder Tretinoin) wurde in einer niedrigen Konzentration auf die Haut von 5 gesunden Probanden zweimal täglich appliziert. Es waren weder sichtbare, noch mit der Farbmessung oder mit dem Laser-Doppler meßbare Änderungen festzustellen. Auch der TEWL lag im Normbereich. Trotzdem zeigte der POST-Test, daß vier Wochen nach der ersten Applikation die Wasseraufnahmekapazität der Hornschicht erhöht war. Die Abnahmekonstante blieb derjenigen der Kontrolle gleich. Nach weiteren vier Wochen hatte sich der Effekt verstärkt:

Tab. 6. POST-Test (Haut des inneren Vorderarms) nach Applikation von Tretinoin-Crème (0.015%ig) bzw. der entsprechenden Grundlage (3 mg/cm^2 2 x täglich; Halbseitenversuch). TEWL (g x m^{-2} x h^{-1}) nach 24-stündiger Okklusion; Mittelwerte ± Std. Abw. von 5 Probanden. *: P<0.1 verglichen mit der Grundlage. #: P<0.1 verglichen mit der Kontrolle. $: P<0.05 verglichen mit der Kontrolle und der Grundlage. Kontrollwerte: $k_{Abnahme}$: -0.052 ± 0.020; log TEWL (1. Minute): 1.29 ± 0.36. log TEWL (25. Minute): 0.72 ± 0.16

	Nach 4 Wochen		Nach 8 Wochen	
	Grundlage	Tretinoin	Grundlage	Tretinoin
$k_{Abnahme}$	-0.060±0.017	-0.048±0.012*	-0.065±0.004	-0.055±0.012
log TEWL (1. Minute)	1.43 ± 0.18	1.52 ± 0.11#	1.49 ± 0.16	1.70 ± 0.08$
log TEWL (25. Minute)	0.63 ± 0.23	0.84 ± 0.22*	0.71 ± 0.23	0.96 ± 0.07$

Schlußfolgerung

Zusammenfassend kann festgehalten werden, daß die Entwicklung von nichtinvasiven Meßmethoden, die auf gänzlich verschiedenen Techniken basieren, eine Erfassung von bestimmten Hautfunktionen und von verschiedenen Hautreaktionen erlauben. Vorausgesetzt, daß gewisse Bedingungen eingehalten werden, wobei die wichtigste wohl der Aufenthalt in einem klimatisierten Raum sein dürfte, können so zum Beispiel Medikamentenwirkungen charakterisiert werden, der Einfluß von dermatologischen Grundlagen untersucht werden und die Integrität der Hornschicht festgestellt werden.

Literatur

1. Stüttgen G, Ott A, Flesch U Measurement of skin microcirculation In: Cutaneous investigation in health and disease. J-L Leveque, ed, Marcel Dekker Inc, New York/Basel (1989) pp359-384

2. Berardesca E, Farinelli N, Rabbiosi G, Maibach HI Skin bioengineering in the noninvasive assessment of cutaneous aging Dermatologica (1991) *182*: 1- 6

3. Normenausschuß Farbe im DIN Deutsches Institut für Normung eV Farbmessung, Farbmaßzahlen.DIN 5033 Teil 3 (1980)

4. Wilhelm KP, Maibach, HI Skin color reflectance measurements for objective quantification of erythema in human beings. J Am Acad Dermatol (1989) *21*:1306-1308

5. Wilson DR, Maibach HI Transepidermal water loss: A review. In: Cutaneous investigation in health and disease. J-L Leveque, ed, Marcel Dekker Inc, New York/Basel (1989) pp113-152

6. Berardesca E, Maibach HI Alternative nonvisual methods quantitating skin test response. Immunology and Allergy Clin North America (1989) *9*:597-603

7. Gabard B Appearance and regression of a local skin irritation in two different models Dermatosen (1991) 4:111-116

8. Duteil L, Queille C, Pount M, Orbune TP, Cernielewski T Objective assessment of topical corticosteroids and non-steroidal anti-inflammatory drugs in methyl-nicotinate-induced skin inflammation. Clin exp Dermatol (1990) *15*:195-199

9. Gabard B, Bieli E Activity of ibuprofen racemate and S-ibuprofen in a cutaneous model of inflammation. Eur J Pharmacol (1990) *183*:2258-2259

10. Berardesca E, Maibach HI Effect of nonvisible damage on the water-holding capacity of the Stratum Corneum, utilizing the plastic occlusion stress test (POST)
In: Current topics in contact dermatitis. PJ Frosch, A Doom-Goossens, J-M Lachapelle, RJG Rycroft, RJ Scheper eds, Springer, Berlin (1989), pp554-559

11. Berardesca E, Fideli D Borroni G, Rabbiosi G, Maibach HI In vivo hydration and water-retention capacity of Stratum Corneum in clinically uninvolved skin in atopic and psoriatic patients. Acta Derm Venereol (Stockh) (1990) 70: 400-404

Möglichkeiten und Grenzen der Hochfrequenz-Ultraschalltechnik in der Experimentellen Dermatologie

A. Kecskés und J. Gaßmüller
Humanpharmakologie, Forschungslaboratorien, Schering AG, Berlin.

Einleitung

Die Nutzung von Schallwellen ist in Natur und Technik in verschiedenen Formen zu beobachten. So nutzt die Fledermaus den Schall zum Zwecke der Orientierung und zum Erkennen Ihrer Beute. Es ließen sich noch viele Beispiele finden. Dies mag jedoch genügen. Erst 1979 begann sich die Hochfrequenz-Ultraschalltechnik für die Haut zu entwickeln. In den letzten zwei Jahren wurden, dank einiger sehr aktiver Forschungsgruppen aus Bochum, Erlangen, München, Pavia in Italien und Philadelphia in USA, große Fortschritte gemacht. Unsere eigene Gruppe in der Exp. Dermatologie der Schering AG arbeitet seit etwa 4 Jahren auf diesem Gebiet.

Generell gilt: je größer die Frequenz, um so geringer ist die Reichweite (Eindringtiefe). Für die Darstellung der Hautstrukturen benötigt man Frequenzen ab 20 MHz aufwärts.

Erst seit wenigen Jahren stehen kommerzielle hochfrequente Ultraschallgeräte mit einer ausreichenden axialen und lateralen Auflösung sowie der Möglichkeit zur zweidimensionalen Bilddarstellungen zur Verfügung.

Zur Zeit gibt es weltweit nur 2 kommerzielle Geräte mit ausreichender Auflösung. Das von uns benutzte Gerät DUB 20 (Firma Taberna Pro medicum) arbeitet mit 20 MHz und 30 MHz. Das Gerät hat eine axiale Auflösung (in die Tiefe) von 80 micrometer und eine laterale Auflösung (in die Breite) von 200 micrometer.

Die wichtigsten Parameter der Schallwelle sind die Frequenz und Form des Signals. Sie bedingen die Eindringtiefe (bei 20 MHz bis 10 mm) und die Fähigkeit des Skanners, zwei getrennt voneinander liegende Punkte auch als solche zu erkennen [1, 2].

Die Darstellung der Bilder kommt wesentlich durch Reflexionsphänomene an Grenzflächen unterschiedlicher Schalldurchlässigkeit zustande. D.h. es werden

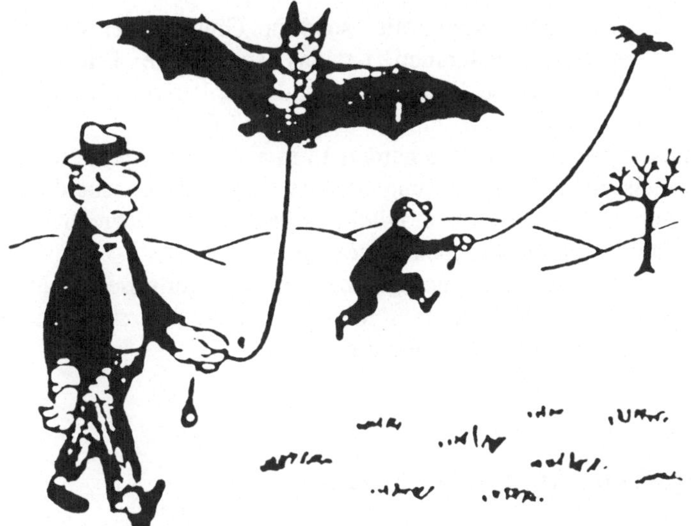

Abb. 1. Das Ultraschall-Phänomen

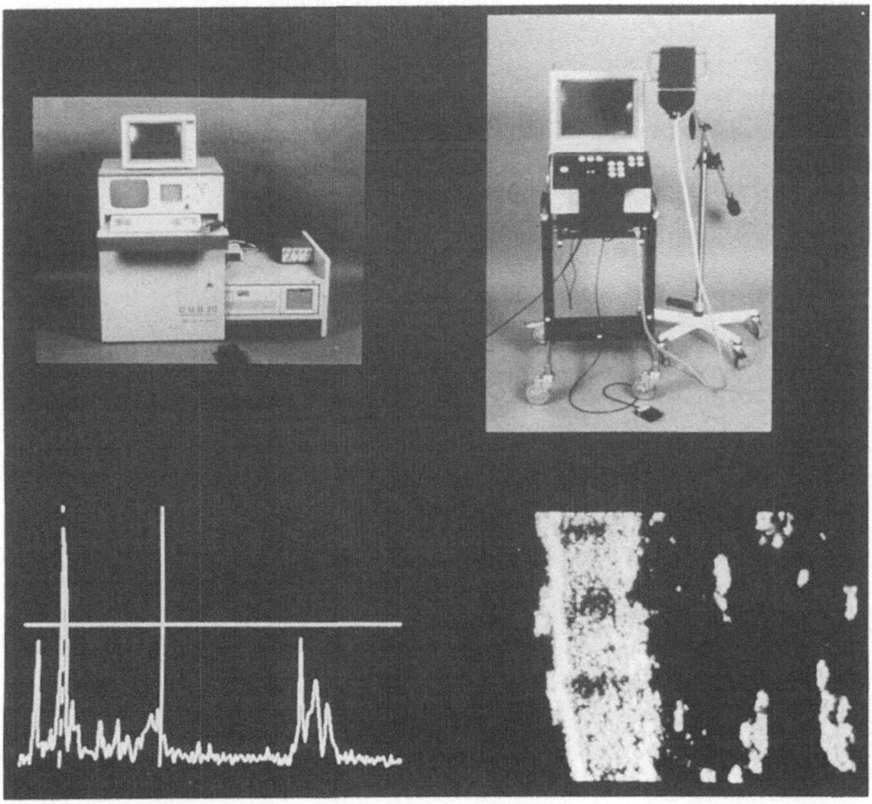

Abb. 2. Hochfrequenz-Ultraschallgeräte

nicht primär Strukturen dargestellt, sondern Grenzflächenphänomene. Das deutlichste Grenzflächenphänomen ist das sogenannte Eintrittsecho beim Übergang des Schalls in die Haut. Die Echos werden vom Schallkopf wieder aufgefangen und in elektrische Impulse umgesetzt [3].

Die Breite des Ultraschallbildes beträgt 13 mm. Die Eindringtiefe beträgt max. 10 mm. Mittels einer Farbkodierung ist eine bessere Unterscheidung einzelner Strukturen auf dem Bildschirm möglich. Helle Farben entsprechen dabei einer hohen und dunkle einer schwachen Reflexion.

Zunächst wurde diese Technologie bei uns zur verbesserten Messung der Hautdicke verwendet. Im weiteren Verlauf ließen sich so auch strukurelle Veränderungen in Dermis und Subkutis erfassen.

Sonographische Anatomie der Haut

Die zweidimensionale Darstellung erlaubt eine topographische Orientierung in der Haut. Die Abbildung 3 zeigt eine schematische Darstellung der Hautmorphologie ähnlich eines histologischen Schnittes.

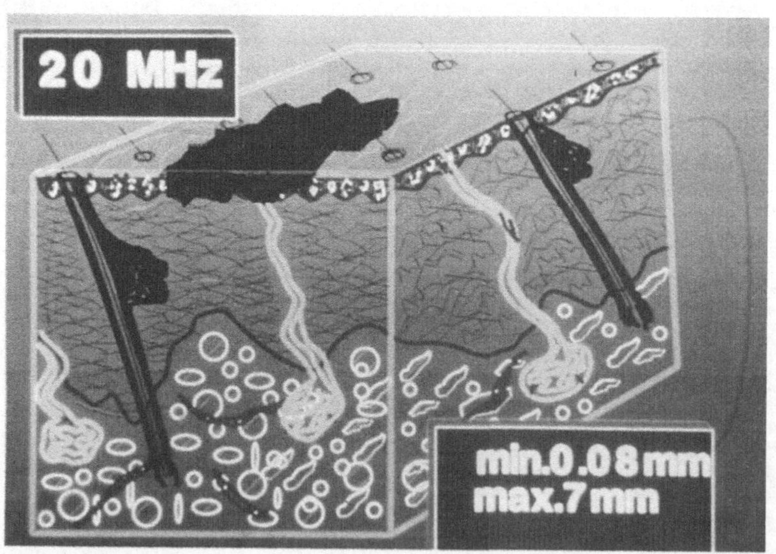

Abb. 3. Histologischer Schnitt in der Haut - schematisch

Das Bild soll von oben nach unten folgendermaßen betrachtet werden: Hautoberfläche, Epidermis, Dermis (Corium) mit dem Drüsensystem (Talgdrüsen, Schweißdrüsen, Haarfolikel) und Subcutis. Die Abbildung 4 zeigt ein Ultraschall-Schnittbild der Haut im Bereich der Vena cubitalis. Es muß von links nach rechts wie folgt betrachtet werden: Hautoberfläche, Eingangsecho (das stark reflektierende Band), Epidermis (das schmale reflexarme Band), Dermis oder Corium (das breite reflexreiche Band), vena cubitalis und Subcutis (beide reflexarm), Faszie und Muskel (reflexreich). Der dargestellte Querschnitt zeigt die Haut auf einer Länge von 13 mm und einer Tiefe von 10 mm.

In der Literatur sind nur wenige Angaben über die Hautdicke des Menschen in vivo verfügbar. Die größten Hautdicken finden sich an der oberen und unteren Rückenpartie, am Schulterblatt und am Kinn. An diesen Stellen wie in der Abbildung 5 gezeigt fällt regelmäßig ein "flockiges" Echomuster in der unteren Dermis oder Korium ohne scharfe Begrenzung zur Subcutis auf. Grundsätzlich gilt: je echoreicher und homogener das Korium, desto einfacher die Interpretation des Bildes. Das Bild wird von links nach rechts wie folgt betrachtet: Hautoberfläche, Epidermis, Dermis, Subcutis, Faszie, Muskel.

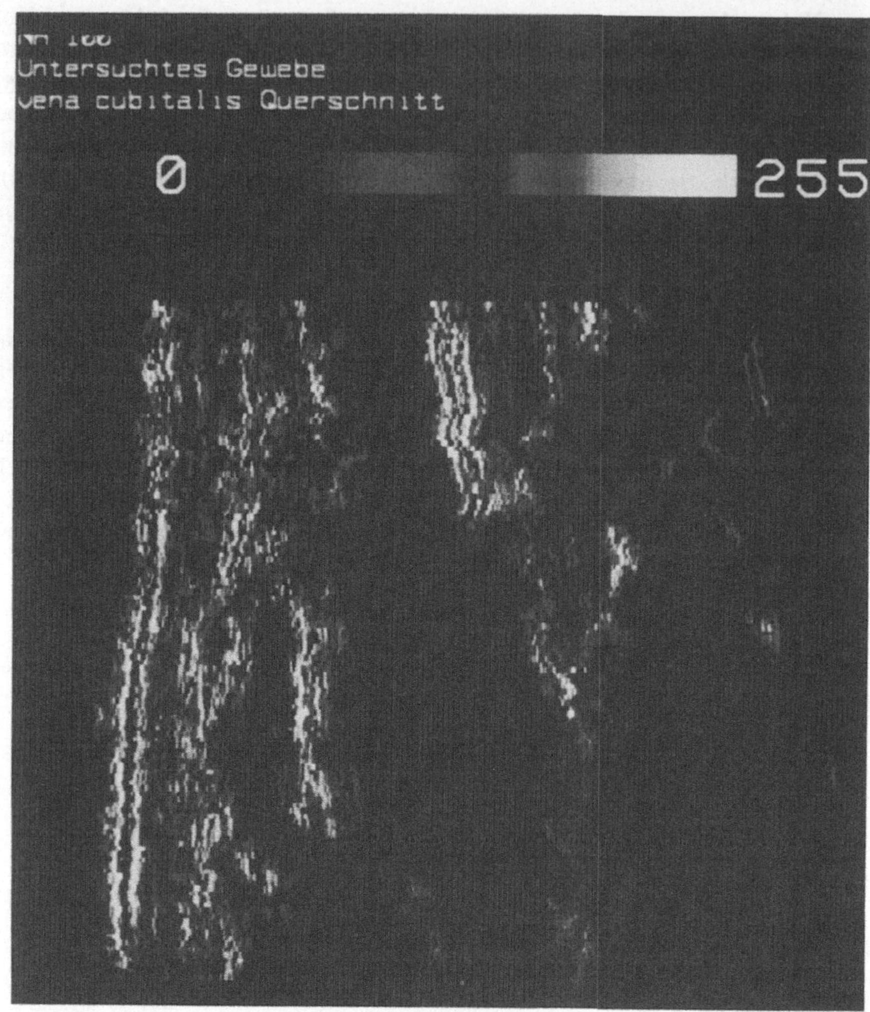

Abb. 4. Ultraschall-B-Bild der Haut im Bereich der Vena cubitalis

Besonders dünn ist die Haut in der Achselhöhle, an der Volarseite von Ober- und Unterarm sowie am Handrücken, wie in der Abbildung 4 dargestellt.

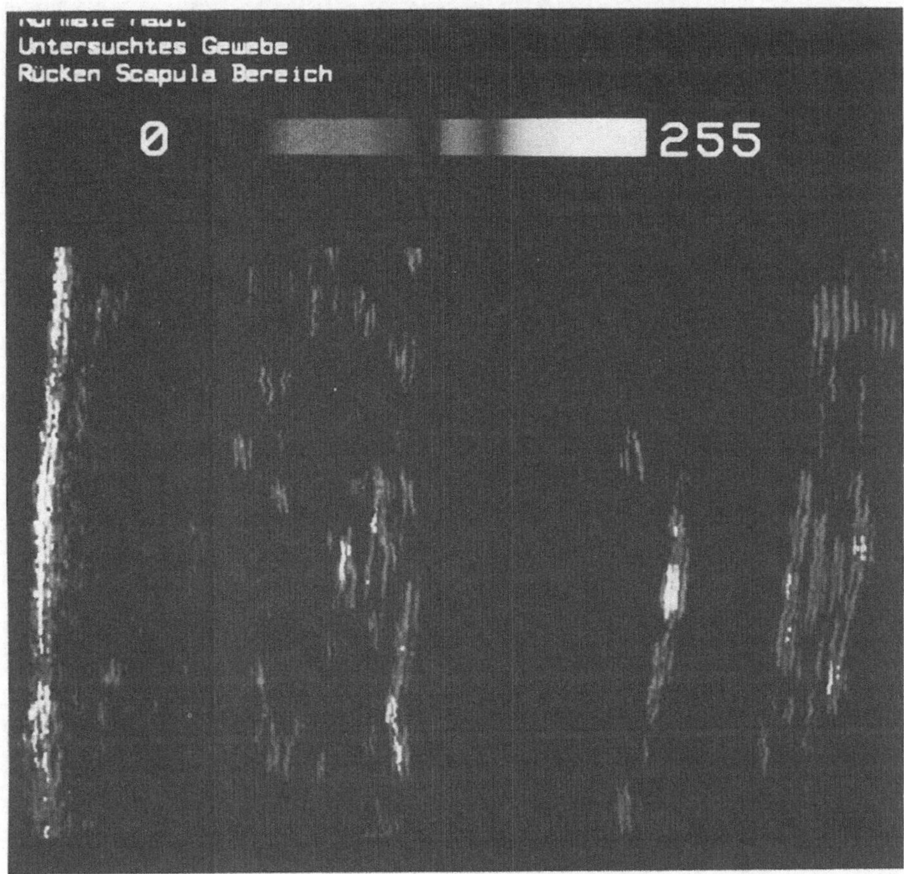

Abb. 5. Ultraschall-B-Bild, dicke Haut

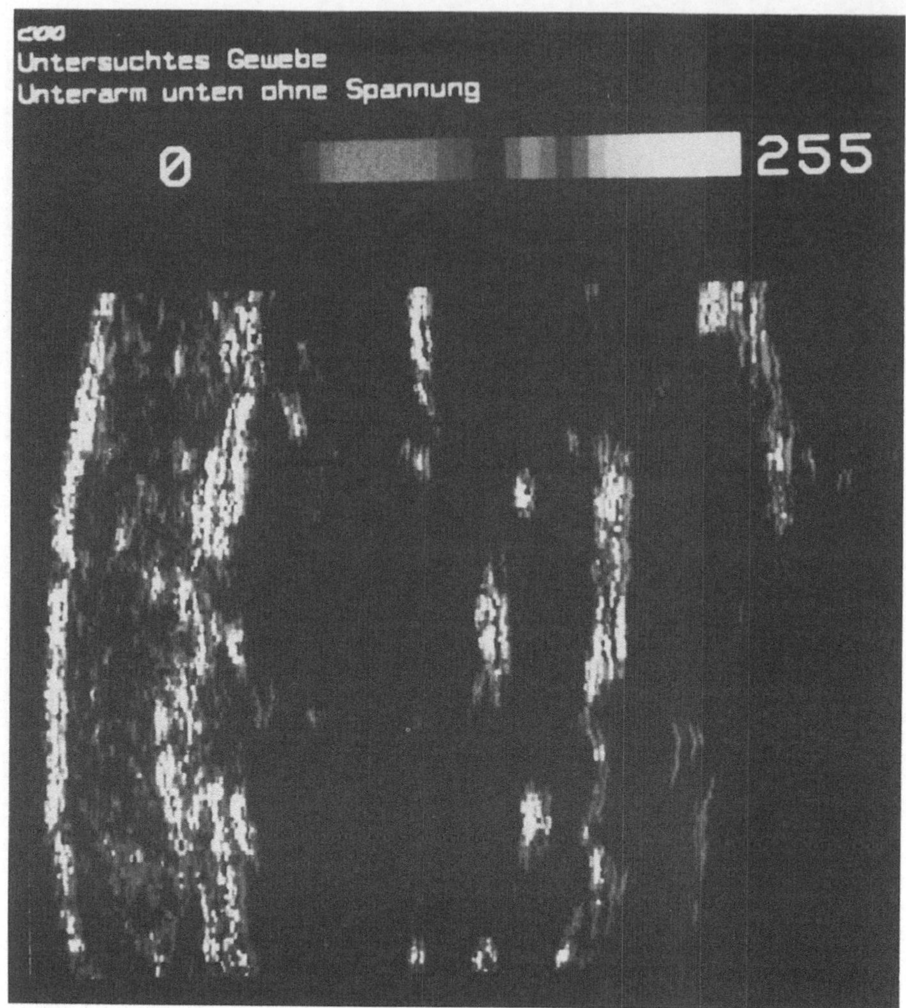

Abb. 6. Ultraschall-B.Bild, dünne Haut

Diese Aussagen gelten für beide Geschlechter, wobei weibliche Probanden durchweg niedrigere Hautdicken aufweisen als männliche wie Sie in den Abbildung 7 und 8 sehen können. Diese systematische Vermessung der Hautdicke wurde von der Bochumer Arbeitsgruppe durchgeführt. Auf der Abbildung 6 sehen Sie Körperregionen mit dicker Haut und auf der Abbildung 5 Körperregionen mit dünner Haut. Eine Abnahme der Hautdicke ist z.B. nachweisbar bei der Langzeitbehandlung mit topischen Glukokortikosteroiden.

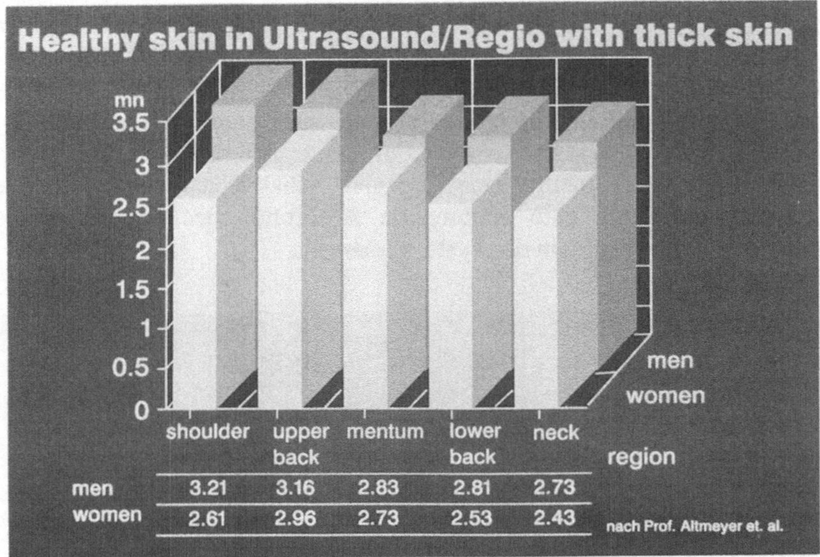

	shoulder	upper back	mentum	lower back	neck
men	3.21	3.16	2.83	2.81	2.73
women	2.61	2.96	2.73	2.53	2.43

Abb. 7. Hautdicke, Körperregionen mit dicker Haut

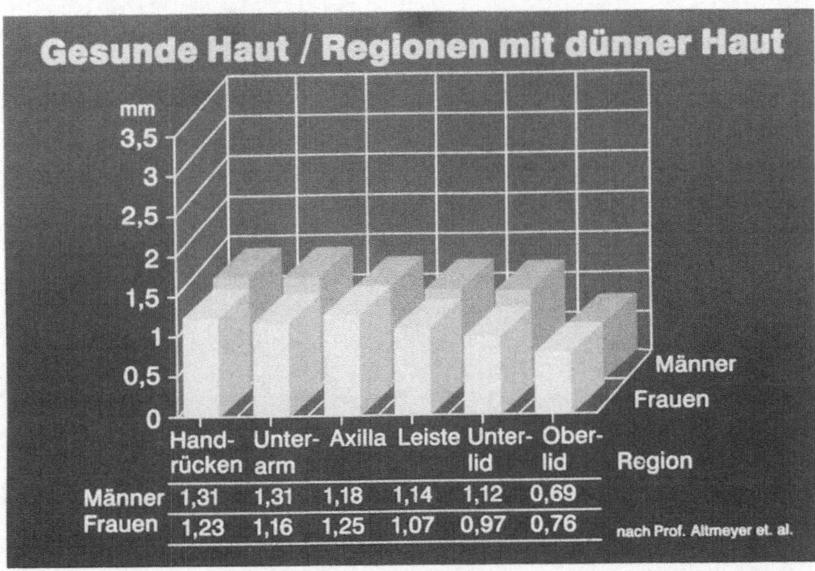

	Hand-rücken	Unter-arm	Axilla	Leiste	Unter-lid	Ober-lid
Männer	1,31	1,31	1,18	1,14	1,12	0,69
Frauen	1,23	1,16	1,25	1,07	0,97	0,76

Abb. 8. Hautdicke, Körperregionen mit dünner Haut

Weitere Beispiele für typische Ultraschallphänomene der Haut

Gefäße, Zysten, solide Tumoren lassen sich leicht und überzeugend in der
Ausdehnung darstellen. Unter Zysten, größeren Arterien und unter soliden
Tumoren findet sich häufig eine "dorsale Schallverstärkung" [4]. Dieses
Phänomen wird durch eine verminderte Absorbtion des Signals in dieser
Struktur, d.h. in der Vene , in der Zyste, verursacht.

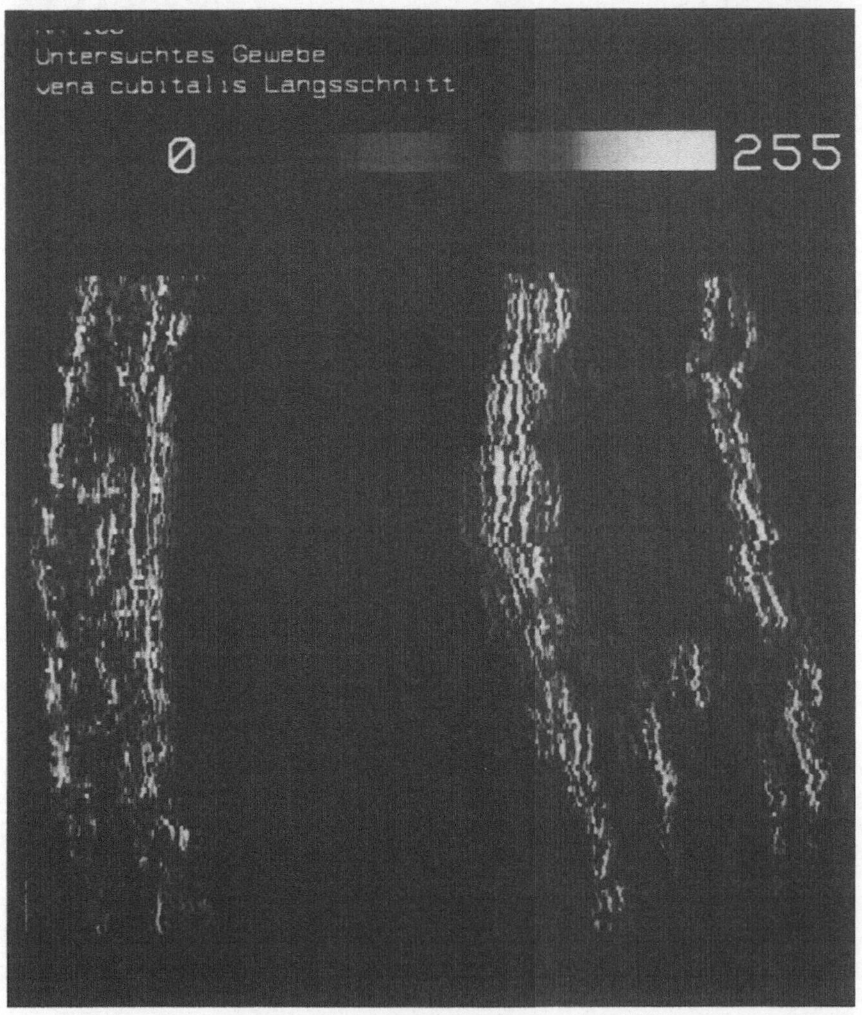

Abb. 9. Ultraschall-B-Bild, Längsschnitt in eine Vene

Bei der Untersuchung von glatten Hauttumoren zeigt das Sonogramm häufig eine Unterbrechung in den seitlichen, schräg aufsteigenden und abfallenden Rändern des Eingangsechos. Die Ursache ist eine seitliche Streuung der an den Tumorrändern auftreffenden Signale.

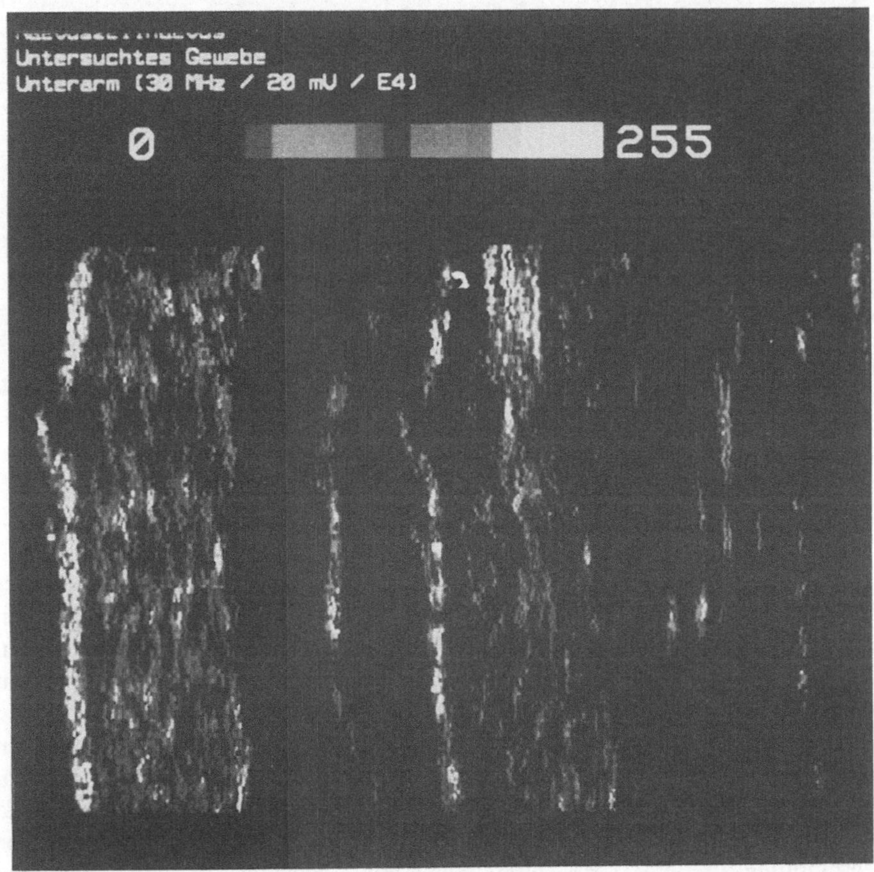

Abb. 10. Ultraschall-B-Bild, Naevus - Unterarm

                                        A. Kecskés und J. Gaßmüller

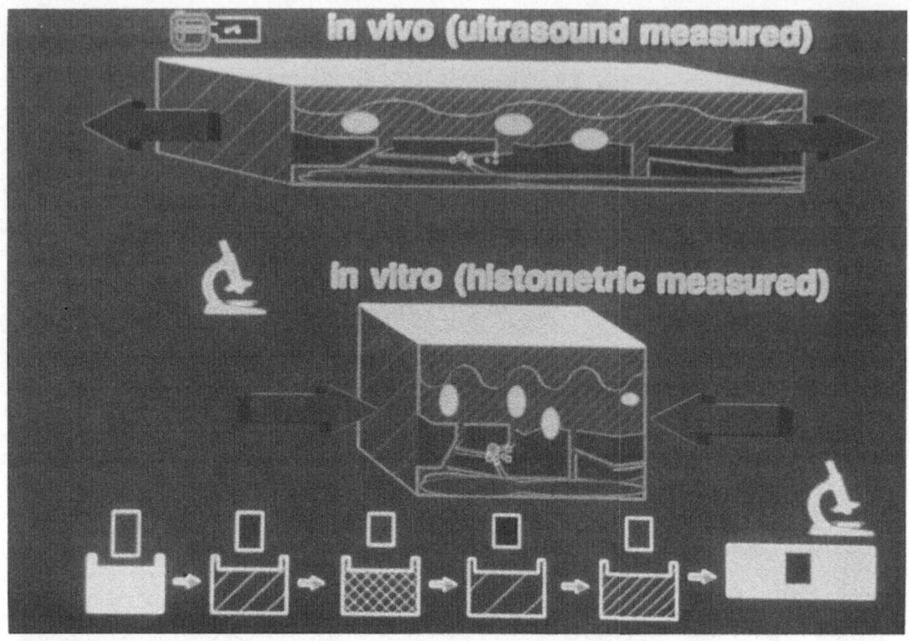

Abb. 11. Schematische Darstellung der Gewebsspannung (Biopsie-Schnitt, Ultraschall)

Es gibt Unterschiede zwischen Histologie und Ultraschallbild bei der Morphometrie. (Abb. 11) Es ist dabei zu beachten, daß die am histologischen Schnitt gemessenen Hautdicken in aller Regel größer als die in vivo gemessenen sind. Dies wird unter anderem auf die nach der Excision fehlende Spannung im Gewebeverbund zurückgeführt. Durch die Aufbereitung des histologischen Materials mit Entwässerung, Entparaphinierung und den damit verbundenen Schrumpfungsvorgängen, ist aber eher eine verminderte Hautdicke zu erwarten. Offensichtlich überwiegt die durch die verminderte Spannung gesteigerte Dicke des Biopsieschnittes die bei der histologischen Aufarbeitung entstehenden Schrumpfungsartefakte. Es muß außerdem beachtet werden, daß der histologische Schnitt bis ca. 7 micrometer dick ist. Der Skanner summiert hingegen Strukturen auf eine Breite von etwa 200 micrometer zu einem Schnittbild. Eine absolute Korrelation von Sonogramm und feingeweblichem Schnitt ist deshalb weder bei der Dickenmessung noch bei den dargestellten Strukturen zu erwarten.

Diagnostische Ansätze in der klinischen Dermatologie

In der Klinischen Anwendung sind Tumoren wie z.B. Melanom und Basaliom gut untersucht. Die Bilder können begrenzt zur Differentialdiagnose und Größenvermessung eingesetzt werden. Bei einigen Hauterkrankungen können Therapieverlaufskontrollen wie z.B. bei der Sklerodermie durchgeführt werden. Eine sichere Differentialdiagnose allein anhand des sonographischen Bildes ist allerdings nicht möglich.

Ansätze in der experimentellen Dermatologie

In der experimentellen Dermatologie versuchen wir die Methode der Sonographie routinemäßig einzusetzen. Die Erfolge sind aber noch begrenzt und meist im experimentellem Stadium, weil die Methode vielfach noch nicht validiert ist.

Die Sonographie der Haut ermöglicht z.B. die nichtinvasive Untersuchung des zeitlichen Verlaufs einer Entzündung, generell eines Infiltrates oder auch eines interstitiellen Ödems [5].

Auf der Abbildung 12 sind 2 Bilder von dem gleichen Hautareal zu sehen: ganz links unbehandelte Haut mit den genannten Strukturen (Epidermis, Dermis, Subcutis und Faszie), rechts im Bild ist das gleiche Hautarael zu sehen nach einer 10-tägigen lokalen Behandlung mit einem syntetischen Prostacyclin welches klinisch eine starke vasodilatatorische Wirkung hat. Das Ultraschallbild zeigt nach Behandlung mit Iloprost eine reflexreiche Epidermis, eine reflexarme Dermis (Auflockerung der Dermis-Strukturen) und eine leichte Zunahme der Hautdicke. Die Auflockerung der Echobinnenstrukturen der Dermis durch die entstehende Vasodilatation könnte durch Farbverteilungsbestimmung mittels Bildanalyse gut quantifizierbar werden.

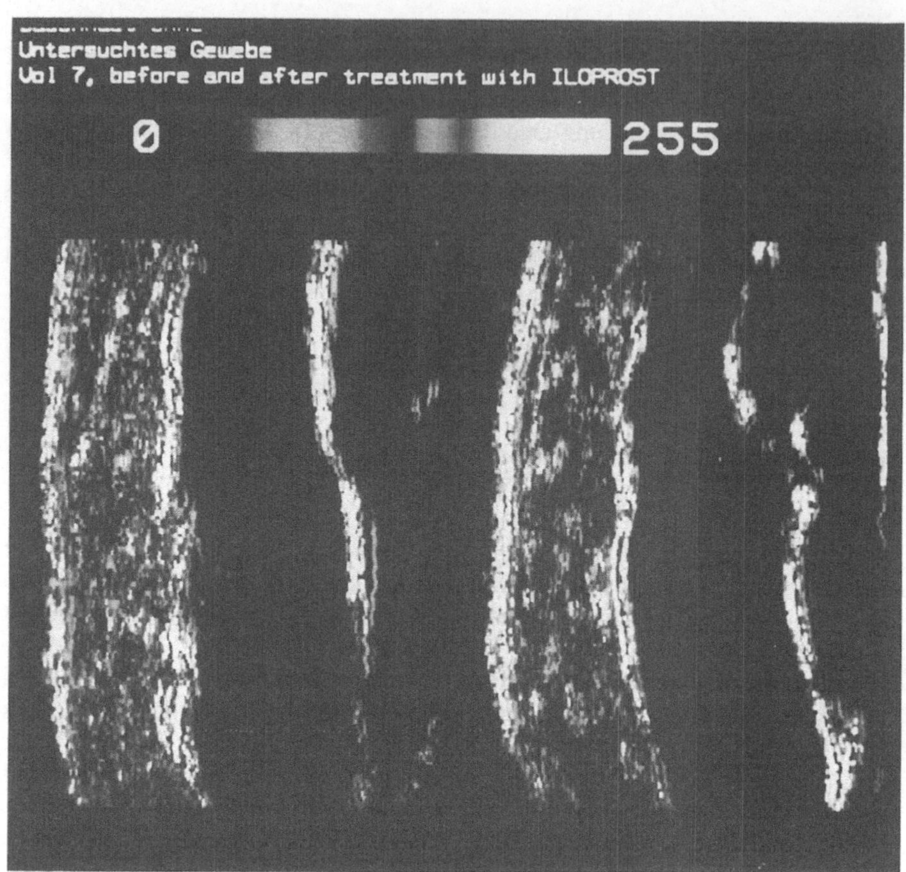

Abb. 12. Ultraschall-B-Bild nach Behandlung mit einem topischen Prostacyklin

Auch die Exzemreaktion kann durch sonographische Parameter gut evaluiert werden, sowohl hinsichtlich ihrer Infiltratausdehnung, wie auch über die Denistometrie hinsichtlich ihrer Infiltratqualität.

Damit wird klar, daß Sie mit der dermatologischen Sonographie in die Lage versetzt werden, wiele entzündlichen Prozesse in der Haut zu erfassen und über die bereits verfügbaren klinischen Parameter hinaus exakt zu vermessen. Ebenso können Steroideffekte auf der Haut nichtinvasiv erfaßt werden: z. B. die Vermessung der Hautdicke zur Ermittlung des atrophogenen Effektes, wie vorher bereits erwähnt.

Ein weiteres Einsatzgebiet ist die Verlaufskontrolle der therapeutischen Effizienz eines Akne-Therapeuticums auf die einzelnen Akne-Effloreszenzen.

Die Abbildung 13 zeigt das Ultraschallbild eines typischen Akne-Komedos in Form einer reflexarmen Zone mit Lokalisation in der Dermis.

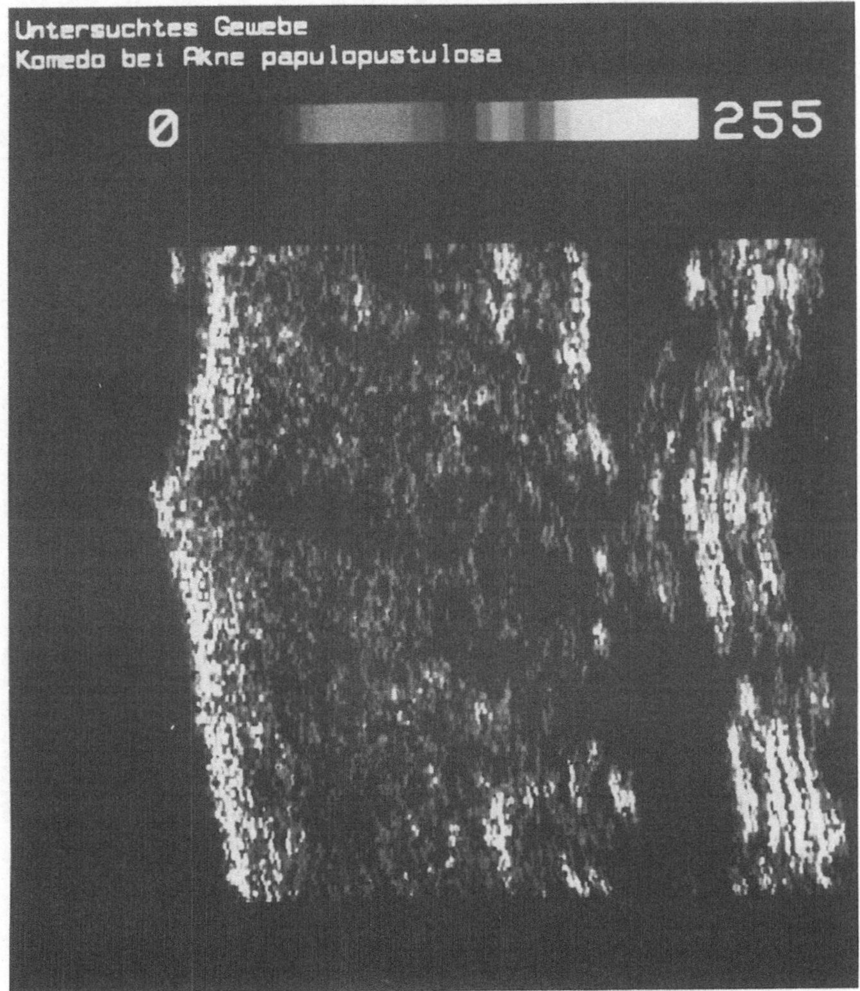

Abb. 13. Ultraschall-B-Bild von einem Akne-Komedo

                                       A. Kecskés und J. Gaßmüller

Auf der Abbildung 14 ist das Ultraschallbild einer Pustel zu sehen. Es ist deutlich zu sehen, daß das frühere Komedo sich geöffnet hat. Die Entzündung ist in die Epidermis eingedrungen.

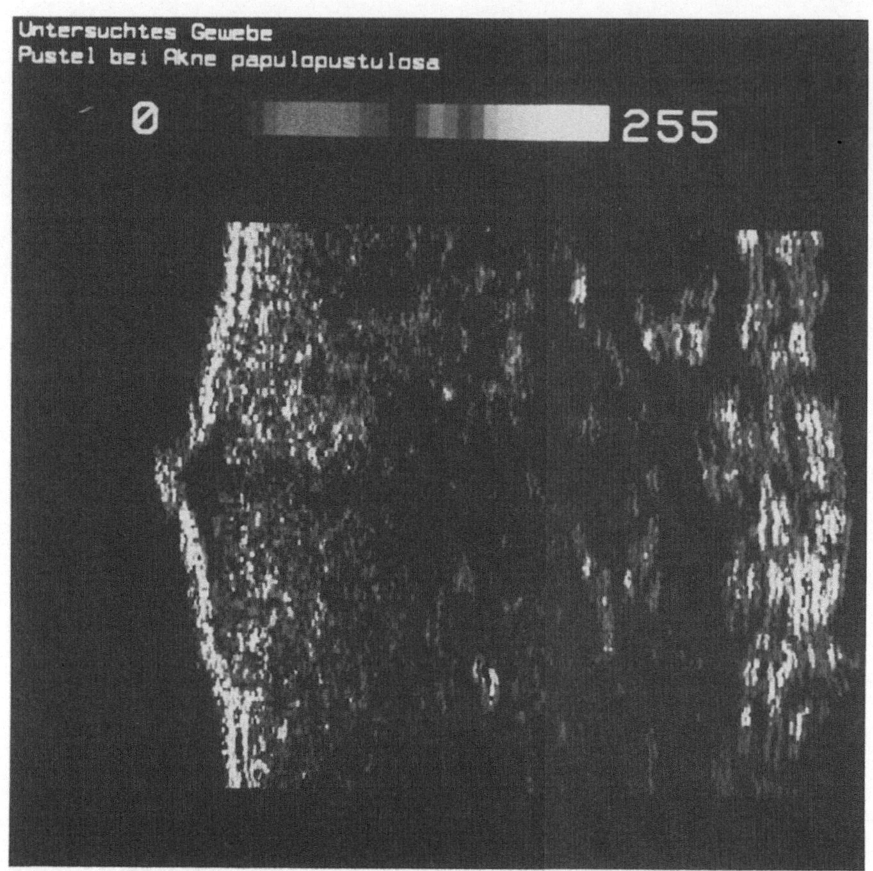

Abb. 14. Akne-Pustel, Ultraschall-B-Bild

Auf der Abbildung 15 haben wir das Ultraschallbild eines Akne-Knoten wobei deutlich größere reflexarme Zonen in der Epidermis und Dermis zu sehen sind.

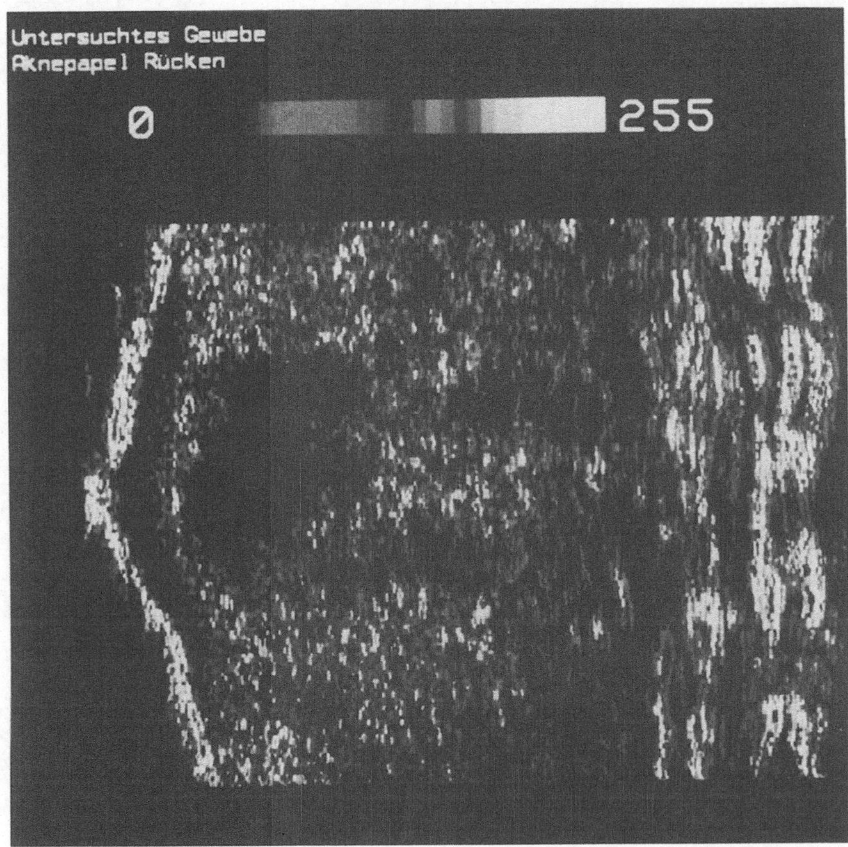

Abb. 15. Akne-Knoten, Ultraschall-B-Bild

Weiterhin ist eine Kontrolle der Wirksamkeit von Wirkstoffen auf den Haarfolikel denkbar. Denn Anagenhaarfolikel stellen sich deutlich, telogene Folikel kaum oder garnicht dar. Abbildung 16 zeigt mit Ultraschall abgebildete Haarfolikel von der Wange und die Abbildung 17 vom Oberschenkel.

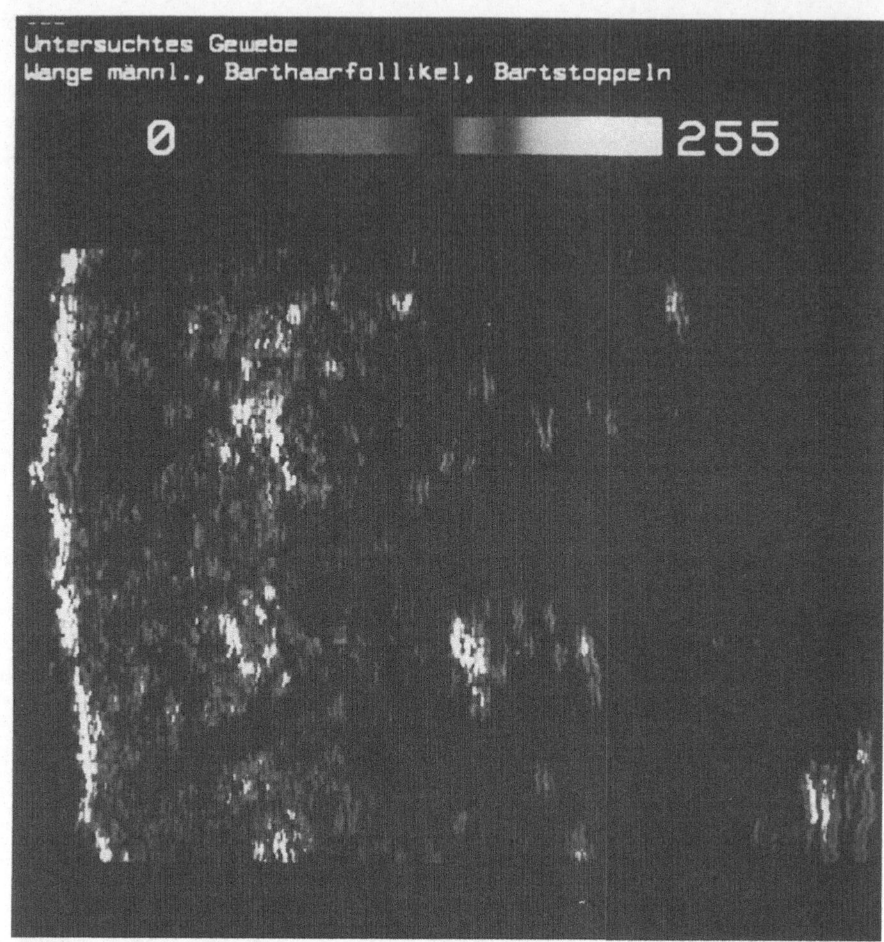

Abb. 16. Haarfolikel von der Wange, Ultraschall-B-Bild

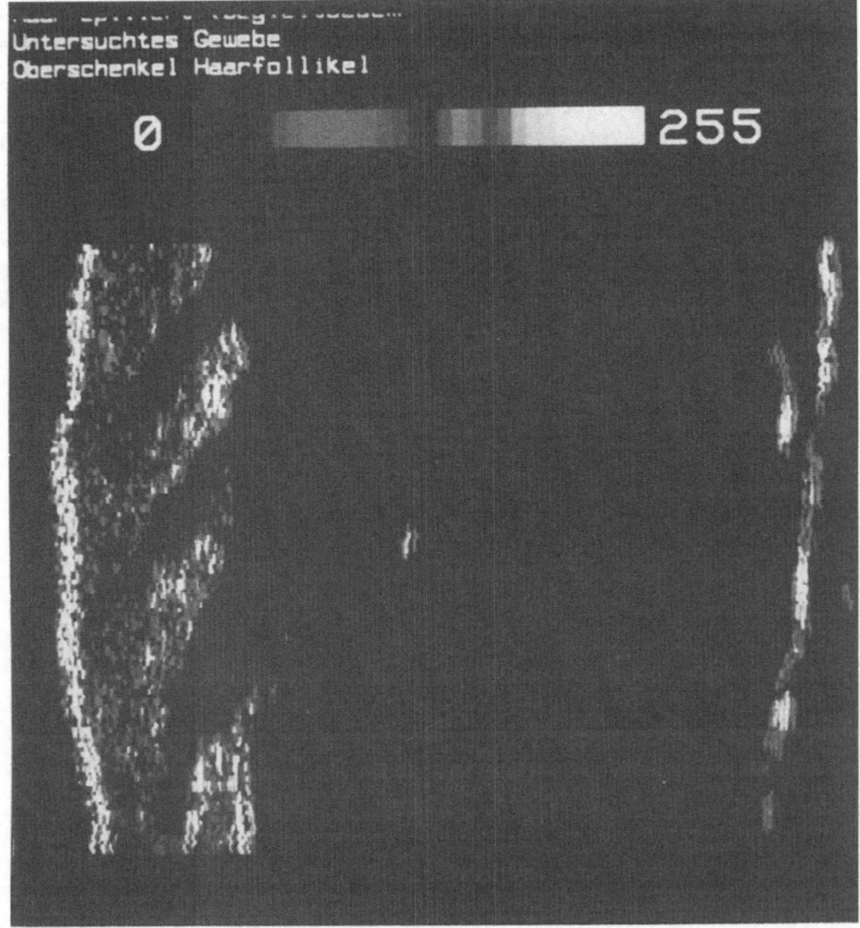

Abb. 17. Haarfolikel vom Oberschenkel, Ultraschall-B-Bild

Ein aktuelles neues Einsatzgebiet ist die Kontrolle der Wundheilung. Im Rahmen der Methodenentwicklung in unserem Arbeitsbereich wird gerade ein neues ultraschallkontrolliertes Wundheilungsmodell zur epidermalen Regeneration unter dem Einfluß verschiedener Medikamente entwickelt. Es zeichnet sich ab, daß Regenerationsvorgänge bei oberflächlichen epidermalen Defekten in ihrem Verlauf gut quantifiziert werden können.

Zum Schluß noch ein Ausblick auf Möglichkeiten, die eine Verbesserung der Technik in der Zukunft bieten kann. Auf der Abbildung 18 ist eine Darstellung epidermaler Strukturen im 50 MHz Ultraschallbild zu sehen. Hier kann man gewissermaßen das Muster der Reteleisten sehen. Die dargestellte Schichtdicke beträgt 0,2 mm. Die untere Begrenzung entspricht dem Ende der Epidermis. Die Struktur der verhornten Zellen ist erkennbar.

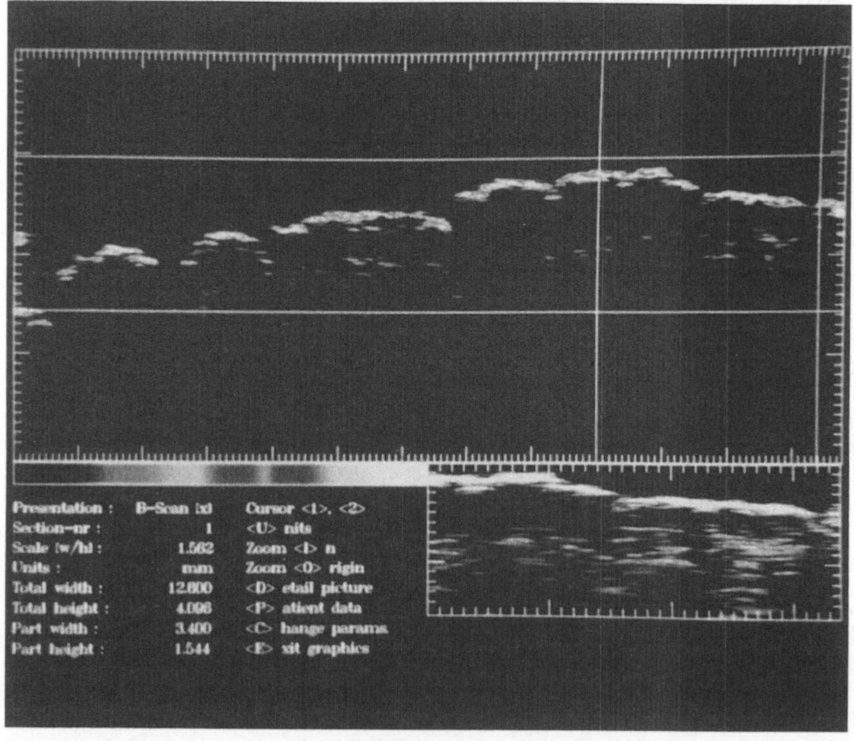

Abb. 18. Ein 50 MHz Ultraschallbild der Haut

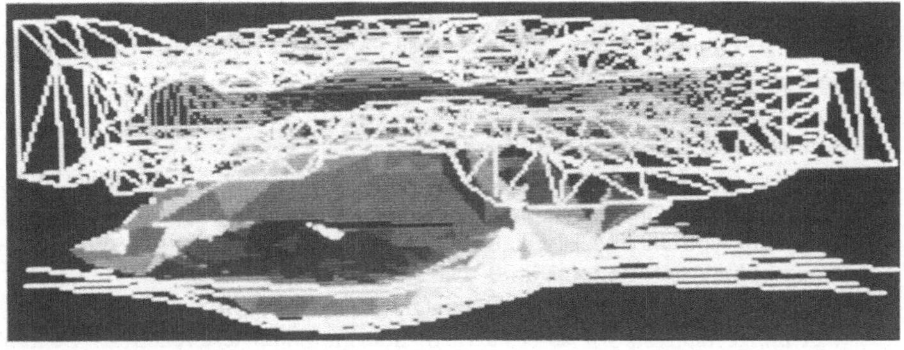

Abb. 19. 3-D-Darstellung eines Hauttumors mit der Hilfe der Hochfrequenz-Ultraschalltechnik

Diese beiden Bilder wurden freundlicherweise von der Bochumer Arbeitsgruppe um Prof. Altmeyer zur Verfügung gestellt.

Zusammenfassung

- Die Hochfrequenz-Ultraschalltechnik ist eine nicht-invasive Untersuchungsmethode die zur Darstellung von Hautstrukturen gut geeignet ist.
- Mit Hilfe dieser Methode können intradermale Prozesse quantifiziert werden. Außerdem sind Verlaufskontrollen der Therapie möglich.
- Mit etwas Phantasie können Sie sich vorstellen, daß die Ultraschalltechnik in der Hand eines erfahrenen Untersuchers zukünftig zu einer Standardmethode sowohl in der experimentellen Dermatologie als auch in der dermatologischen Diagnostik werden kann.

Literatur

1. Braun B, Günther R, Schwerk WB (1990 ecomed verlagsgesellschaft mbh) Ultraschalldiagnostik - Lehrbuch und Atlas, Vol1: 1-30
2. Hoffmann K, el-Gammal S, Altmeyer P (1990) B-Scan-Sonographie in der Dermatologie Hautarzt 41: W7-W16
3. Altmeyer P, el-Gammal S, Hoffmann K (1990) Blick in die Haut ohne Schnitt und Biopsie Münch med Wschr 18: 14-22
4. Hoffmann K, Stüker M, el-Gammal S, Altmeyer P (1990) Digitale 20-MHz-Sonographie des Basalioms im b-scan Hautarzt 41:333-339
5. Seidenari S, Di Nardo A, Pepe P, Giannetti A (1990) Ultrasound B scanning with image analysis for assessment of allergic patch test reactions Contact Dermatitis 23, 1-7

Gastroenterologie

Pentagastrin stimulierte Magensäuresekretion - eine pharmakodynamische Methode für die klinische Pharmakologie

M. Seibert-Grafe
Hoechst AG, Frankfurt

Einleitung

Mit der Bestimmung der Magensäuresekretion unter Stimulationsbedingungen ist es auch beim Gesunden möglich, die Wirkdauer und -stärke von Magensäure-blockierenden Medikamenten zu ermitteln.

Die als wenig invasiv geltende Methode ist in den letzten Jahren vielfach publiziert worden und liefert im Vergleich zur Wirkung nach Placebogabe statistisch prüfbare Daten.

Die beim Patienten und Probanden eingesetzte Methode diente insbesondere in den letzten Jahren dazu, das Wirkprofil der Wasserstoff-Kalium ATPase Inhibitoren zu beschreiben.

Mit der Einführung des Pentagastrins 1969 steht eine säurestimulierende Substanz zur Verfügung, die den physiologischen Verhältnissen am nächsten kommt und den früher eingesetzten Stimulantien überlegen ist, deren Einsatz wegen unzuverlässiger Ergebnisse oder Nebenwirkungen begrenzt war (Tab. 1).

Tab. 1. Historische Magensekretionsstimulantien

Testmahlzeiten (Ewald'sches Frühstück)	unzuverlässige Ergebnisse
Alkohol- oder Koffeinprobetrunk	Testsubstanz geht schnell ins Duodenum, nicht reprozierbare Ergebnisse
Koffein i. v.	unzureichende Magensäurestimulation
Histamin-Test	Nebenwirkungen
Betazol	Nebenwirkungen
Gastrin I + II	Blutdruckabfall, Tachyphylaxie schon nach 1 Stunde

Pentagastrin ist ein synthetisches Pentapeptid, das die biologisch wirksame Gruppe des Gastrinmoleküls enthält.

Eine als Infusion gegebene Dosis von 0,6 µgkg/Stunde führt zu einer ausreichenden Stimulation mit einem Maximum 20 - 40 Minuten nach Infusionsbeginn bei im allgemeinen guter Verträglichkeit (Tab.2).

Tab. 2. Pentagastrindosen

- **Maximale Stimulation**
  6 µ/g/kg subcutan oder intramuskulär
  1,2 und 6 µg/kg/h als kontinuierliche Infusion
- Submaximale Stimulation
  0.6 µg/kg/h als Infulsion
- Sekretionsmaximum 20 - 40 Minuten nach Infusionsbeginn
- Auch unter Pentagastrin kann sich eine Tachyphylaxie entwickeln

Die in Tabelle 3 dargestellten Nebenwirkungen sind in der Regel mild und von kurzer Dauer.

Tab. 3. Side effects reported after Pentagastrin Administration (in most cases mild and of short duration)

Nausea
Dizziness
Abdominal discomfort
Weakness
Cold sweat
Out break of sweat
Flush
Shivering
Allergy
Palpitation
Decrease of increase in blood pressure and heart rate
Headache

Studiendurchführung

Die Methode wurde in einer doppel-blinden, Placebo-kontrollierten Studie eingesetzt, um das pharmakodynamische Verhalten von HOE 731, einem substituierten Thienoimidazol Derivat zu untersuchen (Tab. 4).

Tab. 4. Effect of a single oral dose of 80 mg HOE 731 versus placebo on stimulated gastric acid secretion in healthy male volunteers

Study objectives:	The aim of thes study was the investigation of the pharmaco-dynamic effect of HOE 731 on pentagastrin stimulated gastric acid secretion, after a single oral dose of 80 mg vs. placebo in 6 healthy male volunteers. Additionally, pharmacokinetics were done.
Study design:	Double-blind, randomized cross-over, washout period of 7 days between the two treatment days.
Medication:	- Single dose of 80 mg HOE 731 orally HOE 731, a substituted thienoimidazole derivative bilongs to the class of proton-pump inhibitors. It inhibits stimulated gastric acid secretion by inhibition of the enzyme H^+, K^+-ATPase localized in gastric parietal cell. - Single dose of placebo orally - Pentagastrin (Gastrodiagnost[R]) (Synthetic gastrinlike pentapeptide) as a continous intravenous infusion over 5 hours in a dosage of 0.6 µg/kg/h (total individual dose 218.1 - 279.0 µg). The exact amount of pentagastrin was diluted ad 400 ml isotonic NaCL and infused into a peripharal vein by use of an Infusomat[R] (80 ml/hour) via an indwelling catheter (Vasofix[R])
Study Variables Pharmacokinetics	Serum concentrations of HOE 731 and its metabolites to 8 hours after medication
Pharmacodynamics	Gastric juice collection from 2 hours up to 7 hours after medication with determination of its volume, pH and acid output.
Safety	Standard haematology, clinical chemistry and urinalysis, EEG, blood pressure and heart rate. During pentagastrin infusion, a 1-lead ECG (Servomed Hellige) was continously monitored.

HOE 731 gehört zur Klasse der Protonenpumpen Inhibitoren, die das in der Parietalzelle des Magens gelegene Enzym H^+K^+-ATPase spezifisch hemmen.

Nach Begutachtung der Studie durch die Ethik-Kommission und Einwilligung der Probanden, erhielten 6 gesunde Freiwillige mit einem Durchschnittsalter von 41 Jahren in einer randomisierten cross over Anordnung entweder 80 mg HOE 731 oder Placebo.

Da die Prüfmedikation oral verabreicht wurde, erhielten die Probanden nach einer 10stündigen Nahrungskarenz morgens um 7:00 Uhr zunächst die Prüfmedikation bzw. Placebo zusammen mit 150 ml Wasser.

Nach ca. eineinhalb Stunden wurde eine doppelläufige Magensonde durch die Nase in den Magen gelegt.

Im Interesse der gesunden Probanden wurde auf die röntgenologische Lagekontrolle verzichtet und stattdessen der indirekte Nachweis geführt. 150 ml körperwarmes Wasser wurden durch die Sonde instilliert, von denen bei korrekter Lage mindestens 90 % leicht reaspiriert werden mußten.

Um 9:00 Uhr, also 2 Stunden nach Gabe der Medikation, wurde mit der 5stündigen Pentagastrin-Infusion in einer Dosis von 0,6 µg/kg/Stunde begonnen.

Vorher wurde das Nüchternsekret komplett abgesaugt und aserviert, um bestimmen zu können, ob im Magensaft noch HOE 731 enthalten ist.

Während der Stimulation wurde viertelstündlich Magensekret diskontinuierlich per Hand abgesaugt und gesammelt. Es wurde keine elektrische Pumpe zur kontinuierlichen Absaugung benutzt, um nicht einen zusätzlichen Stimulationsreiz zu haben. Die Sekretgewinnung erfolgte vorzugsweise in Linksseiten- oder Oberkörperhochlagerung. Um die Ergebnisse nicht zu verfälschen, wurden die Probanden aufgefordert, ihren Speichel nicht zu verschlucken, sondern auszuspucken.

Während der Pentagastrin-Infusion wurde kontinuierlich ein Monitor EKG registriert und Blutdruck und Puls engmaschig gemessen. Außerdem wurden die üblichen Laborparameter einschließlich Serumgastrin und die Kinetik von HOE 731 bestimmt.

In jeder Magensaftfraktion wurden Volumen, pH und H-Ionenkonzentration gemessen.

Die elektrometrisch durch Titration mit 0,1 normaler NaOH-Lösung ermittelte Säurekonzentration multipliziert mit dem Magensaftvolumen ergeben das Säureoutput pro Sammelperiode, das auf Säuresekretion pro Stunde normiert wurde (Abb. 1).

Central Clinical Research
Clinical Pharmacology
Dr. M. Seibert-Grafe

GASTRIC ACID SECRETION

Gastric juice was collected for 5 hours in 15 minute fractions.

Volume of gastric juice aspirated, inhibition of gastric volume secreted, pH of gastric juice aspirated, standardized pH of gastric juice, acid concentration in gastric juice aspirated, acid output, acid output extrapolated to 1 hour, cumulative acid output per hour, standardized acid output, and inhibition of acid output.

Inhibition of gastric volume secreted (InGV), standardized pH (StpH), acid concentration in gastric juice aspirated (C_{acid}), acid output (AO), acid output extrapolated to 1 hour (AO_{extr}), cumulative acid output per hour (AO_{cumul}), standardized acid output (StAO), and inhibition of acid output (InAO) were calculated according to the following formulae:

Inhibition of gastric volume

$$InGV = 100\% * (GV_{verum} - GV_{placebo}) / GV_{placebo}$$

where GV_{verum} and $GV_{placebo}$ refer to the gastric volume secreted during one aspiration period during the verum and placebo phase of the trial.

Standardized pH

$$StpH = (pH)_{verum} - (pH)_{placebo}$$

where $(pH)_{verum}$ and $(pH)_{placebo}$ refer to the pH of gastric juice collected during one aspiration period during the verum and placebo phases of the trial.

Acid concentration

$$C_{acid} = V_{base} * C_{base}/V_{acid}$$

where C_{base} refers to the NaOH-concentration of the volume V_{base} added to neutralize a sample volume V_{acid} of the total gastric juice collected during one period.

Acid output

$$AO = V_{juice} * C_{acid}$$

where V_{juice} refers to the volume of gastric juice aspirated during one collection period.

Acid output extrapolated to 1 hour

$$AO_{extr} = AO * 60 \text{ min} / 15 \text{ min}$$

Cumulative acid output

$$AO_{cumul} = \sum_{i=1}^{4} AO_i$$

where AO_i refers to the acid output of each of the 15 minutes acid juice collection periods within one hour.

Inhibition of acid output

$$InAO = 100\% * (AO_{verum} - AO_{placebo}) / AO_{placebo}$$

where AO_{verum} and $AO_{placebo}$ refer to the acid output per collection period during the verum and placebo phases of trial.

SOFTWARE

Data documentation and statistical procedures were carried out using the SAS programes (Statistical Analysis System, User's guide 1982 and User's guide Statistics 1985).

Abb. 1.

Die beiden wichtigsten Kriterien für die Wirksamkeit, die Reduktion des Magensaftvolumens und des Säureoutputs wurden ausgedrückt als prozentuale Hemmung im Vergleich zu den korrespondierenden Placebowerten.

Statisitische Prüfungen nach *Scheffé* erfolgte auf dem Signifikanzniveau von 5 %.

Eine solche Studie ist sowohl für den Probanden als auch das Personal aufwendig. Zwei Braunülen sind notwendig; eine zur Infusion, die andere zur Blutentnahme.

Wir hatten bei dieser, wie auch bei anderen, mit dieser Methode durchgeführten Studien, keine Probleme mit dem Legen der Magensonde, wenn die Nasen- und Rachenschleimhaut lokal anästhesiert wurde. Zusätzlich wurden die unteren 10 cm der Magensonde mit Xylocain-Spray eingesprüht (Abb. 2 und 3).

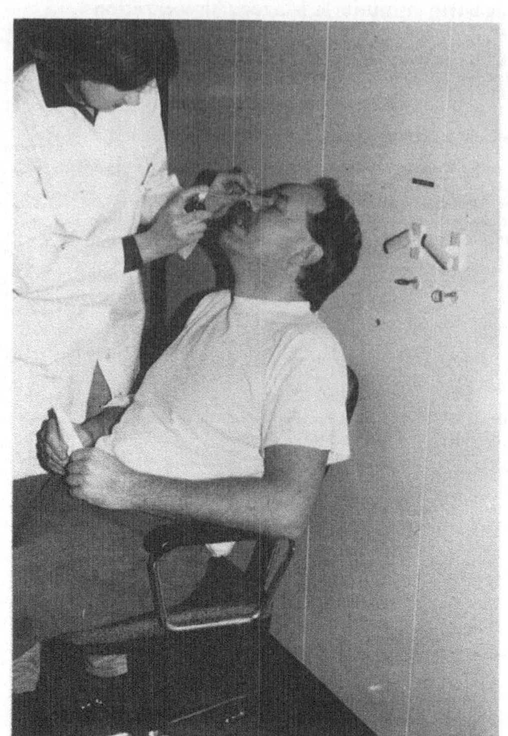

Abb. 2.

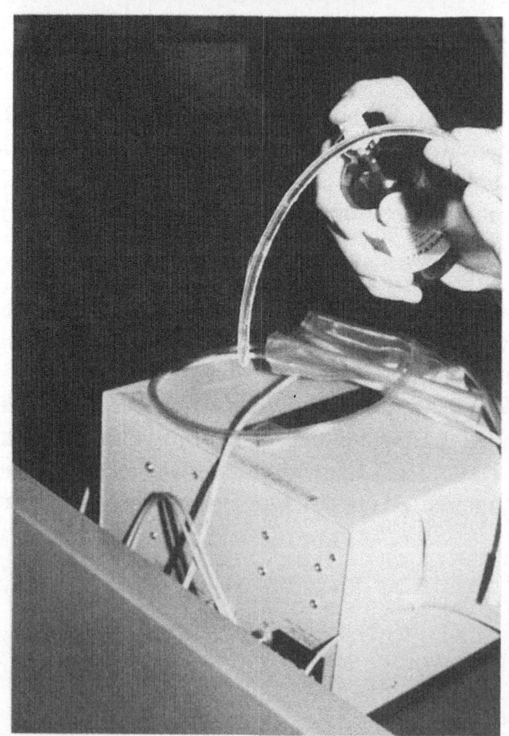

Abb. 3.

Beim Einführen der Sonde durch die Nase lassen wir den Kopf leicht reklinieren und den Probanden durch den Mund atmen (Abb. 4).

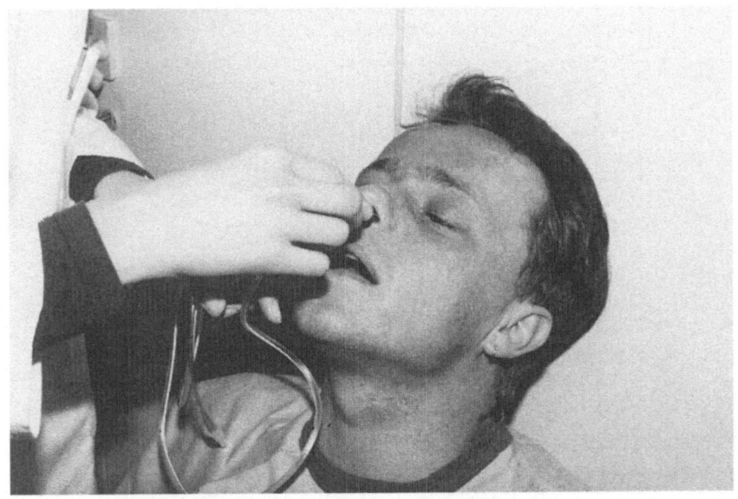

Abb. 4

Nach Passage der Sonde durch die Nase schlucken die Probanden Wasser, um die Sonde mit dem natürlichen Schluckakt in den Ösophagus zu transportieren (Abb. 5).

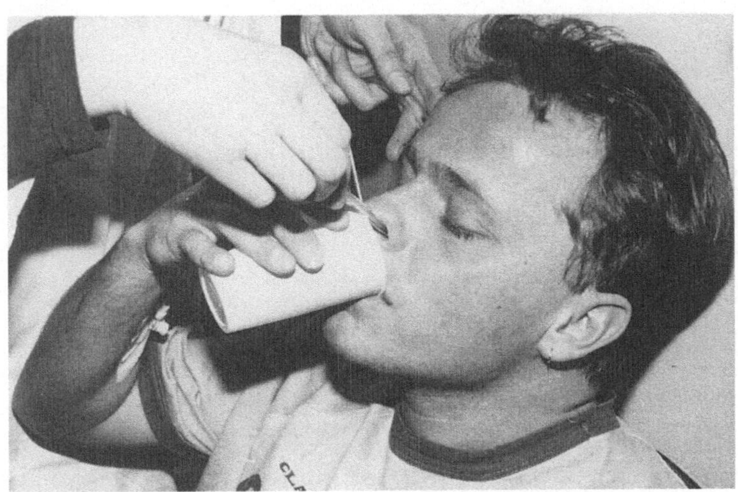

Abb. 5.

Nach korrekter Lage wird die Sonde an der Nase fixiert (Abb. 6).

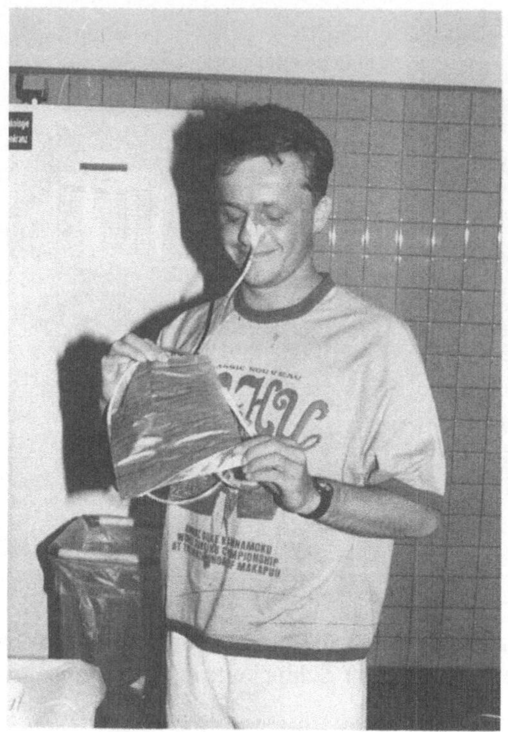

Abb. 6.

Während der Sammelzeit und der Pentagastrin-Infusion sollten zwei Mitarbeiter einen Probanden betreuen (Abb. 7).

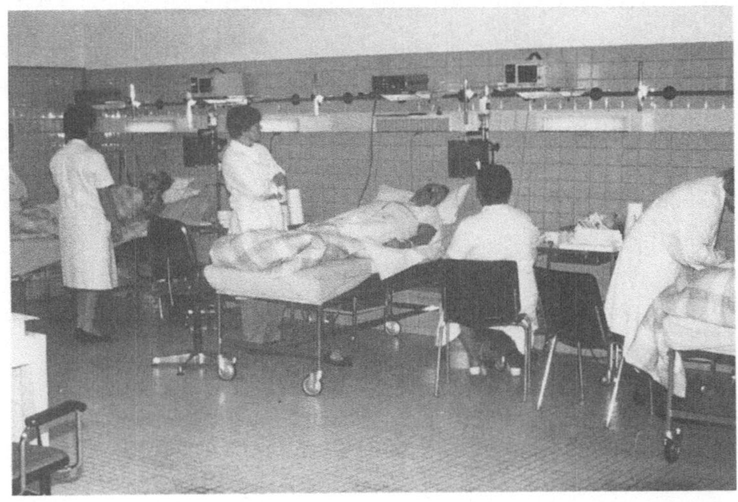

Abb. 7.

Ergebnisse

Safety

Sowohl die Medikation als auch die Pentagastrin-Infusion wurden von allen Probanden gut und ohne Nebenwirkungen vertragen.

Magensaftverluste von mehr als 500 ml unter Stimulation und Placebo wurden bei 3 Probanden mit isotonischer NaCl-Lösung ersetzt.

Pharmakodynamik

30 Minuten nach Start der Stimulation war der Unterschied im Magensaftvolumen nach Medikation im Vergleich zu Placebo bis zu 7 Stunden signifikant (Abb. 8).
Die angegebenen Zeiten auf der X-Achse beziehen sich auf den Zeitpunkt der Prüfmedikationsverabreichung.

Die Magensaftsekretion betrug unter Behandlung im Durchschnitt zwischen 12 und 24 ml pro Stunde und unter Placebo 165 ml.

Die Untersuchung enthält keine einstündige Basalsekretionsphase, da sich sonst die ohnehin schon lange Nüchternperiode von 7 auf 8 Stunden ausgedehnt hätte.

60
55
50
45
40
35
30
25
20
15
10
5
0
VOLUME (ml), MEAN VALUES
TIME (h)
2
3
4
5
6
7
TREATMENT
80 mg HOE731
Placebo

Abb. 8.

90
85
80
75
70
65
60
55
50
45
40
35
30
25
20
15
10
5
0
VOLUME (ml)
TIME (h)
2
3
4
5
6
7

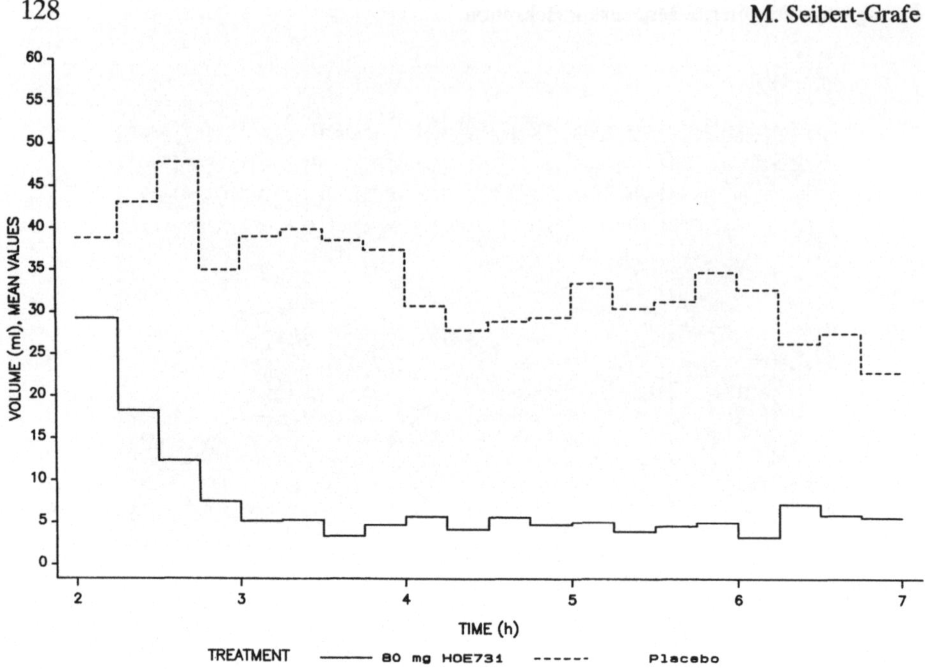

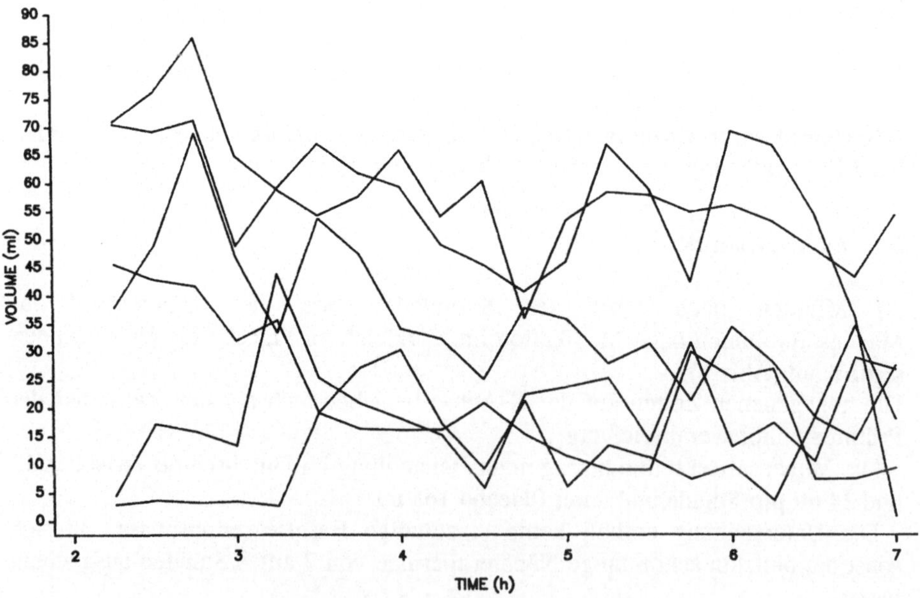

Abb. 9.

Abbildung 9 zeigt die individuellen Verläufe unter Placebo mit einer großen Variabilität, wohingegen unter Medikation (Abb. 10) die Variabilität zumindest ab der 4. Stunde sehr viel geringer ist. Abbildung 11 zeigt, daß im Mittel die prozentuale Hemmung des Magensaftvolumens im Vergleich zu Placebo zwischen der 2. und 3. Stunde nach Prüfmedikation zwischen 50 und 85 % und von der 3. bis zur 6. Stunde nahezu konstant 85 % beträgt.

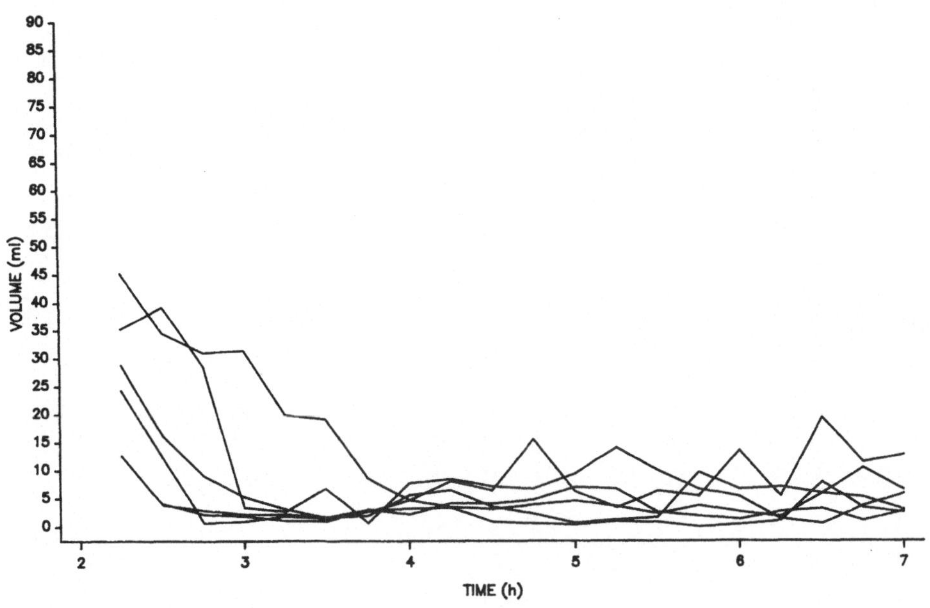

Abb. 10.

INHIBITION OF VOLUME SECR. (%), MEAN VALUES
100
0
-100
-200
2
3
4
5
6
7
TIME (h)

Abb. 11.

PH, MEAN VALUES
6
4
2
0
2
3
4
5
6
7
TIME (h)
TREATMENT   80 mg HOE731   Placebo

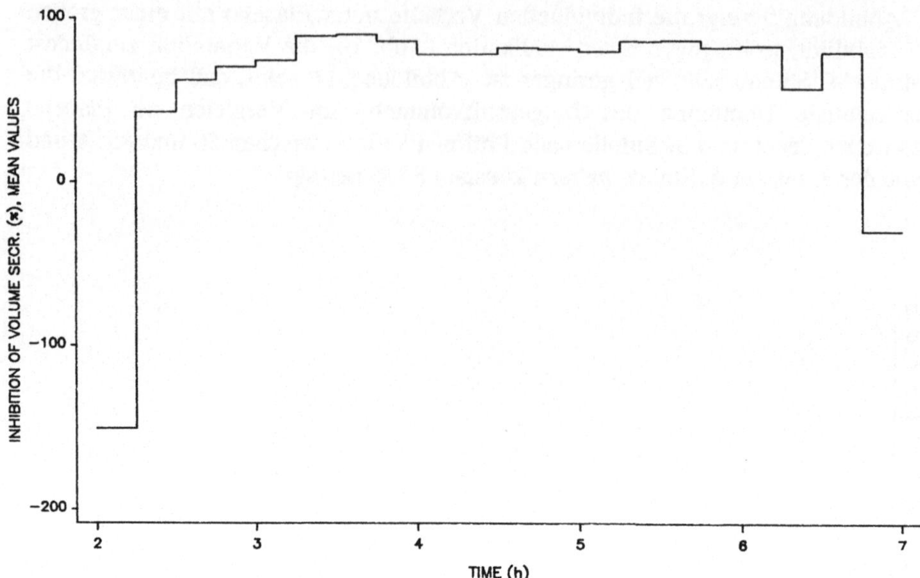

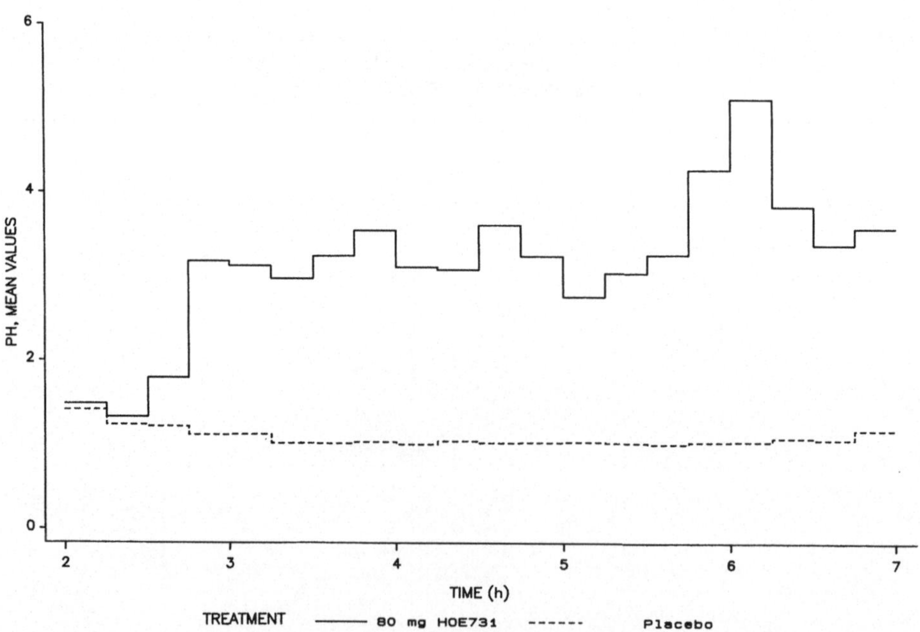

Abb. 12.

In Abbildung 12 sind die mittleren pH-Werte dargestellt. Auch hier ein eindeutiger Behandlungseffekt auftretend ca. 30 Minuten nach Medikation und bis zum Ende der Untersuchung anhaltend. Der überproportionale Anstieg um die 6. Stunde herum ist möglicherweise bedingt durch einen Reflux von alkalischem Duodenal Inhalt, denn bei fast allen Probanden mußte um diese Zeit die Sonde etwas herausgezogen werden, da gelblicher Duodenalsaft aspiriert werden konnte.

Eine Einmaldosis des Medikamentes führte im Vergleich zu Placebo unmittelbar nach Stimulationsbeginn zu einem signifikanten Abfall der Säuresekretion und nach einer Stunde zu einer nahezu kompleten Hemmung für die gesamte Versuchsdauer (Abb. 13). Nach Placebo betrug die Säuresekretion im Mittel zwischen 10,5 und 25,5 mmol H-Ionen pro Stunde und nach Gabe von HOE 731 zwischen 0,14 und 6,8 mmol H-Ionen pro Stunde.

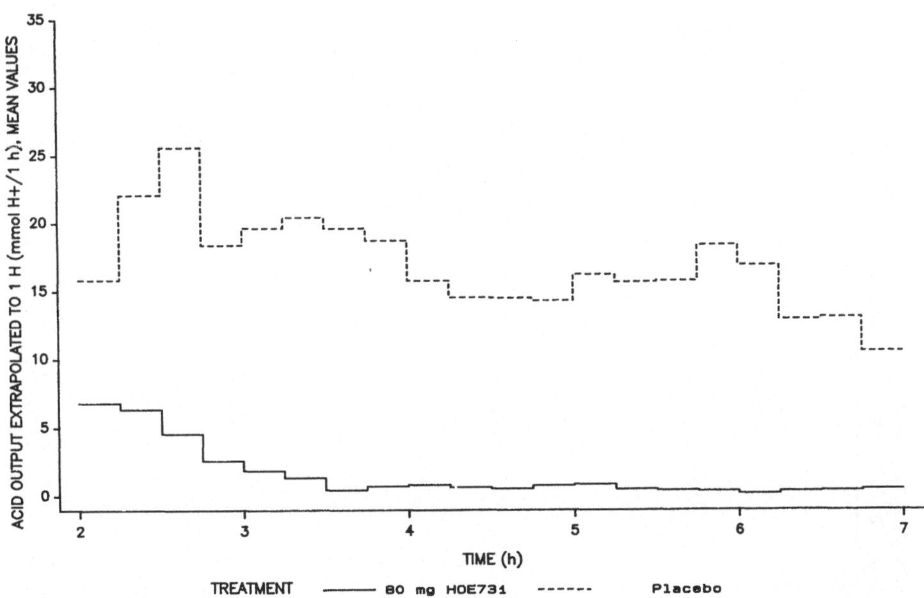

Abb. 13.

Die unterschiedlichen Ausgangswerte bei Beginn der Messung, die, wenn auch nicht in dem Ausmaß, beim Volumen zu verzeichnen waren, deuten darauf hin, daß HOE 731 bereits deutliche Wirkung auf die Basalsekretion hat.

Wie auch beim Volumen große Variabilität des Säureoutputs unter Placebo, jedoch nicht unter Medikation mit Ausnahme von 2 Probanden, siehe Abbildung 14 und 15.

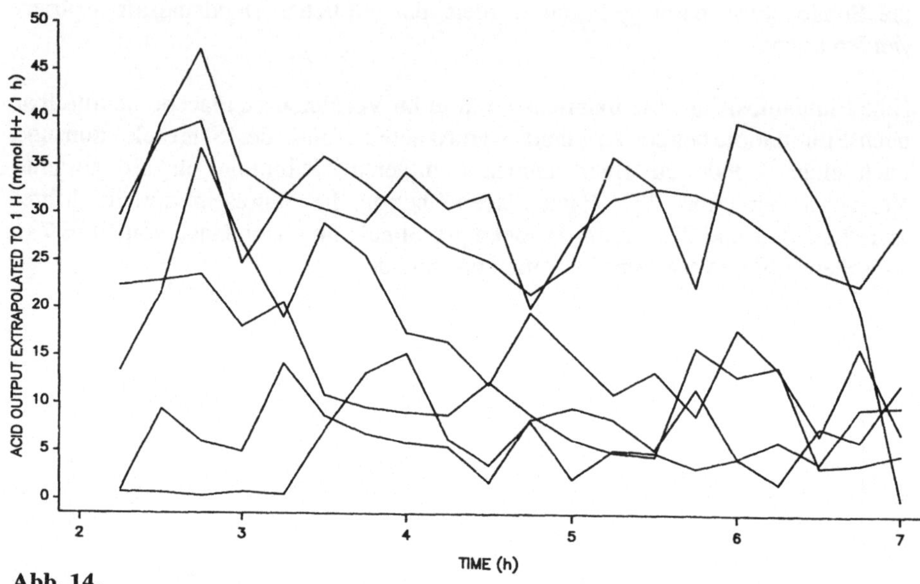

Abb. 14.

Abb. 15.

In Abbildung 16 sind die Mittelwerte der Säuresekretionshemmung in % der Placebowerte aufgetragen, die, wie schon erwähnt nach einer Stunde Stimulation ca. 95 % beträgt.

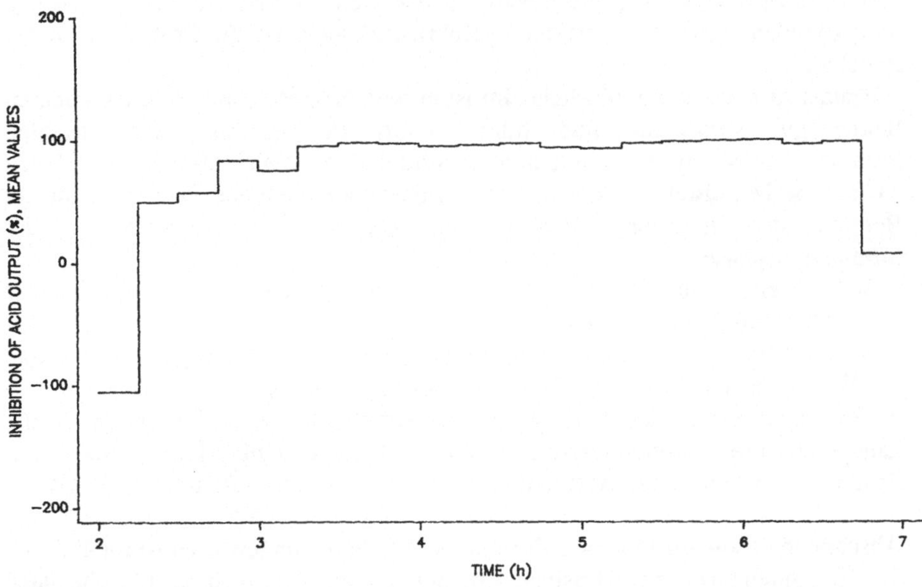

Abb. 16.

Zusammenfassung

Zusammenfassend kann gesagt werden, daß die Pentagastrinstimulierte Magensäuresekretion eine zwar aufwendige, aber aussagefähige Methode, für den Wirksamkeitsnachweis von Säuresekretionshemmern ist.

Wird die Untersuchung von einem mit der Methode und mit dem Legen von Magensonden vertrauten Arzt durchgeführt, tolerieren sie die Probanden in der Regel gut.

Pentagastrin als kontinuierliche Infusion war in dieser und in einer anderen Studie gut verträglich und führte selbst in der sog. submaximalen Stimulationsdosis zu einer maximalen Stimulation, denn unter Placebo lagen sowohl die Mittelwerte des Magensaftvolumens als auch der Säuresekretion im Bereich der in der Literatur angegebenen Maximalwerte in der Stimulationsphase.

Bei allen dynamischen Prüfparametern konnte ein signifikanter Behandlungseffekt erzielt werden.

Wir konnten in dieser Studie aufgrund der Versuchsanordnung keine Aussage zur Wirkdauer machen. Um die Einschränkungen für die Probanden - nämlich die Liegezeit (wegen der Infusion) und die Nahrungskarenz - nicht auszudehnen, kann diese Frage sinnvollerweise mit der 24-Stunden pH-Metrie beantwortet werden, die eine normale Aktivität und Nahrungsaufnahme zuläßt.

Abschließend soll auf folgende Vorteile der Methode hingewiesen werden:
1. Gewinnung von zuverlässigen Ergebnissen im Vergleich zu Placebo auch bei kleiner Probandenzahl, was auch in einer zweiten Studie mit 2 niedrigeren Dosen dieses Medikamentes bestätigt wurde
2. Geringe Variabilität
3. Im Unterschied zur pH-Metrie ist es möglich, den Einfluß auf die Volumen- und/oder H-Ionensekretion zu differenzieren
4. Die Wirksamkeit einer Substanz kann auch unter maximaler Säurestimulation geprüft werden. Damit wird bei Gesunden die pathologisch erhöhte Sekretion bei Patienten zumindest annähernd simuliert
5. Ausgehend von der unter Stimulationsbedingungen noch wirksamen Dosis kann eine Dosisempfehlung für den Patienten mit überschießender Magensäuresekretion gegeben werden

Gastrin als Marker für unterschiedliche Wirkstoffprofile an der Magenschleimhaut

M. Mahler, W. Seifert und A. Fuhrmeister
Humanpharmakologie, Forschungslaboratorien, Schering AG, Berlin

Einleitung

Wirkstoffe, die nach vorklinischen Ergebnissen für die Behandlung benigner Magenerkrankungen geeignet erscheinen, werden in der Phase I der klinischen Prüfung insbesondere auf zwei mögliche Effekte untersucht:
1. können sie aggressive Faktoren, welche die Magenschleimhaut schädigen, hemmen und / oder
2. können sie protektive Faktoren, welche die Magenschleimhaut schützen, unterstützen.

Einen der endogenen aggressiven Faktoren bildet die Magensäure. Die Beeinflussung der Magensäure-Sekretion — einen antisekretorischen Effekt —durch einen Wirkstoff kann mit verschiedenen Methoden untersucht werden.

Die Methode, die ich vorstellen möchte, ist die gleichzeitige Bestimmung der nahrungsstimulierten Gastrin-Freisetzung und der Magensäure-Sekretion. Sie ermöglicht, den antisekretorischen Wirkungsmechanismus genauer zu differenzieren:

Vorbemerkungen zum Gastrin

Aminosäurensequenz des Gastrins

Gastrin-34	Gastrin-17	Gastrin-14
(Pyro)Glutamat	Pyro(Glutamat)	Tryptophan
Leucin	Glycin	Leucin
Glycin	Prolin	Glutamat
Prolin	Tryptophan	Glutamat
Glutamin	Leucin	Glutamat
Glycin	Glutamat	Glutamat
Histidin	Glutamat	Glutamat
Prolin	Glutamat	Alanin
Serin	Glutamat	Tyrosin-Sulfat-Ester
Leucin	Glutamat	Glycin
Valin	Alanin	Tryptophan
Alanin	Tyrosin-Sulfat- Ester	Methionin
Aspartat	Glycin	Aspartat
Prolin	Tryptophan	Phenylalanin-NH$_2$
Serin	Methionin	
Lysin	Aspartat	
Lysin	Phenylalanin-NH$_2$	
Glutamin		
Glycin		
Prolin		
Tryptophan		
Leucin		
Glutamat		
Glutamat		
Glutamat		
Glutamat		
Alanin		
Tyrosin-Sulfat- Ester		
Glycin		
Tryptophan		
Methionin		
Aspartat		
Phenylalanin-NH$_2$		

Gastrin wird in den Gastrin-Zellen des Antrums und Duodenums gebildet und in
Granula gespeichert. Es ist ein Gemisch aus linearen Polypeptidketten und
existiert in mehreren Molekularformen: Big gastrin (G-34) mit 34 Aminosäuren,
little gastrin (G-17) mit 17 Aminosäuren und mini gastrin (G-14) mit 14

Aminosäuren. Das biologische Aktivende des Gastrins, das Carboxylende, besitzen alle Gastrinformen. G-17 und G-34 sind die beiden wichstigsten Vertreter des Gastrins. Entgegen früherer Anschauung stimulieren beide Gastrinformen die Säuresekretion gleichstark. Neben dieser antisekretorischen Wirkung übt Gastrin außerdem trophische Wirkungen auf einige epitheliale Zellen des Magen-Darm-Trakts aus.

Regulation der Gastrin-Sekretion

Die drei Phasen der Magensäuresekretion und Gastrin

1. kephale Phase	$\Rightarrow$	Gastrin	$\Rightarrow$	Magensäure
2. gastrale Phase	$\Rightarrow$	Gastrin	$\Rightarrow$	Magensäure
3. intestinale Phase	$\Rightarrow$	Gastrin	$\Rightarrow$	Magensäure

Wie wird die Gastrin-Sekretion reguliert? Abhängig von der Nahrungszufuhr laufen bei der Magensäure-Sekretion drei Phasen ab. In jeder Phase wird Gastrin aus den Gastrin-Zellen in das zirkulierende Blut freigesetzt:

In der kephalen Phase (Gedanke, Anblick, Geruch einer Speise) spielt die Gastrin-Freisetzung neben vagalen Mechanismen eine Rolle.

In der gastralen Phase wird durch Dehnung des Magens und durch chemische Reaktionen der Nahrungsbestandteile, inbesondere Interaktionen der Amino-säuren und Peptide mit der gastrointestinalen Mukosa, Gastrin ausgeschüttet.

In der intestinalen Phase wird im Duodenum unter ähnlichen Bedingungen wie im Magen enterales Gastrin freigesetzt.

Die Magensäure ist der wichtigste Hemmer für die Gastrin-Freisetzung. Es besteht ein feedback Mechanismus zwischen Gastrin und Säure: fällt der intragastrale pH ab (< 3) wird die Gastrin-Freisetzung gehemmt. Hemmend auf die Gastrin-Freisetzung wirken außerdem in der intestinalen Phase freigesetzte Enterohormone.

Gastrin und Magensäure

Gastrin-Freisetzung und Säure-Sekretion

Gastrinfreisetzung:

nach normaler Mahlzeit: 148 ± 40 pg/ml
nach simulierter Mahlzeit: 121 ± 25 pg/ml

Säuresekretion:

nach simulierter Mahlzeit: 24,2 ± 2,4 mmol/h
nach Gastrinstimulation: 21,5 mmol/h

nach Blair et al 1987

1987 führte Blair Untersuchungen zur Fragestellung "Welchen Anteil hat die Gastrin-Freisetzung für die Magensäure-Sekretion" durch:

Die durchschnittliche Gastrin-Konzentration, die nach einer normalen Mahlzeit freigesetzt wurde, lag bei 148 ± 40 pg/ml, nach einer simulierten Mahlzeit betrug sie 121 ± 25 pg/ml.

Die Säuresckretion als Antwort auf eine simulierte Mahlzeit betrug durchschnittlich 24,2 ± 2,4 mmol/Stunde und nach Stimulation durch Gastrin durchschnittlich 21,5 mmol/Stunde.

89% der Säure, die als Antwort auf eine Mahlzeit sezerniert wurde, wurde durch Gastrin vermittelt.

Es bestand eine beträchtliche interindividuelle Variation, da das Ausmaß der Säuresekretion vom Ansprechen der Parietalzellen auf das zirkulierende Gastrin abhängt.

Methode

Basale und stimulierte Gastrin-Bestimmung

Methode der Gastrin-Bestimmung

Bestimmungen	o	Basalwert
	o	nach Stimulation durch eine Peptonmahlzeit
Analytik	o	RIA
Auswertung	o	Einzelwert
	o	Median eines 24-Stunden-Profiles
	o	integrierte Gastrinantwort

Zuerst wird eine Blutprobe zur Bestimmung der basalen Serum Gastrin-Konzentration entnommen.

Dann wird Gastrin durch eine Peptonmahlzeit oder eine in ihrem Eiweißgehalt bekannte Nahrung stimuliert.

Der Effekt ist gut reproduzierbar. Im Rahmen einer Phase 1 Untersuchung lag der Mittelwert des durch Pepton stimulierten Gastrins bei einem kleinen Probandenkollektiv (n=4), das an zwei Tagen untersucht wurde, bei 174 bzw. 181 pg/ml (Wert 30 Minuten nach der Peptonmahlzeit).

Weitere Blutproben werden anfänglich im 30 Minuten bis 60 Minuten-Intervall entnommen. Der gesamte Untersuchungszeitraum kann sich über 24 Stunden erstrecken. Die Blutproben werden zentrifugiert, das Serum kann bis zur Analyse tiefgefroren aufbewahrt werden.

Gastrin wird im Serum mittels Radioimmunosassay gemessen. In den handelsüblichen Gastrin-Radioimmunoassays wird ein Antikörper verwendet, der spezifisch für das Carboxylende ist und daher Gastrin 17 und Gastrin 34 annähernd gleich erkennt. Diese Technik erreicht eine hohe Reproduzierbarkeit.

Für die Auswertung der Meßergebnisse können folgende Methoden benutzt werden:
1   jeder Gastrin-Einzelwert
2.   der Median eines 24-Stunden-Profils
3.   die integrierte Gastrinantwort (berechnet durch den Anstieg des Gastrins über den Basalwert pro Zeiteinheit)
wird im Vergleich zu Referenzsubstanz betrachtet.

Magensäuresekretions-Analyse

Simultan mit der Gastrin-Bestimmung sollte eine Säuresekretions-Analyse zum Beispiel mittels einer intragastralen Titration oder pH-Messung durchgeführt werden. Nur durch dieses Vorgehen ist zu erkennen, ob eine Änderung der Gastrin- von einer Änderung der Wasserstoffionen-Ionenkonzentration begleitet ist oder nicht.

Beispiel für die Methode

Ich möchte Ihnen die Anwendung dieser Methode bei einem Prostaglandin-Derivat demonstrieren.

Zwei Formulierungen von Nocloprost, einem synthetischen Prostaglandin E_2-Derivat, wurden im Vergleich zu Placebo auf antisekretorische Wirkungen untersucht.

Gastrin wurde durch Pepton (200 ml einer 20% Lösung) stimuliert und auf der Basis eines 4-Stunden-Profils (30 bis 60 Minuten-Intervall) gemessen. Die intragastrale Säurekonzentration wurde in derselben Zeitspanne (5 Minuten-Intervall) mittels einer intragastralen pH-Elektrode bestimmt.

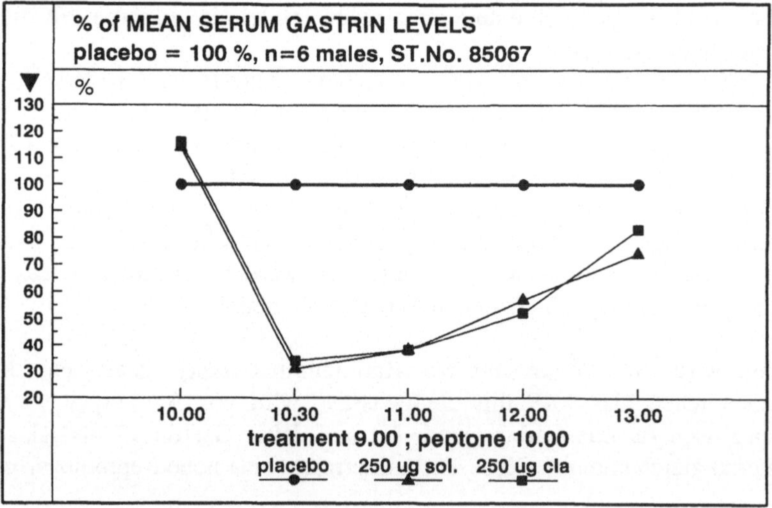

Abb. 1. % of mean serum gastrin levels

Auf dieser Graphik ist die Beeinflussung der Gastrinfreisetzung zu sehen: Beide Formulierungen von Nocloprost reduzierten die peptonstimulierte Gastrin-Freisetzung um maximal 70%.

Zur Auswertung: Der Mittelwert aller Meßzeitpunkte der Placebo-Behandlung wurde für jeden Probanden gleich 100% gesetzt. Die Einzelwerte der Behandlungen wurden dann entsprechend prozentual umgerechnet.

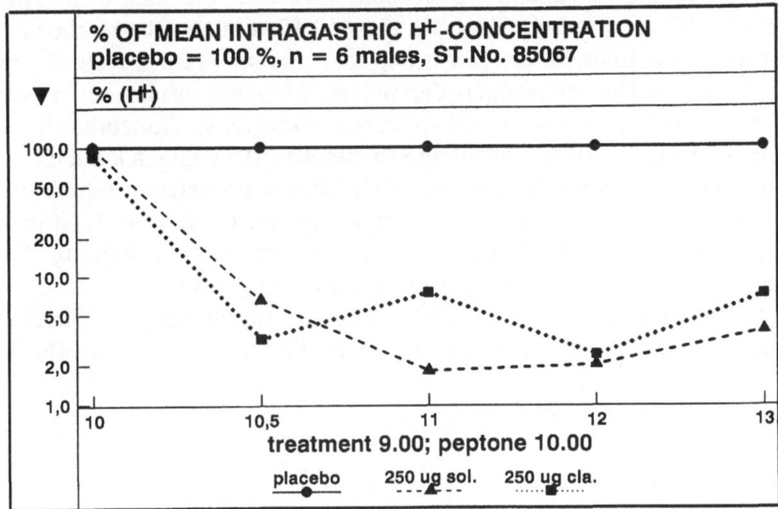

Abb. 2. % of mean intragastric H+ — concentration

Auf dieser Graphik ist zu erkennen, welchen Effekt diese Gastrinhemmung auf die Magensäure-Sekretion hatte. Die intragastrale Säurekonzentration wurde um mehr als 90% reduziert.

Wirkstoffe und ihre Beeinflussung der Gastrin-Freisetzung

Antisekretorische Magensäure-Sekretion und Gastrin-Freisetzung

Autoren	Wirkstoff	Magensäure	Gastrin
Peterson (1986) et. al.	Antacida	⇓	⇑
Lazzaroni (1985) et. al.	Anticholinergica	⇓	⇔
Richardson (1975) et. al	H_2-Rezeptor-Antagonisten	⇓	⇑
Sharma (1984) et al	Benzimidazole	⇓	⇑

Die Bestimmung des nahrungsstimulierten Gastrins zeigt, daß Substanzen, die nachgewiesene antisekretorische Wirkungen besitzen, unterschiedliche Effekte auf die Gastrin-Sekretion ausüben.

Antacida, H_2-Rezeptor-Antagonisten wie Cimetidin, Ranitidin und Famotidin und Bezimidazole wie Omeprazol wirken antisekretorisch.

Diese Substanzen bewirken eine mäßige Steigerung der nahrungsstimulierten Gastrin-Freisetzung. Betrachtet man den feedback Mechanismus zwischen Gastrin und Magensäuresekretion, ist dieser Effekt nicht überraschend: diese Wirkstoffe rufen indirekt einen Anstieg der Serum Gastrin-Konzentrationen hervor. Wenn in Untersuchungen der pH im Magen konstant bei 5 oder 5.5 gehalten wurde, steigerte der H_2-Rezeptor-Antagonist Cimetidin die postprandiale Gastrin-Freisetzung nicht wie Richardson 1985 zeigen konnte.

Untersuchungen zur nahrungsstimulierten Gastrin-Freisetzung führten bei den Anticholinergica wie Pirenzepin zu divergierenden Ergebnissen, Gastrin wurde gesenkt, blieb unbeeinflußt oder stieg an. Eine mögliche Erklärung: bei den Prüfungen wurden verschiedene Applikationsformen gewählt.

Die Frage ist jedoch, ob auch eine direkte Aktion auf die Gastrin-Zelle vorliegt. Es scheint, daß die meisten antisekretorischen Wirkstoffe keinen direkten Einfluß besitzen.

Prostaglandin-Derivate

Prostaglandine: Magensäure-Sekretion und Gastrin-Freisetzung

Autoren	Prostaglandin-Derivat	Magensäure	Gastrin
Konturek (1978)] Peterson (1979)	Arbaprostil (E_2)	⇓	⇓
Davis (1982)] Mahachai (1985)	Enprostil (E_2)	⇓	⇓
Mahler (1989)]	Nocloprost (E_2)	⇓	⇓
McGuigan (1986)] Mahler (1989)]	Misoprostol (E_1)	⇓	⇔ ⇑
Schulte (1987)]	Rioprostil (E_1)	⇓	⇔

Prostaglandine sind eine Substanzklasse, die antisekretorische und cytoprotektive Wirkungen besitzt.

Hier konnte die Methode — Untersuchung der postprandialen Gastrin-Freisetzung — interessante Unterschiede zwischen den einzelnen Prostaglandin-Derivaten aufzeigen.

Prostaglandin E_2-Derivate wie Enprostil und Arbaprostil reduzieren die Säure-Sekretion und hemmen gleichzeitig die Gastrin-Freisetzung. Ein Teil der säurehemmenden Wirkung dieser Substanzen wird über Gastrin vermittelt. Eine direkte Wirkung auf die Gastrin-Zellen scheint vorzuliegen.

Der hemmende Einfluß auf die Gastrin-Freisetzung wird jedoch nicht bei allen Prostaglandin-Derivaten gefunden. Prostaglandin E_1-Derivate wie Rioprostil und Misoprostol beeinflussen die Gastrin-Sekretion nicht. In eigenen Untersuchungen führte Misoprostol zu einem leichten postprandialen Gastrinanstieg.

Vergleich Nocloprost - Misoprostol

Wir untersuchten den Effekt einer Mehrfachgabe von Nocloprost in zwei Dosierungen (3 x 50 und 3 x 250 µg) im Vergleich zu Placebo und Misoprostol (3 x 200 µg).

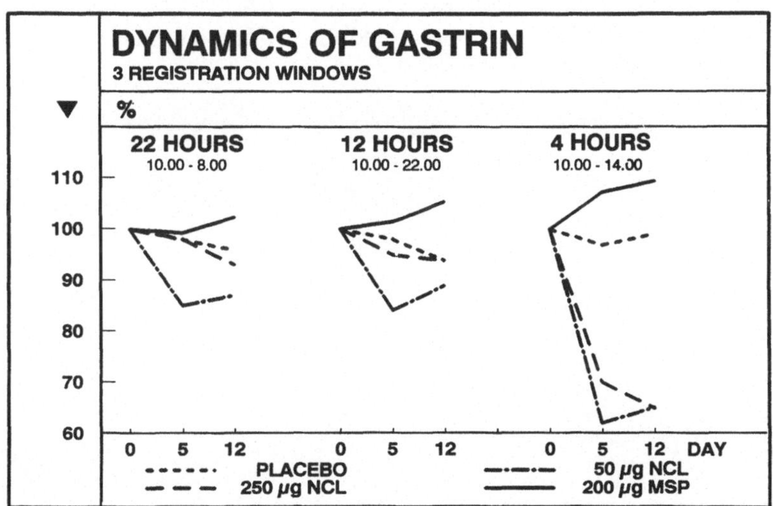

Abb. 3. Dynamics of gastrin

Im 4-Stunden-Fenster wurde Gastrin allein durch Pepton, im 12-Stunden und 22-Stunden- Fenster zusätzlich durch Nahrung stimuliert.

Beide Substanzen reduzierten die intragastrale H^+-Ionen Konzentration, jedoch Nocloprost führte zu einer Hemmung der peptonstimulierten Gastrin-Freisetzung führte. Misoprostol verursachte aber einen leichten Anstieg.

Schlußfolgerung

Die Bestimmung des Gastrins ist eine Methode, die für Phase I Prüfungen von gastrointestinal wirksamen Substanzen geeignet ist.

Sie ist gut reproduzierbar, nicht aufwendig und nicht belastend für Probanden. Es empfielt sich, eine simultane Untersuchung der nahrungsstimulierten MagensäureSekretion und Gastrin-Freisetzung durchzuführen, um die Beziehung "Gastrin-Säure" zu klären.

Gastrin stellt einen Marker da, der das antisekretorische Wirkprofil eines möglichen Ulcustherapeutikums charakterisiert.

Die Mechanismen, die in die antisekretorische Wirkung einer Substanz involviert sind, sind wahrscheinlich multifaktoriell. Durch eine Magensekretionsanalyse allein gewinnt man nur einen partiellen Einblick in die Sekretionsprozesse. Durch eine zusätzliche Bestimmung des Gastrins wird das Spektrum erweitert. Das Wirkprofil einer Substanz läßt sich klarer abgrenzen, ob ein Wirkstoff zum Beispiel mit Rezeptoren an der Parietalzelle oder an der Gastrin-Zelle agiert und ob eine unterschiedliche Affinität besteht.

Simultane Bestimmung von Säure und Puffer im Magensaft

A. Fuhrmeister und W. Seifert
Humanpharmakologie, Forschungslaboratorien, Schering AG, Berlin

Vorgestellt wird die Entwicklung einer einfachen Methode zur gleichzeitigen Bestimmung von Pufferkapazität und Säuregehalt im menschlichen Magensaft. In einer humanpharmakologischen Studie wird die Anwendung der Methode bei der pharmakologischen Profilierung eines PGI_2-Derivates im Vergleich mit Cimetidin, Carbenoxolon und der pentagastrinstimulierten Magenschleimhaut als Kontrollbehandlung demonstriert.

Gleichgewichtstheorie der Mukosaprotektion

Die intakte Magenschleimhaut ist mit wirksamen Schutzmechanismen gegen verschiedene zytotoxische Substanzen ausgestattet. Während Magensäure, aktive proteolytische Enzyme und ulcerogene Arzneimittel potentielle Schadstoffe darstellen, bilden der Magenschleim, die Bicarbonatsekretion der Mukosa und die epitheliale Zellerneuerungsrate eine schützende Barriere. Diese Barriere kann darüber hinaus durch bisher unbekannte Mechanismen der Zytoprotektion von Prostaglandinen verstärkt werden. Postuliert wurde ein Gleichgewicht zwischen den aggressiven und defensiven Komponenten an der Magenschleimhaut. Diese Theorie läßt für die Heilung von Magengeschwürserkrankungen zwei separate Mechanismen möglich erscheinen: eine Verringerung des aggresiven Potentials wie es beispielsweise durch den H_2-Rezeptorenblocker Cimetidin bewirkt wird und/oder eine Steigerung der Defensivkapazität wie sie durch den Glycyrrhetinsäure-Abkömmling Carbenoxolon repräsentiert wird. Eine Vertiefung der Kenntnisse dieser antagonistischen Komponenten ist notwendig für die Bewertung klassischer und innovativer Arzneimittel, die zur Behandlung von gastrointestinalen Erkrankungen eingesetzt werden (Abb. 1).

Cytoprotection

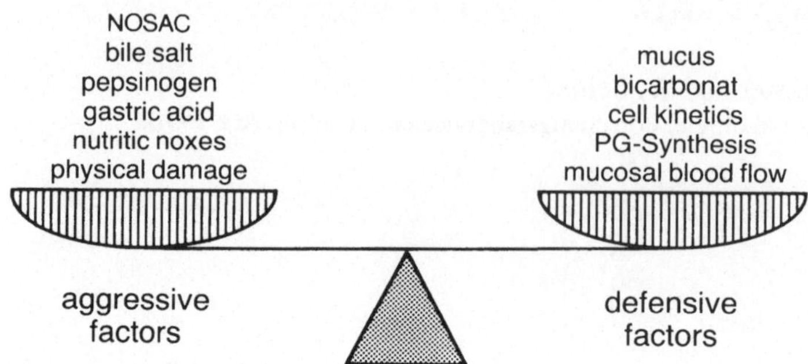

Abb. 1. The imbalance theory in the pathophysiology of gastroduodenal mucosal disease

Bicarbonatsekretion als mukosaler Schutzfaktor

Die Annahme, daß die aktive Bicarbonatsekretion beim Schutz der Magenschleimhaut eine wichtige Rolle spielt, hat eine Reihe von Untersuchungen zur Physiologie des Sekretionsprozesses an der Magenschleimhaut veranlaßt. Im Ergebnis wird von verschiedenen Autoren der gastralen Sekretion von Bicarbonationen eine entscheidende Rolle bei der Magenschleimhautprotektion zugeschrieben. Nach FLEMSTRÖM wird der Schutz der Magenschleimhaut durch Neutralisation von Wasserstoff- und Bicarbonationen bewirkt. Beide diffundieren einem Konzentrationsgradienten folgend in der Mukusschicht aufeinander zu (durchgezogene Linien in Abb. 2). Durch das Übergewicht der Säure im Magensekret wird das meiste Bicarbonat im Magenlumen zu Kohlendioxid umgesetzt. Nennenswerte Bicarbonatkonzentrationen sollten nur in neutralem oder in schwach saurem Magensaft nachweisbar sein (Abb. 2).

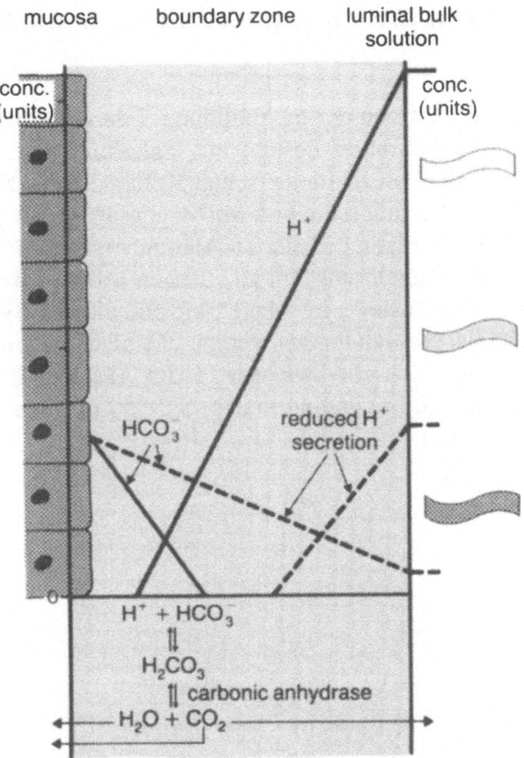

Abb. 2. Proposed mechanism of HCO$_3^-$ exerting a protective effect in the mucosal layer

Untersuchungen am Menschen haben die Existenz von inneren und äußeren Kontrollmechanismen der Bicarbonatsekretion bestätigt. Ebenso gibt es indirekte Hinweise auf einen hemmenden Einfluß des Sympathikus. Prostaglandine zeigten einen stimulierenden Effekt auf die Bicarbonatsekretion, ohne daß ihre physiologische Rolle geklärt ist.

Eine Literaturauswahl klinisch-pharmakologischer Methoden zur Bestimmung von Puffer- und Säurekapazität im Magensaft zeigt, daß mit Ausnahme der Arbeit von FELDMAN, deren Methode auf der Bestimmung von Osmolalität und Wasserstoffionensekretion beruht, alle aufgeführten Methoden jeweils nur eine Komponente betrachten: Die Säuresekretion oder die Pufferkapazität. Die Arbeit von SJÖVALL bedient sich der Methode von FORSELL (vgl. Abschnitt **Literatur** am Ende dieses Beitrags).

Aufbewahrung von Bicarbonat und CO_2 im alkalischen Milieu

Unsere Meßmethode geht von der in Abbildung 3 dargestellten Überlegung aus. Die Magenschleimhautsekretion besteht aus Salzsäure und Natriumhydrogencarbonat, aus denen sich bei Säureüberschuß Kohlendioxid, Natriumchlorid und Wasser bilden. Diese Bestandteile sind im Magensaft gelöst und werden durch einen Magenschlauch in einen definierten Alkaliüberschuß überführt. Hier ist es eine 1-normale Natronlaugelösung. Im alkalischen Milieu wird die gesamte freie Magensäure "überneutralisiert". Im Magensaft enthaltenes Bicarbonat wie auch ein Teil des flüchtigen Kohlendioxids werden chemisch gebunden. Der pH-Wert der Lösung liegt schließlich oberhalb von 11. Im Anschluß an dieses Verfahren werden die Proben mit zehntelnormaler Salzsäure unter Benutzung einer Standardelektrode rücktitriert.

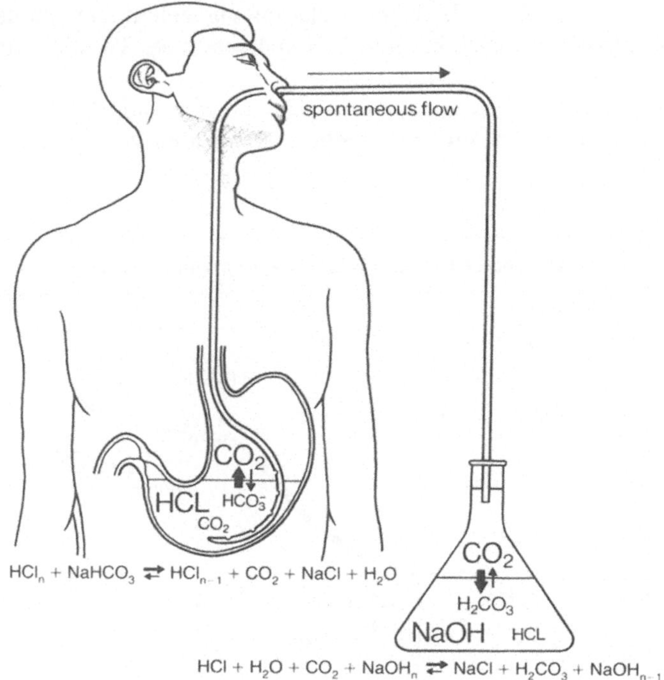

Abb. 3. Preservation of HCO_3^- and CO_2 in alkali excess (pH > 11)

Rücktitration von Salzsäure und Bicarbonat bei Alkali-Überschuß

Bei dieser Rücktitration werden anhand des Verbrauchs an Titragens bis zu den Äquivalenzpunkten der Titrationskurve — in Abbildung 4 am Beispiel der Kohlensäure demonstriert — die folgenden Punkte berechnet:

1. Die *Pufferkapazität* durch den Verbrauch an Titragens zwischen den beiden Wendepunkten der Titrationskurve.

2. Die *freie Acidität* als Gesamt-Natronlaugegehalt der Probe minus dem Natronlaugeverbrauch bis zum 2. Wendepunkt der Titrationskurve,

3. und daraus zusammengenommen: Die *Gesamtacidität* als Betrag aller von der Magenschleimhaut sezernierten sauren Valenzen.

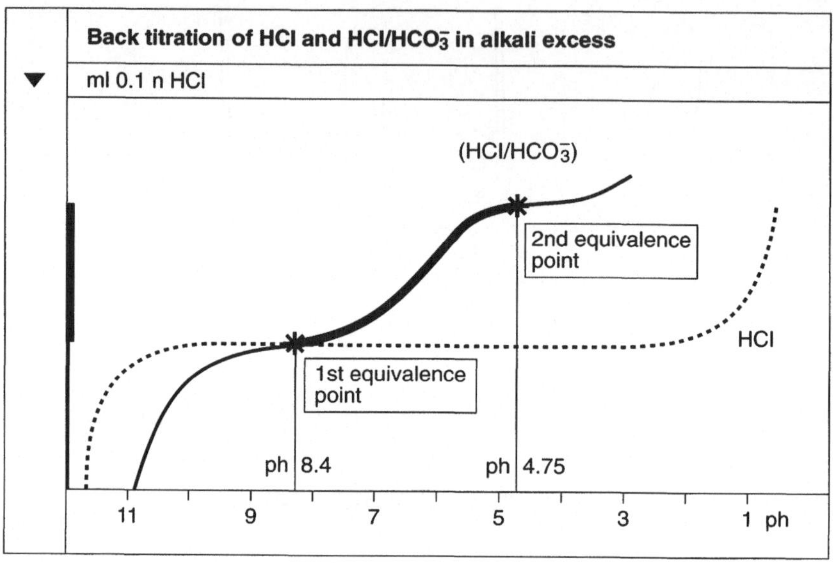

Abb. 4. Back titration of HCl and HCl/HCO$_3^-$ in alkali excess

Rücktitration von Magensaft bei Alkali-Überschuß

Dasselbe Prinzip wurde auf die potentiometrische Titration von Magensaft übertragen. Nahezu alle Titrationskurven des Magensekrets zeigten zwei Wendepunkte. Diese lagen zumeist im Bereich der Äquivalenzpunkte der Kohlensäure. Trotz kleinerer Abweichungen — möglicherweise hervorgerufen durch organische Bestandteile im Magen(inhalt) — zeigten die Magensaft-titrationskurven dasselbe charakteristische Profil wie die Titration von Kohlensäure. Die einzelnen Komponenten jeder Fraktion wurden nach den in Abbildung 5 dargestellten Gleichungen anhand leicht bestimmbarer Parameter auf einfache Weise berechnet.

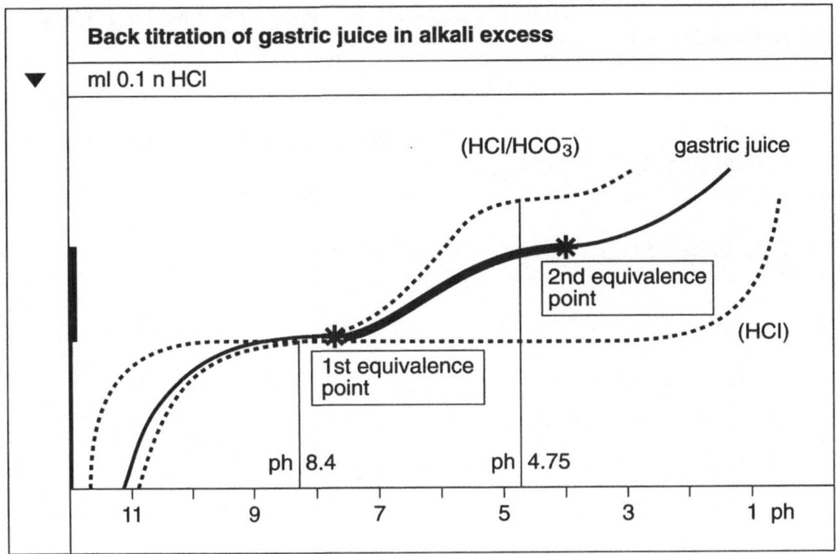

Abb 5. Back titration of gastric juice in alkali excess

Berechnung von Pufferkapazität und freier Azidität aus der Titrationskurve

Die Pufferkapazität pro Fraktion gemessen in mmol ergibt sich demnach aus der Differenz an verbrauchtem Titragens zwischen 1. und 2. Äquivalenzpunkt der Rücktitrationskurve des Magensafts multipliziert mit der Normalität der zur Rücktitration eingesetzten Salzsäure und dem Gesamtvolumen von Magensaft und zugefügter Natronlauge, geteilt durch das Probenvolumen.

Die freie Acidität der Fraktion gemessen in mmol ist gleich der Menge zugefügter Natronlauge minus dem Produkt aus Titragensverbrauch bis zum 2. Wendepunkt, der Normalität der eingesetzten Salzsäure, dem Gesamtvolumen und dem Probenvolumen (Abb. 6).

$$\text{Buffer capacity [mmol]} : \frac{(\text{ml HCl}_{2.\,\text{Equival.}} - \text{ml HCl}_{1.\,\text{Equival.}}) \times \text{normality}_{\text{HCl}} \times \text{ml}_{\text{total}}}{\text{ml}_{\text{sample}}}$$

$$\text{Free acidity [mmol]} : \text{NaOH}_{\text{mmol}} - \frac{\text{ml HCl}_{2.\,\text{Equival.}} \times \text{normality}_{\text{HCl}} \times \text{ml}_{\text{total}}}{\text{ml}_{\text{sample}}}$$

Abb. 6. Calculation of buffer capacity and free acidity from the titration curve

In vitro Validierung: Bicarbonat-/ Pufferkonzentration

Die Genauigkeit der Bestimmung der Pufferkonzentration wurde mit "überneutralisierten" Testlösungen in vitro untersucht. Die Validierung der Methode mit eingewogenen Bicarbonatmengen zwischen 0,1 und 1,6 mmol pro Fraktion zeigte eine Korrelation von 0,99 zwischen eingesetzter und wiedergefundener Pufferkapazität (Abb. 7).

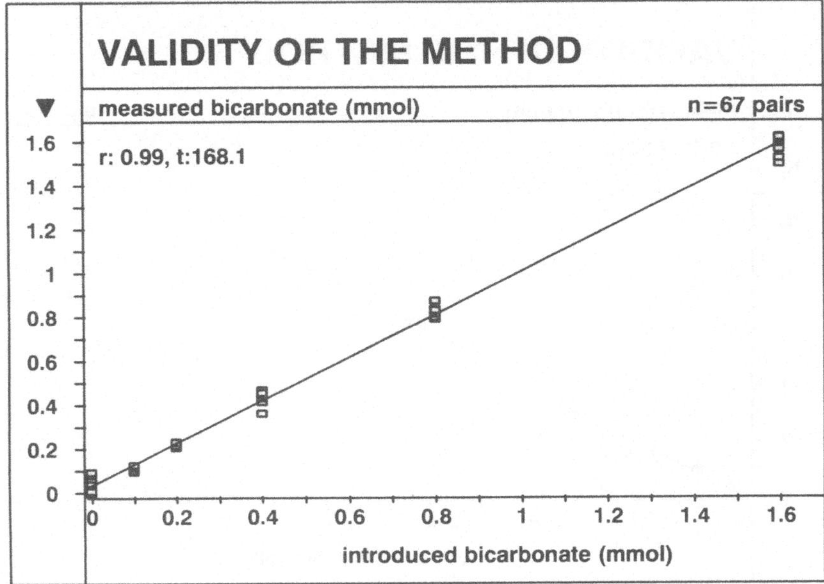

Abb. 7. Validity of the method

In vitro Validierung: Säurekonzentration

Die Korrelation zwischen eingewogener und wiedergefundener Salzsäuremenge im Bereich zwischen 1 und 12 mmol pro Fraktion lag ebenfalls bei 0,99. Der statistische Vergleich zwischen eingewogener und wiedergefundener Bicarbonat- bzw. Säuremenge wurde in beiden Fällen mittels linearer Regression durchgeführt (Abb. 8).

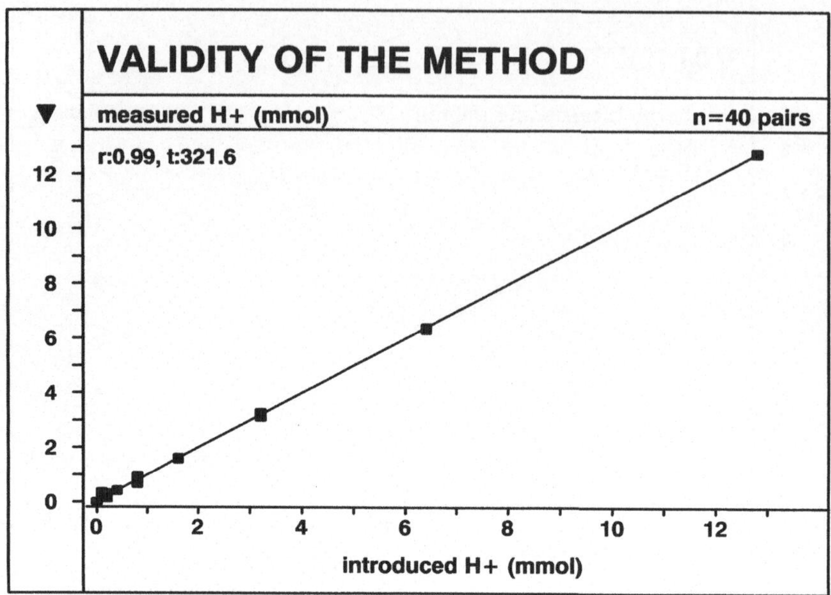

Abb. 8. Validity of the method

In vivo Validierung: Humanpharmakologische Untersuchung

In einer humanpharmakologischen Studie wurden Magensäure und Pufferkapazität unter Stimulationsbedingungen durch die vorgestellte Methode bestimmt. In einem cross-over Design wurden die Säure- und Puffer-Sekretionsprofile von Placebo, Cimetidin, Carbenoxolon und Nileprost in wöchentlichen Abständen untersucht. Als zusätzlicher Indikator für die Bicarbonatsekretion wurde die Natriummenge im Magensaft bestimmt (Abb. 9).

Abb. 9. Tests subjects/ Design and treatments/ Parameters

Test subjects
- 12 young male volunteers

Design and Treatments
- cross-over, randomized, single blind
- treatment interval: 1 week

A Pentagastrin 0.15 µg/kg/h i.v./Placebo oral
B Cimetidine 1 mg/kg/h i.v. + A/Placebo oral
C Carbenoxolone 300 mg p.o. + A
D Nileprost 250 µg p.o. + A

Parameters
- Volume of gastric juice
- Buffer capacity
- Free acidity
- Sodium secretion
- Concentration of Buffer, Acid, Sodium

In vivo Validierung: Ablaufdiagramm

In Abbildung 10 ist der Ablauf dieser Prüfung dargestellt. Nach oraler Verabreichung der Wirksubstanzen oder von oralem Placebo drehten sich die Probanden (im Liegen) 30 Minuten lang alle 5 Minuten auf eine andere Seite um die Wirksubstanzen möglichst mit der ganzen Magenoberfläche in Kontakt zu bringen. Nach 45 Minuten wurde der gesamte Mageninhalt abgezogen und eine Pentagastrin-Infusion oder eine Pentagastrin-/Cimetidin-Infusion über die folgenden 60 Minuten verabreicht. Während dieses Zeitraums wurde der Magensaft durch freien Abfluß, bei Bedarf durch leichtes Ansaugen, unter Abschluß der Außenluft in alkalischem Milieu aufgefangen.

Die folgenden Abbildungen zeigen die unterschiedliche Wirkung der Testsubstanzen auf die Magensäure und Puffersekretion (Abb. 11-14).

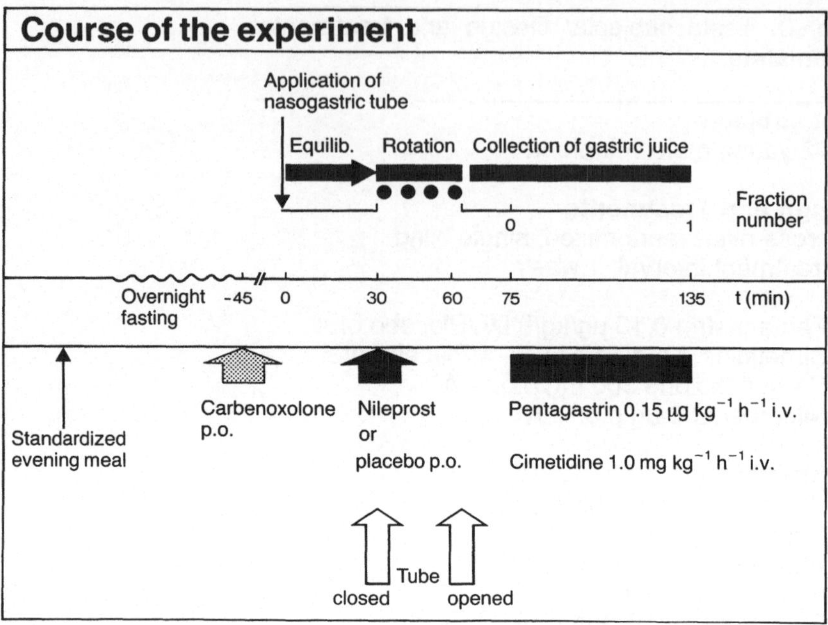

Abb. 10. Course of the experiment

In vivo Validierung: Magensaftvolumen

Bei der Bestimmung des Magensaftvolumens wurden nach Gabe von Nileprost und Carbenoxolon keine nennenswerten Unterschiede zur Kontrollbehandlung mit Pentagastrin gesehen. Eine deutliche Verringerung des Magensaftvolumens zeigte sich nach Cimetidin (Abb. 11).

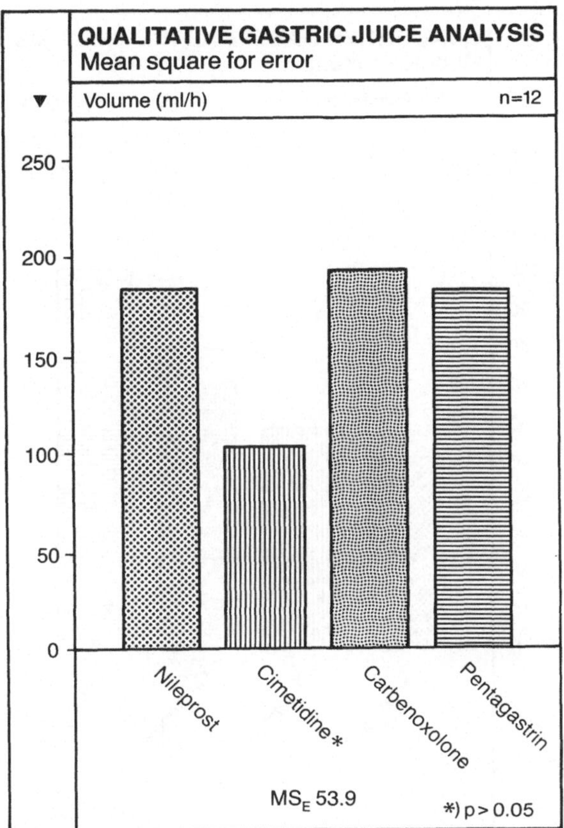

Abb. 11. Qualitative gastric juice analysis/ Mean square for error (volume)

In vivo Validierung: Säurekonzentration

Abbildung 12 zeigt die Ergebnisse der Bestimmung der Säurekonzentration. Die Acidität des Magensaftes wurde durch das Prostaglandin Nileprost und den H_2-Rezeptorantagonisten Cimetidin gegenüber der Kontrollbehandlung auf etwa die Hälfte reduziert. Der Glycyrrhetinsäure-Abkömmling Carbenoxolon dagegen verringerte die Acidität nur geringfügig.

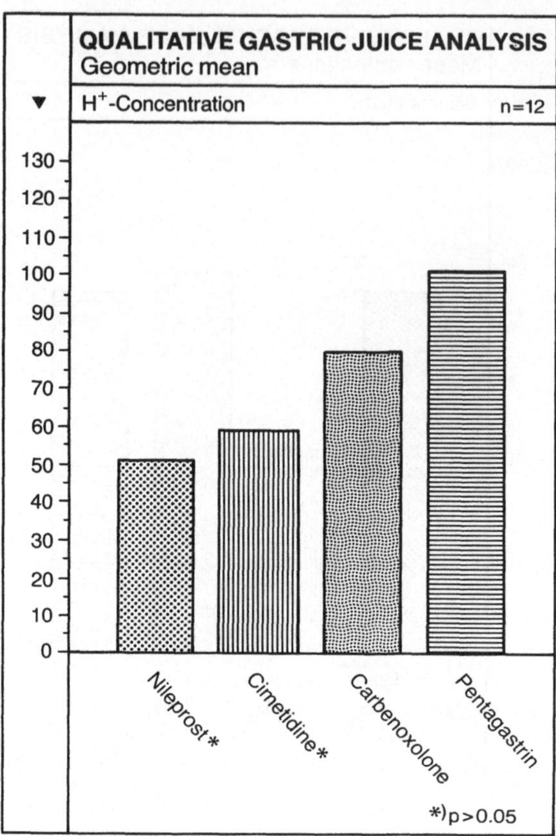

Abb. 12. Qualitative gastric juice analysis/ Geometric mean (H^+ concentration)

In vivo Validierung: Puffersekretion

Anders das Bild bei der Puffersekretion: Während nach der Cimetidin-
behandlung auch die sezernierte Puffermenge zurückging, hatte nach Gabe von
Nileprost die sezernierte Puffermenge gegenüber der Kontrollbehandlung sogar
geringfügig zugenommen. Nach Carbenoxolon wurde eine leichte Abnahme der
sezernierten Puffermenge beobachtet (Abb. 13).

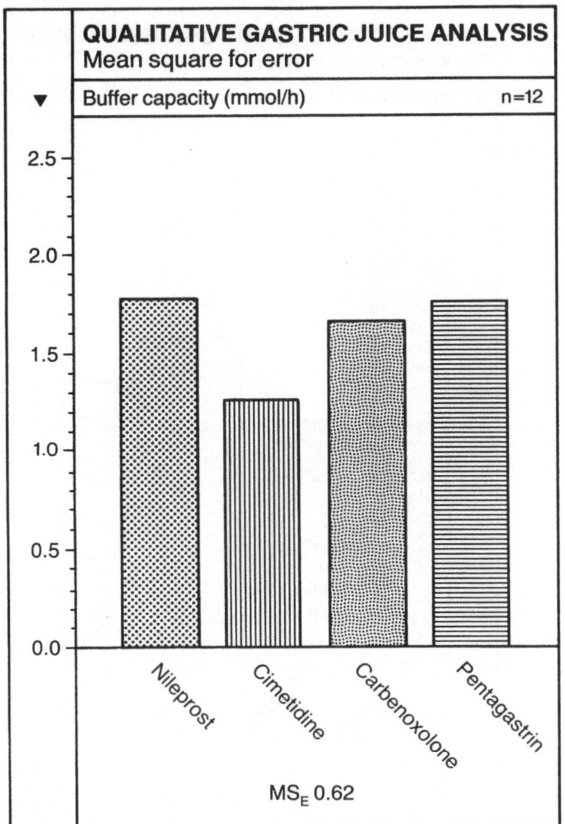

Abb. 13. Qualitative gastric juice analysis/ Mean square for error (buffer capacity)

In vivo Validierung: Natriumsekretion

Deutlich vermehrt war nach Nileprostgabe auch die Sekretion von Natrium in das Magenlumen. Die begleitende Natriumsekretion gilt als Index für die nicht-parietale Magenschleimhautsekretion. Nach Cimetidin und Carbenoxolon ebenso wie nach der Kontrollbehandlung mit Pentagastrin war die Natriumsekretion weniger stark beeinflußt (Abb. 14).

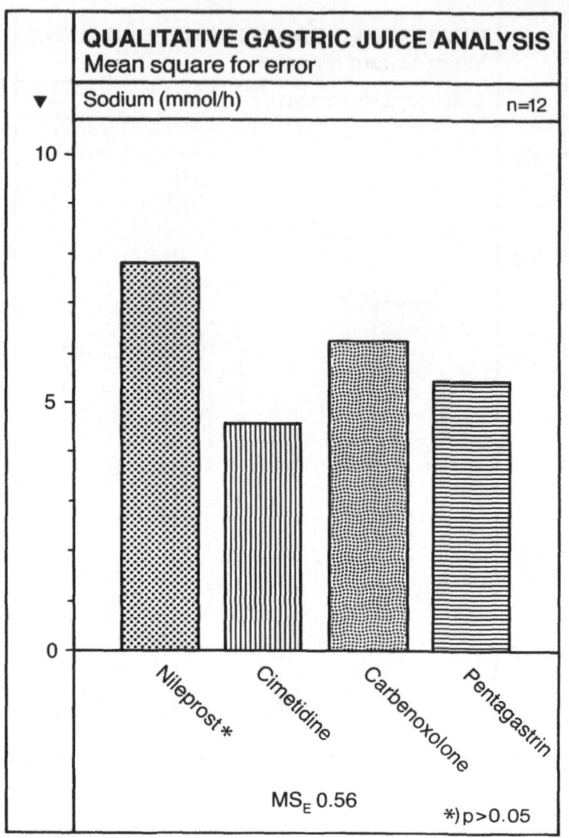

Abb. 14. Qualitative gastric juice analysis/ Mean square for error (sodium)

In vivo Validierung: Säure-/ Puffer-Sekretionsprofil

Abbildung 15 zeigt noch einmal zusammengefaßt die unterschiedlichen Wirkungen der Testsubstanzen auf das Magensäure-/Puffer- Sekretionsprofil. Die Abbildung demonstriert die prinzipiellen Unterschiede in der Wirkungsweise der drei Prüfsubstanzen. Jeder Ausdruck stellt den Mittelwert der entsprechenden Behandlungsgruppe dar. Wie in Abbildung 15 dargestellt, verminderte der PGI_2-Abkömmling Nileprost bei starker Reduktion der Säurekonzentration den Nettoausstoß der pufferproduzierenden Teile der Magenschleimhaut nicht. Im Gegensatz dazu verringerte Cimetidin die Sekretionsleistung beider Anteile der Magenschleimhaut. Da die Menge an verfügbarer Pufferkapazität im

Grenzbereich von Magenschleimhaut und der aufliegenden Mukusschicht entscheidend für die Abwehrleistung der Mukosabarriere ist, wird eine relative Zunahme der protektiven Komponente Pufferkapazität als vorteilhaft angesehen. Carbenoxolon ließ beide Komponenten vergleichsweise unbeeinflußt.

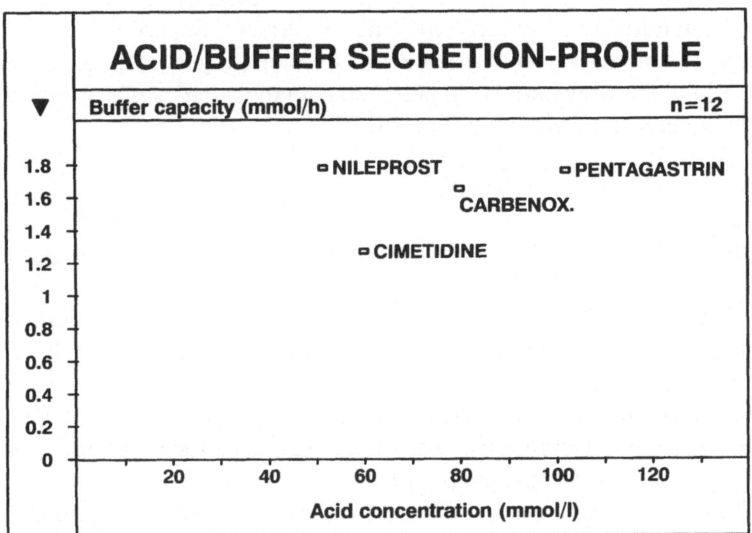

Abb. 15. Acid/Buffer secretion-profile

Zusammenfassung und Schlußfolgerung

Eine neue praktikable Methode zur gleichzeitigen Bestimmung von Puffer- und Säureparametern im Magen in einem Untersuchungsgang wurde entwickelt und in vitro und in vivo validiert. Der Verlauf der Titrationskurven und die Lage der Äquivalenzpunkte deutet auf einen vorherrschenden Anteil des Bicarbonats in der gefundenen Puffermenge hin.

Die Bestimmung von Säuregehalt und Pufferkapazität im Magensaft ist mit einem vergleichsweise geringen instrumentellen Aufwand durchführbar. Die Belastung der Testpersonen dürfte nicht über das hinausgehen, was aus normalen Routinefunktionstests bekannt ist. Endoskopische oder radiologische Hilfsmittel sind nicht notwendig.

Die Methode zeigte die Unterschiede in der Wirkungsweise des synthetischen PGI_2-Abkömmlings Nileprost im Vergleich mit Cimetidin, Carbenoxolon und Pentagastrin. Das pharmakologische Profil offenbart, daß die Abnahme an titrierbarer Säure nach Gabe von Nileprost verglichen mit dem H_2-Rezeptorantagonisten Cimetidin nicht allein durch direkte Hemmung der säureproduzierenden Zellen bewirkt wird. Der relative Anstieg der Pufferkapazität — bei gleichzeitiger Abnahme der Magensäuresekretion — zeigt einen stimulatorischen Effekt auf die gastralen Superfizialzellen. Diese besondere Eigenschaft von Prostaglandin-Abkömmlingen mag dazu beitragen die Integrität der Magenmukosa aufrechtzuerhalten und stellt wahrscheinlich eine Komponente der Zytoprotektion dar.

Literatur

1. Andre C, Bruhiere J, Vague M, Lambert R (1973). Bicarbonate secretion in human stomach. Acta Hepato-Gastroenterologica *20*, 62-69
2. Crampton JR, Gibbons LC, Rees WDW (1987). Effect of luminal pH on output of bicarbonate and PGE_2 by normal human stomach. Gut *28*, 1291-1295
3. Elder JB, Hearn AR (1980). Intragastric pCO_2 in man and calculated gastric bicarbonate concentrations: effect of cabenoxolone sodium. Scand J Gastroenterology *15* (Suppl 65), 19-25
4. Feldman M (1985). Gastric H^+ and HCO_3^- secretion in response to sham feeding in humans. Am J Physiology *248*, G188-G191
5. Forsell H, Preshaw R, Olbe L (1984). Gastric secretion of bicarbonate in man determined with a perfusion technique; *in* Mechanisms of Mucosal Protection in the Upper Gastrointestinal Tract, A Allen (ed.). Raven Press, New York, pp. 125-127
6. Konturek SJ, Kwielien N, Obtulowicz W, Thor P (1987). Vagal cholinergic control of gastric alkaline secretion in normal subjects and duodenal ulcer patients. Gut *28*, 739 - 744
7. Makhlouf GM, McManus JPA, Card WJ (1966). A quantitative statement of the two component hypothesis of gastric secretion. Gastroenterology *51*, 149-171
8. Okosdinossian E, EL Munshid HA (1977). Composition of alkaline component of human gastric juice: effect of swallowed saliva and duodeno-gastric reflux. Scand J Gastroenterology *12*, 945-950
9. Sjövall H, Forsell H, Olbe L (1989). Simultaneous measurement of gastric acid and bicarbonate secretion in man. Scand J Gastroenterology *24*, 1163-1171

Endokrinologie

Euglycaemic Clamping

G. Schmidtke-Schrezenmeier
LAB Gesellschaft für pharmakologische Untersuchungen mbH & Co, Neu-Ulm

Zusammenfassung

Der euglykämische Clamp-Test ist in ein Versuchsmodell zur Quantifizierung der insulinabhängigen Glukoseutilisation in vivo. Anwendung des Modells in der Humanpharmakologie:
- Untersuchung der Beeinflussung der Insulinresistenz (qualitative und quantitative Aussage) bereits in einer sehr frühen Medikamentenentwicklungsphase.

Weiterhin ist das Modell geeignet zur Aufklärung und diagnostischen Abklärung unerwünschter Wirkungen von Substanzen auf den Glukosestoffwechsel (an Patienten und gesunden Freiwilligen).

Einführung

Die Konstanthaltung der Blutglukose im menschlichen Körper stellt einen höchst komplizierten Regelmechanismus dar.

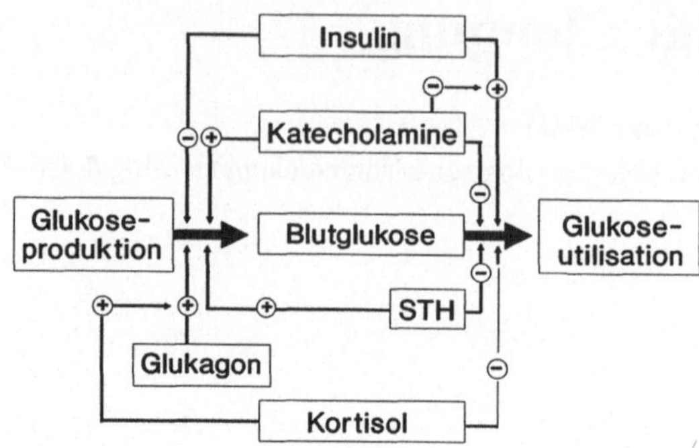

Abb. 1. Euglyc. Clamping

Der hier gezeigte Regelkreis stellt die physiologischen Vorgänge stark vereinfacht dar.

Insulin ist das einzige Hormon, welches in der Lage ist, den Blutglukosespiegel zu senken, indem es die Glukoseproduktion hemmt und die Glukoseaufnahme in den einzelnen Zellen stimuliert.

Tritt nun eine Störung in der Regulation des Glukosestoffwechsels im Rahmen der Insulinwirkung auf, so kann dies verschiedene Ursachen haben

A. Es besteht ein Mangel an Insulin

B. (Beim Gesunden) ausreichend vorhandenes Insulin wirkt nur ungenügend (Insulinresistenz).

Die Insulinresistenz ist der Aspekt der Glukosestoffwechselstörung, der mit dem euglykämischen Clamp-Test erfaßt und beschrieben werden kann.

Was ist ein euglykämischer Clamp -Test ?

Übersetzt heißt es, das Einklammern ("Festschrauben") der Blutglukose auf einen normalen Wert, hier definitionsgemäß auf den Wert des Nüchtern-blutzuckers.

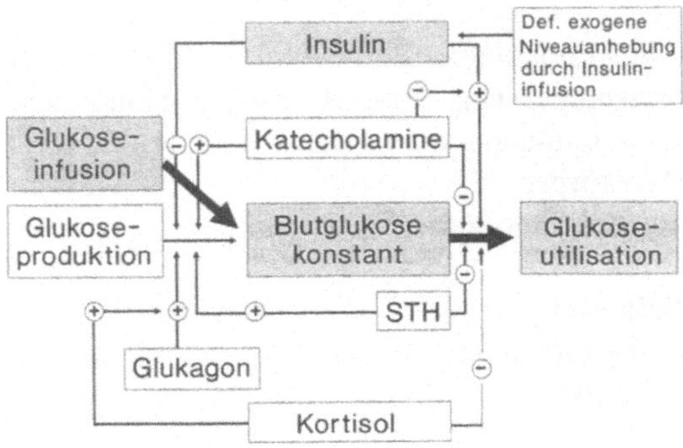

Abb. 2.

Die vorliegende Graphik zeigt, wie der Clamp-Test in den physiologischen Regelmechanismus eingreift.

Als Störgröße fungiert hier eine Insulininfusion. Physiologischerweise würde als Reaktion auf diese Infusion ein Abfall der Blutglukose erfolgen. Durch diesen Abfall würde eine Aktivierung der insulinantagonistischen Hormone erfolgen, um den Blutzuckerspiegel wieder auf das Normalniveau anzuheben. Dieses "Anspringen" der insulinantagonistischen Hormone wird durch die Infusion von Glukose (als Stellgröße) verhindert. Durch diesen Kunstgriff ist es so möglich, die Insulinwirkung unbeeinflußt von den insulinantagonistischen Hormonen zu untersuchen.

Als Meßgröße dient die Glukoseutilisation, auf die durch die infundierte Glukosemenge rückgeschlossen wird.

Der Test wurde von Andres und Kollegen entwickelt und von deFronzo und Kollegen standardisiert und validiert.

Aus der insulinabhängigen Glukoseutilisation lassen sich Rückschlüsse auf die Insulinresistenz ziehen.

Die Ursachen einer Insulinresistenz können vielfältig sein.

Folgende Ursachen können für eine Insulinresistenz verantwortlich sein:

I.   Abnormales Sekretionsprodukt der B-Zelle:
A.   Abnormales Sekretionsprodukt der B-Zelle (z.B. Substitution einer Aminosäure)
B.   Inkomplette Umwandlung von Proinsulin zu Insulin

II. Zirkulierende Insulin Antagonisten
A. Erhöhte Plasmaspiegel von antagonistischen Hormonen, z.B Wachstums-
    hormon, Cortisol, Glukagon oder Katecholamine
B. Anti-Insulin Antikörper
C. Anti-Insulin Rezeptorantikörper

III. Defekte im Zielgewebe
A. Insulin Rezeptor Defekte
B. Post Rezeptor Defekte

Vor allem die Defekte im Zielgewebe können durch die Clamp-Technik
lokalisiert werden.

   Insulin Rezeptor Störungen und auch Post-Rezeptor Störungen werden als
Ursache vor allem beim Diabetes Typ IIB diskutiert.

Wie funktioniert der euglykämische Clamp-Versuch
und welche Daten erhält man

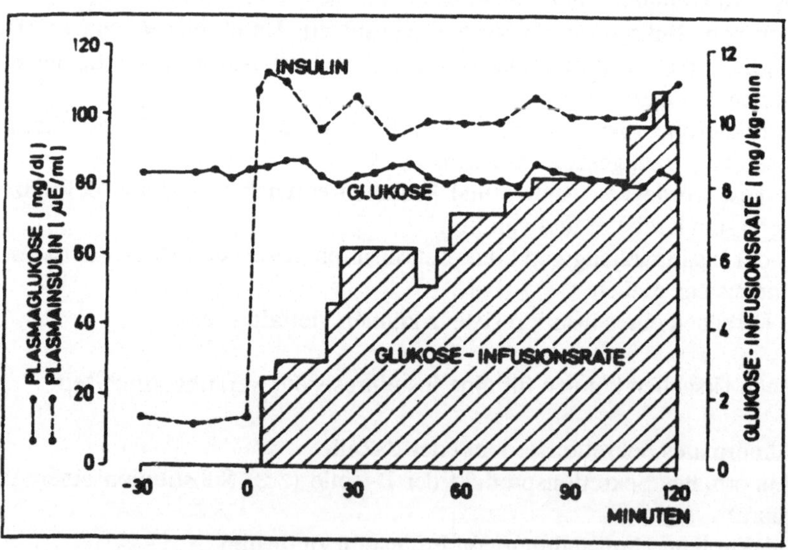

Abb. 3. Glucose-Infusionsrate [mg/kg-mm]

Anhand dieser Darstellung der gemessenen Parameter einer Clamp-Untersuchung an einem gesunden Freiwilligen (aus: Bratusch-Marrain, euglykämische Insulin- und hyperglykämische Clamp-Technik, Infusionstherapie 11: 4 - 10 (1/1984)) läßt sich das praktische Vorgehen bei einem euglykämischen Clamp-Versuch sehr anschaulich beschreiben.

Insulininfusion

Die Insulininfusion richtet sich nach der gewünschten Höhe der Hyperinsulinämie.

Zunächst wird der Extrazellulärraum mittels eines Initialbolus aufgefüllt. Danach erfolgt die Insulingabe mit einer konstanten Infusionsrate.

Die Abnahme von venösen Blutproben zur Bestimmung des Plasmainsulinspiegels erfolgt im allgemeinen in 10-minütigen Abständen während der Testphase.

Bestimmung der Glukosekonzentration im arterialisierten Venenblut

Da der arterielle Glukosewert den relevanten Stimulus für die Insulinausschüttung darstellt, wird die Hand des Patienten in einer 70 Grad Celsius warmen Kammer plaziert. Man geht davon aus, daß sich bei dieser Temperatur die arterio-venösen Shunts öffnen. Es gibt validierte Untersuchungen die zeigen, daß bei normalem Blutzuckerspiegel die Werte aus arterialisiertem Venenblut mit den Blutzuckerspiegeln des arteriellen Blutes übereinstimmen. Aus einer Verweilkanüle im Handrücken werden die entsprechenden Blutproben in 5-minütigen Abständen entnommen.

Da aufgrund dieser Werte die Glukoseinfusion angepaßt wird, ist eine rasche und exakte Bestimmung notwendig. In vielen Publikationen werden hierzu Analyseautomaten empfohlen. In unserer Erfahrung haben sich diese als äußerst ungenau und störanfällig herausgestellt, weswegen in unseren Untersuchungen die Bestimmung der Glukose photometrisch durchgeführt wird.

Glukoseinfusion

Zur Aufrechterhaltung des Nüchternblutglukosewertes wird eine 10 oder 20 %ige Glukoseinfusionslösung verwendet.

Die durch den Untersucher einzustellende notwendige Glukoseinfusionsrate richtet sich nach der aktuellen Blutglukose, nach der vorhergehenden Änderung der Blutglukose unter Berücksichtigung der Änderung der Glukoseinfusionsrate und nach dem Zeitpunkt innerhalb des Versuchs, da es sich gezeigt hat, daß sich der Glukosebedarf nach bestimmten Zeitintervallen stark erhöht.

Einfachere Programme zur rechnerunterstützten Regelung der Glukoseinfusionsrate wurden diesen Anforderungen nicht gerecht, so daß die besten
Resultate durch einen Clamp-Erfahrenen erzielt wurden.

Inzwischen gibt es aber Publikationen über neuere, kompliz000ertere Programme,
welche sehr vielversprechende Resultate in der rechnerunterstützten Ermittlung
der Glukoseinfusionrate zeigen.

Es muß an dieser Stelle betont werden, daß es sich hierbei, um einen in der
Humanpharmakologie ungewohnten Zugang handelt:

Die Zielgröße unterliegt der direkten Beeinflussung durch den Untersucher, da
ja anhand der Glukoseinfusionsrate direkt auf die Glukoseutilisation rückgeschlossen wird.

Um die Reproduzierbarkeit und damit die Aussagefähigkeit des Tests zu
erhalten ist es daher unabdingbar, daß die Blutglukose nachweisbar innerhalb
eines sehr engen Bereiches (maximale Schwankungen von +/- 10 % ausgehend
vom Ausgangswert) gehalten wird, da die Erfahrung gezeigt hat, daß innerhalb
dieser engen Grenzen ein relevanter Einfluß der insulinantagonistischen
Hormone auf den Blutzuckerspiegel noch ausgeschlossen werden kann und die
Methode für diesen Schwankungsbereich validiert ist.

Aus der Beschreibung des Ablaufs des Versuchs wird deutlich, daß durch den
hohen personellen und apparativen Aufwand, sowie aufgrund der erheblichen
Belastung der Versuchsperson die Häufigkeit der Clamp-Versuche pro Person,
sowie die Anzahl der Versuchspersonen pro Studie beschränkt ist.

Im allgemeinen werden pro Versuchsperson 2 bis 3 Clamp-Versuche
durchgeführt. Die Studiengröße bewegt sich im allgemeinen zwischen 8 und 20
Versuchspersonen.

Da die Vorgänge, welche mit dem euglykämischen Clamp-Versuch erfaßt
werden im allgemeinen mindestens 14-Tage bis zur vollen Ausprägung und
Einstellung benötigen, ist es erforderlich, die Versuchspersonen mindestens 14
bis 28 Tage vor dem ersten Clamp-Versuch stoffwechselstabil einzustellen
(meist isokalorische Diät).

Um den Effekt, z.B. einer neuen Substanz erkennen zu können ist es
erforderlich, die Behandlung mit der Testsubstanz ebenfalls über einen Zeitraum
von mindestens 14 Tagen durchzuführen.

Auswertung

Folgende Werte erhält man direkt:
- Glucosespiegel im Vollblut in mmol/l (mg/dl) (Messung alle 5-Minuten über
  120 Minuten)
- Insulin im Plasma (uE/ml) (Bestimmung alle 10 Minuten über 120 Minuten)
- ml infundierte Glucoselösung pro Stunde je Zeitintervall

Die Menge der infundierten Glucoselösung pro Zeiteinheit wird umgerechnet auf die Glukoseinfusionsrate (mg/kgxmin).

Es muß betont werden, daß die Erfassung des Glukosespiegels und des Insulinspiegels in der Auswertung nur dazu dienen, die Korrektheit der Durchführung und somit die Validität der Ergebnisse zur dokumentieren.

Der aussagekräftige Meßwert dieser Versuchs ist die *Glukoseutilisationsrate M* (Glucose *m*etabolized).

Die Glukoseutilisationsrate ergibt sich aus
- der Glukoseinfusionsrate
- der Korrektur für Änderungen des extrazellulären Glukosepools
- der endogenen Glukoseproduktion

M wird in mg/kgxmin angegeben und üblicherweise für die einzelnen 20-minütigen Perioden der 120 Minuten Beobachtungszeit berechnet; der mittlere M- Wert wird für die Periode 20 - 120 Minuten angegeben.

Die Werte der Glukoseutilisationrate unterscheiden sich während der einzelnen Intervalle durchaus. Mir ist bisher keine Arbeit bekannt, in der über eine eventuelle prediktive Aussage dieser Verläufe publiziert wurde.

Für den mittleren Wert der Glukoseutilisationsrate sind Normbereiche für Gesunde bekannt, die natürlich von der Höhe der induzierten Hyperinsulinämie abhängen.

Eine mögliche Störgröße in der Berechnung der Glukoseutilisationsrate ist die endogene Glukoseproduktion.

Die infundierte Glukosemenge ist nur unter der Vorraussetzung einer komplett unterdrückten endogenen Glukoseproduktion gleich der Glukoseutilisationsrate. Beim Gesunden geht man davon aus, daß die endogene Glukoseproduktion durch die Versuchsanordnung unterdrückt ist. Dies muß aber bei pathologischen Bedingungen nicht unbedingt der Fall sein.

Unter Bedingungen, unter denen die endogene Glukoseproduktion nicht supprimiert ist, muß diese daher durch Analyse der Glukosekinetik mittels radioaktiv markierter Glukose miterfaßt werden.

Das Haupteinsatzgebiet dieser Methode war bisher die diabetologische Grundlagenforschung. Mit dieser Methode wurden wichtige physiologische und pathophysiologische Zusammenhänge aufgedeckt.

Als pharmakodynamisches Modell in der Arzneimittelentwicklung ist diese Methode insofern von Bedeutung, da es bisher nur wenige Arzneimittel gibt, welche die Insulinresistenz, als einen wichtigen pathogenetischen Faktor des nicht insulinpflichtigen Diabetes mellitus, relevant und nachweisbar beeinflussen.

Es besteht aber ein dringender Bedarf an solchen Medikamenten und es müssen Substanzen mit entsprechenden Wirkmechanismen entwickelt werden. Die Suche danach ist im Gange.

Mit dem euglykämischen Clamp Test steht ein Test für die Identifizierung und Quantifizierung der Wirksamkeit einer Substanz in vivo zur Verfügung.

Die Modellhaftigkeit des Tests besteht darin, daß aufgrund von exogen zugeführtem Insulin auf die Wirkung von endogen produziertem rückgeschlossen wird und daß der komplizierte natürliche Regelkreis durch exogene Regulation unterbrochen und somit zu Beobachtungszwecken vereinfacht wird.

Der Test ersetzt sicher keine klinischen Studien an großen Klientelen, aber er kann eine wesentliche Entscheidungshilfe in einer frühen Phase in der Entwicklung eines Medikaments geben, ob die Weiterentwicklung eines Präparates in eine bestimmte Richtung sinnvoll ist oder nicht.

Literatur

1. Bratusch-Marrain PR, Die euglykämische Insulin- und hyperglykämische Clamp-Technik.Infusionstherapie 11 4 - 10 (1/1984)
2. Bratusch-Marrain PR, Smith D, DeFronzo RA The Effect of Growth Hormone on Glucose Metabolism and Insulin Secretion in Man Journal of Clinical Endocrinology and Metabolism, Vol 55, No5 (1982)
3. Bratusch-Marrain PR, Insulin-Counteracting Hormones Their Impact on Glucose Metabolism Diabetologica 24, 74 - 79 (1983)
4. Bratusch-Marrain PR, Vierhapper H, Komjati M, Waldhäusl WK Acetyl-Salicylic acid impairs insulin-mediated glucose utilization and reduces insulin clearance in healthy non-insulin-dependant diabetic man Diabetologica 28, 671 - 676 (1985)
5. Bratusch-Marrain PR, DeFronzo RA Impairment of Insulin-mediated Glucose Metabolism by Hyperosmolarity in Man Diabetes Vol 32 (1983)
6. DeFronzo R, Tobin JD, Andres R Glucose Clamp technique A method for quantifying insulin secretion and resistance Am J Physiol 237; E214 - 223 (1979)
7. Chisholm, DJ Kraegen EW, Hewett MJ Lazarus L Comparison of Potency of Porcine Insulin and Semisynthetic Insulin at 3 Dose Levels Using the Euglycaemic Clamp Horm metabol Res 15, 415-418 (1983)
8. DeFronzo R, Jacot E, Jequier E, Wahren J Felber, JP The Effect of Insulin on the Disposal of Intravenous Glucose Diabetes Vol 30 (12/1981)
9. DeFronzo RA, Lang R Hypophosphataemia and Glucose Intolerance Evidence for Tissue Insensitivity to Insulin The New England Journal of Medicine Vol 303 No22 (1980)
10. Elahi D, Nagulesparan M et al Feedback Inhibition of Insulin Secretion by Insulin Relation to the Hyperin sulinaemia of Obesity The New England Journal of Medicine Vol 306 No 20 (1982)
11. Ginsberg H, Kimmerling G, Olefsky J, Reaven G Demonstration of Insulin Resistance in Untreated Adult Onset Diabetic Subjects with Fasting

Hyperglycaemia The Journal of Clinical Investigation, Vol 55 454 - 461 (1975)
12. Kahn RC Insulin Resistance Insulin Insensivity and Unresponsiveness A necessary Distinction Metabolism Vol 27 No 12 Suppl 2 (1978)
13. Olefsky JM Insulin Resistance and Insulin Action Diabetes Vol 30 (2/1981)
14. Rizza RA Mandarino LJ, Gerich JE Dose-Response characteristics of effects of insulin on production and utilization of glucose in man AmJPhysiol 193; E630 - E639 (1981)
15. Schmitz O, Arnfred J, Hother Nielson O, Beck-Nielson O, Orskov H Glucose uptake and pulsatile insulin infusion euglycaemic clamp (3-3H) glucose studies in healthy studies Acta Endocrinologica (Copenh) 113, 559-563 (1986)

Der androgene Regelkreis:
Probleme, Methodik und Datenverdichtung

B. Schütt, W. Seifert, U. Müller*, A. Fuhrmeister, Th. Staks und M. Mahler
Institut für Humanpharmakologie und *Biometrie Forschungslaboratorien, Schering AG, Berlin

Einleitung

In Phase I Untersuchungen gilt es, pharmakologische Wirkungen bei Gesunden in möglichst einfachen Modellen nachzuweisen, gleichzeitig sollten diese Modelle jedoch gut übertragbar auf die Effekte beim Patienten sein. Die Wirkung von Substanzen auf den androgenen Regelkreis kann bei folgenden Fragestellungen wichtig sein:

- zum Nachweis erwünschter Wirkungen, wenn z. B. zur Behandlung von Patienten mit einem Prostatacarcinom ein Androgenentzug angestrebt wird;
- zur Darstellung unerwünschter Begleitwirkungen, z. B. bei sexualendokrinologischen Wirkungen von Aldosteronantagonisten;
- zur Schaffung eines Basiswissens vor der Durchführung aufwendiger und belastender Studien an jungen Frauen z. B. bei der Entwicklung eines oralen Kontrazeptivums.

Im folgenden werden mit Hilfe der Ergebnisse einer humanpharmakologischen Studie die Parameter des androgenen Regelkreises, die Wirkung eines Gestagens auf diese, sowie die Möglichkeiten der Datenverdichtung dargestellt.

Physiologie

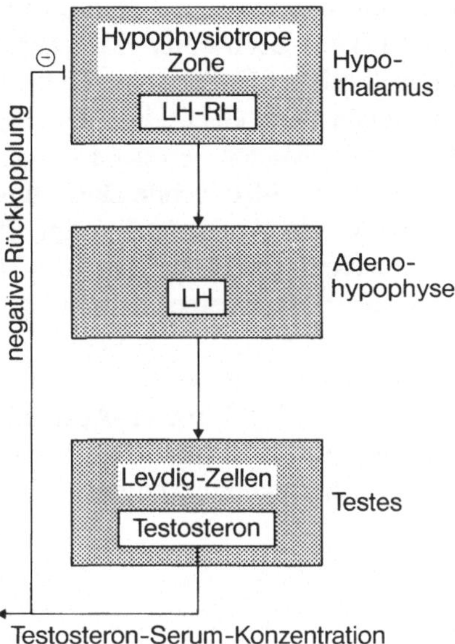

Abb. 1. Der androgene Regelkreis

Hauptparameter des androgenen Regelkreises sind das Releasing Hormon LH-RH, das luteotrope Hormon (LH) und Testosteron (Abb. 1). Das Releasing Hormon wird im Hypothalamus gebildet und stimuliert in der Adenohypophyse die Produktion von LH. Die Freisetzung von LH erfolgt jedoch nicht gleichmäßig während des gesamten Tages, sondern in einzelnen Sekretionsspitzen. Testosteron wird in den Leydigschen Zellen des Hoden produziert, auch hier gibt es zahlreiche Peaks pro Tag, zudem einen circadianen Rhythmus. Über einen feed-back-Mechanismus sind die verschiedenen Hormone miteinander verbunden. Bei Abfall von Testosteron erfolgt ein Anstieg von LH-RH, nachfolgend von LH, dieses stimuliert den Hoden zur verstärkten Biosynthese und Freisetzung von Testosteron.

Zur Funktionsbeurteilung des androgenen Regelkreises müssen LH und Testosteron bestimmt werden. Zudem sind aufgrund der tageszeitlichen Verläufe der beiden Hormone wiederholte Blutentnahmen notwendig.

     B. Schütt, W. Seifert, U. Müller , A. Fuhrmeister, Th. Staks und M. Mahler

Humanpharmakologische Untersuchung

Im Rahmen einer humanpharmakologischen Studie wurde das Verhalten von LH
und Testosteron über drei Tage beobachtet. Ziel der Studie war es, über das
Normalverhalten des Regelkreises LH - Testosteron beim Manne Erkenntnisse zu
gewinnen und Veränderungen nach Gabe eines Gestagens zu beschreiben. Aus
diesem Grunde erhielten die Probanden, jeweils sechs junge Männer pro Gruppe,
am 2. Tag einmalig Placebo bzw. aufsteigende Dosierungen von Cyproteronacetat
(CPA) (Abb. 2). CPA wirkt als Antiandrogen im Sinne eines kompetitiven
Testosteronantagonisten, zudem wirkt es bei der Frau gestagen auf das
Endometrium, CPA hat aber auch eine hemmende Wirkung auf die LH-
Ausschüttung.

Mit Hilfe von Blutentnahmen im 20-.Minuten-Abstand, von 8 Uhr morgens bis
18.40 Uhr am Abend, insgesamt 33 pro Tag, und Analysen von LH und
Testosteron wurde versucht, den Regelkreis engmaschig zu beschreiben.

Probanden:	6 junge Männer pro Gruppe		
Zielparameter:	LH und Testosteron im Serum		

	Tag 1	Tag 2	Tag 3
1. Gruppe	Kontrolle	Placebo	Kontrolle
2. Gruppe	Kontrolle	0,25 mg CPA	Kontrolle
3. Gruppe	Kontrolle	3,00 mg CPA	Kontrolle
4. Gruppe	Kontrolle	30,00 mg CPA	Kontrolle
5. Gruppe	Kontrolle	100,00 mg CPA	Kontrolle

Blutentnahmen an Tag 1, Tag 2 und Tag 3 von 8.00 bis 18.40 Uhr im 20-Minuten-Abstand

Abb. 2. Studiendesign

Abbildung 3 zeigt den Verlauf der LH- und Testosteronwerte über den Tag bei einem Probanden, der am 2. Tag einmalig morgens Placebo erhielt. Es werden Anstiege sowohl beim LH wie beim Testosteron in unregelmäßigen Abständen deutlich. Die Verteilung der Peaks schwankt von Tag zu Tag. Der erwartete circadiane Rhythmus beim Testosteron mit höheren Werten am Morgen ist nur an Tag 2 zu erkennen.

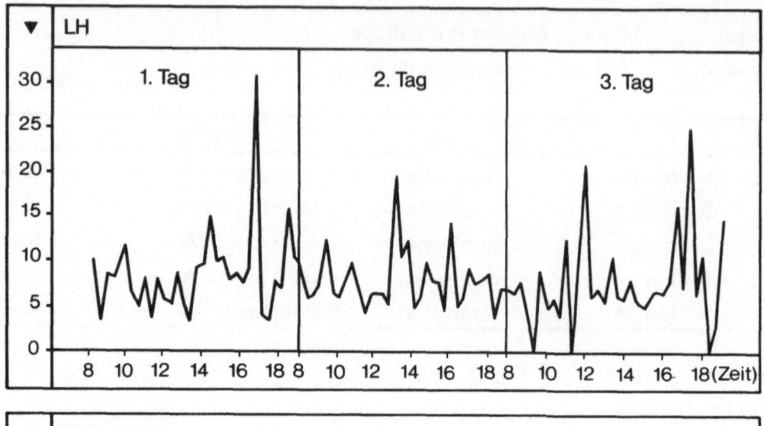

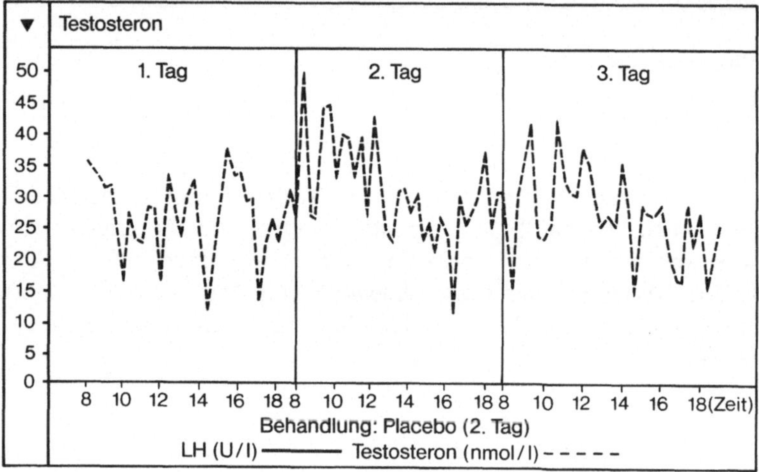

Abb. 3. Serumspiegel von LH und Testosteron bei Gabe von Placebo

Im Vergleich hierzu der Verlauf der LH- und Testosteronwerte (Abb. 4) eines Probanden, der am 2. Tag 100 mg CPA erhielt. Man erkennt den deutlichen Abfall der Testosteronwerte, der am Tag der Substanzgabe beginnt und sich am nächsten Tag noch verstärkt. Auch die LH-Werte scheinen abzusinken, jedoch ist hier eine Beurteilung auf einen Blick schwierig.

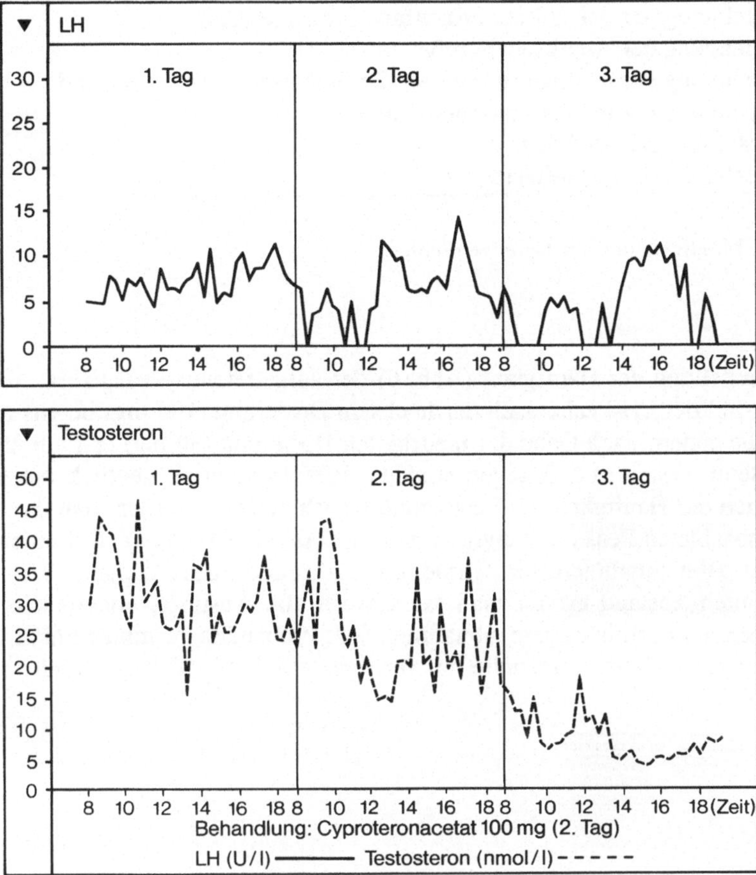

Abb. 4. Serumspiegel von LH und Testosteron bei Gabe von 100 mg CPA

Datenverdichtung

Es stellt sich die Frage, wie diese Daten verdichtet werden können, um relativ einfach eine pharmakologische Wirkung von physiologischerweise vorhandenen Schwankungen unterscheiden zu können.

- Berechnung der Anzahl der Sekretionsspitzen (Peaks)
- Berechnung der Amplitudengröße
- Berechnung der Häufigkeit, mit der die Meßwerte aufgetreten sind
- Berechnung der Fläche unter der Kurve
- Darstellung des Medians
- Berechnung des Mittelwertes

Abb. 5. Möglichkeiten der Datenverdichtung

Die Darstellung der Häufigkeit (Abb. 6) der aufgetretenen Peaks zeigt, daß sich die Anzahl der LH-Peaks nach der höchsten Dosierung (100 mg) bereits am Tag der Gabe ändert, nach Gabe der niedrigeren Dosierung (30 mg) erst am nächsten Tag. Beim Testosteron dagegen sind die Effekte nicht so deutlich ausgeprägt. Bezüglich der Häufigkeit der Peaks muß jedoch bemerkt werden, daß die Anzahl der beobachteten Peaks abhängig ist von der Abnahmefrequenz. Bei einem noch engeren Blutentnahmeraster würde die Zahl der Peaks steigen. Mit einem 20-Minuten-Abstand erfasst man keineswegs alle Anstiege, andererseits ist zu bedenken, ob noch häufigere Abnahmen dem Probanden zuzumuten sind und im Rahmen einer klinischen Studie mit vertretbarem Aufwand durchgeführt werden können.

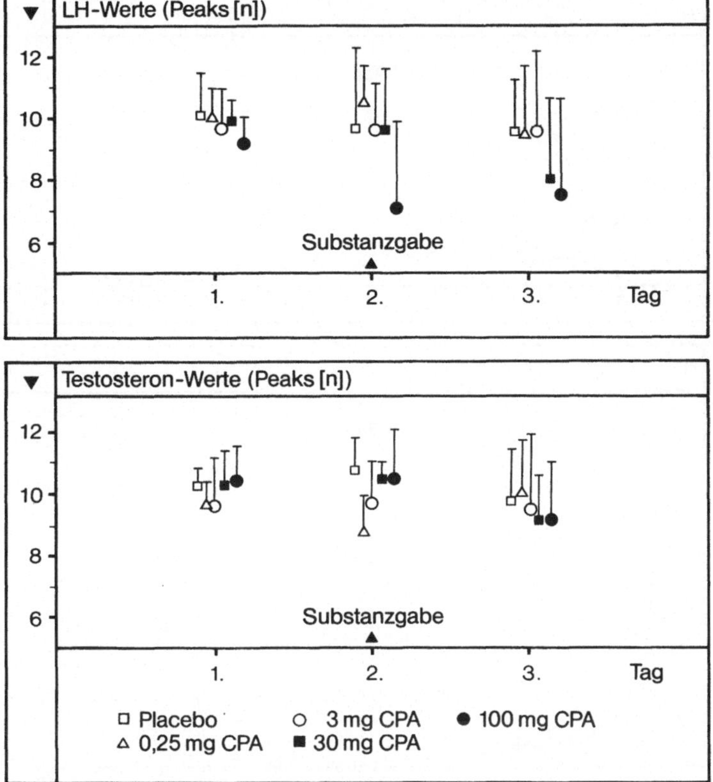

Abb. 6. Anzahl der Peaks pro Tag auf der Basis von 198 Messungen (Mittelwert und Standardabweichung)

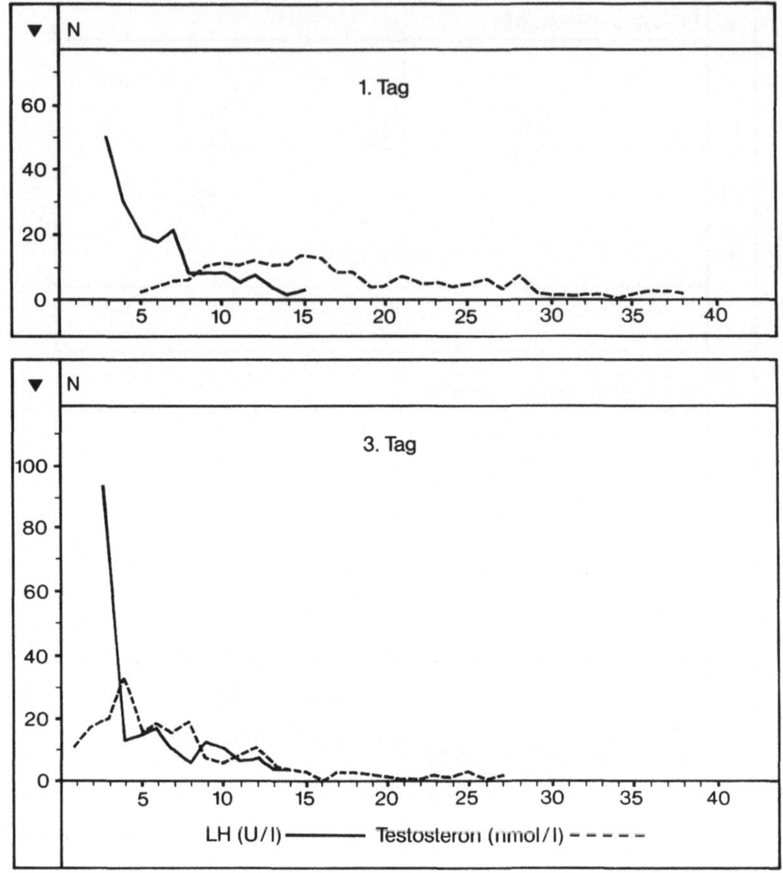

Abb. 7. Häufigkeit der aufgetretenen Meßwerte (Gabe von Placebo am 2. Tag)

Abbildung 7 zeigt die Darstellung der Häufigkeitsverteilung der einzelnen Meßwerte. Aufgetragen auf der x-Achse der Meßwert, auf der y-Achse die Häufigkeit, mit der dieser Wert auftrat. Dargestellt sind die LH- und Testosteronwerte des 1. und 3. Tages aller Probanden, die am zweiten Tag Placebo erhalten hatten. Grundlage waren 198 Messungen, jeweils 33 Analysen bei 6 Probanden. Veränderungen sind hier nicht erkennbar.

Die Verteilung der Werte der Probandengruppe, die am 2. Tag 100 mg CPA erhalten hatte, zeigt am 3. Tag eine Verschiebung der Testosteronkurve nach links, es treten also häufiger niedrigere Werte auf (Abb.8). Beim LH werden keine Veränderungen deutlich.

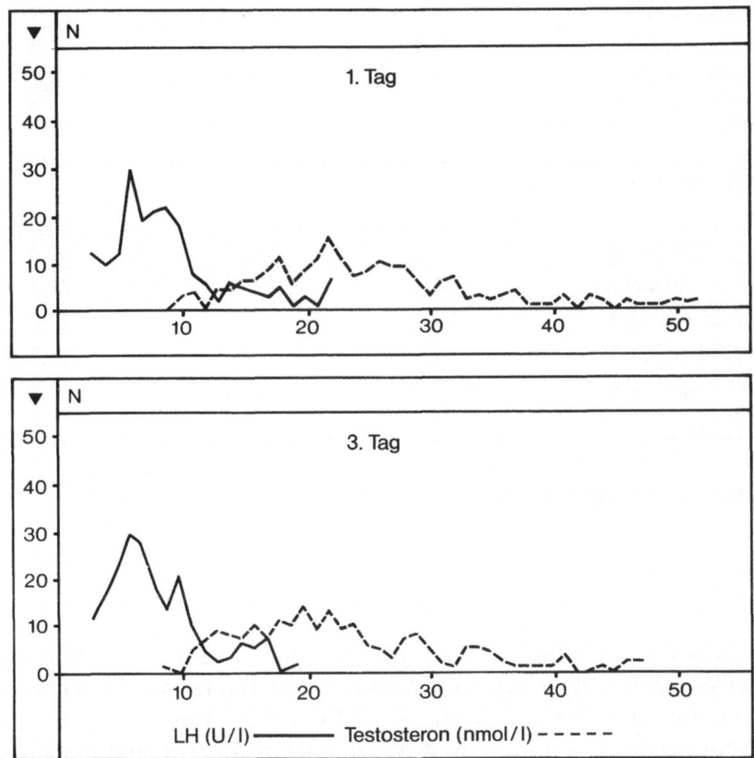

Abb. 8. Häufigkeit der aufgetretenen Meßwerte (Gabe von 100 mg CPA am 2. Tag)

Bei der Betrachtung der Medianwerte von LH und Testosteron werden bei den LH-Werten nur relativ geringe Veränderungen deutlich, jedoch zeigt sich ein Absinken der Testosteronwerte, beginnend bei der 30 mg Dosierung und ausgeprägter nach Gabe von 100 mg CPA (Abb. 9).

1. LH-Werte (U/l)

Dosierung	Tag 1	Tag 2	Tag 3
Placebo	7,8	7,5	6,8
0,25 mg CPA	6,9	8,5	6,7
3,00 mg CPA	6,9	6,7	7,3
30,00 mg CPA	5,5	6,6	3,2
100,00 mg CPA	4,8	4,1	3,5

2. Testosteron-Werte (nmol/l)

Dosierung	Tag 1	Tag 2	Tag 3
Placebo	23,8	23,9	21,1
0,25 mg CPA	20,4	21,2	21,0
3,00 mg CPA	23,1	23,3	21,9
30,00 mg CPA	19,7	18,1	12,9
100,00 mg CPA	14,9	14,1	5,3

Abb. 9. Median pro Tag auf der Basis von 198 Messungen

Um die bisher dargestellten Datenverdichtungen vornehmen zu können, sind Einzelanalysen aus zahlreichen Blutentnahmen pro Tag notwendig. Dies bedeutet zum einen für den Probanden einen relativ hohen Blutverlust, da für jede Einzelbestimmung ca. 2 ml Serum benötigt werden. Zudem sind die Kosten für eine derartige Studie extrem hoch, die Einzelbestimmung von Testosteron kostet etwa 50 DM, dies bedeutet bei oben erwähntem Studiendesign, Beobachtung über drei Tage mit 33 Blutentnahmen pro Tag und z.B. insgesamt 30 Probanden, Kosten von etwa 150 000 DM nur für die Testosteronanalysen.

Es stellt sich somit die Frage, inwieweit der Mittelwert als Zielparameter geeignet ist. Vorteil hierbei: zum Erhalt des Mittelwertes ist es nicht notwendig, den Wert in jeder einzelnen Probe zu bestimmen, es ist möglich, die Serumproben zu poolen und nur eine einzige Analyse vorzunehmen.

Bei Betrachtung der Mittelwerte zeigen sich beim LH nur geringe Veränderungen, jedoch wird auch hier ein deutlicher Testosteronabfall sichtbar (Abb. 10).

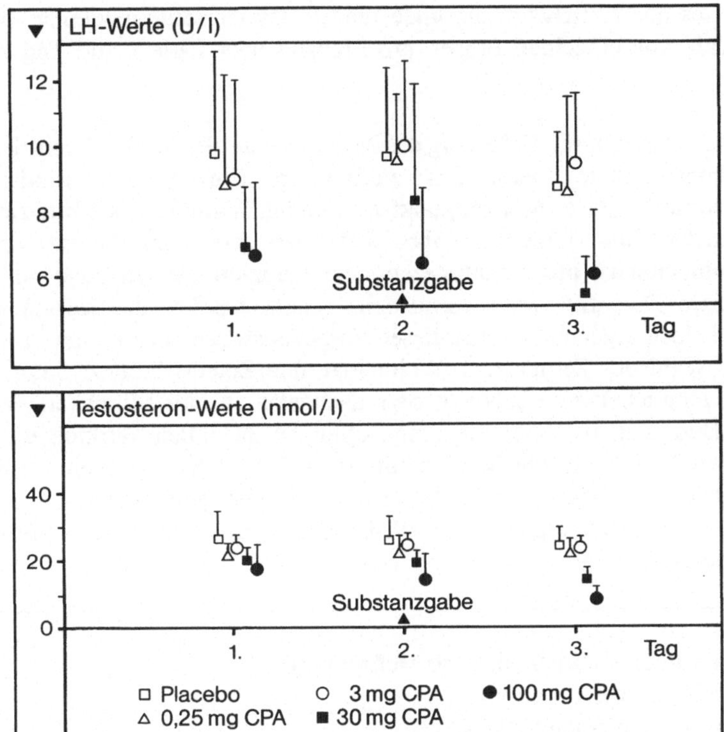

Abb. 10. Serumspiegel pro Tag (Mittelwerte und Standardabweichung)

Die Veränderungen nach Substanzgabe waren bei den vorgenommenen Datenverdichtungen gleichsinnig, zudem lieferte die statistische Testung der aufgeführten Datenverdichtungen dieser Untersuchung in keinem Fall eine trennschärfere Aussage als die Testung der Mittelwerte.

Mittelwert als Zielparameter

Unter Berücksichtigung dieser Gegebenheiten erscheint es angemessen, für Fragestellungen im Sinne einer globalen Beeinflussung des androgenen

186   B. Schütt, W. Seifert, U. Müller , A. Fuhrmeister, Th. Staks und M. Mahler

Regelkreises den Mittelwert zugrundezulegen. Dieser sollte aus einer möglichst großen Zahl von einzelnen Proben pro Proband oder Patient und Tag zustande kommen.

Zweifellos entspricht die Erfassung des Medians eher der Wirklichkeit, jedoch zu einem hohen Preis, denn aus zahlreichen Einzelproben werden auch Einzelbestimmungen je Meßzeitpunkt notwendig. Vorteile des Mittelwertes als Zielparameter sind folgende (Abb. 11): bei gepooltem Serum kann die Blutentnahmemenge pro Abnahmezeitpunkt reduziert werden, eine nur schwer handhabbare Datenflut wird vermieden, zudem werden die Kosten deutlich gesenkt. Jedoch ergeben sich bei dieser Vorgehensweise auch einige Fragen z.B. bzgl. der Wahl des Zeitfensters. Wählt man den Zeitabschnitt zu lang, hat die Wirkung möglicherweise schon wieder nachgelassen, der Mittelwert ergibt ein falsches Bild. Zudem bleibt die Frage offen, ob bei allen Wirkungen auf den androgenen Regelkreis die Veränderungen auf die verschiedenen verdichteten Werte gleichartig sind. Bei Substanzen, die gestagen wirken, konnten in mehreren Untersuchungen die Wirkungen mit Hilfe des Mittelwertes nachgewiesen werden.

Vorteile
- geringe Blutentnahmemenge pro Meßzeitpunkt
- Vermeidung einer Datenflut
- Einsparung von Analysenkosten

Probleme
- Pharmakologische Wirkungen erkennbar
- Wahl der Zeitabschnitte, über die das Serum gepoolt wird

Abb. 11. Mittelwert als Zielparameter

Beeinflussung des androgenen Regelkreises

Grundsätzlich bietet eine Datenverdichtung den Vorteil, daß die Beeinflussung des androgenen Regelkreises relativ einfach auch grafisch dargestellt werden kann.

In Abbildung 12 ist der LH-Wert gegen den entsprechenden Testosteronwert aufgetragen. Die Vektoren zeigen jeweils die Veränderungen der Mittelwerte von Tag 1 zu Tag 3. Nach Gabe von Placebo und den niedrigen CPA-Dosierungen liegen die Werte im Normalbereich. Dieser Normalbereich entstand aus etwa

1000 Wertepaaren. Bei einer zentralen LH-Hemmung zeigt der Vektor nach links unten, der Effekt ist nach Gabe der höchsten Dosierung (100 mg CPA) ausgeprägter als nach Gabe von 30 mg. Diese zentrale Hemmung konnte auch bei anderen Gestagenen in diesem Modell gezeigt werden. Trotz sinkender Testosteronspiegel fehlt dann der reaktive LH-Anstieg.

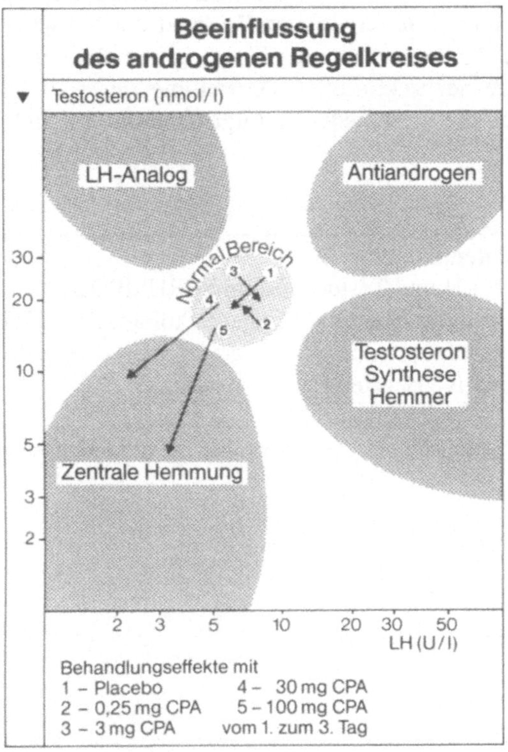

Abb. 12. Beeinflussung des androgenen Regelkreises

Auch die Wirkungen von Substanzen, die an anderen Stellen dieses Regelkreises ansetzen, können in diesem Schema beschrieben werden. So führt ein LH-Analogon zu einem Anstieg von Testosteron und nachfolgend zum Absinken des LH-Spiegels, der Vektor würde nach links oben zeigen. Ein reines Antiandrogen im Sinne eines kompetitiven Antagonisten verdrängt Testosteron vom Rezeptor, es kommt zum LH-Anstieg und nachfolgend zum Testosteronanstieg, der Vektor würde also nach rechts oben zeigen. Auch ein Testosteronsynthesehemmer führt zum Anstieg von LH, die Testosteronsynthese wird jedoch blockiert, der Vektor würde nach rechts unten zeigen.

Zusammenfassung

Zur Beurteilung pharmakologischer Wirkungen auf den androgenen Regelkreis sind engmaschige Blutentnahmen notwendig (Abb. 13). Ausreichend ist dann jedoch eine einzige Analyse von LH und Testosteron, bestimmt in einem Serumpool, der während der erwarteten Wirkzeit der Substanz gewonnen wurde. Der so erhaltene Mittelwert ist geeignet, pharmakologische Wirkungen zu erfassen. Mit Hilfe der vektoriellen Darstellung der Mittelwerte von LH und Testosteron können die verschiedenen Angriffspunkte im androgenen Regelkreis beschrieben werden.

---

* engmaschige Blutentnahmen
* Bestimmung von LH und Testosteron im SERUMPOOL
* Mittelwert geeignet zur Beurteilung pharmakologischer Wirkungen
* vektorielle Darstellung der LH- vs. Testosteronwerte pro Zeiteinheit ermöglicht qualitative Beurteilung der Wirkung

---

Abb. 13. Erfassung pharmakologischer Wirkungen auf den androgenen Regelkreis

Pulmologie

Ein Modell zur Objektivierung von Hustenstößen

M. Bartsch*, L. Klimek*, R. Mösges*, W. Wober** und I. Bauer***
*   Klinik für Hals-, Nasen-, Ohrenheilkunde und Plastische Kopf- und Halschirurgie, RWTH Aachen, (Direktor: Prof. Dr. med. G. Schlöndorff)
**   Münchener Institute für Medizinische Forschung, München (Direktor: Prof. Dr. W. Wober)
***   Fa. UCB-Chemie, Kerpen

Zusammenfassung

An der Klinik für Hals-, Nasen-, Ohrenheilkunde und Plastische Kopf- und Halschirurgie der RWTH Aachen wurde ein humanpharmakologisches Modell des Reizhustens entwickelt. Hierfür wurden aus einer Population von nahezu tausend laryngektomierten bzw. tracheotomierten Patienten 120 Tracheostomaträger selektiert und nach schriftlicher Einwilligung einem Hustenversuch unterzogen. Als hustenauslösender Reiz diente bei den Patienten die Instillation von 1,5 bis 10 ml Mesna (Mistabroncho^R).

Während des definierten, dreiminütigen Eingriffs wurden tussometrisch Hustenstöße mit einem tragbaren LOGOPORT-Aufzeichnungscomputer registriert. Nach internem Schwellenvergleich erfogte die zeitabhängige Aufzeichnung der akustischen Signale. Parallel hierzu erfolgten Tonbandaufzeichnungen mit einem transportablen SONY-Studio-Tonbandgerät WM-D6C über ein stereophones Richtmikrophon AIWA STEREO-M30. Diese dienten der akustischen Plausibilitätskontrolle der tussometrischen Analyse sowie der Datensicherung.

In einer randomisierten, placebokontrollierten Doppelblindprüfung wurde an diesem Modell die Wirkung zweier oraler Antitussiva, Pentoxyverin und Clobutinol untersucht.

Die Prüfung erfolgte in drei parallelen Medikationsgruppen. Bei jedem Patienten führten wir zwei Messungen, die erste vor Einnahme der Studienmedikation, die zweite eine Stunde später, d. h. im angenommenen Wirkungsmaximum, durch.

Primäre Wirksamkeitsparameter waren die tussometrisch bestimmten Größen Gesamthustendauer, Anzahl der Hustenstöße und Energieinhalt des Hustensignals. Sekundär wurde die Beurteilung der Intensität des Hustenreizes durch den Arzt sowie die Beurteilung der Medikamentenwirkung durch Patient und Prüfärztin festgehalten.

Einleitung

Husten ist eine willkürliche oder unwillkürliche heftige Entleerung der Atemluft durch die unter Druck stehende Stimmritze. Einer reflektorisch tiefen Inspiration bei offenem Larynx folgt ein Verschluß der Glottis mit intrathorakalem Druckanstieg, plötzliche Glottisöffnung mit explosivem Luftausstrom und Ausschleudern von Schleim, Borken und Fremdkörpern. Der intrathorakale Druck erreicht vor allem bei vorangehender tiefer Inspiration ca. 30 kPa. Durch dynamische Kompression der zentralen Atemwege werden in der Trachea Spitzengeschwindigkeiten bis zur Schallgeschwindigkeit (330 m/s) erreicht.

Husten ist sowohl Schutzreflex als auch pathologisches Geschehen. Der Hustenreiz kann besonders beim hyperreagiblen Bronchialbaum bronchokonstriktionsauslösend wirken (z. B. Asthma bronchiale).

Husten mit Sputumauswurf (oder Schlucken) bezeichnet man als produktiv, ohne Sputum als unproduktiv oder *Reizhusten.*

Um das Symptom Husten besser zu objektivieren und zu dokumentieren ist es sinnvoll ein Tussogramm aufzuzeichnen. Langzeitmessungen (analog einem Langzeit-EKG) werden zunehmend häufiger durchgeführt. Mit der bereits von Matthys (1982) vorgestellten Registriervorrichtung lassen sich Hustenstärke, Hustenfrequenz und Anfallsdauer einfach erfassen und auswerten (Abb. 1).

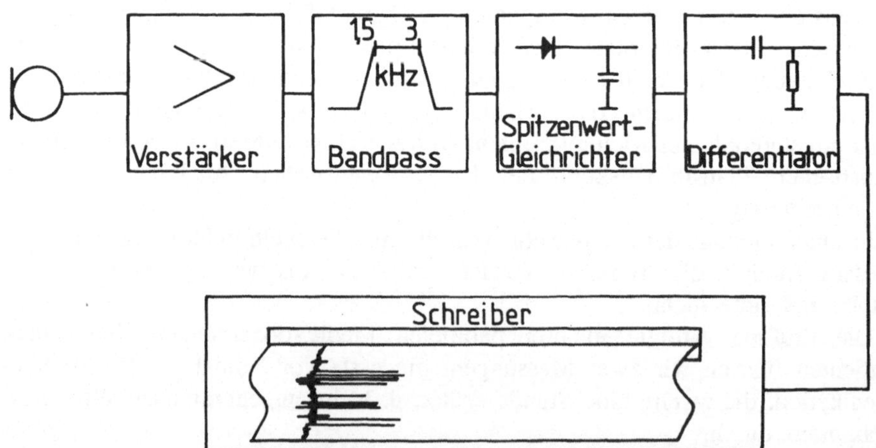

Abb. 1. Schematische Darstellung eines Tussographen mit Kehlkopfmikrophon, Verstärker, Bandpass, Gleichrichter, Differentiator und Schreiber (aus Matthys, Pneumologie, Springer 1982, S. 25)

Reizhustenstudie

Der klinische Ansatz der Studie bestand darin, den bei Tracheostomaträgern im Rahmen des tracheobronchialen Absaugens aufgrund von Reizung der Trachealschleimhaut auftretenden Husten zu dämpfen.

Hierfür ist ein broncholytisch wirksames Antitussivum (Krieger, 1972) Mittel der Wahl. Tracheales Absaugen ist bei der Mehrzahl der operierten Patienten postoperativ unvermeidbar. Diese Patienten haben sich zumeist über Jahrzehnte Noxen ausgesetzt, die zu einer chronischen Tracheobronchitis mit Untergang des respiratorischen Flimmerepithels und damit zum Verlust der Reinigungsfunktion geführt haben.

Der bei diesen Patienten vor der Operation bestehende Reizhusten hält meistens auch in der postoperativen Phase noch monatelang an. Nach Laryngektomie aber auch nach Tracheotomie fehlt jedoch die Schließfunktion der Glottis, ein wirkungsvolles Abhusten ist damit zunächst unmöglich. Ein mechanisches tracheobronchiales Absaugen ist dann zur Verhinderung von Schleimansammlungen mit der Gefahr der Pneumonie oder Atelektase notwendig.

Aus dem hier beschriebenen Kollektiv Frischoperierter rekrutierte sich die erste Hälfte der in die Studie aufgenommenen Patienten.

Bei der zweiten Hälfte des Patientenkollektivs handelte es sich fast ausschließlich um bereits länger ein Tracheostoma tragende Patienten. Diese haben Techniken zum effizienten Abhusten trainiert (obwohl kein Glottisschluß vorliegt), können daher auf das tracheobronchiale Absaugen verzichten .

Insgesamt wurden 120 Patienten zu gleichen Anteilen den drei parallelen Gruppen randomisiert und doppelblind zugeteilt.

Hauptzielvariable für den Wirkungsnachweis war der zeitliche Verlauf des Hustenreizes. Angaben zur Hustenreduktion sowie die globale Beurteilung durch den Patienten und Prüfarzt sollten nur in zweiter Linie als begleitende Variable in die Bewertung mit einbezogen werden. Die Verträglichkeit war anhand spontan genannter sowie beobachteter Nebenwirkungen zu beurteilen.

Die statistische Auswertung wurde vom Institut für Klinische Forschung der Münchner Institute für Med. Forschung (MIM) durchgeführt. Als Analysesystem wurde das SPSS PC+ Paket der Fa. SPSS inc./Chicago/Illinois verwandt.

Experimenteller Ansatz

Als hustenauslösender Reiz wurde bei den ersten 60 Patienten (Frischoperierte) die Installation von 1,5ml bis 10 ml Mesna (Mistabroncho^R) und tracheales Absaugen des Sputums gewählt. Bei den zweiten 60 Patienten (vor längerer Zeit Operierte) diente die Instillation von Mesna allein als Stimulus.

Nach der ersten Messung nahmen die Patienten ihre Studienmedikation ein.

Als Prüfpräparate fanden Anwendung in nachstehender Dosierung:

Pentoxyverindihydrogenzitrat   40 Tropfen = 40 mg
Clobutinol   40 Tropfen = 80 mg
Placebo   40 Tropfen

Nach einer 30-90 minütigen Pause wurde die zweite Messung in gleicher Art und Weise wie zuvor beschrieben durchgeführt.

Modell zur Objektivierung von Reizhustenstößen

Während des laryngotrachealen Eingriffes und danach wurden tussometrisch Hustenstöße mit einem tragbaren LOGOPORT-Aufzeichnungscomputer der Firma Rimkus Medizintechnik, Riemerling bei München registriert. Parallel hierzu wurden Tonbandaufzeichnungen mit einem Sony Tonbandgerät WM7 über AIWA-Mikrophon AX9 angefertigt. Diese dienten zum einen der Datensicherheit - ein späteres Überspielen vom Bandgerät auf den Aufzeichnungscomputer war möglich - zum anderen konnte hiermit die Plausibilität der tussometrischen Analyse akustisch überprüft werden.

Während der dreiminütigen Messung wurde die *Dauer des Gesamthustens* in ms erfaßt. Diese Angabe entspricht der Zeitdauer, während der das tussometrische Signal für nicht mehr als 200 ms unter die Reizschwelle sank.

Für die Bestimmung des *Hustens mit Energie* wurden die Hustenzeiten aufaddiert unter Aussparung von Lücken im Signal, die kleiner als 200 ms waren.

Die *Anzahl der Hustenstöße* wurde während des gesamten Versuchsablaufs minutenweise registriert. Es wurde auch der akkumulierte Wert für drei Minuten angegeben. Ein Hustenstoß wurde definiert als Signalkomplex, der unter Vernachlässigung von Pausen von weniger als 200 ms über der analogen Schwelle lag. Es konnten somit bis zu fünf Hustenstöße je Sekunde registriert werden.

Die *Intensität des Hustenreizes* wurde bei den Untersuchungen von Prüfarzt und Patient auf einer Ordinalskala (0 bis 3) klassifiziert:

0= hustenfrei
1= einzelne leichte Hustenstöße
2= längerer Hustenreiz mittlerer Intensität
3= Dauerhusten, Atemnot

Globalurteil:
Daneben beurteilten Patient und Arzt auf einer vierstufigen Ordinalskala die Wirkung des Medikaments bzgl. der Reduktion des Hustenreizes.
Diese war wie folgt definiert:
0 = keine Wirkung
1 = geringe Wirkung
2 = gute Wirkung
3 = sehr gute Wirkung

Vorgehen bei der Tussometrie

Nach Anlegen des Tussometriemikrophons mit einem Frequenzgang von 50 Hz bis 8000 Hz in der Nähe der Pleurakuppe wurde bei dem Patienten der vorgesehene therapeutische Vorgang (tracheales Absaugen, Instillation von Mesna) ausgeführt. Die akustischen Signale wurden dem Analogeingang des LOGOPORT-Rechners zugeführt. In der Eingangsstufe des Gerätes wurden sie mit einer individuell bestimmten analogen Schwelle verglichen. Bei Überschreiten der Schwelle wurde im Speicher des Gerätes die Zeit, gemessen in Millisekunden, nach dem Start der Messung, abgelegt. Die Dauer der Schwellenüberschreitung wurde ebenfalls registriert. Bei Unterschreiten der Schwelle verfuhr das Gerät in gleicher Weise. Die Abtastfrequenz des Systems lag bei einer Millisekunde. Dies erlaubt nach Shannon's Theorem eine Aufzeichnung von Signalen unterhalb der Grenzfrequenz von 500 Hz. Wegen der bei den Patienten bestehenden Grunderkrankung war die ansonsten anzunehmende Verfälschung des tussometrischen Signals (Kleibel, 1964) durch Sprechartefakte ausgeschlossen. Ebenso konnten Bewegungsartefakte durch die Art der Anbringung des Tussometriemikrophons verhindert werden.

Die tussometrischen Untersuchungsdaten wurden auf einen Toshiba-Laptop T5200/100 überspielt und mit Auswerteprogrammen der Fa. Rimkus Medizintechnik, Riemerling bei München analysiert. Die auf Dokumentationsbögen vorliegenden Daten wurden über einen PC erfaßt und auf einer Diskette zur weiteren Verarbeitung abgespeichert. Die Daten der Zielgrößen wurden nach Doppeldateneingabe abgeglichen.

    M. Bartsch, L. Klimek, R. Mösges, W. Wober und I. Bauer

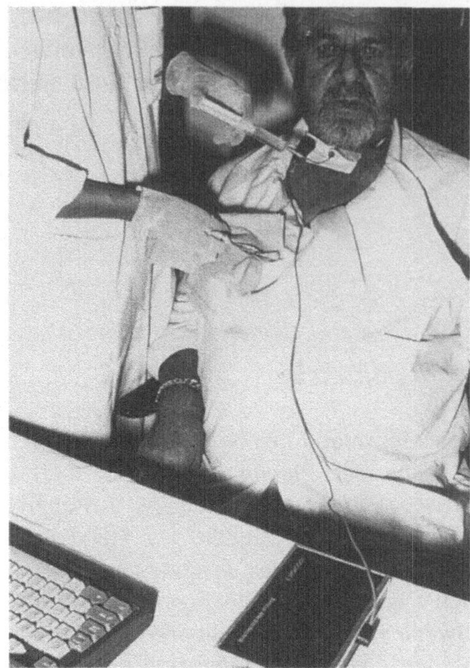

Abb. 2. Applikation des Reizmittels und Versuchsaufbau

Ergebnisse

Eine Überlegenheit von Pentoxyverin konnte weder bei der tussometrischen Analyse noch bei den subjektiven Parametern nachgewiesen werden (Abb. 3 u. 4). Die Ergebnisse werden von den Verantwortlichen so interpretiert, daß die verwandte Dosierung für den experimentellen Ansatz des Absaugens zu niedrig war. Erst bei dem geringeren Reizniveau der Instillation von Mesna ist eine Tendenz zur stärkeren Wirkung des Präparates gegenüber Placebo unverkennbar, wenn sich der Effekt auch nich statistisch sichern läßt. Die steht in Übereinstimmung mit Untersuchungen von Matthys (1985). Eigenen Erfahrungen zufolge, kann für diesen experimentellen Ansatz bei einer Dosierung von 100 bis 150 mg mit einer deutlichen und dann auch statistisch gesicherten Überlegenheit von Pentoxyverin gegenüber Placebo gerechnet werden. Diese Dosierung ist in der Indikation Reizhusten nach tracheobronchialem Absaugen längst klinisch akzeptiert.

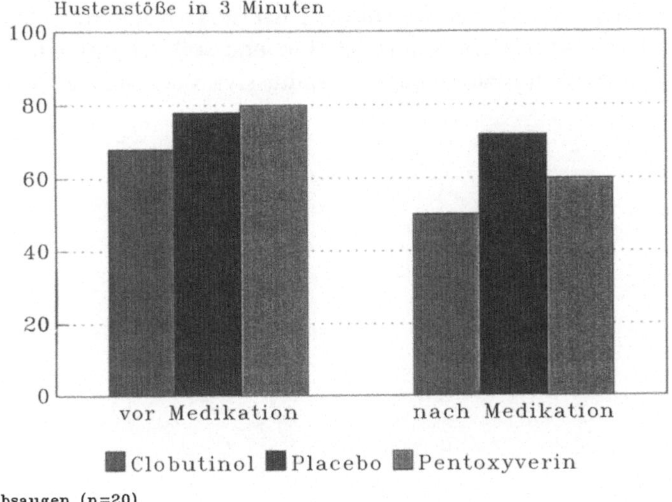

Abb. 3. Vergleich der Anzahl der Hustenstöße vor und nach Medikation (ohne Absaugen)

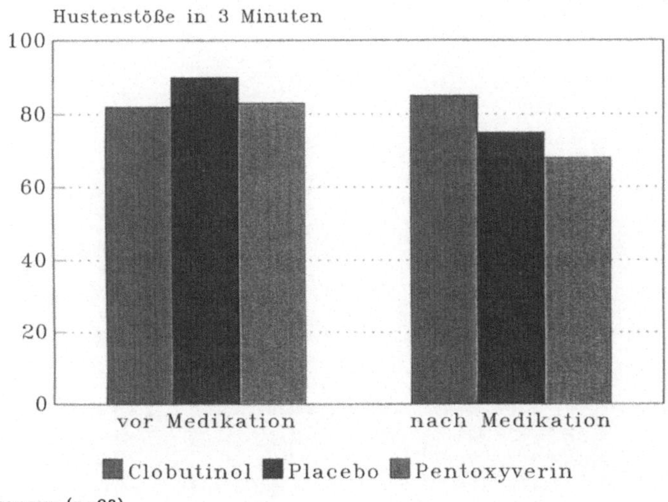

Abb. 4. Vergleich der Anzahl der Hustenstöße vor und nach Medikation (mit Absaugen)

Das beschriebene Modell des Reizhustens hat sich an unserer Klinik in der oben beschriebenen klinischen Studie bewährt und soll zukünftig bei weiteren Studien in der klinischen Beurteilung von Antitussiva Verwendung finden.

Literatur beim Verfasser

Nuklearmedizinische Messung
der Lungendeposition

J.Waitzinger
LAB Gesellschaft für pharmakologische Untersuchungen mbH & Co, Neu-Ulm

Einleitung

In der klinischen Pulmologie und Nuklearmedizin steht die Lungenventil-ationsszintigraphie in Verbindung mit der Lungenperfusionsszintigraphie auch zur vergleichenden Beurteilung der Lungenventilation ohne und mit Therapie, z.B. einer medikamentösen Therapie im Sinne einer pharmakodynamischen Meßmethode der therapeutischen Beeinflussung der Lungenventilation zur Verfügung.

Basierend auf den technischen Möglichkeiten dieser Methode läßt sich auch die Deposition eines per inhalationem applizierten Pharmakons nach dessen radioaktiver Kenntlichmachung beurteilen. Hintergrund einer hier exemplarisch zu berichtenden Studie war unter anderem die Frage, wie die in vivo Funktionsfähigkeit eines neu entwickelten Ultraschallvernebelungssystems beurteilt werden kann. Um ein solches neues System beurteilen zu können, muß zunächst der Nachweis erbracht werden, daß der in Form von kleinsten Tröpfchen gelöste, als Nebel im dampfgesättigten Milieu des Respirationstrakts sich fortbewegende eingebrachte Wirkstoff das Zielorgan Lunge überhaupt er-reicht. Bisher war der Wirkstoff im Treibgas enthaltenden System in mikroni-sierter Form vorhanden. Zu dem Nachweis können weder physikalische Messungen des Tröpfchenspektrums noch übliche pharmakokinetische Messungen, z.B. von Plasmaspiegeln weiter helfen. Hier geht es um eine Wirkungsentfaltung speziell am Ort der beabsichtigten Wirkstoffeinbringung, sodaß das phar-makodynamische Meßmodell zu einem Modell mit kombiniert pharmakokine-tischer und pharmakodynamischer Aussagemöglichkeit abgewandelt wurde.

Hintergrund

Bronchodilatatoren, Steroide und antiallergische Substanzen werden seit Jahren als Aerosole verabreicht. Während manche Applikationswege detailliert untersucht sind, kann dies vom Respirationstrakt nicht behauptet werden. In der Vergangenheit waren nur indirekte Informationen über das Verteilungsmuster von inhalierten ß2-Agonisten im menschlichen Körper verfügbar. Zunächst wurden ^{99m}Tc markierte Teflonpartikel für die Beurteilung der Deposition herangezogen. Nach Entwicklung einer Markierungsmethode eines ß2-Agonisten mit ^{99m}Tc-Pertechnetat 1988 im Sinne einer Art physikalischen Bindung ohne chemischen Einbau in das Molekül [1] ergab sich die Möglichkeit der direkten bildlichen Darstellung und Erfassung der Lungendeposition nach Inhalation eines radioaktiv markierten Pharmakons in Aerosolform.

Exemplarische Beschreibung der Studie

Es wurde eine Studie durchgeführt zur Bestimmung der Verteilung nach Aerosolinhalation eines so markierten ß2- Agonisten nach jeweils einmaliger Verabreichung aus drei Systemen, einem treibgasgetriebenen Dosieraerosol, einem treibgasgetriebenen Dosieraerosol mit Spacer (einer zwischen System und Mund zwischengeschalteten Aerosolausdehnkammer) und einem neu entwickelten Ultraschallvernebler unter Abschätzung der relativen Radioaktivitätsbelegung von Lunge sowie von Oropharynx und Ösophagus für jedes System.

Zwölf gesunde Freiwillige über 50 Jahre wurden in die nicht randomisierte Studie eingeschlossen. Ein Aerosol Hub bzw. ein vernebelter Tropfen mit etwa gleicher Susbstanzmenge mit einer Radioaktivitätsdosis von weniger als 200 µCi wurde zur Inhalation mit je 1 Woche Abstand verabreicht. Danach wurde jeweils eine Gammakameraaufnahme des radioaktiven Zerfalls von posterior mit einer Aufnahmezeit von 20 Minuten gestartet. Die in den Regions of Interest gemessenen Counts des radioaktiven Zerfalls wurden um die Hintergrundstrahlung korrigiert. Zusätzlich wurden die relative Absorption von Thorax (1.91) bzw. Oropharynx und Ösophagus (1.35) korrigiert.

Tab. 1. Mittelwert der relativen ^{99m}Tc Radioaktivitätsbelegung, der das benutzte System verlassender Substanzmenge, ausschließlich des Mundstücks in Prozent, um den Hintergrund und einen relativen Absorptionsfaktor korrigiert.

Behandlung *	A	B	C
Lunge (Faktor 1,91	27,1 %	29,9 %	23,3 %
Oropharynx/Ösophagus (Faktor 1,35)	72,9 %	2,9 %	76,7 %
Spacer	-	67,2 %	-

*Behandlung	A: Dosieraerosol
	B. Dosieraerosol mit Spacer
	C: Ultraschallzerstäuber

Design

- Einfachdosierung
- offen
- nicht randomisiert
- nicht Placebo kontrolliert
- 3 Durchgänge
- 1 Woche Auswaschphase zwischen den Durchgängen

Probanden

- n = 12
- Alter > 50 Jahre
- keine Diagnostik, Therapie oder Studie mit ionisierenden Strahlen innerhalb der vorausgehenden 12 Monate

Die über die Anzahl der Probanden gemittelte Radioaktivitätsbelegung im Körper war bei Anwendung des Dosieraerosols über der gesamten Lunge = 27.1%, über Oropharynx und Ösophagus = 72.9 %, mit Dosieraerosol und Spacer über der gesamten Lunge = 29.9%, über Oropharynx und Ösophagus = 2.9 % und über dem Spacer 67.2 %. Bei Anwednung des Ultraschallverneblers über der gesamten Lunge = 23.3 %, über Oropharynx und Ösopahgus = 76.7 %. Unter dem Gesichtspunkt der relativen Radioaktiväsbelegung der Lunge zeigt das Dosieraerosol mit Spacer das beste Resultat mit einer klaren Reduktion der

Belegung von Oropharynx und Ösophagus. Das Ultraschallverneblungssystem zeigt eine relative Radioaktivitätsbelegung über der Lunge, vergleichbar dem FCKW enthaltenden Dosieraerosol und scheint somit eine FCKW freie Alternative werden zu können, was weitere Untersuchungen an Patienten zu zeigen haben.

Von der praktischen Seite her gesehen sind für die Durchführung von Studien mit radioaktiv markierten Pharmaka über das bei anderen Studien übliche Maß hinausgehend weitere Voraussetzungen zu erfüllen, das sind:

Voraussetzungen

> Protokoll
> Strahlenbelastungsabschätzung
> Anträge an BGA und Bundesamt für Strahlenschutz
> ca. 2 - 3 Wochen

> Genehmigung von
> BGA und Bundesamt für Strahlenschutz
> ca. 3 Monate

> Landesamt
> für Umweltschutz
> ca. 3 - 4 Wochen

> Ethikgutachten
> 2 - 3 Wochen

> Studienstart

Formal rechtliche Voraussetzungen:
- wie eine Genehmigung des BGA und Bundesamtes für Strahlenschutz [Der Antrag hierfür muß enthalten: Eine Begründung für die Methode mit radioaktiv markiertem Pharmakon, chemische Strukturformel mit radioaktiver Markierungsstelle und Syntheseweg, empfohlene Dosis und Radioaktivitätsdosis, Begründung der Probandenzahl, Abschätzung der zu erwartenden Strahlenbelastung für Ganzkörper und kritische Organe sowie einen Prüfplan].
- eine Genehmigung des Landesamtes für Umweltschutz (Genehmigungsbehörde).
- ausschließlich Aufnahme von Probanden, die das 50. Lebensjahr vollendet haben und die innerhalb der letzten 12 Monate keine Untersuchung oder

Therapie mit ionisierenden Strahlen erhalten haben oder an einer Studie mit radioaktiven Pharmaka teilgenommen haben.
- die Studienleitung durch einen Arzt, der neben den Voraussetzungen nach § 40 AMG auch die Voraussetzungen nach § 41 StrlSchV erfüllt.

Technische und apparative Voraussetzungen für die Lungendeposition:
- eine Methode zur radioaktiven Markierung des Pharmakons (was nicht einen chemischen Einbau bedeuten muß) idealerweise mit dem Gammastrahler ^{99m}Tc im bereits geschlossenen Dosieraerosol-System.
- eine Großfeld-Gammakamera mit hochsensitivem Kollimator und angeschlossener Rechnereinheit mit der Möglichkeit der Bildauswertung mittels der Region of Interest (ROI) Technik.

Grenzen

Keine Aussage mit der so gestalteten Methode läßt sich über die Absorption in den Blutkreislauf eines auf diese Weise als Aersosol pulmonal applizierten Pharmakons treffen. Über einen eventuell stattfindenden Metabolismus des Pharmakons in der Lunge läßt sich keine Information gewinnen.

Bisher wurde von uns nur die relative Radioaktivitätsverteilung in den interessierenden Körperregionen bestimmt. Verbesserungen sind durch Aufzeichnung aller Depositionsmöglichkeiten der Radioaktivität (Applikationsmundstück, Spacer, sämtliche in Frage kommenden Körperregionen) in einer Art Massenbilanzierung der abgegebenen Radioaktivitäts-, resp. Substanzmenge und hieraus einer Quantifizierbarkeit der in der Lunge ankommenden Substanzmenge zu erwarten.

Möglicherweise läßt eine besser auflösende Kamera (unter Verwendung eines hochauflösenden Kollimators) eine Differenzierung in eine mehr zentrale (bronchiale) und eine mehr periphere (alveoläre) Lungendeposition, d.h. eine weitere Verfeinerung der Bestimmung des Depositionsorts zu.

Abweichend von der pulmonalen Deposition bei Substanzen, nach deren Verabreichung als Aerosol eine systemische Wirkung beabsichtigt ist, und somit Blut- oder Plasmakonzentrationen interessieren und mit herkömmlichen Analytikmethoden keine ausreichende Messung möglich ist, könnte diese Messung möglicherweise nach Markierung des Pharmakons mit einem ß-Strahler, z.B. ^{14}C, ähnlich wie bei Massenbilanzuntersuchungen unter z.B. topischer Applikation vonstatten gehen.

Zusammenfassung

Bei den relativ aufwendigen Voraussetzungen sowohl formaler als auch
technischer Art gibt das derzeitige Verfahren die Möglichkeit einer Abschätzung
der relativen Lungendeposition bei Anwendung verschiedener Applikatons-
systeme. Es besteht die berechtigte Aussicht auf weitere Verbesserung der
Aussagen bei Verfeinerung und Differenzierung der Methode.

Literatur

1. Köhler D., Fleischer W., Matthys H.: New Method for Easy Labeling of
    Beta-2-Agouists in the Metered Dose Inhaler with Technetium 99m.
    Respiration 1988, 53,: 65

ZNS Elektrophysiologie

Bedeutung des Pharmako EEG's
für die klinische Entwicklung

B. Dietrich
LAB Gesellschaft für pharmakologische Untersuchungen mbH & Co, Neu-Ulm

In einer allgemeinen Definition läßt sich das Pharmako EEG als eine Methode zur Beschreibung von Pharmakon-Wirkungen auf das zentrale Nervensystem mit Hilfe des Elektroenzephalogramms charakterisieren. In Sinne dieser Definition hat bereits Berger in seiner dritten Veröffentlichung "Über das Elektroenzephalogramm des Menschen" 1931, also nur zwei Jahre nach seiner Erstbeschreibung des EEG, über pharmakologisch induzierte EEG-Veränderungen nach Gabe von Cocain, Morphin und Scopolamin berichtet (Berger 1931).

Während Berger die pharmakoinduzierten Veränderungen noch rein qualitativ auf Grund der visuellen Inspektion beschrieb, stellt das Pharmako EEG heutzutage eine quantitative Methode dar, die mit computergestützten Analyseverfahren eine Datenreduktion und anschließende statistische Auswertung ermöglicht.

Methodik

Um Vergleiche zwischen verschiedenen Substanzen ermöglichen zu können, ist die Methodik der Datenerhebung und -auswertung weitgehend standardisiert, wobei dennoch nicht unerhebliche Unterschiede zwischen verschiedenen EEG-Laboratorien bestehen, die die Verallgemeinerung von Ergebnissen erschweren.

Ein häufig verwendetes Standardmodell der Pharmako-EEG Untersuchung aus unserem Labor bei L.A.B. hat folgende Charakteristika. In der Regel werden Pharmako-EEG Studien zur Akut-Wirkung von zentralnervös wirksamen Substanzen in doppelblinden, placebokontrollierten Studien durchgeführt. Üblicherweise wird zur Kontrolle eine Referenzsubstanz verabreicht, deren klinische Wirkung und Pharmako-EEG Charakteristik gut bekannt ist. Die Medikamentenwirkung wird überwiegend im Cross-over Design untersucht.

Tab. 1. Beispiel für ein Standarddesign

Standarddesign

- randomisiert
- doppelblind
- 4-fach cross-over
  - Prüfsubstanz: 2 Dosierungen
  - Referenzsubstanz
  - Placebo
- Stichprobengröße N = 16
- Messungen: prä, post 1,2,3...
- Medikamentenfreies Intervall: 1 Woche

Probanden

- gesunde Männer
- Alter 18 - 45 Jahre
- EEG: Alpha - Typ

In wöchentlichen Abständen bekommen 16 junge Männer im Alter zwischen 18 bis 45 Jahren zwei verschiedene Dosierungen der Testsubstanz, die Referenzsubstanz und Placebo verabreicht.

Alle Probanden werden klinisch voruntersucht, u.a. mit Hilfe eines klinischen EEG, um Kandidaten mit klinisch auffälligem EEG auschliessen zu können und gleichzeitig eine homogene Stichprobe hinsichtlich des EEG Grundrhythmus finden zu können. In der Regel werden Teilnehmer mit einem vorherrschenden Alpha- Rhythmus im EEG gesucht, deren Anteil unter jungen Menschen in der Bevölkerung ca. 80 % beträgt. Jeweils vor Medikation, sowie zu mehreren Zeitpunkten nach Medikamenteneinnahme (deren Abstände bei jeder Substanz individuell festgelegt werden) werden identische Meßblöcke durchgeführt.

Tab. 2. Beispiel für einen Meßblock

Meßblöcke
* Pharmako-EEG:
    5 min Ruheabteilung (RS)
    5 min Ableitung unter Vigilanzkontrolle (VC)
* Blutdruck/ Puls im Liegen und Stehen
* Fragebögen zur Befindlichkeit
* Psychologische Leitungstests

Die Ableitung des Pharmako-EEG umfaßt 5 min unter Ruhebedingungen, in denen der Proband mit geschlossenen Augen entspannt in halb liegender Position in einem Entspannungsstuhl ruht. Weitere 5 min werden unter Vigilanzkontrolle (VC) abgeleitet. Während dieser Ableitung werden dem Probanden jeweils zu Beginn jeder Minute 4 Wörter über Lautsprecher mitgeteilt. Aus den insgesamt 20 Wörtern soll der Proband am Ende der 5 min-Ableitung eine Geschichte bilden, wobei erfaßt wird, wieviele Worte der Proband sich für die Geschichte merken konnte (Leonard et al. 1990).

Während der Ableitung werden mindestens zwei Kanäle EEG aufgezeichnet: eine frontozentrale Ableitung von den Elektrodenpositionen F_zC_z, und eine okzipitotemporale von den Elektrodenpositionen O_zT_6 nach dem internationalen 10:20 System. Bei Mehrkanalableitungen werden 19 Kanäle und mehr gleichzeitig abgeleitet, mit deren Hilfe die EEG-Aktivität landkartenartig als EEG Mapping auf die Schädeloberfläche projiziert werden kann. Die Analogsignale werden mit Hilfe eines 24 Kanal EEG-Gerätes verstärkt und in einem PC mit einer Abtastrate von 128 Hz digitalisiert und gespeichert. Das Signal wird auf einem Bildschirm kontinuierlich dargestellt und kontrolliert.

Die weitere Auswertung und Bildung von Zielparametern erfolgt off-line. Dieser Prozeß dient im wesentlichen der Datenreduzierung. Aus dem Analog-EEG-Signal werden die ersten 45 artefaktfreien Epochen à 4 sec ausgewählt (= 3 min). Sie werden einer Spektralanalyse mit Hilfe der Fast Fourier Transformation unterzogen. Die Analyseschritte betragen 0.25 Hz und erfassen den Bereich 1.5 bis 30Hz.

Aus den 45 Epochen werden Mittelwerte gebildet, die zu Power-Spektralwerten für vordefinierte 7 Frequenzbänder zusammengefaßt werden.

Neben den absoluten Power-Werten für die einzelnen Frequenzbänder wird die Gesamtpower für den Frequenzbereich 1.5 bis 30 Hz. bestimmt und der relative Anteil der einzelnen Frequenzbänder an der Gesamtpower (relative Power Werte). Das analog aufgezeichnete EEG-Signal läßt sich also mit Hilfe der geschilderten Reduktionsschritte auf 15 Zielvariablen reduzieren, die nach Bedarf noch durch weitere Kennwerte wie der Dominanten Frequenz oder

Verhältniswerten von Frequenzbändern (z.B. Alpha Slow-Wave Index ASI; Matejcek 1980)) ergänzt werden können.

Aufgrund von faktorenanalytischen Untersuchungen an gesunden jungen Männern haben Fichte, Herrmann und Kubicki (Herrmann et al. 1980) eine Frequenzbandeinteilung für das Pharmako-EEG vorgeschlagen, die von der in der Klinik verwendeten in einigen Punkten abweicht (Tab. 3).

Tab. 3. Frequenzbandeinteilungen für Klinisches und Pharmako EEG

Klinisches EEG		Pharmako EEG	
Delta-Wellen:	0,5 - 3,5 Hz	Delta:	1,5 - 6,0 Hz
Theta-Wellen:	3,5 - 8,0 Hz	Theta:	6,0 - 8,5 Hz
Alpha-Wellen:	8,0 - 13,0 Hz	$Alpha_1$:	8,5 - 10,5 Hz
		$Alpha_2$:	10,5 - 12,5 Hz
Beta-Wellen:	13,0 - 30,0 Hz	$Beta_1$:	12,5 - 18,5 Hz
		$Beta_2$:	18,5 - 21,0 Hz
		$Beta_3$:	21,0 - 30,0 Hz

Die unterschiedliche Definition der Frequenzbandgrenzen, die darüber hinaus auch noch zwischen verschiedenen Laboratorien variiert, erschwert die Kommunikation über die Ergebnisse. Es ist deshalb erforderlich, daß bei der Darstellung von Ergebnissen die Frequenzbandgrenzen angegeben werden.

Anwendungsbereiche

Die wichtigste Bedeutung kommt dem Pharmako-EEG beim generellen Nachweis einer zentralnervösen Aktivität von Arzneimitteln zu. Dies kann bereits im Rahmen von Erstanwendungsstudien am Menschen geschehen, also zum Beispiel bei steigender Einmalapplikation (single rising dosage studies). Der Einsatz wird jedoch meistens dadurch begrenzt, daß relativ kleine Stichproben von weniger als 10 Probanden untersucht werden. Bei so kleinen Stichproben überlagert die interindividuelle Varianz des EEG-Signals die häufig geringen intraindividuellen Veränderungen, die durch die Testsubstanz hervorgerufen werden. Dennoch können nicht selten schon im Rahmen solcher Studien Hinweise auf EEG-Veränderungen gefunden werden, die als Hypothesen gezielt an einer ausreichend großen Stichprobe überprüft werden können.

Die single rising dosage Studie ist ebenfalls das geeignete Design zur Bestimmung der Schwellendosis. Schwellendosis ist diejenige Minimaldosis, nach der im EEG eine im Vergleich zu Placebo signifikante Änderung im Powerspektrum deutlich wird. Das "Dosisfenster" einer Substanz liegt zwischen der Schwellendosis und der Maximaldosis, die durch das Auftreten toxischer Zeichen im EEG oder nicht mehr tolerierbarer Nebenwirkungen gekennzeichnet ist. Neurotoxische Effekte können sich durch ungewöhnlich langsame Wellen oder eine starke Beeinträchtigung der Wachheit darstellen. Um andere neurotoxische Phänomene wie das Auftreten von steilen Wellen oder Spikes nachzuweisen, ist es jedoch erforderlich, die quantitative Auswertung des Pharmako-EEG durch die visuelle Inspektion des Analog-Signals zu ergänzen.

Die Bioverfügbarkeit einer Substanz wird bekanntlich am Zielorgan selbst untersucht. Das Pharmako-EEG ist die einzige noninvasive Methode, mit der die Wirkung von psychotropen Substanzen direkt am Zielorgan ZNS ohne wesentliche Beeinträchtigung des Patienten/Probanden untersucht werden kann. Ein besonderer Vorteil des EEG besteht darin, daß es praktisch zeitlich unbegrenzt und kontinuierlich abgeleitet werden kann. Damit lassen sich pharmakodymanische Zeit-Wirkungs-Beziehungen und Dosis-Wirkungs-Beziehungen wesentlich genauer darstellen, als dies analog auf pharmakokinetischem Gebiet möglich ist.

Durch einen Vergleich zwischen Plasmaspiegel und EEG-Zielvariablen kann die häufig zu beobachtende Dissoziation zwischen Pharmakokinetik und Pharmakodynamik deutlich gemacht werden.

In ähnlicher Weise können verschiedene Substanzen der gleichen Wirkstoffgruppen oder unterschiedliche Applikationsformen der gleichen Substanz auf ihre pharmakodynamische Äquivalenz am Zielorgan ZNS untersucht werden.

Das Pharmako-EEG ist somit eine hervorragend geeignete Methode zur pharmakodynamischen Profilierung einer neuen Substanz.

Alle klassischen therapeutisch wirksamen psychotropen Substanzen haben auch Veränderungen im Pharmako - EEG hervorgerufen, so daß die Vermutung nahelag, daß das Pharmako-EEG ein Prädiktor für die Vorhersage einer therapeutischen Wirksamkeit sein kann. Diese Annahme hat sich jedoch bei neueren psychotropen Substanzen nicht bestätigt.

Das Pharmako-EEG ist keineswegs darauf beschränkt, nur Substanzen mit dem Zielorgan Gehirn zu untersuchen. Viele Arzneimittel, deren Hauptwirkungsort in der Peripherie liegt, beeinflussen als unerwünschte Nebenwirkung auch das ZNS. Typische Beispiele sind Antihistaminika oder Antihypertensiva. Hier kann das Pharmako-EEG behilflich sein, solche unerwünschten Wirkungen frühzeitig zu erfassen und ihre Bedeutsamkeit zu charakterisieren (Dietrich und Herrmann 1989). So hat das Pharmako-EEG mittlerweile bei der Entwicklung neuer Antihistaminika eine zentrale Bedeutung für den Nachweis des Fehlens einer sedierenden Wirkung erlangt (Dietrich und Herrmann, im Druck).

Zusammenfassung

Das Pharmako-EEG stellt derzeit die wichtigste Methode zur pharmakodyna-mischen Charakterisierung einer zentralnervös wirksamen Substanz dar. Es bleibt jedoch festzustellen, daß das Pharmako EEG in der klinischen Entwicklung eines neuen Arzneimittels mit zentralnervöser Wirkung noch keineswegs den Stellenwert gefunden hat, den vergleichsweise pharmako-kinetische Untersuchungen einnehmen. Mit Hilfe des Pharmako EEG lassen sich bereits in der Phase I Informationen gewinnen, die sich aus den pharmakokinetischen Daten allein so nicht ableiten lassen.

Das Pharmako-EEG ist jedoch nicht in der Lage, die durch psychotrope Substanzen bewirkten Verhaltensänderungen umfassend zu beschreiben. Das Pharmako-EEG kann lediglich den physiologischen Anteil von Verhalten erfassen. Das beobachtbare Verhalten und der subjektive Anteil (Befindlichkeit/Emotion) müssen durch entsprechende verhaltensbezogene und sprachliche Testverfahren ergänzt werden. Wo immer möglich, sollte deshalb das Pharmako-EEG durch psychometrische Tests und Fragebögen im Sinne eines Drei-Ebenen-Meßkonzepts ergänzt werden.

Literatur

1. Berger H, (1931) Über das Elektroenzephalogramm des Menschen.Dritte Mitteilung. Arch Psychiat Nervenkr 94: 16-60
2. Dietrich B, Herrmann WM, (1989) Influence of Cilazapril on memory functions and sleep in comparison with metoprolol and placebo in healthy subjects. British Journal of Clinical Pharmacology 27: 249S - 261S
3. Dietrich B, Herrmann WM, (im Druck) Pharmako-EEG und Psychometrie als Methoden zur Untersuchung sedierender Effekte von Antihistaminika. Allergologie
4. Herrmann WM, Fichte K, Kubicki St, (1980) Definition von EEG-Frequenzbändern aufgrund strukturanalytischer Betrachtungen. In : Faktorenanalyse und Variablenbildung aus dem Elektroenzephalogramm, Hrsg v St Kubicki, WM Herrmann, G Laudahn. Gustav Fischer Verlag: Stuttgart
5. Leonard JP, Lehnert G, Ahlstich S, Lohmann H, (1990)What happens to the Pharmaco EEG when vigilance is properly controlled. Paper presented at the 6th International Pharmaco EEG-Group (IPEG) Symposium, Gothenburg, June 28 -30
6. Matejcek M, (1980), Cortical correlates of viglance regulation and their use in evaluating the effects of treatment. In: Goldstein M, Calne DB, Lieberman A, Thorner MO (Eds), Ergot Compounds and Brain Function. Raven Press: New York

Aussagefähigkeit und Grenzen elektrophysiologischer Verfahren

H. Ott
Institut für Humanpharmakologie, Schering AG, Berlin

Einleitung

Untersuchungsgegenstand der Elektrophysiologie ist der Bereich der Physiologie, der sich mit den bioelektrischen Erscheinungen bei Organismen befaßt. Galvani (1737 - 1798) gilt mit seinem Nachweis der elektrischen Aktivität des Froschschenkelmuskels als Begründer der Elektrophysiologie.

Elektrophysiologische Verfahren zur Diagnose im medizinischen Bereich sind heute nicht mehr wegzudenken. In der ersten Abbildung sind die wichtigsten Beispiele zusammengefaßt.

Beispiele elektrophysiologischer Verfahren

Elektromedizin:

Herzfrequenz; (EKG)

Blutdruckmessung; (BP)

Atmung

Kerntemperatur

Zentralnervensystem/Psychophysiologie

Elektroenzephalographie (EEG)

Elektrookulogramm (EOG)

Elektromyogramm (EMG)

Sakkadenmessung

Actogramm

Magnetenzephalographie (MEG)

Abb. 1. Beispiele für den Einsatz von elektrophysiologischen Verfahren zur Diagnose im medizinischen Bereich

Innerhalb der Elektromedizin ist eines der bedeutensten Instrumente das Elektrokardiogramm (EKG) zur Registrierung der Herzfrequenz und der elektrischen Erregungsausbreitung über dem Herzmuskel; aber auch die elektronische Aufzeichnug von Blutdruck, Atmung und Kerntemperatur gehören zu den unverzichtbaren Bestandteilen in der Erforschung pharmakologischer Einflüsse auf Vitalfunktionsparameter. Für das Zentralnervensystem und die Psychophysiologie spielen die Elektroenzephalographie (EEG), das Elektro-okulogramm (EOG) und das Elektromyogramm (EMG) - diese beiden insbesondere in Verbindung mit dem Schlaf-EEG - eine herausragende Rolle. Hinzu kommen Sakkadenmessung bei Augefolgebewegungen, das Actogramm zur Erfassung von Stand-Schwankungen - und in jüngster Zeit auch die Magnet-enzephalographie (MEG) die es erlaubt, auch biomagnetische Feldänderungen im Kortex bis 2 cm Tiefe zu erfassen (Sato et al., 1991).

Die folgenden Ausführungen beschränken sich primär auf das Elektroenze-phalogramm (EEG) und seine verschiedenen EEG-Paradigmen, die für die pharmakologische Forschung von Bedeutung sind.

EEG-Paradigmen

Schon der Entdecker des menschlichen Elektroenzephalogramms, HELMUT BERGER (1932) beschrieb Veränderungen der registrierten kortikalen Aktivitäten nach der Gabe von psychotropen Substanzen und legte den Grundstein zu einer psychopharmakologisch orientierten EEG -Forschung.

Mit den Meßmethoden des EEGs ist es möglich, elektrophysiologische Veränderungen kortikaler Zellverbände nicht-invasiv vom intakten Skalp zu messen (s. a. Dietrich, in diesem Band). Potentialschwankungen, die durch einen ständigen Wechsel elektrischer Felder im Kortex entstehen, sog. kortikale Feldpotentiale, können an der Schädeloberfläche registriert werden (Zschocke, 1991). In erster Linie sind es die axodentritische Nervenzellstrukturen, die diese Feldpotentiale verursachen. Die Spannungsschwankungen der Zellaktivitäten drücken sich in deren registrierten Amplituden und Frequenzen aus und lassen sich der allgemeinen Aktivität des Zentralennervensystems (ZNS) zuordnen. Es ist jedoch durchaus möglich, Tiefenableitungen bei Tieren (z.B. MacLean, 1972; Palenschat et al. 1979), aber auch bei Patienten mit Fokalepilepsien (Wieser, 1985) vorzunehmen. Auf diesen Aspekt wird hier nicht näher eingegangen, da in der Humanpharmakologie nur mit dem Skalp-EEG gearbeitet wird. Über das Skalp-EEG kann man zum einen die spontane Aktivität aufzeichnen, zum andern reizbezogene Antworten registrieren, sogenannte "ereigniskorrelierte Potentiale" (EKP).

Bei der Ableitung der Spontanaktivität wird einmal die Konstitution im Sinne der Grundaktivität des Probanden mittels des klinischen EEGs erfaßt, zum anderen werden spezifische Vigilanzzustände (Bente, 1977; Ott, 1984 a) ermittelt, und zwar mit dem Pharmako-EEG tagsüber und mit dem Schlaf-EEG nachts.

Mit dem klinischen EEG wird die für eine humanpharmakologische Prüfung in Frage kommende Probandenpopulation auf ihre EEG-Charakterisitika (z.B. Alpha-Typ, Beta-Typ) untersucht. Probanden, deren EEG-Muster den Verdacht auf epileptische Anfallsneigung erregen, werden während des Probanden-Screenings (Auswahlverfahren) vor Beginn einer Prüfung ausgeschlossen. Vordringlich bei der Anwendung von New Chemical Entities - sog. NCEs - mit aktivierenden Eigenschaften zur Patientensicherheit ("Safety") geprüft, ob Substanzen vermehrt Anfallszeichen induzieren; in diesen Fällen ist es von größter Bedeutung, nur Probanden in Prüfungen aufzunehmen, die keine pathologische Erregungsmuster im klinischen EEG aufweisen.

Das Pharmako-EEG (ausführliche Beschreibung s. Dietrich, in diesem Band), abgeleitet im entspannten Wachzustand bei geschlossenen Augen und das Aktivierungs-EEG (s.w.u.), ein von Schering neu etabliertes Verfahren zur Erfassung der Aktivitätsveränderungen kortikaler Erregungen während einer psychomotorischen Trackingaufgabe bei geöffneten Augen, ermöglichen die Prüfung von Substanzen auf sedierende oder stimulierende Wirkung tagsüber.

Das Schlaf-EEG erlaubt es, nach dem Bewertungsschema von Rechtschaffen & Kales (1973), nächtliche Schlafprofile zu erstellen. Eine Sonderform des in gleicher Weise visuell bewerteten EEGs, der Multiple Sleep Latency Test (MSLT) wird dazu verwandt, den "Schlafdruck" tagsüber zu ermitteln. Insbesondere bei langwirksamen Hypnotika ist dies ein nicht unwichtiger Gesichtspunkt.

Innerhalb der ereigniskorrelierten Potentialen (EKP) unterscheiden wir exogene, endogene und langsame Potentialkomponenten. Die exogenen Potentiale umfassen die frühen Komponenten bis N_{100}, die endogenen Potentiale die "späten Komponenten" ab P_{200}. Die Angaben bei den Komponenten der evozierten Potentiale geben die Richtung der Ladungspolarisation an; z.B. ist die N_{100} eine negative Ladungsverschiebung am Kortex ca. 100 ms nach Reiz und die P_{200} eine Positivierung nach ca. 200 ms. Längerandauernde langsame phasische Potentiale sind in die Literatur als "Contingent Negative Variation" (CNV), "Bereitschaftspotential" (BP) und "Post imperative Negativierung" (PINV) eingegangen (Rockstroh et al., 1982). Die frühen Komponenten der ereigniskorrelierten Potentialen erlauben Aussagen zur Reizleitungsgeschwindigkeit der somatisch evozierten, akustisch evozierten, olfaktorisch evozierten und visuell evozierten Potentiale zu machen. Die späten Komponenten gelten als Indikatoren von Prozessen, die die Informationsverarbeitung begleiten, im wesentlichen also höhere kognitive Prozesse, wie Erkennen, Unterscheiden und Aufgabenlösen, aber auch Erinnern und Antizipation eines Reizes (Rösler, 1982).

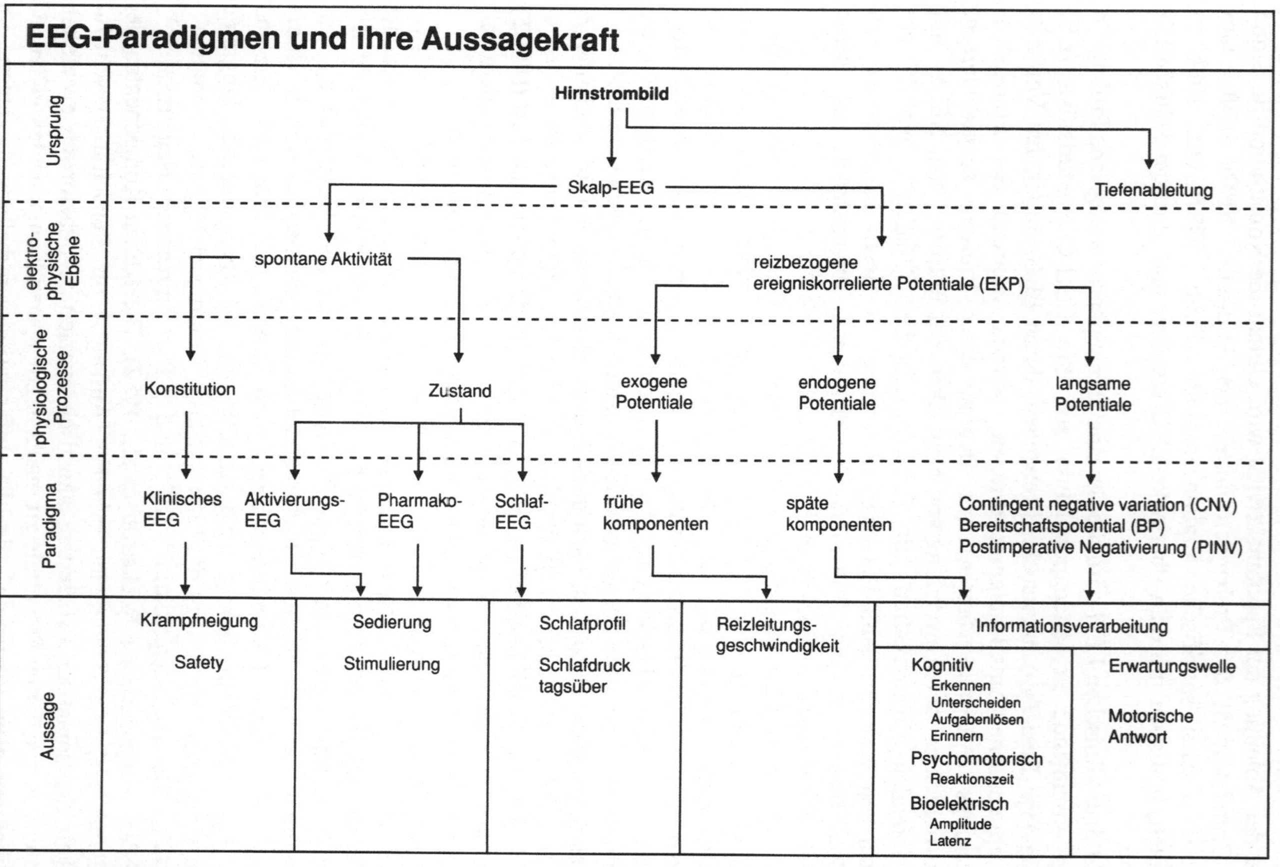

Abb. 2. EEG-Paradigmen und ihre Aussagekraft für die pharmakologische Forschung

Auf der bioelektrischen Ebene werden Amplitude und Latenz der entsprechenden Wellenformation und auf der Verhaltensebene z.B.,die psychomotorische Reaktionszeit als Antwort auf den Reiz registriert. Auf diese Weise können die auf verschiedenen Ebenen gleichzeitig ablaufenden neuronalen Verarbeitungsprozesse in ihrer wechselseitigen Beeinflussung, z.B. in ihrer Phasenverschiebung oder korrelativen Abhängigkeit untersucht werden. Die gewonnenen Kenngrößen erlauben es, eine differenzierte Mehr-Ebenen-Beurteilung von neuropsychophysiologisch (und pharmakologisch) induzierten funkionellen Veränderungen vorzunehmen.

Mittels der langsamen Potentiale, der sog. "Contingent Negative Variations", die das Paradigma "Imperativreiz plus vorgeschalteter Warnreiz" implizieren, werden die Erwartungswelle und die motorische Antwort festgehalten und im Sinne einer Orientierungsreaktion und ihrer Habituation interpretiert (Birbaumer, 1975).

Alle genannten Verfahren lassen auch eine detaillierte topographische Analyse mit der sog. "Brain-Mapping"-Technik zu, um spezifische lokale pharmakologische Effekte auf der Skalp-Oberfläche zu dokumentieren (z.B. Coppola & Herrmann, 1987).

Mittels der genannten EEG-Paradigmen lassen sich im Rahmen der Präparate-Entwicklung von den tierpharmakologischen Untersuchungen ausgehend bis hin zur Phase IV nützliche Erkenntnisse zum Wirkspektrum von Prüfsubstanzen auf elektrophysiologischer Ebene gewinnen. Die nachfolgende Abbildung [3] zeigt schematisch die Akkumulation des "Know-Hows" der verschiedenen Erkenntnisbereiche, das in den einzelnen Phasen der Präparat-Entwicklung gewonnen wird.

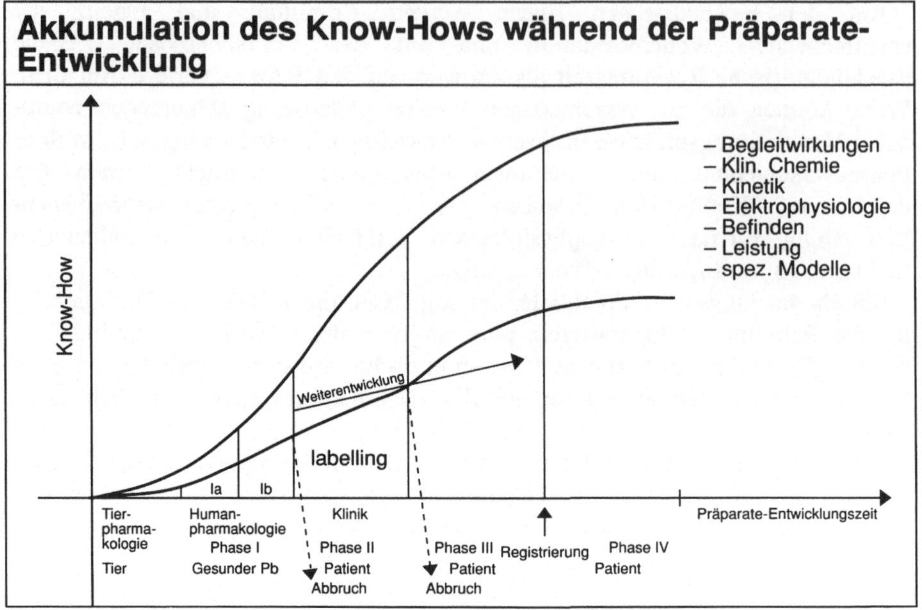

Abb. 3. Schematische Darstellung der Akkumulation des "Know-Hows" , das in den Phasen der Präparat-Entwicklung vom Tierexperiment bis zum Einsatz am Patienten gewonnen wird

Wie anhand der Tab. 1. ersichtlich, ist der Einsatz von EEG-Paradigmen, seien es Klinisches EEG, Pharmako-EEG, Schlaf-EEG, ereignisevozierte Potentiale oder Tiefenableitungen, nicht nur bei NCEs mit dem Zielorgan ZNS angezeigt - also Hypnotika, Antiepileptika, Anxiolytika, Neuroleptika, Antidepressiva, Nootropika, Psychostimulantien und Analgetika -, sondern auch bei Substanzen, die für Nicht-ZNS-Zielorgane indiziert sind.

Hier kommen insbesondere Hormone, Ergotalkaloide, Beta-Blocker, Antihistaminika, Cortisonderivate oder Chemotherapeutika in Betracht. Die Spalten der Tabelle, die von links nach rechts den klinischen Entwicklungs-phasen folgen, verdeutlichen, daß bei Hypnotika und Antiepileptika die EEG-Paradigmen durchgehend anwendbar sind. Das liegt darin begründet, daß dort die Erkrankungen, also die Schlafstörung und epileptischen Anfälle, direkt im EEG als Indikator zum Ausdruck kommen. Bei den anderen ZNS-Präparaten kann man insbesondere in Phase Ib (nach der Untersuchung zur Dosisfindung und Verträglichkeit) und in der Labelling-Phase mit dem Pharmako-EEG sedierende Eigenschaften und im Schlaf-EEG Schlafprofilveränderungen untersuchen. Die Labelling-Phase, die zwischen Phase II und III angesiedelt ist, untersucht besondere Merkmale des Prüfpräparates, auf die in der Patienteninformation

Anwendungsmöglichkeiten des EEG in der Präparate-Entwicklung

NCE	Entwicklungsphasen																																		
	Tierpharma-kologie					Phase Ia Verträglichkeit					Phase Ib Pharmako-dynamik					Phase II					Labelling					Phase III					Phase IV				
	K	P	S	E	T	K	P	S	E	T	K	P	S	E	T	K	P	S	E	T	K	P	S	E	T	K	P	S	E	T	K	P	S	E	T
Zielorgan ZNS																																			
Hypnotika		X	X			X	X	X			X	X	X			X	X					X	X					X			X		X		
Antiepileptika	X					X	X	X			X	X				X					X					X	X				X				
Anxiolytika		X										X										X					X								
Neuroleptika		X						X			X	X	X									X					X								
Antidepressiva		X						X				X										X					X								
Nootropika		X						X			X		X									X					X								
Psychostimulantien		X				X	X	X			X		X									X					X								
Analketika											X		X						X			X	X				X								
Zielorgan Nicht-ZNS																																			
Hormone												X										X													
Ergotalkloide												X										X													
Beta-Blocke												X										X													
Antihistaminika												X										X													
Cortisone												X										X													
Chemotherapeutika												X										X													

Legende: K = Klin. EEG   P = Pharmako-EEG   S = Schlaf-EEG   E = Ereignis-korrelierte Potentiale   T = Tiefenableitung

Tab. 1. Anwendungsmöglichkeiten des EEGs in der Präparate-Entwicklung. Weitere Erläuterungen im Text

explizit hingewiesen wird, z.B., daß keine Beeinträchtigung der Fahrtüchtigkeit besteht. Diese Untersuchungen sind im besonderen Maße für Präparate, die nicht aus dem ZNS-Gebiet stammen nützlich. Auch hier kann es zu Einflüsse in Richtung Sedierung und Stimulierung kommen. Wer solche Erkenntnisse frühzeitig gewinnen will, kann mit dem Pharmako-EEG in der Phase I wichtige Hinweise erhalten. Wie es bei Medikamentenprüfungen üblich ist, kommt auch in einer Pharmako-EEG-Untersuchung das typische Doppelblind-Design mit einer randomisierten Zuordnung der Probanden zum Einsatz. Dosisfindung und Verträglichkeit werden mit Einfach- oder Mehrfach-Applikationen geprüft (Phase Ia). Für den Wirkungsnachweis und Vergleich zu Referenz-Substanzen werden Prüfungen mit Parallelgruppen durchgeführt oder an einer Probandengruppe ein Mehrfach-Crossover-Design verwendet. Die Anwendung eines Cross-Over-Design ist jedoch nicht ganz ohne Kritik (Armitage, 1991).

Anwendungen des Pharmako-EEGs in der Humanpharmakologie

Methodische Grundlagen

Standardisierungsaspekte

Wie bei jeder Methode sind die Validitätsaspekte für die Aussagekraft des zugrundegelegten Modells von Bedeutung. In diesem Zusammenhang kann darauf hingewiesen werden, daß verschiedene "Guidelines" von klinischen und elektrophysiologischen Fachgruppen erarbeitet worden sind, die eine hohe Standardisierung dieser Methoden über verschiedene Labors hinweg erlauben (IPEG, 1987; s.a. Herrmann, 1982; Herrmann & Schärer, 1987). Die Standardisierung betreffen die umgebungs-, situations- und personenbedingten Faktoren bei den Probanden, Anforderungen an die Untersuchungstechnik (10-20-System der EEG-Elektrodenpositionen, Artefaktkontrolle u.s.w.) und die Verarbeitung und Auswertung der Meßdaten. Wir konnten in den Schering Labors durch die Good Clinical Practice-gerechte (GCP) Umsetzung des EEGs deutlich präzisere pharmakodynamische Differenzierungen von Substanzen und ihren Dosierungen als in früheren Zeiten gewinnen.

Die neurophysiologische Validierung unserer Modelle wurde dadurch nachgewiesen, daß die aus der Literatur bekannten Spektren und Profile erzeugt werden konnten, und daß für definierte Veränderungen von Vigilanzlagen die entsprechenden Indikatoren erwartungsgemäß ansprachen. Darüberhinaus liegen in den Schering EEG-Labors Pharmakosensitivitäts-Untersuchungen für verschiedene Substanzen aus unterschiedlichen Psychopharmaka-Klassen vor (z.B. Herrmann, 1982; Rohloff & Ott, 1989).

Verarbeitungsablauf des Pharmako-EEGs

Die Abb. 4 zeigt unser Konzept der einzelnen Schritte des Verarbeitungsablaufes einer Pharmako-EEG-Studie.

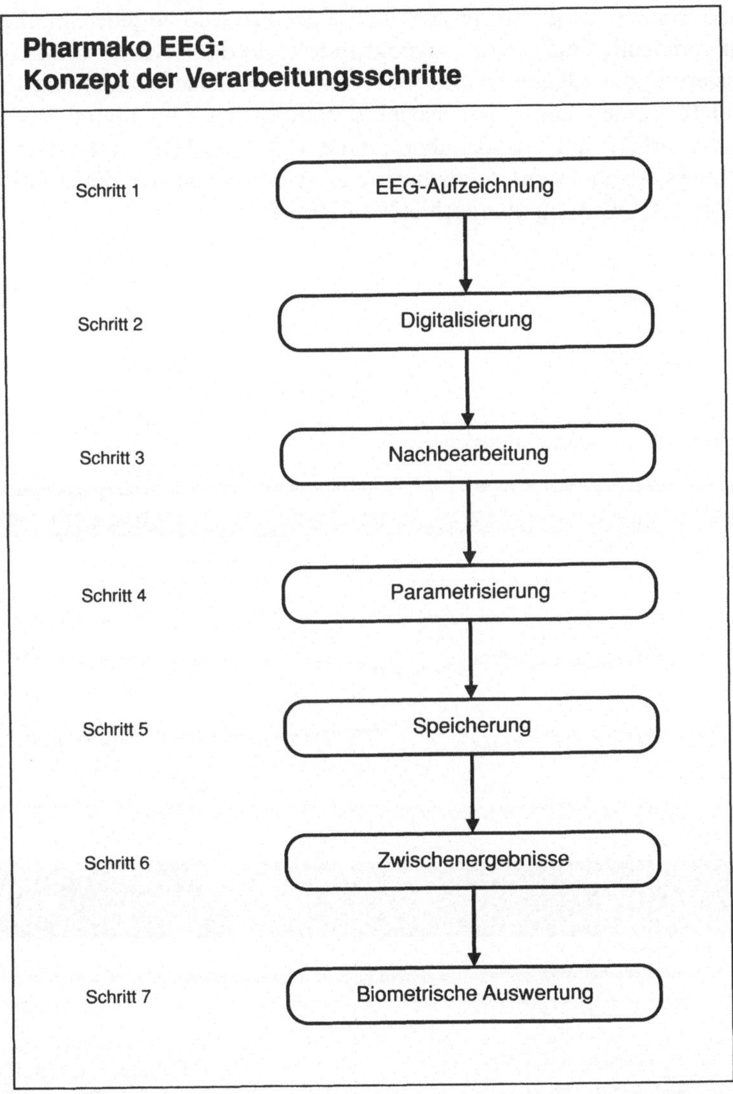

Abb. 4. Schematisches Laufdiagramm der einzelnen Verarbeitungsschritte einer Pharmako-EEG-Studienauswertung

Vor Beginn der EEG-Aufzeichnung (Schritt 1) erfolgt eine technische Kalibrierung des Pharmako-EEGs durch Eichsignale von 30 Hz, die bei jeder Ableitung vorweg ausgelöst werden und zu hohen Reliabilitäts-Koeffizienten in der Signalverarbeitung führen. Die EEG-Ableitungen werden analog auf Magnetbändern aufgezeichnet, wobei eine visuelle Hinterbandkontrolle auf Papier zuschaltbar ist. Dieses Verfahren ermöglicht eine Markierung von Artefakten durch die EEG-Assistenten. Durch ein "Adress- und Identifizierungs-System" (Testcode-System) ist gewährleistet, daß jeder Proband zu jeder durchgeführten Meßzeit eindeutig auf dem Analogband registriert wird und nach der Digitalisierung des Magnetbandes (Schritt 2) in der Nachbearbeitung (Schritt 3) identifiziert werden kann. Die Nachbearbeitung der nun digital vorliegenden EEG-Daten erfolgt auf einem Laborrechner vom Typ PDP 11/24. Die Software des Rechners erlaubt es, artefaktbehaftete 2,5 s lange Epochen des Roh-EEGs von der weiteren Auswertung auszuschließen (Abb. 5).

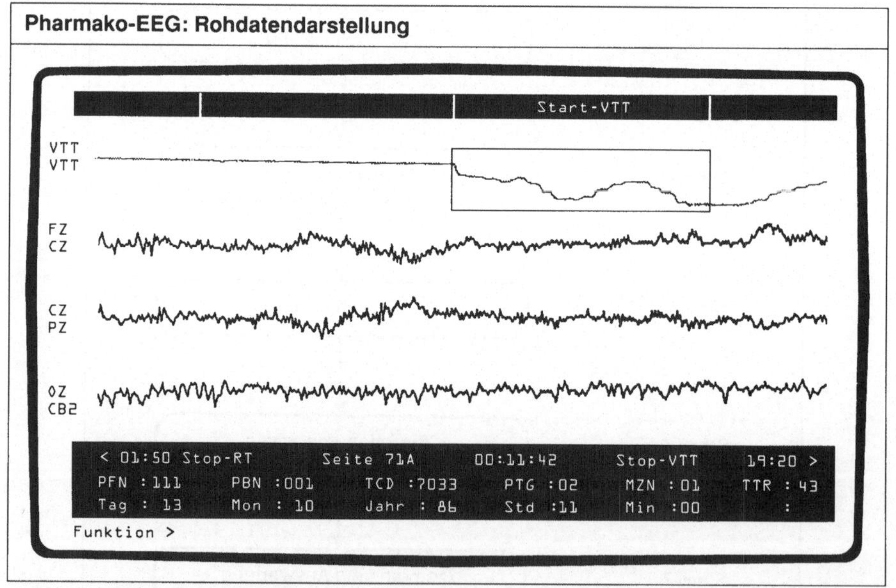

Abb. 5. Analoge Darstellung der digitalisierten EEG-Daten auf dem Laborrechner PDP 11/24. Das abgebildete Arbeitsfenster kann in 2.5 s Epochen (Rahmen) unterteilt und bearbeitet werden. Die Angaben im unteren Teil der Abbildung beinhalten die Testcode-Elemente Prüfnummer (PFN), Probandennummer (Pbn), Prüftag (PTG) sowie Uhrzeit und Datum

Das Programm der PDP 11/24 ermöglicht in diesem Auswerteschritt die analoge Darstellung des digitalisierten EEGs und das "Blättern" anhand des originalen EEG-Mitschriebs zum wechselseitigen Vergleich der Grapho-elemente. Hilfreich ist hierbei eine Zoom-Technik zur Vergrößerung bis zum Vierfachen des Originals. Der nächste Schritt des Verarbeitungsablaufes führt zur Parametrisierung der Roh-Daten. Neben der gebräuchlichen Parametri-sierung des Powerspektrums (Abb. 6) über die gesamte EEG-Meßzeit, besteht die Möglichkeit, die Dynamik pharmakologischer Prozesse mit sog. Chronospektren (Matejcek, 1982) zu analysieren, z.B. in fortlaufenden 20 s-Epochen. Die verdichteten Daten werden gespeichert und dem Großrechner zur biometrischen Auswertung transferiert. Zu allen Verarbeitungsschritten werden automatisch Protokolle erzeugt.

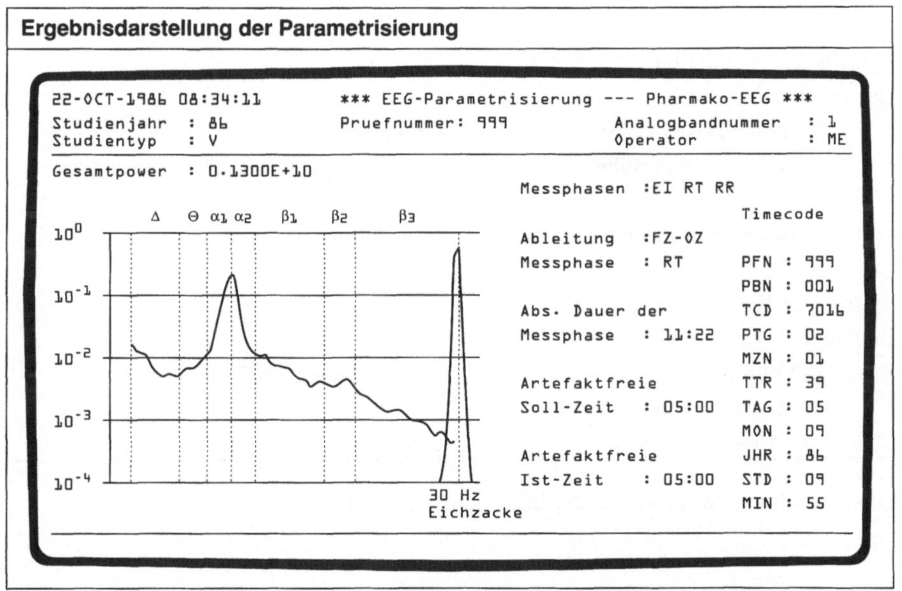

Abb. 6. Logarithmische Darstellung eines Powerspektrums für einen Probanden.
Die Angaben der rechten Bildhälfte geben neben den Daten des Testcodes (TCD) zusätzlich die Elektrodenposition, die gesamte Zeit der EEG-Ableitung, die Soll-Zeit und die Zeit, die nach der Artefaktierung zur Verfügung steht, an. An der rechten Seite der Abbildung ist die vor jeder Meßzeit (MZN) generierte Eichzacke dargestellt.
PFN: Prüfnummer; PBN: Probandennummer.; PTG: Prüftag; TTR: Tester; Elektroden-position: Oz-Cz

Beispiele

Nach diesem kurzen Abriß der methodischen Grundlagen der EEG-Ableite- und Auswertetechniken in den Schering Laboren soll anhand der folgenden sechs humanpharmakologischen Untersuchungen beispielhaft dargestellt werden, zu welchen Prüfzwecken die verschiedenen Formen des EEGs in Phase I eingesetzt werden können.

Prüfzwecke des EEGs in Phase I und Beispiele

Pharmakologische Hypothesen	Substanzen (Beispiele)
Allgemeine Hypothesen	
• Hirngängigkeit: ja/nein?	Theophyllin
Spezifische Hypothesen Eigenwirkung	
• Hypnotisches Profil	Lormetazepam
• Schlafdruck tagsüber	Flurazepam/Diazepam/Lormetazepam
• Aktivierungsbeeinträchtigung	Lormetazepam
Spezifische Hypothesen Interaktion (Antagonisierung)	
• Volle Antagonisierung	Lormetazepam/ZK 95 962
• Partielle Antagonisierung	
- Altersdefizitmodell	Scopolamin/ZK 93 426

Abb. 7. Prüfzwecke des Pharmako-EEGs in der Phase I

Schon zu Beginn der Phase I-Planung eines Entwicklungskandidaten stellt sich die allgemeine pharmakologische Frage: Ist das Präparat hirngängig?

Beispiel: Theophyllin-Stimulierung

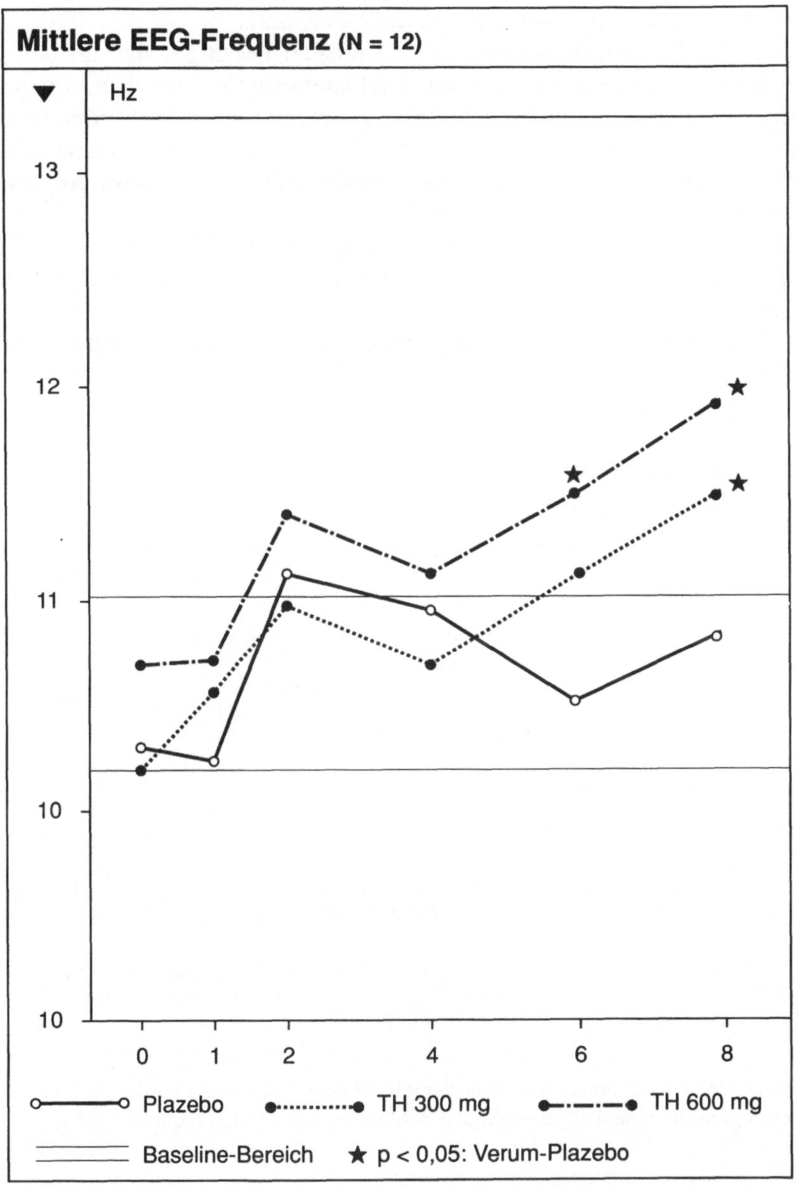

Abb. 8. EEG-Effekte durch den Bronchodilator Theophyllin. Dargestellt ist der Zeitverlauf der mittleren Frequenz (0 - 40 Hz), abgeleitet pro Meßpunkt jeweils 15 min lang, nach zwei separaten Gaben von 300, bzw. 600 mg, im Vergleich zu Plazebo für die Elektrodenposition O_2-C_z (nach Matejcek et al., 1985)

Ein ausgewähltes Beispiel aus der Literatur (modifiziert nach Matejcek et al., 1985), eine Prüfung mit Theophyllin, mag diesen Untersuchungsansatz verdeutlichen.

Theophyllin wird zur Asthma-Prophylaxe eingesetzt, wobei der Verdacht auf stimulierende Wirkungen bestand. Der Verdacht bestätigte sich anhand einer Pharmako-EEG-Untersuchung mit dem Zielparameter "mittlere EEG-Frequenz", abgeleitet bei einer Stichprobe von zwölf gesunden jungen Probanden in einem Zeitraum von acht Stunden nach Einmalgabe. Die mittlere Frequenz stieg im Laufe der Zeit im Vergleich zu Plazebo dosisabhängig an. Dieser Anstieg läßt sich als zentrale Stimulierung interpretieren.

In der Phase I interessieren weiterhin spezifische Hypothesen zu Eigenwirkungen von NCEs und zu Interaktionen zwischen neuen und bekannten Prüfsubstanzen.

Zur Verdeutlichung dieser Fragekomplexe werden weitere Beispiele vorgelegt.

Beispiel: Nachtprofil von Lormetazepam

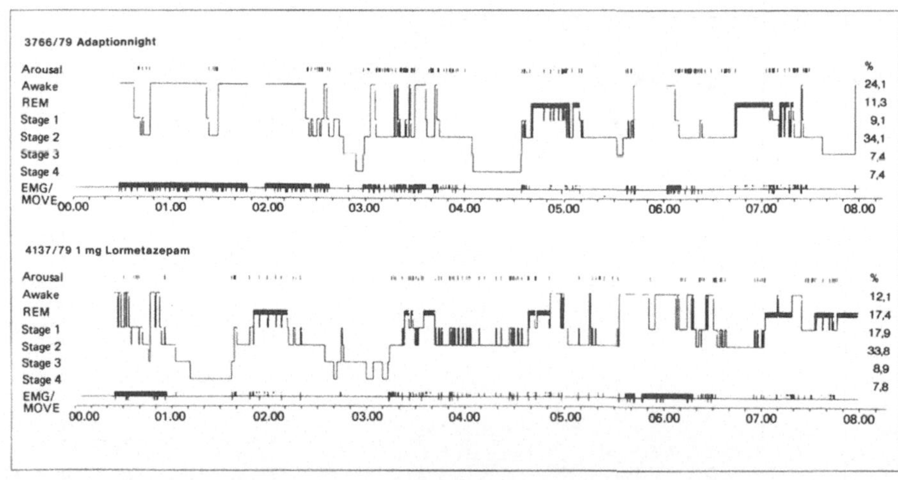

Abb. 9. Besserung der elektroenzephalographischen Schlafparameter durch 1mg Lormetazepam bei einem Probanden mit Schlafstörungen (nach Kubicki, 1982)

Das zweite Beispiel demonstriert die Wirkung von 1 mg Lormetazepam oral, einem Benzodiazepin-Derivat und Benzodiazepinrezeptor-Vollagonisten, auf den Nachtschlaf. Die Abb. 9 zeigt das Profil eines schlecht schlafenden Probanden, eines sog. "poor sleepers", in der Adaptationsnacht vor dem Medikamentenprüftag. Die Versuchsperson erreichte nur das Schlaf-Stadium II (nach Rechtschaffen & Kales, 1973) und lag lange wach (von 0.30 Uhr bis 2.30 Uhr). In das Schlaf-Stadium IV gelangte die Versuchsperson nur ganz kurz und zeigte bis 4.30 Uhr praktisch keine REM-Phasen, auch als "Traumphasen" bekannt. Insgesamt waren nur zwei REM-Phasen erkennbar, zudem erreichte der Proband nicht die Schlaftiefe, die ein gesunder Schläfer haben sollte. Mit 1 mg Lormetazepam wurde das Schlafprofil deutlich verbessert, die Einschlafzeit um 0.30 Uhr brachte sehr schnell einen Tiefschlaf mit den Stadien III und IV. Nach dem ersten Stadium IV ergab sich - wie das üblicherweise sein sollte - eine längere REM-Phase, die dann von einem zweiten Tiefschlafstadium von ca. 90 Minuten - bis 3.15 Uhr - gefolgt wurde; dann traten wieder kürzere REM-Phasen auf und der Proband blieb im Schlafstadium II mit kurzen Unterbrechungen bis 7.00 Uhr. Bis zum Weckerklingeln schien er zu träumen (letzte REM-Abschnitte).

Die Verbesserung des Schlafprofils sieht man, zusammengefaßt, an folgenden Kriterien:
* Verkürzung der Einschlafzeit,
* Vermehrung des Tiefschlafs (dem sog. "gesunden Schlaf vor Mitternacht", wie ihn der Dichter Morgenstern apostrophiert hat),
* Normalisierung der Anzahl der REM-Zyklen (Norm sind drei bis fünf REM-Phasen) ,
* Verkürzung der Wachzeiten,
* Verlängerung des Stadiums I von 9% auf 17%

und eine
* Vermehrung der Tiefschlafstadien III und IV.

Anhand einer solchen Phase I-Studie mit sog. "schlechten Schläfern" als Probanden läßt sich die hypnotische Wirksamkeit einer Substanz eindeutig nachweisen.

Beispiel: Hangover von Diazepam und Flunitrazepam

Das dritte Beispiel soll vermitteln, daß zwischen dem kurzwirksamen Lormetazepam und den langwirksamen Substanzen Diazepam und Flunitrazepam - wie an den Kinetik-Kurven der Abbildung 10 (schwarz liniert) erkennbar - auch unterschiedliche pharmakodynamische Überhangs ("hangover")-Effekte im Pharmako-EEG auftreten können. Als Indikator wurde das Betaband (12,5 - 30 Hz) verwendet. Die Pharmakodynamik der Substanzen, bzw. von Plazebo, wurde mit dem Pharmako-EEG bis zu einschließlich 4 Tagen nach einmaliger abendlicher Gabe gemessen. Die Meßzeitpunkte waren prä, 12, 36 und 156 Stunden p.a. jeweils morgens. Zu den Meßpunkten 12 und 36 Stunden p.a. zeigten Flunitrazepam und Diazepam, im Gegensatz zu Lormetazepam, signifikante Erhöhungen der Betaband-Anteile.

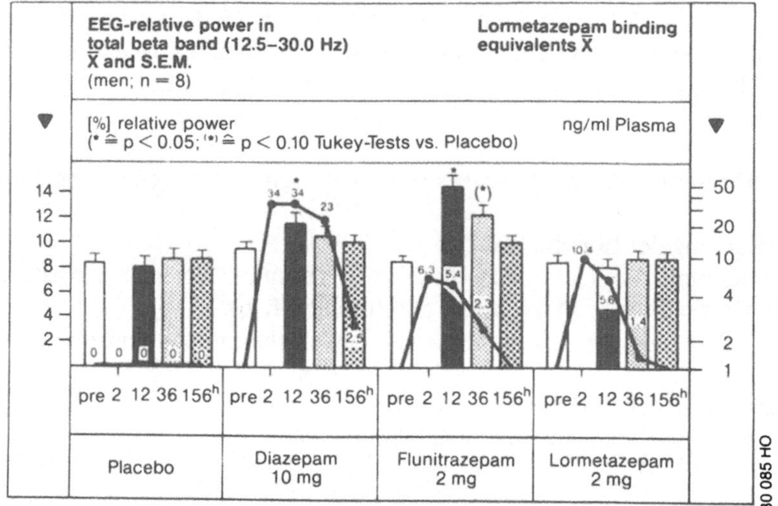

Abb. 10. Beziehung zwischen den Plasmakonzentrationen von Diazepam, Flunitrazepam, Lormetazepam und Plazebo und der relativen Betaband-Ausprägung. Weitere Erläuterungen im Text (nach Ott, 1984 b)

Beispiel: Vigilanzbeeinträchtigung unter Lormetazepam

Das vierte Beispiel verdeutlicht eine neue, in den Schering-Laboren etablierte Methode des Aktivierungs-EEGs. In der Prüfung wurde der Einfluß von Lormetazepam (Dosis: 2 mg/oral) auf das Spontan-EEG während eines psycho-motorischen Tracking-Testes (Methodenbeschreibung s. Becker, 1991) untersucht. Es konnte hierbei gezeigt werden, daß Lormetazepam während des Tracking-Testes bereits in der Anflutungsphase Veränderungen im Powersektrum des EEGs, verglichen mit Plazebo, verursachte (Abb. 11 a u. b). Die Anteile des

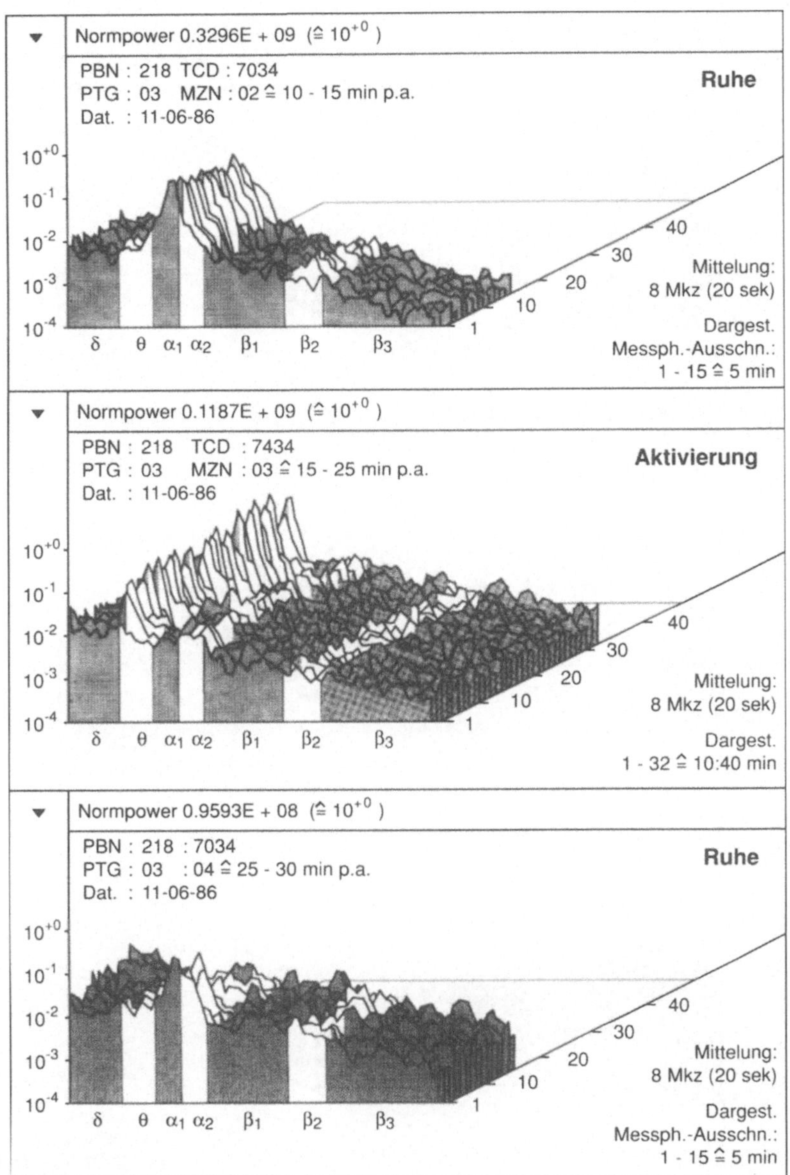

Abb. 11 a u. b. Die Wirkung von 2 mg Lormetazepam im Laufe von 70 Minuten auf vier Ruhe- und zwei Aktivierungs-EEGs eines Probanden. Die jeweiligen Chronospektren sind in fortlaufenden 20 s Epochen (MKZ ≙ Mikrozeit) pro Meßzeit (MZN) dargestellt (aus Becker, 1991). Weitere Erläuterungen siehe Text und vorhergehende Abbildungen

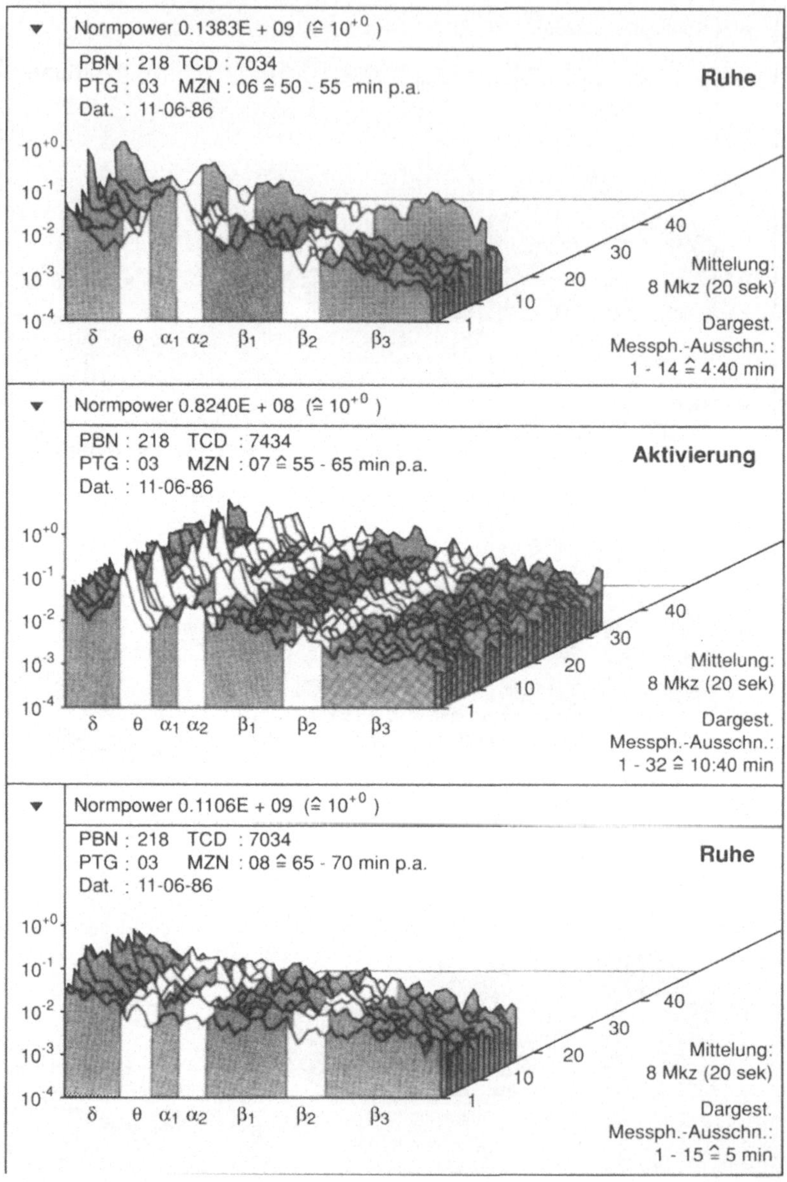

Alphabandes wurden gegenüber ihrer Ausprägung unter Plazebo reduziert (p = 0.002), während die relative Power im Deltaband zunahm (p = 0.06). Diese Powerspektraländerungen konnten im Pharmako-EEG unter Ruhe-Bedingung (geschlossene Augen) erst zu einem späteren Zeitpunkt objektiviert werden (Ott et al. 1990; Becker, 1991).

Das verwendete Verfahren des Tracking-Testes bot die Möglichkeit, parallel zum EEG, Verhaltensdaten, parametrisiert als Abstand zwischen Verfolger und Vorgabesignal, kontinuierlich in 20 s-Epochen zu registrieren. Die Abbildungen 11a und b zeigen die ermittelten EEG-Chronospektren für einen mit Lormetazepam behandelten Probanden für zwei Durchführungsblöcke "Ruhe/Aktivierung/-Ruhe"-EEG während der 70-minütigen Untersuchung. Unmittelbar nach der Medikamenteneinnahme entwickelte der Proband in der Ruhe-Bedingung des EEGs einen ausgeprägten Alpha-Gipfel. Die nachfolgende Ausübung des Tracking-Testes bewirkt eine Abnahme der Gesamtpower gegenüber der ersten Ruhe-Bedingung. Die deutliche Zunahme der Theta-Aktivität bei der Bearbeitung des Tracking-Testes (Abb. 11a) kann im Sinne eines medikamentösen Abschirmeffektes interpretiert werden (Gale & Edwards, 1983). In der Abbildung 12, linke Hälfte, ist die parallel ermittelte Leistung im Tracking-Test wiedergegeben. Der Proband zeigte hier eine kontinuierlich gute Leistung. Das an den Test anschließende zweite Ruhe-EEG wies 30 Minuten nach der Medikamenteneinnahme deutliche Desaktivierungsmuster auf, wie z.B. einen fehlenden Alpha-Gipfel und die Zunahme langsamer Aktivitäten (Abb. 11a). Die nach einer Stunde durchgeführte Trackingaufgabe war durch deutliche Fehlleistungen gekennzeichnet (Abb. 12, rechte Hälfte), die auf einen "Mikroschlaf" des Probanden hindeuteten. Im prominenten Theta-Peak des zweiten Durchganges kam es fortwährend zu Einbrüchen in der Spektralleistung, die mit einer Fehlerzunahme einhergingen. Das abschließende Ruhe-EEG (Abb. 11b) wies deutliche Schlafmuster auf (Becker et al., 1991).

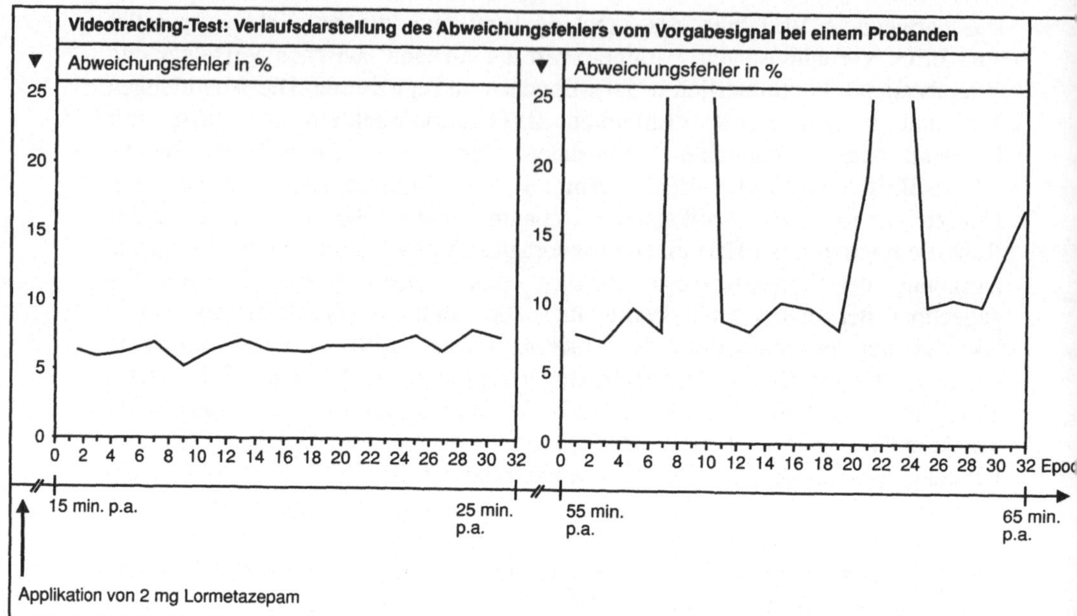

Abb. 12. Verlaufsdarstellung für den Abweichungsfehler vom Vorgabesignal des Vidoe-Tracking-Tests (VTT) des selben Probanden (Abb. 11) für den Zeitraum 15-25 min. p.a. und 55-65 min. p.a.

Beispiel: Interaktion von Benzodiazepinrezeptor-Agonisten und -Antagonisten

Das fünfte Beispiel (Abb. 13) zeigt die Interaktion zwischen Lormetazepam und einem neuartigen Benzodiazepin-Rezeptor-Antagonisten aus der ß-Carbolinreihe (ZK 95 962) bei einem Probanden (Dorow et al. 1987). In der 2,5-D-Graphik ist die Schlafwirkung im Sinne des Verlustes der Alpha-Spitzen und der gleichzeitigen Induktion von niedrigen Beta-Wellen, sowie Delta-Anteilen in Folge einer Lormetazepam-Injektion zu sehen. Unmittelbar nach i.v. Gabe des Antagonisten wurde der lormetazepaminduzierte Schlaf wider Erwarten nicht aufgehoben. Erst 15 min nach der Injektion erwachte der Proband. Die Beta-Vermehrung des Benzodiazepin-Liganden war jedoch in der Wachphase weiter zu beobachen. Im Gegensatz zum Benzodiazepin-Rezeptor-Antagonisten Flumazenil wurde in dieser Untersuchung deutlich, daß der verzögerte Eintritt der Antagonisierung einem unbekannten Metaboliten des Entwicklungskandidaten und nicht der Muttersubstanz zuzuschreiben war. In der Folge wurde dieses Präparat nicht entwickelt.

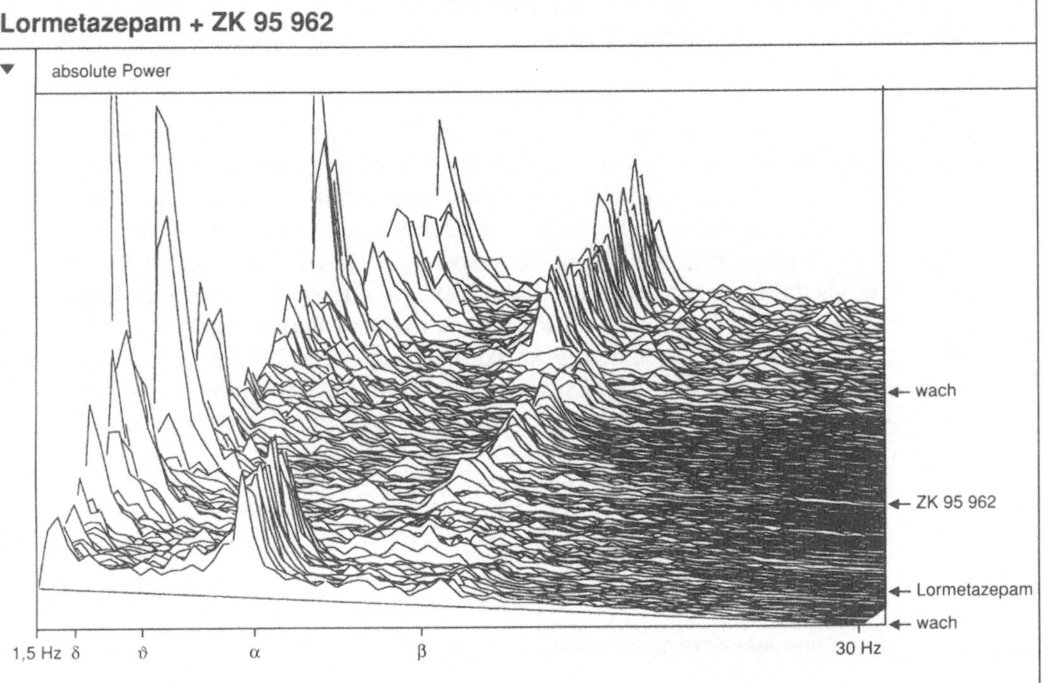

Abb 13. 2,5-D-Graphik eines Powerspektrums nach der intravenösen Gabe von Lormetazepam und des schwachen inversen Partial-Agonisten ZK 93 426; (nach Dorow et al ., 1987)

Beispiel: Interaktion eines inversen Partialagonisten
im Scopolamin-Altersdefizit-Modell

Als sechstes und letztes Beispiel wird die Wirkung eines pharmakologischen
Entwicklungs-Kandidaten in der Alzheimer-Indikation auf das EEG vorgestellt.
Im sog. Altersdefizit-Modell bei gesunden Probanden (Sannita et al., 1987;
Oldigs-Kerber et al., 1989) bewirkt Scopolamin eine deutliche Sedierung. In einer
Behandlungsgruppe von 18 Probanden wurden unter Scopolamin (Dosis: 0,5
mg/70 Kg s.c.) die Delta-Anteile im Powerspektrum des EEGs erhöht, und zwar
um mehr als das Doppelte gegen über dem Vorwert. Dieser Anstieg wurde durch
den Kandidaten ZK 93 426, einem schwachen inversen Partialagonisten (Dosis:
0.04 mg/kg i.v.), teilweise unterdrückt, so daß eine partielle Antagonisierung
vermutet werden muß (Abb. 14). Es konnte somit der Nachweis erbracht werden,
daß sich das β-Carbolin ZK 93 426 entsprechend den Hypothesen verhielt
und vigilanzfördernd wirkte (Ott, 1991).

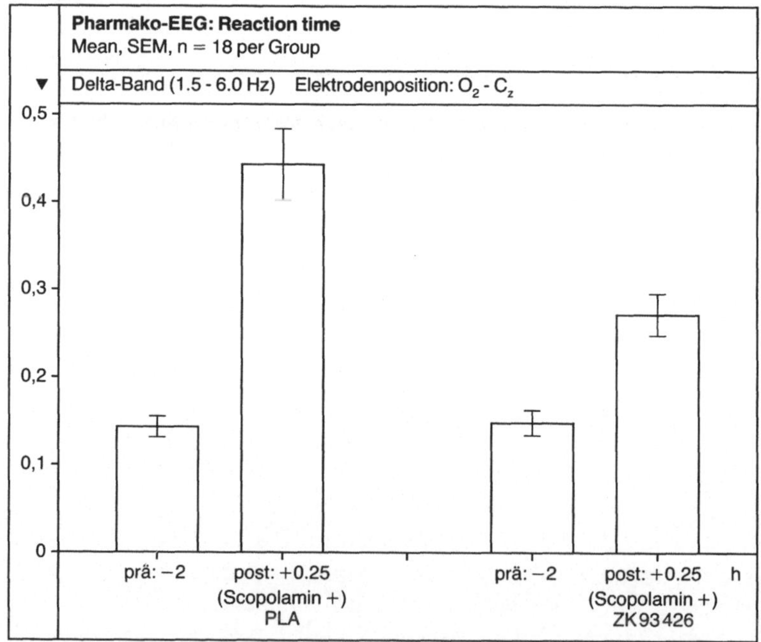

Abb. 14. Partielle Antagonisierung der durch Scopolamin erhöten Deltaband-Anteile im
Pharmako-EEG durch das β-Carbolin ZK 93 426. Die Injektion des β-Carbolins erfolgte
0,25 h nach Scopolamingabe. Weitere Erläuterungen im Text

Aussagen und Grenzen der EEG-Paradigmen (Phase I)

In humanpharmakologischen Prüfungen psychotroper Substanzen können mittels verschiedener EEG-Modelle mit großer Sicherheit "globale" ZNS-Effekte festgestellt werden. Insbesondere, wenn signifikante Effekte gegenüber Plazebo vorhanden sind, darf man davon ausgehen, daß das Zentralnervensystem beeinflußt wurde. Empirisch belegt ist, daß die EEG-Paradigmen gleichermaßen – wenn nicht sogar in höherem Maße – als psychometrische Tests zur pharmakologischen Differenzierung beitragen (Ott, 1984b). Wenn jedoch keine EEG-Effekte auftreten, wie man z.B. bei dem Dopamin-Partialagonist und Antiparkonsonmittel Tergurid (Ott, 1991) feststellen mußte, sind dennoch ZNS-Effekte beobachtbar, z.B. eine Prolaktin-Senkung, ohne daß sich das bioelektrische Profil veränderte. Insofern muß die Trennung zwischen "peripherer" und "zentraler" Wirkung alleine mit Hilfe des EEGs fraglich bleiben.

Ohne Zweifel kann man pharmakodynamische Wirkungen - also z.B. Zeitwirkungs- und Dosiswirkungs-Zusammenhänge - erstellen; die Generalisierung gilt allerdings beim klassischen Pharmako-EEG nur für Probanden mit einer dominanten Alpha-Frequenz (sog. Alpha-Träger). Das EEG bei älteren Probanden ist schwerer zu interpretieren als bei jüngeren Probanden. Die interindividuelle Varianz bei älteren Probanden ist auch erheblich größer.

Sehr nützlich ist das EEG bei Fragen zu Arzneimittel-Interaktionen: verstärken oder kompensieren sich die sedierenden oder stimulierenden Wirkungen zweier Präparate? Allerdings darf die Dosis nicht so weit gesteigert werden, daß man in den Bereich ernster Unverträglichkeitszeichen gerät; vor allem bei der Prüfung der Interaktion zweier ZNS-depressiver Substanzen muß man sehr vorsichtig vorgehen, damit die Grenze der Belastung bei den Probanden nicht überschritten wird.

Der Ansatz der "differentiellen Pharmako-Elektroenzephalographie" (Herrman, 1982; Herrmann & Schärer, 1987; s.a. Dietrich in diesem Band) zur Klassifkation verschiedener Psychotropika-Klassen, wie Antiolytika, Antipsychotika, Antidepressiva, usw., bleibt umstritten. Es muß darauf hingewiesen werden, daß das EEG für sich allein kein Ersatz für andere medizinisch-psychologische Meßmethoden ist.

Die Mehrebenen-Messung mittels des EEG-Polygraphen erwies sich als ein außerordentlich nützliches Registrier-Verfahren, da die bioelektrischen Signale aus verschiedenen Effektor-Organen zeitgleich erhoben werden können. Man kann so die zeitlich parallelen elektrophysiologisch identifizierbaren Abläufe der Organsysteme wie Hirn, Auge, Herz, Lunge, Gliedmaßen (letztere z.B. in Form von psychomotorischen Reaktionszeitmessungen als Indikatoren der Verhaltensebene), etc., miteinander in Beziehung setzen und ihre wechselseitige Abhängigkeit, z.B. auf Phasenverschiebungen hin, untersuchen.

Das EEG ist eine anspruchsvolle Methodik, die entsprechend geschultes und qualifiziertes Personal erfordert und standardisierte Ableitungs- und Datenverarbeitungs-Techniken voraussetzt. Demgemäß ist die Etablierung einer solchen Methodik in der Humanpharmakologie kostenintensiv. Der Investitionseinsatz sollte sich jedoch für einen pharmazeutischen Hersteller lohnen, wenn ausreichend Substanzen auf der Kandidatenliste stehen, die auf Hirngängigkeit sowie auf Sedierungs- und Stimulierungs-Eigenschaften oder auf das Schlafprofil zu untersuchen sind.

Überdies ist daraufhinzuweisen, daß das EEG, wie das EKG, eine die Entwicklngsphasen übergreifende Methode ist; man kann sie in den frühen Entwicklungsstadien bei verschiedenen Tierspezies, vor allem aber im späteren Entwicklungszeitraum bei Probanden und bei Patienten in der Klinik anwenden; allerdings muß gesagt sein, daß die Vergleichbarkeit bisher nicht systematisiert wurde.

Zusammenfassend läßt sich feststellen, daß der Humanpharmakologie mit der Elektroenzephalographie eine Technik zur nicht-invasiven ZNS-Inspektion zur Verfügung steht, die die Früherkennung von erwünschten und unerwünschten ZNS-Funktionsveränderungen bei psychotropen und anderen NCE's in der Präparate-Entwicklung erlaubt.

Literatur

1. Armitage P, Should we cross off the crossover? Br J. clin Pharmac. 32, 1-2 (1991)
2. Becker E, EEG-Veränderungen bei einer psychomotorischen Koordinations-aufgabe. Peter Lang, Frankfurt, Basel, New York (1992)
3. Becker E, Bösel R, Ott H, Changes in the Spontaneous EEG during a Video Tracking Task (VTT). Relationship Between EEG-Power and Tracking Performance, Int. y. of Psychophysiology, vol. 11 (1991)
4. Bente D, Vigilanz Psychophysiologische Aspekte Verhandl Dtsch Gesellsch. Inn. Med. 83, 945 - 952 (1977)
5. Berger H, Über das Elektroenzephalogramm des Menschen III. Mitteilung Arch. für Psychiat. Nervenkrankh. 94, 16-60 (1932)
6. Birbaumer N, Physiologische Psychologie Springer-Verlag, Berlin, New York (1975)
7. Coppola R. & Herrmann W.M, Psychotropic drug profiles: Comparisons by topographic maps of absolute power. Neuropsychobiology 18, 97-104 (1987)
8. Dietrich B, Die Bedeutung des Pharmako-EEg´s für die klinische Entwicklung. in: L.Lange (ed.) Konzepte in der Humanpharmakologie. Springer-Verlag Berlin, Heidelberg, New York (1991)
9. Dorow R, Duka T, Höller L. & Sauerbrey N, Clinical perspectives of ß-Carbolines from first studies in humans. Brain research bulletin 3, 319-326, (1987)
10. Dorow R, Duka T, Sauerbrey N. and Höller L, ß-Carbolines: New Insights into the Clinical Pharmacology of Benzodiazepine Receptor Ligands, in

Dahl, Gram, Paul, Potter (eds.), Clinical Pharmacology in Psychiatry, Springer, Berlin, Heidelberg, Psychopharmacology Series 3, (1987)

11. Duka T, Schütt B, Mager T, Dorow R, McDonald S, Ott H. & Fichte K, Abecarnil, a ß-carboline anxiolytic: phase I studies to establish safety, tolerability and drug effects. 17 [th] Congr of Colleg Intern Neuro-Psychopharmacologicum Tokio (1990)

12. Gale A. & Edwards J, EEG and Human behavior. in: Gale A. & Edwards J, (ed.) Physiolocical Correlates of Human Behavior. Academic Press London (1983)

13. Herrmann WM (ed.), Elektroencephalography in Drug Research. Gustav Fischer-Verlag; Stuttgart, New York (1982)

14. Herrmann WM, Development and critical evaluation of an objective procedure for the electroencephalographic classification of psychotropic drugs. in:Herrmann WM (ed.), Elektroencephalography in Drug Research. Gustav Fischer-Verlag, Stuttgart, New York (1982)

15. Herrmann WM & Schärer E, Pharmako-EEG: Grundlagen, Methodik, Anwendung. Einführung und Leitfaden für die Praxis. Ecomed, Landsberg/-Lech (1987)

16. IPEG, International Pharmaco-EEG-Group: Recommendations for EEG and evoked potential mapping. Neuropsychobiology 22 ,170-176 (1989)

17. Kubicki St, Die Darstellung der Schlafförderung durch Hypnotika unterschiedlicher Strukturgruppen im polygraphischen Schlafprofil. in: Lormetazepam- ein Schlafmittel der neuen Generation. Schering Berlin (1982)

18. MacLean PD, Implications of microelectrode findings on exteroceptive inputs to the limbic cortex. in. Hockman (ed.) Limbic system mechanisms and autonomic function. Thomas Publisher Springfield Illinois USA (1972)

19. Matejcek M, Vigilance and the EEG, Psychological, physiological and pharmacological aspects. in: Herrmann W.M. (ed.), Elektroencephalography in Drug Research. Gustav Fischer-Verlag; Stuttgart, New York (1982)

20. Matejcek M, Irwin P, Neff G, Abt K & Wehrli W, Determination of the central effects of the asthma prophylactic ketotifin, the bronchodilator theophylline, and both in combination, An application of quantitative electroencephalography to the study of drug interaction. Int. J. clin. Pharmacol. Ther. Toxicol. 23, 258-266 (1985), zitiert nach Herrmann und Schärer, 1987

21. Oldigs-Kerber J, Irmisch R, Krause R, Sittig W (1989) The Scopolamine Challenge as a Model for Testing the Cholinergic Properties of Compounds in Healthy Volunteers. In: Kewitz, Thomsen, Bickel, Pharma Cological Interventions on Central Cholinergic Mechanisms in Senile Dementia (Alzheimer's Disease), W. Zuckschwerdt Verlag, München Bern Wien San Francisco, pp 225-227

22. Ott H, Becker E, Bösel R, Henning O. & Fichte K, Vigilance regulation after Lormetazepam in rest periods and activation phases. 6 [th] IPEG-Symposium, S-Göteborg 25. - 27. 6. (1990)

23. Ott H, Zur Klärung der Konzepte Vigilanz und Aktivierung in Pharmakologie und Elektrophysiologie. Z.EEG-EMG 15, 190-197 (1984 a)

24. Ott H, Are Electroencephalographic and Psychomotor Measures Sensitive in Detecting Residual Sequelae of Benzodiazepine Hypnotics? in: Hindmarch, Ott H. & Roth T.-Sleep, Benzodiazepines and Performance. Springer-Verlag Berlin, Heidelberg, New York, Tokyo (1984 b)

25. Ott H, Appropriate psychometric testing of cognitive enhancers in human pharmacological studies with healthy volunteers. in: Hindmarch I., Hippius H. & Wilcock G.(ed.) Dementia: Molecules, method and measures. John Wiley & sons London (1991)

26. Palenschat D, Bresseler K. Niemanann W & Gieseler M, ZK 65 997: Spezielle Pharmakologie - Wirkung auf das akute EEG der freibeweglichen Ratte. Schering Pharmaforschungsbericht Nr. 3533 (1979)

27. Rechtschaffen A. & Kales A, A manual of standarized terinology, techniques and scoring system for sleep stages of human subjects. Brain information service . Brain Research Institut University of California, Los Angeles (1973)

28. Rockstroh B, Elbert Th, Birbaumer N. & Lutzenberger W, Slow Brain Potentials and Behavior. Urban & Schwarzenberg; Baltimore, München (1982)

29. Rohloff A. & Ott H, Einfluß von Dopamin-Rezeptor-Antagonisten (Haloperidol und Bromergurid) auf Befindlichkeit, psychomotorische Leistung, Pharmako-EEG und Prolaktin bei gesunden Probanden. 2. Kongress der dtsch. Gesell. für Verhaltensmedizin und Verhaltsmodifikation (DGVM) München 16.-18.3. (1989)

30. Rösler F, Hirnelektrische Korrelate kognitiver Prozesse. Springer-Verlag; Berlin, Heidelberg, New York (1982)

31. Sannita WG, Maggi L, Rosadini G (1987) Effekt of Scopolamine (0,25-0,75 mg i.m.) on the Quantitative EEG and the Neuropsychological Status of Healthy Volunteers. Neuropsychobiology 17:199-205

32. Sato S, Balish M. & Muratore R, Principles of Magnetoencephalography. J. clin. Neurophysiology 23, 114-119 (1991)

33. Wieser H.G, Human sleep and stereo-EEG findings. in: Kubicki St. & Hermann W.M. (ed.): Methods of sleep research. Gustav Fischer Stuttgart, New York (1985)

34. Zschocke St, Vom Neuron über den elektrischen Dipol zum EEG: Die Entstehungsmechanismen des EEG. EEG-Labor 13, 43 - 57 (1991)

ZNS Psychometrie

Psychometrische Erfassung von psychomotorischen Leistungen und Fahrsimulation im Rahmen von pharmakopsychologischen Untersuchungen in der Humanpharmakologie

A. Rohloff
Institut für Humanpharmakologie, Schering AG, Berlin

Einleitung

Die Psychologie ist eine empirische Wissenschaft, ihr Forschungsgegenstand ist das Erleben und Verhalten des Menschen.

Innerhalb dieser Wissenschaft haben sich eine Vielzahl verschiedener Teildisziplinen herausgebildet, die mit unterschiedlich gesetzten Schwerpunkten die Lebensbereiche des Menschen erforschen. So beschäftigt sich z.B. die Entwicklungspsychologie mit der Ontogenese des Menschen von seiner Geburt bis zu seinem Tod; die Arbeits- und Verkehrspsychologie befaßt sich mit der Mensch-Maschine-Interaktion; die ökologische und politische Psychologie betrachtet dagegen den Menschen in der Auseinandersetzung mit seiner materiellen und gesellschaftlichen Umwelt.

Klare Abgrenzungen zwischen den Teildisziplinen gibt es nicht, die Übergänge sind oftmals fließend. Der Forschunsgegenstand ist jedoch für alle Fachgebiete gleich, unterschiedlich ist nur der Blickwinkel der Betrachtungsweise (Asanger & Wenninger, 1980; Herrmann, Hofstätter, Huber & Weinert, 1977).

Die Disziplin der Psychologie, die die Wirkungen von natürlichen und synthetischen Stoffen auf das Erleben und Verhalten des Menschen untersucht, ist die Pharmakopsychologie (Linden & Manns, 1977; Spiegel & Aebi, 1981; Langer & Heimann, 1983).

Um pharmakologisch induzierte Veränderungen zu charakterisieren und Wirkprofile psychotroper Substanzen zu erstellen, werden von der Pharmakopsychologie psychometrische Meßverfahren eingesetzt. Der kontrollierte Einsatz dieser Methoden erfolgt mit dem Ziel, psychische Vorgänge meßtechnisch zu erfassen. Psychische Merkmale mit qualitativem Charakter werden durch diese Messungen quantifiziert und in Zahlenwerte umgewandelt.

Die Transformation von qualitativen Merkmalen in Quantitäten drückt sich zum Beispiel bei Intelligenzmessungen im Intelligenz-Quotienten (IQ), bei Persönlichkeitsmessungen im Neurotizismusscore oder bei Reaktionszeitmessungen in Sekunden aus.

Mit spezifischen Testverfahren können einzelne Funktionsbereiche auf den jeweiligen Status und auf Zustandsveränderungen untersucht werden. Um z.B. die Befindlichkeit der Probanden zu evaluieren, können Fragebögen zur Selbstbeurteilung eingesetzt werden; soll die Gedächtnisleistung geprüft werden, können z.B. Wortlisten, Zahlenfolgen oder ähnliche Aufgaben vorgegeben werden. Die Auswahl der Testverfahren wird sich nach den zu charakterisierenden Substanzen richten und hypothesengelenkt sein. Es muß jedoch betont werden, daß die einzelnen Verhaltens- und Erlebnisdimensionen nicht isoliert betrachtet und interpretiert werden dürfen, da die hier auf dem Bild einzeln dargestellten Funktionsbereiche miteinander verwoben sind und voneinander abhängen. Diese Interdependenz soll durch das Spinnennetz symbolisiert werden.

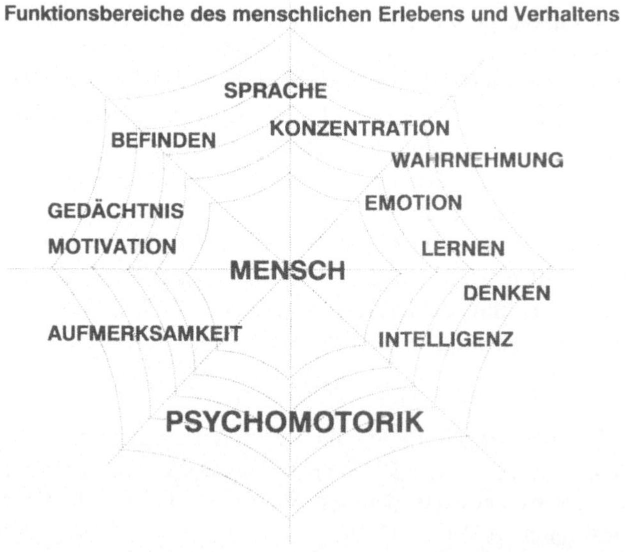

Abb.1. Funktionsbereiche des menschlichen Lebens und Verhaltens

Das Messen psychischer Funktionen hat in der Pharmakopsychologie eine ca. 100 jährige Tradition und geht vor allem auf Kraepelin (1892) zurück. Seine Studien galten den psychischen Wirkungen von Alkohol, dem Schlafmittel Paraldehyd und den Inhalationsstoffen Äther und Chloroform. Zur Stimulierung seiner Probanden benutzte er Tee und Kaffee (Spiegel & Aebi, 1981). Das historische Bild (Abb. 2), zeigt ein von Kraepelin konstruiertes Meßgerät, mit dem er psychomotorische Funktionen untersuchte. Diese Apparaturen entsprachen dem technischen Stand um die Jahrhundertwende und waren mechanische Meisterstücke (Schulze, 1909).

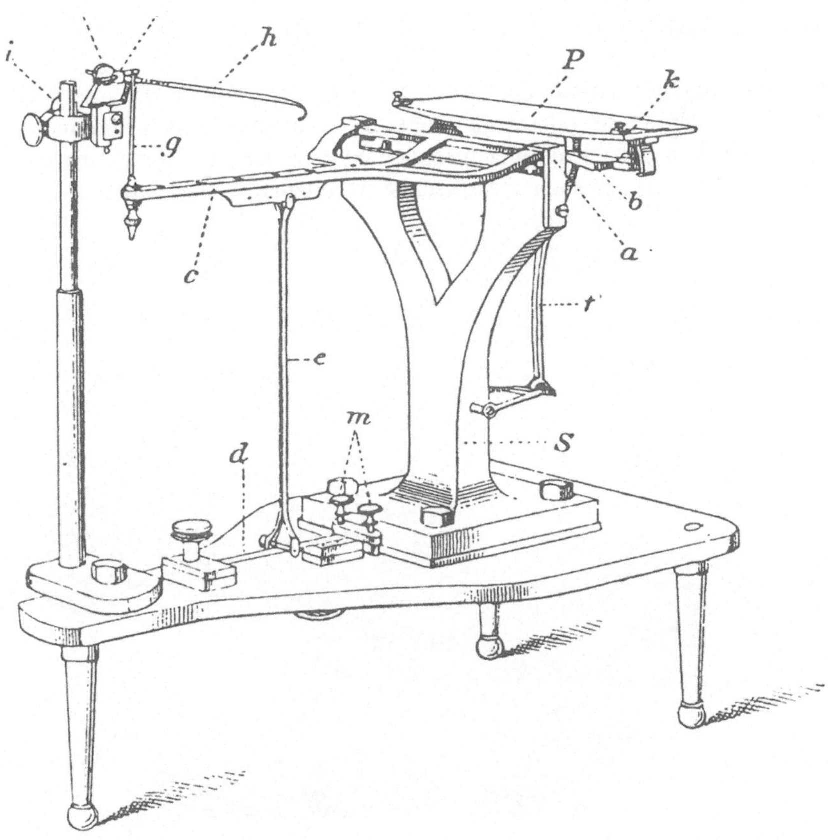

Abb.2. Meßgerät Kraepelin

Der Einsatz psychomotorischer Testverfahren in der humanpharmakologischen Forschung

Um einen Eindruck vom Einsatz moderner computerunterstützter psychometrischer Verfahren zu vermitteln, werden in diesem Kapitel exemplarisch einige psychomotorische Tests vorgestellt. Es wird an vier Beispielen gezeigt, wie die psychomotorische Leistung (Rüssel, 1976) in ihren verschiedenen Dimensionen mit einfachen und komplexen Verfahren abgebildet werden kann.

Tapping -Test

Die nachfolgende Abbildung (Abb. 3) zeigt den Aufbau eines sehr einfachen Tests, den sog. Klopf- oder Tappingtest. Die Aufgabe für den Probanden besteht darin, mit dem Griffel in einer festgelegten Zeit, z.B. 1 Minute, möglichst viele Anschläge (Taps) auf einer metallischen Arbeitsplatte zu erzielen.

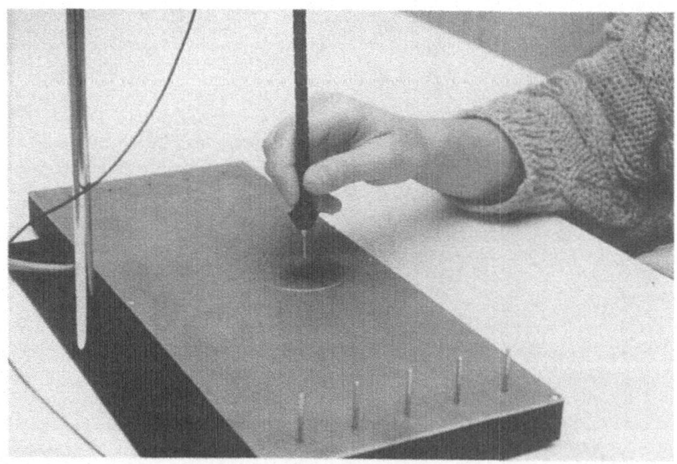

Abb.3. Tappingtest

Der Test mißt die psychomotorische Komponente der Arm-Handgelenk-Finger-Beweglichkeit und ist geeignet, Aussagen über die Ermüdbarkeit der Motorik zu treffen.

Umsteck-Test

Mit einem anderen Verfahren, dem Umsteck- oder Pegboardtest (Abb. 4), werden die psychomotorischen Komponenten Schnelligkeit und Genauigkeit der Arm-Hand-Fingerbewegungen gemessen.

Der Proband wird instruiert, möglichst viele Stifte von der linken in die rechte Lochreihe zu stecken und dann wieder zurück u.s.w.. Die Testlänge beträgt in der Regel 5 Minuten und das Maß der Leistung ergibt sich aus der Anzahl umgesteckter Stifte.

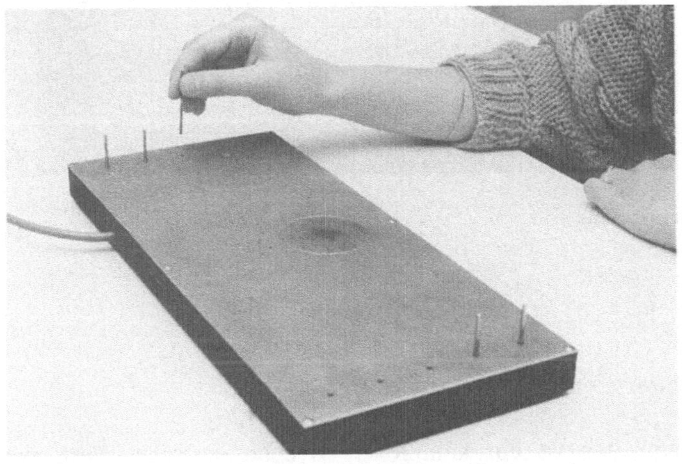

Abb. 4. Umstecktest

Videotracking-Test

Bei diesem Verfahren, das die Hand-Augen-Koordination mißt, handelt es sich um den sog. Videotrackingtest (Abb.5). Anders als beim Umstecktest, wo der Proband sein Arbeitstempo selbst bestimmt, wird es bei diesem Verfahren vorgegeben. Der Proband hat die Aufgabe, mit dem Steuerknüppel (Joy-Stick), ein Verfolgersignal zu lenken und es mit einem Vorgabesignal, das sinusförmig über den Bildschirm wandert, in Deckung zu bringen. Meßwert ist der durchschnittliche radiale Abstand zwischen Vorgabe- und Verfolgersignal.

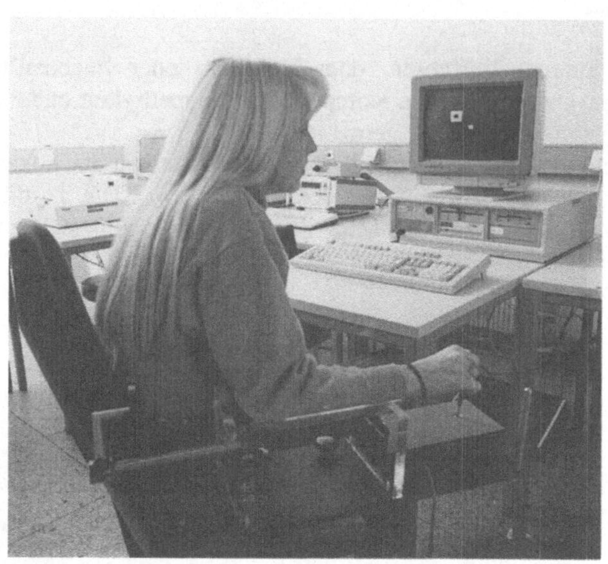

Abb.5. Videotracking

Fahrsimulator

Der Fahrsimulator ist ein komplexer psychomotorischer Test, der bei der Untersuchung ZNS-wirksamer Substanzen im Hinblick auf die Veränderung der Fahrleistung eingesetzt wird (Willumeit et al., 1984; Ott et al., 1990). Er stellt eine ökonomische und risikoarme Alternative zu einem realen Fahrtest im Straßenverkehr dar. Auf der Abbildung 6 ist der Versuchsaufbau zu sehen. Der Fahrerplatz besteht aus einem ausgeschnittenen Karosserieteil eines VW-Polos mit Lenkrad und Pedalen. Die übrigen Amaturen und Bedienungselemente sind vorhanden, ohne jedoch in den Versuchsablauf integriert zu sein. In 2 m Abstand vom Fahrer befindet sich ein Display, das die zweidimensionale Darstellung der Fahrstrecke übernimmt. Dem Probanden wird über die horizontale Leiste ein Vorgabesignal angeboten, das er mit einem Verfolgersignal für eine gewisse Zeit zur Deckung bringen soll. Zur Steuerung des Verfolgersignals steht dem Probanden das Lenkrad zur Verfügung,

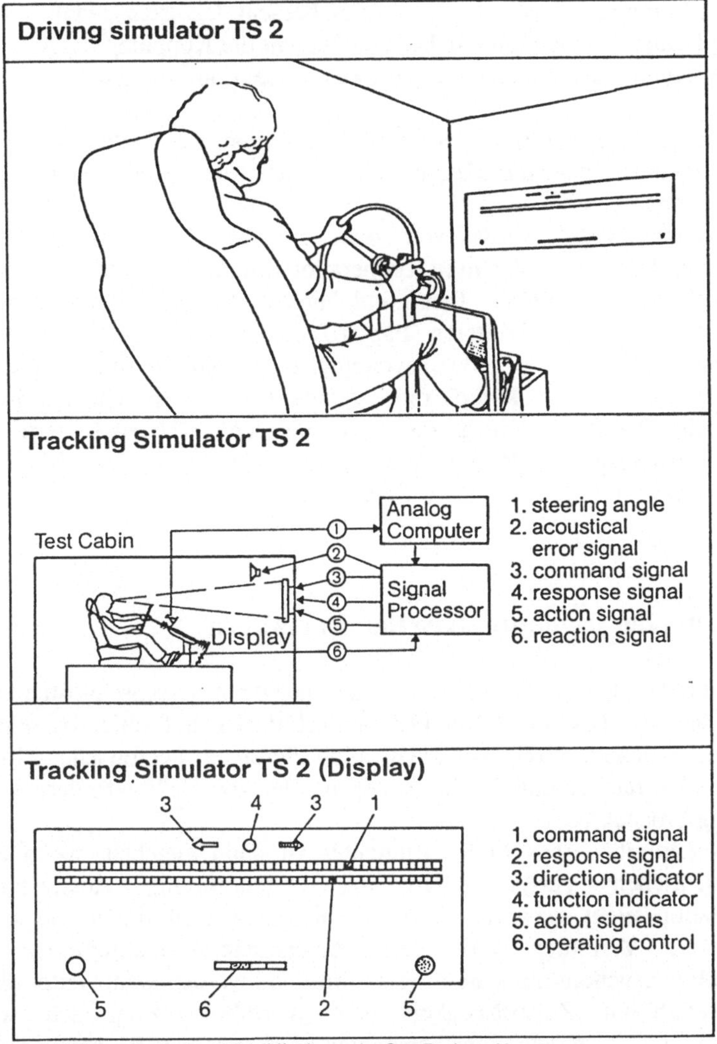

Abb.6. Fahrsimulator

Gelingt es dem Probanden innerhalb einer vorgegebenen Zeit Vorgabe- und Verfolgersignal in Koinzidenz zu bringen, gilt die Aufgabe als gelöst und es wird unmittelbar eine neue Aufgabe generiert. Man spricht hier von "self-paced" oder "selbst-getaktetem" Versuchsablauf. Parallel zu diesen Aufgaben werden dem Probanden randomisierte Zusatzaufgaben in Form von Lichtsignalen in der Blickperipherie angeboten, auf die er mit Druck auf das Bremspedal oder die Kupplung zu reagieren hat:

- Rechte Lampe leuchtet auf - rechter Fuß bedient das Bremspedal
- Linke Lampe leuchtet auf - linker Fuß bedient die Kupplung
- Beide Lampen leuchten auf - es darf keine Reaktion erfolgen

Die Versuchsdauer beträgt in der Regel 30 Minuten. Die Zielparameter sind die "Anzahl korrekt gelöster Fahraufgaben" und die "Reaktionszeit bei den Zusatzaufgaben".

Der Fahrsimulator wurde von dem Institut für Fahrzeugtechnik der Technischen Universität Berlin in Kooperation mit der Schering AG entwickelt.

Die anderen vorgestellten Tests sind hausinterne Weiterentwicklungen von bekannten und weitverbreiteten Papier/Bleistift- bzw. elektromechanischen Verfahren aus dem Bereich der psychologischen Funktionsdiagnostik. Es sind Einzeltests aus einer komplexen, standardisierten psychoexperimentellen Testbatterie. Das Innovative an dieser computerunterstützten Batterie sind u.a. die Auswertungsmöglichkeiten, die Verlaufsmessungen und Einzelaktions- analysen erlauben (Ott et.al., 1991; Seitz, 1989).

Gütekriterien psychometrischer Verfahren

Eine Methode oder ein Testverfahren kann nur dann wissenschaftlich anerkannt werden, wenn es bestimmte Gütekriterien erfüllt: Es muß objektiv, reliabel und valide sein (Lienert, 1969). Die Realisation dieser testtheoretischen Grundlagen bilden die Vorraussetzung für die Akzeptanz der von GCP geforderten Standard Operating Procedures.

Die Objektivität eines Meßinstrumentes ist dann gegeben, wenn zwischen unterschiedlichen Versuchsleitern die Durchführung, Auswertung und Interpretation nicht varriiert. Diese Forderungen sind durch die computer- unterstützten Verfahren und durch standardisierte Instruktionen für die vorgestellten psychomotorischen Tests erfüllt und werden nicht weiter diskutiert.

Die Reliabilität (Zuverlässigkeit) eines Verfahrens zeigt sich, wenn bei Wiederholungsmessungen eines konstanten Merkmals jeweils annähernd gleiche Ergebnisse erzielt werden (Retest-Reliabilität).

Die Validität (Gültigkeit) eines Meßinstrumentes ist gewährleistet, wenn es die Funktionsbereiche erfassen kann, die es zu messen vorgibt. Für die Pharmakopsychologie ist bedeutsam, daß die Verfahren pharmakosensitiv sind, d. h., die Tests müssen zwischen verschiedenen Präparaten/Dosierungen und Plazebo differenzieren und pharmakologisch induzierte Veränderungen im Zeitverlauf erfassen können (Oswald, 1981).

Reliabilität der psychomotorischen Testverfahren

Wie bei anderen Leistungstests, gibt es auch bei den beschriebenen Testverfahren Übungseffekte durch Meßwiederholung. Daher empfiehlt es sich, die Probanden zu adaptieren, d.h., sie mit den gestellten Aufgaben vor Beginn der eigentlichen Medikamentenprüfung vertraut zu machen und Übungsmessungen vorzunehmen. Durch dieses Vorgehen erhöht sich die Reliabilität und Lerneffekte bei wiederholter Testanwendung, z.B. bei Verlaufsmessungen, können die pharmakologisch induzierten Veränderungen nicht kaschieren.

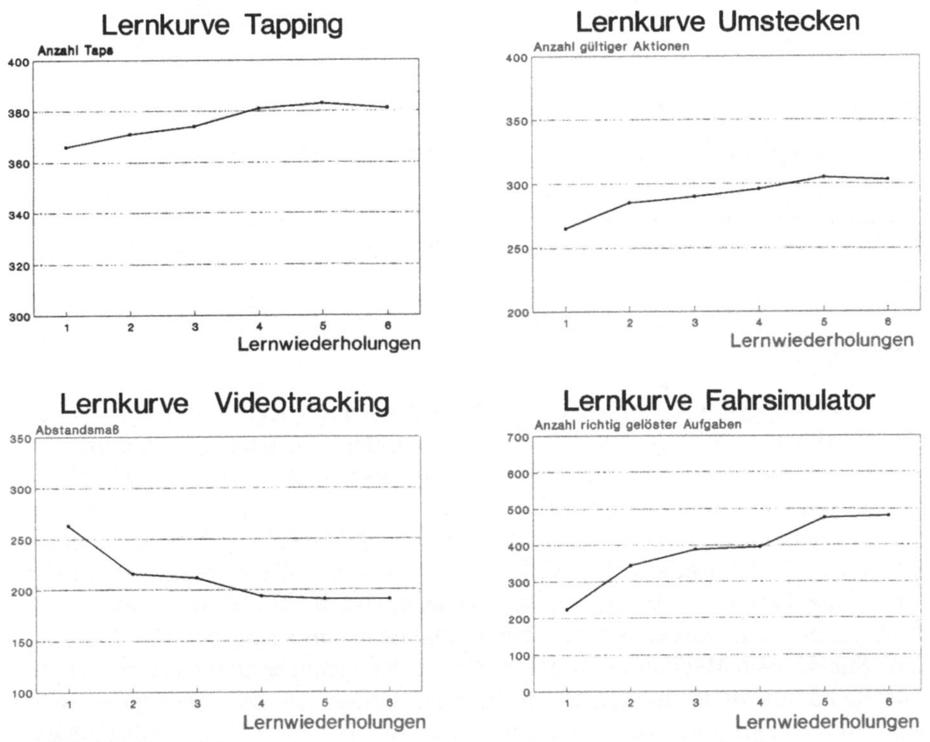

Abb.7. Lernkurve

Die Abbildung 7 zeigt für die vier psychomotorischen Tests die jeweiligen Lernverläufe für sechs Lernwiederholungen. Es ist erkennbar, daß ein Leistungsmaximum (Deckeneffekt) nach 4-6 maligem Üben erreicht wird. Der Lernzuwachs ist, absolut gesehen, bei den einfacheren Verfahren geringer als bei den komplexeren.

Wie aus der nachstehenden Tabelle ersichtlich, sind die Reliabilitätskoeffizienten zum Adaptationsbeginn niedrig und erreichen zum Adaptationsende hohe Werte. Bei ausreichender Adaptation wird das Gütekriterium "Reliabilität" erfüllt.

Reliabilitätskoeffizienten r

Test	bei Adaptationsbeginn	bei Adaptationsende
Tapping	r = 0.77	r = 0.96
Umstecken	r = 0.80	r = 0.87
Videotracking	r = 0.25	r = 0.77
Fahrsimulator	r = 0.17	r = 0.93

Psychomotorische Verfahren in humanpharmakologischen Prüfungen - Ergebnisse

Validität und Pharmakosensitivität dieser Verfahren werden anhand einiger Ergebnisse aus zwei humanpharmakologischen Prüfungen vorgestellt:

Fahrsimulator

In einem doppelblind angelegten Parallelgruppenvergleich mit 18 gesunden jungen Männern je Gruppe wurde die Wirkung des Benzodiazepins Lorazepam zusammen mit Alkohol gegenüber Plazebo zusammen mit Alkohol auf die Leistung am Fahrsimulator überprüft.

Die Ergebnisse der Zielgröße "Anzahl richtig gelöste Aufgaben" sind in der Abbildung 8 dargestellt. Die ersten sechs Balken jeder Behandlungsgruppe zeigen die Lernphase. Es ist gut zu erkennen, daß beide Behandlungsgruppen nach sechs Adaptationssitzungen ein Lernplateau erreichen und die Leistung eine Stunde nach Medikation in beiden Gruppen gegenüber dem Vorwert abfällt. Die Reduktion ist in der Lorazepam/Alkohol-Gruppe stärker ausgeprägt als in der Referenzgruppe; die Leistung fällt sogar unter das Adaptations-Eingangsniveau.

Eine ähnliche Tendenz spiegelt sich im 2. Zielmerkmal "Reaktionszei bei den Zusatzaufgaben" (Abb. 9) wider: Die Reaktionszeit ist in der Behandlungsgruppe "Benzodiazepin zusammen mit Alkohol" deutlicher verlängert als in der Gruppe "Plazebo zusammen mit Alkohol". Interessant ist die Tatsache, daß die Reaktionszeiten ein stabiles Merkmal darstellen und während der Adaptationssitzungen keine Verbesserung durch Lernen (Reduktion der Reaktionszeit) eintritt.

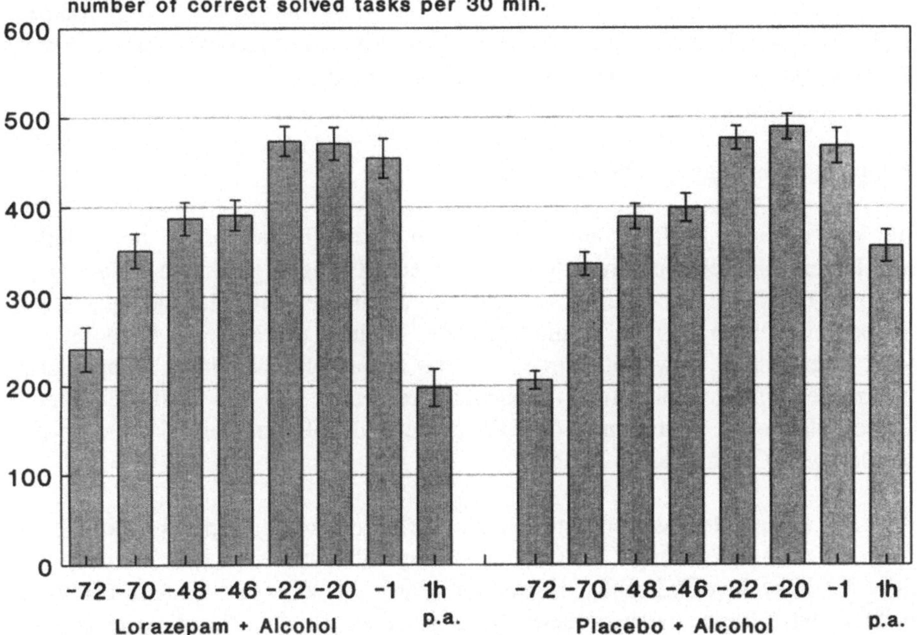

Abb.8. Fahrsimulator "Anzahl richtig gelöster Fahraufgaben"

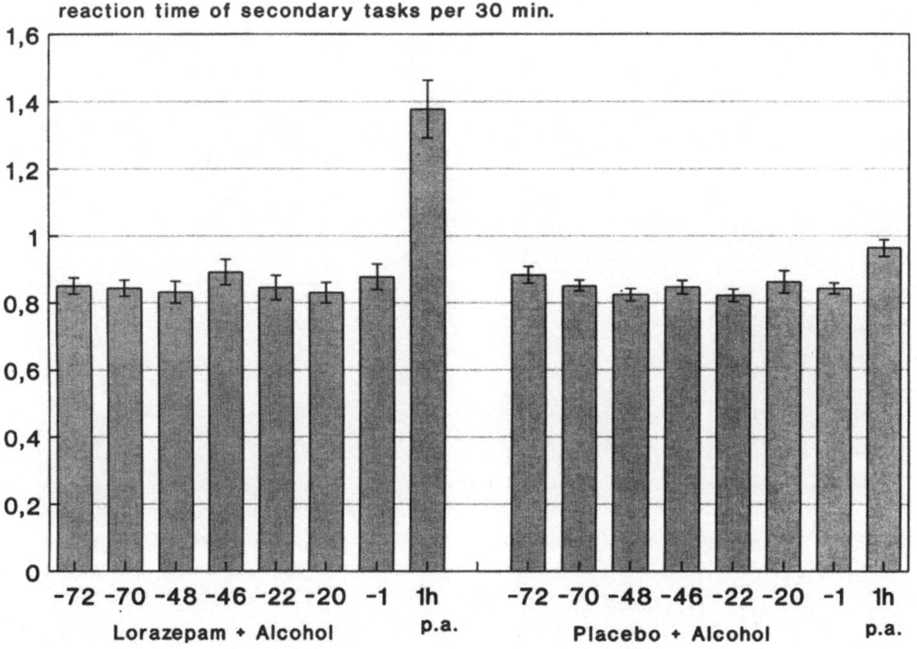

Abb.9. Fahrsimulator "Reaktionszeiten in den Nebenaufgaben"

Die Ergebnisse zeigen, daß die Zielgrößen des Fahrsimulators, Substanzwirkungen, hier Plazebo zusammen mit Alkohol bzw. Lorazepam zusammen mit
Alkohol, sensitiv differenzieren und abbilden können.

Tapping, Umstecken, Videotracking

Bei der zweiten Prüfung handelte es sich ebenfalls um einen doppelblind
angelegten Parallelgruppenvergleich zwischen 18 jungen gesunden Männern je
Gruppe. Es wurde Scopolamin 0,5 mg s.c. zusammen mit Plazebo gegenüber
Scopolamin 0,5 mg s.c. zusammen mit dem nootrop wirksamen ß-Carbolin ZK
93426 verglichen. Erwartet wurde, daß das ß-Carbolin die durch Scopolamin
induzierte zentrale Dämpfung antagonisieren bzw. teilweise aufheben kann.
Dieser Nachweis konnte mit den Parametern des Pharmako-EEG's erbracht
werden (vgl. Ott, in diesem Band).

Auf der Ebene der psychomotorischen Verfahren zeigte sich ebenfalls eine
partielle Antagonisierung (Abb. 10). Die allgemeinen Leistungsreduktionen in
den drei psychomotorischen Verfahren waren in der mit dem ß-Carbolin
behandelten Gruppe weniger stark ausgeprägt als in der Plazebogruppe. Die
Leistungsbeeinträchtigungen im Video-Trackingtest unterschieden sich zwischen
den Behandlungsgruppen signifikant (p=0.04) zugunsten der ß-Carbolin
Behandlung.

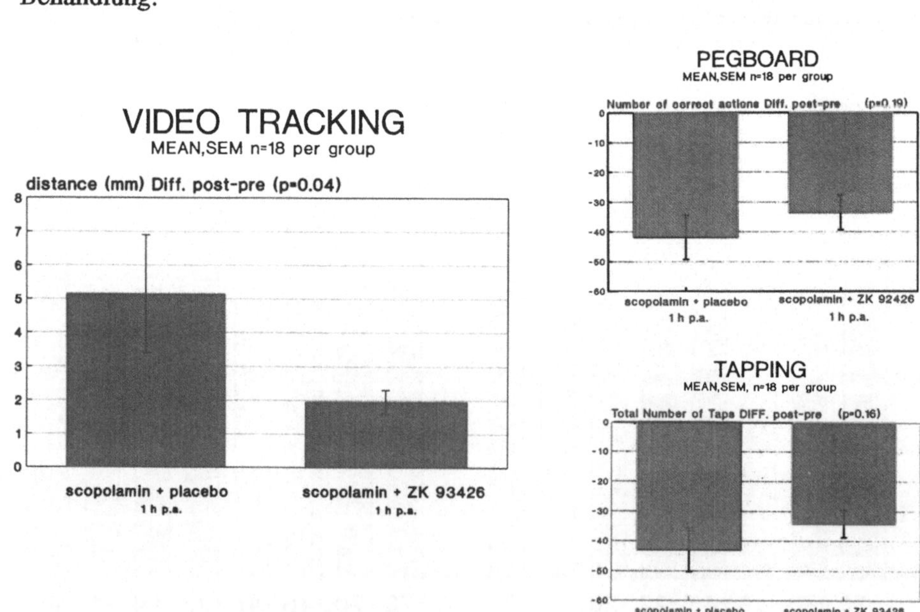

Abb. 10. Prüfungsergebnisse vom Umsteck-, Tapping-, und Videotrackingtest

Die Pharmakosensitivität der psychometrischen Verfahren konnte in dieser Prüfung sowohl für die psychomotorisch dämpfenden Substanzwirkungen wie für die partielle Antagonisierung dieser Beinträchtigungen gezeigt werden.

Schlußbemerkungen

Zum Abschluß noch einige einschränkende Anmerkungen zur Übertragbarkeit, der in der Pharmakopsychologie gewonnenen Untersuchungsergebnisse auf die klinische Praxis. Zu diesem Zweck werden die Rahmenbedingungen der Humanpharmakologie mit denen der klinischen Praxis in Beziehung gesetzt und die wesentlichsten Unterschiede dargestellt.

Prüfungen der Phase I in der Humanpharmakologie unterliegen Standards, die sich von den klinischen Abläufen unterscheiden. Typischerweise erfolgen die Prüfungen in einem Doppelblind-Design gegen Plazebo oder einer Referenzsubstanz mit randomisierter Zuordnung der Probanden zu den Behandlungsgruppen.

In der Phase I wird vornehmlich mit gesunden und zumeist jungen männlichen Probanden gearbeitet, dagegen hat es die klinische Praxis mit Patienten beiderlei Geschlechts zu tun, deren Alter stark divergieren kann.

Freiwillige Probanden bilden eine Gruppe, deren Homogenität sich meist deutlich von denen der Patienten unterscheidet. So kann die psychische und physische Ausgangslage der Probanden als normal und als gut kontrollierbar angesehen werden, die der Patienten als deutlich von einer ursprünglichen Ausgangslage verändert, was die Beurteilung medikamentöser Wirkungen erschwert.

Die kognitive Verarbeitung einer Krankheit und die damit unkontrolliert verbundenen Stimmungsschwankungen eines Patienten entfallen im Probandenkollektiv.

Die Laborsituation und der Bekanntheitsgrad des Prüfungsablaufes durch Adaptationssitzungen, schaffen sicherlich andere Bedingungen als die therapeutische Situation, in der sich ein Patient befindet, z.B. die des Krankenhauses mit unbekanntem Ausgang des Krankheitsverlaufes.

Während Probanden die Prüfsubstanz oftmals als Einzeldosierung oder subchronisch appliziert bekommen, müssen Patienten u.U. über sehr lange Zeiträume ein oder mehrere Medikamente einnehmen (Janke et al.,1975).

Bis es zum Einsatz eines Präparates an Patienten kommt, muß ein langer Weg vom Tierexperiment bis zur klinischen Prüfung durchlaufen werden. Die in Phase I mit psychometrischen Methoden gewonnenen Erkenntnisse über die Pharmakodynamik einer Substanz sind ein wichtiger und daher unverzichtbarer Bestandteil in der Entwicklung neuer Präparate. Diese Erkenntnisse bilden die Grundlage für die Information und Empfehlung an den Kliniker und dienen der Sicherheit des Patienten. Die letztendliche Prüfung auf therapeutische Wirksamkeit einer neuen Substanz liegt in der klinischen Erprobung.

Diese Aspekte sollten immer bei der Diskussion und Interpretation von humanpharmakologischen Prüfungsergebnissen Berücksichtigung finden, denn Arzneimittel können <u>nicht</u> ausschließlich in der Humanpharmakologie am gesunden Probanden profiliert werden, sondern müssen sich in der klinischen Prüfung am Patienten bewähren.

Literatur

1. Asanger R, Wenninger G (eds) (1980) Handwörterbuch der Psychologie. Beltz, Weinheim
2. Herrmann T, Hofstätter P, Huber H, Weinert G (1977) Handbuch psychologischer Grundbegriffe. Kösel, München
3. Janke W, Debus G (1975) Pharmakopsychologische Untersuchungen an gesunden Probanden zur Prognose der therapeutischen Effizienz von Psychopharmaka. Arzneim-Forsch/Drug Res 25,7a:1185-1194
4. Langer LB, Heiman D (1983) Psychopharmaka. Springer Verlag, Wien
5. Lienert GA (1969) Testaufbau und Testanalyse. Beltz Verlag, Weinheim
6. Linden M, Manns M (1977) Psychopharmakologie für Psychologen. Otto Müller, Salzburg
7. Oswald WD (1981) Wirkungsprüfungen von Arzneimitteln mit Hilfe psychometrischer Methoden. Medizinische Welt 32/34:1225-1231
8. Ott H, Rohloff A, Kuschel C, Willumeit HP, Voet B (1990) Potentiated reduction of driving skills at a driving simulator after acute combined intake of a benzodiazepine-tranquilizer and alcohol. 10th European Winter Conference on Brain Research, Poster.
9. Ott H (1991) Aussagefähigkeit und Grenzen elektrophysiologischer Verfahren. In: Lange L (ed) Konzepte in der Humanpharmakologie, Symposium in Berlin 8.-10. April 1991. Springer Verlag, Berlin Heidelberg New York
10. Ott H (1991) Appropriate psychometric testing of cognitive enhancers in human pharmacological studies with healthy volunteers. In: Hindmarch I, Hippius H , Wilcock G (eds) Dementia: Molecules, methods and measures. John Wiley & Sons Ltd, London
11. Rüssel A (1976) Psychomotorik-Grundlagenforschung und grundlegende Methodik. Steinkopf-Verlag, Darmstadt
12. Schulze R (1909) Aus der Werkstatt der experimentellen Psychologie und Pödagogik. Voigtländer R, Leipzig
13. Seitz O (1989) Standardisierung und Pharmakosensitivität einer computergestützten psychoexperimentellen Testbatterie. Dissertation, FU Berlin
14. Spiegel R, Aebi H (1981) Psychopharmakologie. Kohlhammer, Stuttgart
15. Willumeit HP, Ott H, Neubert W (1984) Simulated car driving as a useful technique for the determination of residual effects and alcohol interaction after short- and long- acting benzodiazepines. In: Hindmarch I, Ott H, Roth T (eds) Sleep Benzodiazepines and Performance. Psychopharmacology Supplementum 1 Springer Verlag, Berlin, Heidelberg, New York, Tokio, pp 133-151

Spezifische und unspezifische Probandenmodelle der ZNS-Forschung in Phase I

J. Oldigs-Kerber und W. Sittig
ZNS Pharmakopsychologie, Zentrale Klinische Forschung, Hoechst Aktiengesellschaft

Problemstellung

Sobald eine Substanz zur Anwendung am Menschen in der Phase I ansteht, sind zunächst zwei Punkte wichtig: wo kommt die Substanz her und wo soll sie hin. Anders formuliert, aufgrund welcher Tiermodelle soll die Substanz in die Phase I kommen und mit welcher Indikation. Diese einfache Vorstellung macht bereits deutlich, daß die klinische Arzneimittelentwicklung - speziell von den Probandenmodellen her - nur eine konsistente Weiterentwicklung der Präklinik sein kann. Betrachten wir die Substanz als Bewerber um eine Position auf dem Markt, so muß der Bewerber nacheinander verschiedene Hürden überwinden, um schließlich das Ziel zu erreichen. Derartige Selektionssysteme werden üblicherweise als "Multiple Hürdensysteme" bezeichnet. Die Hürden in solchen Systemen werden so aufeinander aufgebaut, daß, obwohl das Überwinden der einzelnen Hürde nur einen mäßigen Vorhersagewert für den Enderfolg besitzt (wegen der Komplexibilität der Sachlage, nicht aus Prinzip), es zum Erfolg des Bewerbers für die Überwindung der unmittelbar folgenden Hürde einen sehr hohen Vorhersagewert besitzt. Dem entspricht in der Arzneimittelentwicklung die Vorstellung, daß es nicht möglich sei, z. B. aus der Pharmachemie heraus zuverlässige Prognosen für einen Markterfolg/therapeutischen Durchbruch abzuleiten. Auch aus der Tierpharmakologie heraus ist das gegenwärtig nicht zuverlässig möglich, zumindest nicht im ZNS-Bereich (vgl. z.B. zur Demenz: Fibiger. 1991). Aus diesen Gründen scheint die Logik der multiplen Hürdensysteme recht gut auf die Arzneimittelentwicklung zu passen. Das Plädoyer für die Entwicklung konsistenter Prüfmodelle in Tierpharmakologie und Humanpharmakologie, deren Prüfmethoden ggf. bis zum Patienten fortgeführt werden könnten, folgt schlüssig daraus.

Dies steht auch in Einklang mit der Aufgabe, Studien in Phase I durchzuführen, die Informationswert für Entscheidungen innerhalb der

Organisation besitzen. Eine entsprechende Entwicklung der Bedeutung von Probandenmodellen vermutete bereits Kanowski (1987, 77):
"Ich vermute, daß in Zukunft Probandenmodelle eine erhebliche Rolle nicht nur für die Bestimmung der Pharmakokinetik - wie bisher schon - spielen werden, sondern an Bedeutung auch für den Nachweis erwünschter spezifischer Wirkungen, also im Falle der Nootropika etwa auf kognitive Leistungsvariablen im Übergang vom Tier- zum Humanexperiment gewinnen werden ..."
Im Rahmen einer "Consensus Conference" über klinische Studien zu Nootropika (München 1989) wurde beispielhaft eine Reihe von Probandenmodellen, speziell Defizitmodelle, aufgelistet: Hypoxie, Kognitive Belastung, Scopolamin, Ältere mit Gedächtnisproblemen. Die Prüfsubstanz soll das Defizit mindern, aufheben oder verhindern. Besonders hervorgehoben wurde die hohe Validität eines positiven Ergebnisses im Scopolaminmodell (Amaducci et al., 1990, 172).
Nun es gibt einerseits aus rechtlicher, ethischer und biologischer Sicht genügend Gründe, zwischen Tier und gesundem Mensch strikt zu trennen, andererseits gibt es Gründe für die funktionale Äquivalenz von Tierpharmakologie und klinischer Pharmakologie aus der Sicht der Arzneimittelentwicklung:

- Beide Phasen der Substanzentwicklung haben keinen Wert in sich selbst. Die Substanz wird weder für Tiere noch für gesunde Menschen entwickelt.
- In beiden Phasen werden Lebewesen untersucht, die sich deutlich vom Zielverbraucher (Patient) unterscheiden.
- In beiden Phasen müssen aufgrund von Prüfmodellen prädiktiv valide Aussagen getroffen werden, die wesentlich sind für die weitere Entwicklung der Substanz.

Dennoch bleibt ein entscheidender Unterschied zwischen beiden Phasen: Der gesunde Mensch ist dem kranken Menschen vom Prinzip näher als das Tier. Bei Fragen zur Toleranz, zur Kinetik und zum Metabolismus ist dies unmittelbar einsichtig. Gegenwärtig verzichtet niemand auf Humantoleranz oder Humankinetik, weil die Tierpharmakologie schon entsprechende Ergebnisse liefert. Bei Fragen zur Dynamik hat sich diese Logik noch nicht durchgesetzt. Hier scheint es ziemliche Verständigungsprobleme zu geben, obwohl es offensichtlich einfacher ist, vergleichbare Verhaltensparameter für gesunde und kranke Menschen zu finden als für Tier und Mensch (z. B. bei Lern- und Gedächtnisaufgaben zur Nootropika-Entwicklung).
Im Grunde sind aber Tier- und Humanpharmakologie nur Abschnitte in einem multiplen Hürdensystem, an dessen Anfang viele Substanzen starten und von denen die meisten sukzessive ausscheiden. Im Sinne dieses Hürdensystems ist es erforderlich, daß die Probandenmodelle auf die tierpharmakologischen Modelle gut abgestimmt sind und umgekehrt. Die in diesem Sinne zu schaffenden Probandenmodelle müssen rigorosen Analysen unterzogen werden, um ihre prädiktive Validität abzuschätzen. Der Wert solcher Modelle ergibt sich nicht

aus einer Art Gesetzmäßigkeit, sondern allein aus einer empirischen Beziehung, die - auch das sei angemerkt - sich mit der Entdeckung neuer Wirkungsmechanismen wieder ändern kann.

Folgende Grundsätze können die Entwicklung von Probandenmodellen leiten:

Die Entwicklung von Probandenmodellen

Bei der Entwicklung von Probandenmodellen kann man sich von folgenden Grundsätzen leiten lassen: Zum einen können Rufverfahren aus dem klinischen Umfeld an die Prüfsituation beim Gesunden angepaßt werden, zum anderen kann versucht werden, Probanden auszuwählen, die dem Patienten ähneln bzw. beim Probanden Zustände zu simulieren, die dem Patientenzustand ähneln. Beide Ansätze werden im Folgenden näher erläutert.

Annäherung der Prüfverfahren an klinische Verfahren

Wann immer es geht, wird versucht, klinisch relevante Verfahren so umzuändern, daß sie -unter Beibehaltung des Konstruktionsprinzips- am Gesunden sinnvoll zur Anwendung gelangen.

Umgekehrt gilt, sich zu bemühen, Verfahren, die in der Humanpharmakologie entwickelt wurden, in die Klinik hineinzutragen. Dort läßt sich prüfen, ob vergleichbare Effekte auch am Patienten wieder auftauchen. So wird es möglich, in der Phase II zwischen experimentellen Effekten und klinischem Gesamteindruck zu unterscheiden. Aus entsprechender Übereinstimmung oder Nicht-Übereinstimmung können Konsequenzen für die weitere Entwicklung der Substanz gezogen werden.

Annäherung der Probanden an Patienten

a) Das Zustandsmodell (state model)
    Über die experimentelle Induktion von Zuständen, die als Modell für den Patientenzustand gelten, kann kurzfristig und reversibel eine Testsituation für die Prüfsubstanz geschaffen werden. Ein Beispiel ist das s. g. Scopolamin-"Defizit" beim Gesunden als Modell für eine cholinerge Störung beim Alzheimer Patienten. Weitere Beispiele sind die experimentelle Induktion von "Schmerz" als Modell für den Schmerzpatienten und die experimentelle Induktion von "Angstzuständen" als Modell für ein klinisches Angstsymptom.

b) Das Eigenschaftsmodell (trait model)
    Hier erfolgt eine Selektion der Probanden nach überdauernden
    Eigenschaften, so daß im gesunden Spektrum Extremwerte erreicht werden,
    die in Richtung eines klinischen Symptoms liegen. Ein Beispiel hierfür ist
    die Auswahl hoch ängstlicher Probanden für die Prüfung anxiolytischer
    Substanzen oder die Auswahl älterer Probanden mit altersbedingten
    Gedächtnisstörungen (age-associated memory deficit) für die Prüfung
    nootroper Substanzen.

c) Denkbar ist auch die *Kombination* des *Zustands-* mit dem
    Eigenschaftsmodell, z. B. scopolamininduzierte Defizite bei Älteren.

Ähnliche Prinzipien wurden von Bartus et al., (1983, 265), zur Entwicklung von
Tiermodellen für altersbedingte Gedächtnisstörungen vorgeschlagen (vgl.
Tab. 1).

Tab. 1. Three Approaches to Developing Animal Models for Age-Related Memory Loss
Class A Identify deficit in aged animals or tissue and attempt to correct with drugs
Class B Artificially induce neutral/behavioral deficit in young animals and attempt to reverse or block with drugs
Class C Identify parameter of interest and measure changes following drug treatment.

Kategorie A entspricht dem Eigenschaftsmodell (trait model) in der
Humanpharmakologie.
Kategorie B entspricht in der Humanpharmakologie dem Zustandsmodell (state
model), da beim Menschen keine überdauernden Veränderungen induziert
werden.
Kategorie C entspricht in der Humanpharmakologie dem üblichen Vorgehen und
stellt ein eher unspezifisches Modell dar.

Kategorie A und B stellen im Gegensatz zu Kategorie C eher *spezifische Modelle* dar, weil nicht mehr allgemein der gesunde Proband für die Prüfung genommen wird, sondern zusätzliche -für das Modell wesentliche- Merkmale gefordert werden. Diese Forderung wird durch Selektion der Probanden nach überdauernden Eigenschaften (Kategorie A) oder durch Induktion kurzfristiger Veränderungen (Kategorie B) erfüllt.

In Anlehnung an Kanowski's (1987) zweidimensionale Modulmatrix "Wirkungen" haben wir den *Probandenquader* entwickelt, um Probanden-modelle anschaulicher beschreiben zu können.

Der Probandenquader umfaßt drei Dimensionen: Probandenmodell, Konstrukt/-Interpretationsbereich und Meßebene. In Abbildung 1 sind für die Dimension "Probandenmodelle" beispielhaft einige Zustandsmodelle aufgeführt. Auf der Dimension "Meßebene" wird unterschieden zwischen der subjektiv-verbalen Ebene (Erleben), der Verhaltensebene und der physiologisch-organischen Ebene. Für die Dimension "Konstrukt/Interpretationsbereich" sind Beispiele aufgeführt wie Vigilanz, Lernen und Gedächtnis, Emotionen, Psychomotorik.

Betrachten wir das *Scopolaminmodell* näher, so können wir bei diesem spezifischen Probandenmodell Messungen auf drei Ebenen vornehmen; z. B. auf der subjektiv-verbalen Ebene (Erleben) Befindlichkeitsskalen zur Einschätzung von Vigilanz/Sedierung; auf der Verhaltensebene Wortlisten, um Lern- und Gedächtniseffekte zu messen, oder auch eine psychomotorische Dauerbelastung, um Auswirkungen von Scopolamin auf die Psychomotorik zu prüfen. Auf der pysiologisch-organischen Ebene bietet sich das Pharmako-EEG z. B. zur Vigilanzprüfung an, oder die Messung ereigniskorrelierter Potentiale zur Prüfung spezieller Prozesse der menschlichen Informationsverarbeitung (vgl. Heinze et al., 1987).

In der Regel sollte ein Konstrukt auf mindestens zwei Ebenen gemessen werden. Erfahrungsgemäß müssen nämlich Effekte, die im Pharmako-EEG sichtbar werden, nicht zwangsläufig auf die Verhaltensebene bzw. die subjektiv-verbale Ebene durchschlagen. Es ist es nicht ungewöhnlich, daß cerebrale Wirkungsintensität und Wirkungsdauer im Pharmako-EEG am besten nachweisbar sind (vgl. Oldigs-Kerber et al., 1989; Amaducci et al., 1990; Sittig et al. in diesem Band).

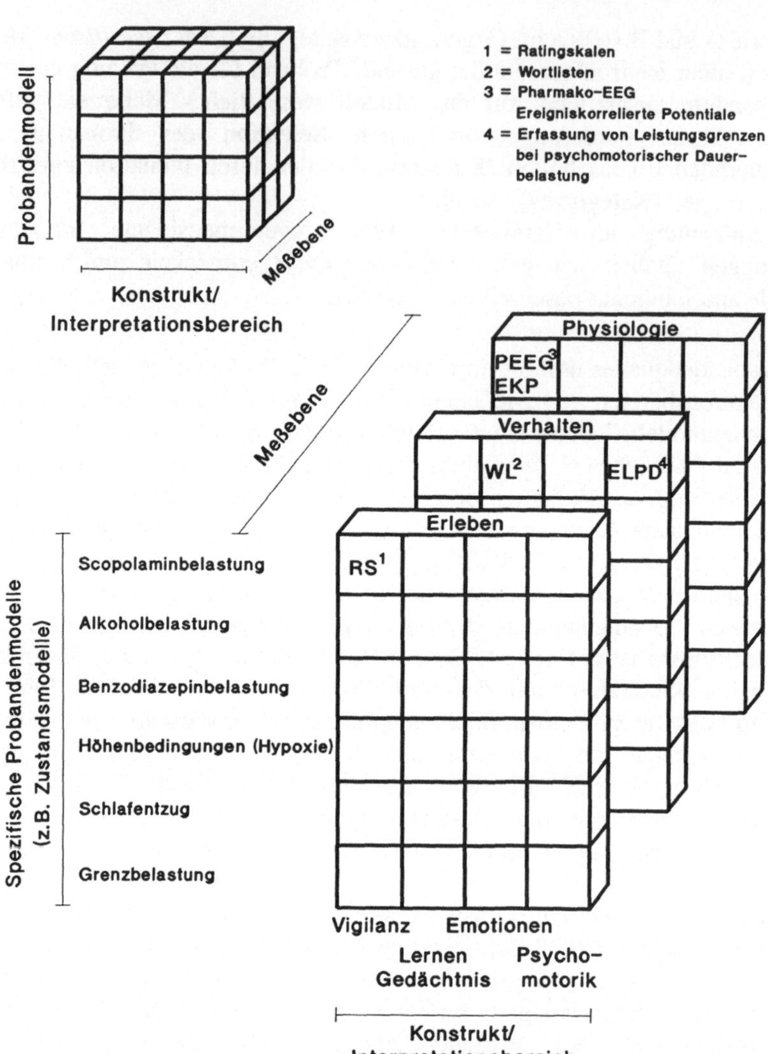

Abb. 1. Der Probandenquader am Beispiel spezifischer Probandenmodelle (z. B. Zustandsmodelle)

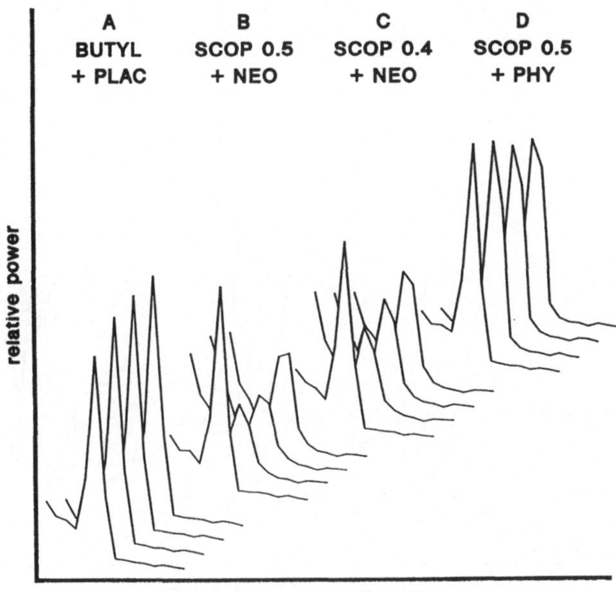

Abb. 2. EEG Power Spectra

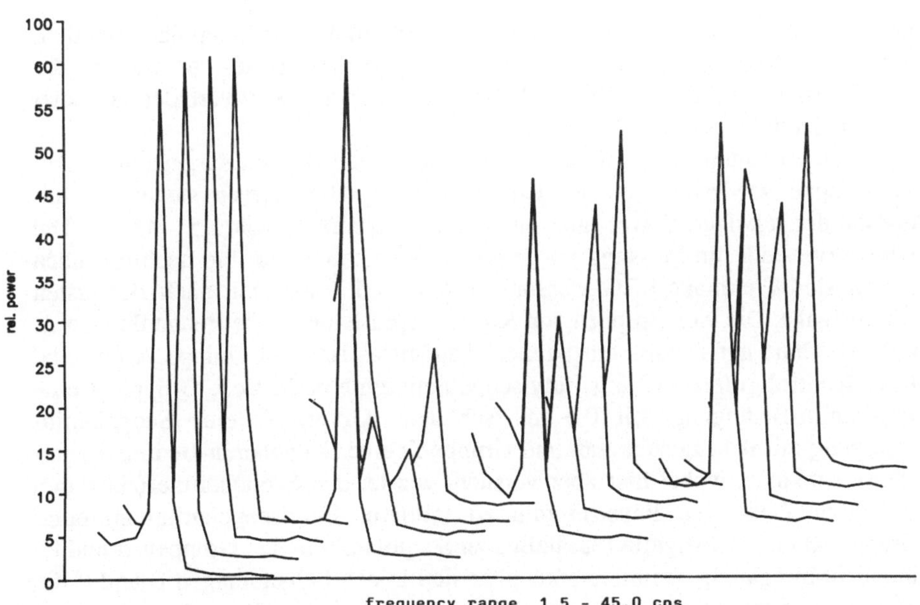

Abb. 3. EEG Power Spectra

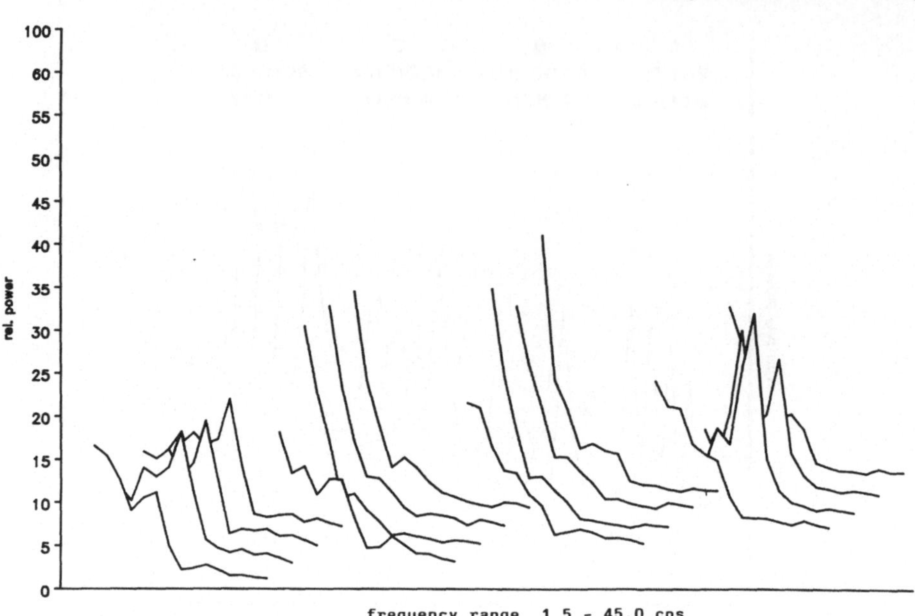

Abb. 4. EEG Power Spectra

Die Abbildungen 2 - 5 zeigen Daten aus einer Studie zum Scopolaminmodell, wobei das Konstrukt Vigilanz, auf zwei Ebenen gemessen wurde, der physiologischen mit dem PEEG (Abb. 2 - 5) und der subjektiv-verbalen mit einer Befindlichkeitsskala (ohne Abbildung).

Auf den Abbildungen 2 - 4 sind vier Gruppen von Kurven dargestellt, wobei jede Gruppe wiederum aus vier Kurven besteht. Die Kurven stehen für das Ausmaß der relativen Power über einen Frequenzbereich von 1,5 - 45 Hz. Die erste Kurve stellt die Messung vor jeglicher Medikation dar, die nachfolgenden Kurven sind Pharmako-EEG-Messungen 2, 4 und 6 Stunden nach der ersten Substanzgabe. Die vier Gruppen von Kurven repräsentieren die Behandlungen A, B, C, D. Ohne auf Details einzugehen, handelt es sich bei Gruppe A um eine aktive Kontrollgruppe (10 mg Butylscopolaminiumbromid s.c.), Gruppe B eine Scopolamin-Bedingung mit 0,5 mg subkutan, Gruppe C eine Scopolamin-Bedingung mit 0,4 mg subkutan und Gruppe D eine Socpolamin-Bedingung mit 0,5 mg subkutan, wobei hier aber versucht wurde, den Scopolamineffekt durch zusätzliche Gabe von Physostigmin zu mildern. Butylscopolaminiumbromid (Gruppe A) und Neostigmin (zusätzlich zu Scopolamin in den Gruppen B und C) sind nicht hirngängig. Deutlich erkennbar sind in den Behandlungen B und C die Effekte von Scopolamin, die durch Physostigmin in Behandlung D zum größten

Teil aufgehoben werden. In Behandlung A zeigt sich ein relativ stabiler Verlauf der EEG-Kurven über die einzelnen Sitzungen nach Placebo-Gabe.

Ein deutlicher Effekt ergibt sich auch bei den Einzelkurven (Abb. 3 und 4), wobei dieser relativ unabhängig vom Verteilungsmuster der relativen Power zu sein scheint.

Auf der Erlebensebene zeigen sich ebenfalls Effekte auf der Skala mentale Sedierung, allerdings bereits bei den Gruppenwerten deutlich schwächer ausgeprägt.

Zur Bewertung des Scopolaminmodells schließen wir uns der Auffassung von Preston et al. (1988, 78) an:

"Nevertheless, the model remains a useful pharmacological tool, in particular for demonstrating central cholinergic effects of potential new therapeutic agents for Alzheimer's disease in normal volunteers."

Zusammenfassung

Es wurde kurz dargestellt, was man unter spezifischen und unspezifischen Probandenmodellen der ZNS-Forschung in Phase I verstehen kann und zwar unter Berücksichtigung von Ansätzen aus der Tierpharmakologie. Es wird empfohlen, bei der Beschreibung humanpharmakologischer Modelle zu allen drei Dimensionen des sogenannten Probandenquaders Angaben vorzunehmen, um Dynamikergebnisse im ZNS-Bereich kommunikabel zu machen.

Wichtig erscheinen folgende Punkte:
- Beschreibung und Standardisierung des eigentlichen Probandenmodells.
- Messungen sollten auf mindestens 2 Ebenen vorgenommen werden und zwar möglichst zum gleichen Konstrukt, über das eine Kernaussage erzielt werden soll.

Literaturverzeichnis:
1. Amaducci L, Angst J, Bech P, Benkert O, Bruinvels J, Engel RR, Gottfries GC, Hippius H, Levy R, Lingjaerde O, Lopez-Ibor Jr JJ, Orgogozo JM, Pull C, Saletu B, Stoll KD & Woggon B (1990) Pharmacopsychiatry 23, 171-175
2. Bartus RT, Flicker C & Dean R (1983) Logical Principles for the Development of Animal Models of Age-Related Memory Impairments (263-299) In: Assessment in Geriatric Psychopharmacology Eds: Crook T, Ferris S & Bartus R
3. Fibiger HC (1991) Cholinengic mechanisms in learning, memory amd dementia: a review of recent evidene TINS 14(6), 220-223

4. Heinze HJ, Künkel H & Münte TF (1987) Zur Bedeutung neuerer klinisch-neurophysiologischer Verfahren für die Beurteilung zerebral wirksamer Pharmaka In: Hirnorganische Psychosyndrome im Alter III Eds: Coper H, Heimann H, Kanowski S & Künkel H

5. Kanowski S (1987) Möglichkeiten eines modular aufgebauten Systems klinischer Prüfungen von Nootropika (73-79) In: Hirnorganische Psychosyndrome im Alter III Eds: Coper H, Heimann H, Kanowski S & Künkel H

6.. Oldigs-Kerber J, Irmisch R, Krause R & Sittig W (1989) The Scopolamine Challenge as a Model for Testing the Cholinergic Properties of Compounds in Healthy Volunteers In: Pharmacological Interventions on Central Cholinergic Mechanisms in Senile Dementia (Alzheimer's Disease) Eds: Kewitz, Thomsen & Bickel

7. Preston GC, Brazell C, Ward C, Broks P, Traub M & Stahl SM (1988) The scopolamine model of dementia: determination of central cholinomimetic effects of physostigmine on cognition and biochemical markers in man Journal of Psychopharmacology 2(2), 67-69

Erfassung von Leistungsgrenzen bei psychomotorischer Dauerbelastung (ELPD)

W. Sittig, J. Oldigs-Kerber und U. Plank
Zentrale Klinische Forschung ZNS Pharmakopsychologie, Biometrie, Hoechst
Aktiengesellschaft, Frankfurt (M)

Ziele

Am Beginn der Überlegungen, die zur Erfassung von Leistungsgrenzen bei psychomotorischer Dauerbelastung führte, standen zwei Ziele.

Zum einen sollte die Bestimmung des individuellen psychomotorischen Leistungsniveaus durch ein exaktes Zielkriterium erreicht werden.

Zum zweiten sollte dieses Verfahren geeignet sein, die Ausgangsbedingungen vor der Erfassung von Daten auf der elektrophysiologischen Meßebene zu vereinheitlichen.

Einleitung

Bei der Durchführung von Studien mit ZNS-wirksamen Substanzen werden von den Probanden in der Regel an mehreren Meßzeitpunkten Testblöcke absolviert, um Effekte der Prüfsubstanz näher zu charakterisieren.

Effekte werden in der Regel auf mehreren Meßebenen untersucht, nämlich auf der elektrophysiologischen (z.B. mittels dem Pharmako-EEG oder ereigniskorrelierten Potentialen) und/oder auf der Verhaltensebene (z.B. mittels psychomotorischer Aufgaben) und/oder auf der subjektiv-verbalen Ebene (z.B. mit Befindlichkeitsskalen).

Die Verlässlichkeit von Ergebnissen aus elektrophysiologischen Verfahren, wie beispielsweise dem Pharmako-EEG, die keine besonderen Anforderungen an den Probanden stellen, hängt unter anderem von vergleichbaren Ausgangsbedingungen vor der EEG-Ableitung ab. Es ist daher sinnvoll, vor Pharmako-

EEG Ableitungen eine Leistungsaufgabe durchführen zu lassen, um das Vigilanzniveau für alle Probanden zu standardisieren.

Ein Leistungstest, der für unterschiedliche Probanden ein vergleichbares Schwierigkeitsniveau darstellt, kann nicht für alle identisch ablaufen. Entsprechend muß der Schwierigkeitsgrad in Relation zur individuellen Leistung zu einem gegebenen Zeitpunkt adaptiv reguliert werden. Ein solches Verfahren wurde auf der Verhaltensebene als psychomotorische Aufgabe entwickelt nämlich ELPD: Erfassung von Leistungsgrenzen bei psychomotorischer Dauerbelastung.

Das Verfahren

Bei der apparativen Ausstattung, mit der die Erfassung von Leistungsgrenzen bei psychomotorischer Dauerbelastung (ELPD) durchgeführt wird, handelt es sich um eine Eigenentwicklung auf der Grundlage des Determinationsgerätes der Firma ZAK (ZAK GmbH, Postfach 13 06, 8346 Simbach/Inn).

Während der Testdurchführung werden dem Probanden 5 verschiedene Farben in zufälliger Abfolge und Lokalisation an einem Display dargeboten. Die Aufgabe des Probanden besteht darin, jede dargebotene Farbe so schnell wie möglich mit einem der beiden Zeigefinger auf dem Reaktionstastenfeld zu quittieren. Der Versuch beginnt mit einem langen Stimulus-Stimulus Intervall, bei dem die Probanden unseres Kollektivs keine oder nur wenige Fehler machen. Dieses Stimulus-Stimulus-Intervall verringert sich so lange, bis eine definierte Fehlerrate überschritten wird. Die Dauer der Aufgabe ist von Proband zu Proband unterschiedlich. Sie wird in erster Linie von den Fluktuationen des Leistungsniveaus während der Testdurchführung bestimmt.

Die Hauptzielvariable ist das Stimulus-Stimulus-Intervall, bei dem 25 % Fehler gemacht werden (SSI_{25}).

25 % Fehler, das sind exakt 8 signalorientierte Fehler (von insgesamt 32 dargebotenen Reizen) auf der letzten Stufe. Je deutlicher die Fehlerzahl von 8 auf der letzten Stufe überschritten wird, um so weniger repräsentativ ist dieses Stimulus-Stimulus-Intervall für das Zielkriterium. Deshalb wird das SSI_{25} aus der Leistung der beiden letzten Stufen linear interpoliert.

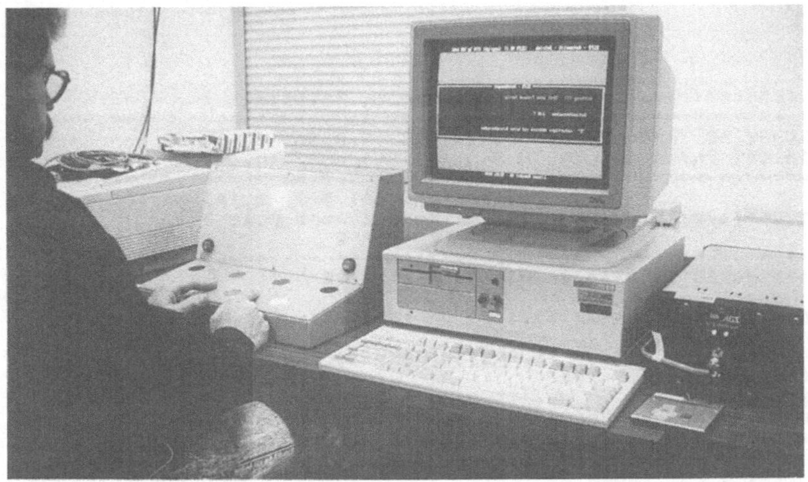

Abb. 1.

Tab. 1. ELPD

Erfassung von Leistungsgrenzen bei psychomotorischer Dauerbelastung

Hauptzeitvariable: SSI_{25}

$$SSI_{25} = SSI_k - ((SSI_k - SSI_k+1) * \frac{8 - sF_k}{sF_k+1 - sF_k})$$

k =   letzte Stufe vor Überschreiten der 25 % Fehler
K+1 =   letzte Stufe ($\geq$ 25 % Fehler)
sF =   Signalorientierte Fehler (af + vf)

Die Tabellen 2 bis 4 zeigen die Ergebnisdokumentation eines ELPD-Versuches, in diesem Fall den Urbeleg, wie er unmittelbar nach Testende ausgedruckt wird.

Der Kopf des Dokumentes enthält wichtige Kenndaten, wie Datum und Uhrzeit der Messung, Probandennummer, Versuchsperiode, Meßzeitpunkt usw.

Gestartet wird auf Stufe 1 mit einem Stimulus-Stimulus-Intervall von 1.24 Sekunden. Im nächsten Schritt geht es 5 Stufen weiter auf Stufe 6 mit einer Intervalldauer von 1.03 Sekunden. Auf Stuffe 11 und einer Intervalldauer von 0,87 Sekunden werden im gezeigten Beispiel erstmals Fehler gemacht. Die Fehlerquote beträgt hier etwa 3 %.

Tab. 2.

```
Druckdatum: 22.3.1991        Druckzeit: 14:48:51
==================================================================
HOECHST AG, 6230 Frankfurt (M) 80, P.O.Box 80 03 20 ------------
Clinical Pharmacology, H 840, Pharmacopsychology ---------------
==================================================================
                        subject-no. col.1-2, trial period col.3-4,
HOE 065/1/D/101/-       time of measurement col. 5-6,
                        session col. 7-8
-----------------Count----Date/Time---------------------ELPD----
#99999999B1 1000245 22.03.1991 14:44:38

Platz 8: Start am 22.03.1991 um 14:44:47 Uhr
Adaptiver Versuch:
25 Teststufen mit je 36 Reizen nach Zufall
Reizarten: Alle Farben
Start mit Stufe 1, Schrittweite 5 Stufen
Testende nach 2. Erreichen der Fehlerquote 25.00%
Auswertung ab 5. Reiz, Mindestzeit 0.10 s

Schritt 0 auf Stufe 1:
Vorgabezeit 1.24 s, Intervallzeit 1.24 s

Statistik zu Teststufe 1:
Analyse der gesamten Reaktionen
Reize  RTOT  mZeit(s)    rc    rv    vf    mf    af    sF    rF
 32     32    0.68       32    0     0     0     0     0     0
Analyse der richtigen Reaktionen
Nval  Zeit(s): aM   SD(n-1)    C10    C50    C90
 32       0.6769    0.1004    0.60   0.67   0.77
Fehlerquote: 0.00%

Schritt 1 auf Stufe 6:
Vorgabezeit 1.03 s, Intervallzeit 1.03 s

Statistik zu Teststufe 6:
Analyse der gesamten Reaktionen
Reize  RTOT  mZeit(s)    rc    rv    vf    mf    af    sF    rF
 32     32    0.63       32    0     0     0     0     0     0
Analyse der richtigen Reaktionen
Nval  Zeit(s): aM   SD(n-1)    C10    C50    C90
 32       0.6341    0.0740    0.51   0.62   0.74
Fehlerquote: 0.00%

Schritt 2 auf Stufe 11:
Vorgabezeit 0.87 s, Intervallzeit 0.87 s

Statistik zu Teststufe 11:
Analyse der gesamten Reaktionen
Reize  RTOT  mZeit(s)    rc    rv    vf    mf    af    sF    rF
 32     31    0.58       31    0     0     0     1     1     1
Analyse der richtigen Reaktionen
Nval  Zeit(s): aM   SD(n-1)    C10    C50    C90
 31       0.5768    0.0658    0.48   0.57   0.67
Fehlerquote: 3.13%
```

Im nächsten Schritt auf Stufe 16 bleibt die Fehlerrate noch unter 25 %. Auf Stufe 21 mit einer Intervalldauer von 0,61 Sekunden wird mit 56 % Fehler das Zielkriterium von 25 % erstmals überschritten.

Tab. 3.

```
HOECHST AG, 6230 Frankfurt (M) 80, P.O.Box 80 03 20 ------------
Clinical Pharmacology, H 840, Pharmacopsychology ---------------
===============================================================
                       subject-no. col.1-2, trial period col.3-4,
HOE 065/1/D/101/-       time of measurement col. 5-6,
                        session col. 7-8
----------------Count----Date/Time---------------------ELPD----
#99999999B1 1000245 22.03.1991 14:44:38


Schritt 3 auf Stufe 16:
Vorgabezeit 0.72 s, Intervallzeit 0.72 s

Statistik zu Teststufe 16:
Analyse der gesamten Reaktionen
Reize  RTOT  mZeit[s]    rc    rv    vf    mf    af    sF    rF
 32     33    0.55       28     0     3     2     1     4     6
Analyse der richtigen Reaktionen
Nval  Zeit[s]: aM  SD(n-1)    C10    C50    C90
 26        0.5515   0.0828    0.45   0.53   0.66
Fehlerquote: 12.50%


Schritt 4 auf Stufe 21:
Vorgabezeit 0.61 s, Intervallzeit 0.61 s

Statistik zu Teststufe 21:
Analyse der gesamten Reaktionen
Reize  RTOT  mZeit[s]    rc    rv    vf    mf    af    sF    rF
 32     31    0.41       14     0    12     5     6    18    23
Analyse der richtigen Reaktionen
Nval  Zeit[s]: aM  SD(n-1)    C10    C50    C90
  7        0.5357   0.2330    0.48   0.53   0.58
Fehlerquote: 56.25%


Schritt 5 auf Stufe 16:
Vorgabezeit 0.72 s, Intervallzeit 0.72 s

Statistik zu Teststufe 16:
Analyse der gesamten Reaktionen
Reize  RTOT  mZeit[s]    rc    rv    vf    mf    af    sF    rF
 32     34    0.54       28     0     4     2     0     4     6
Analyse der richtigen Reaktionen
Nval  Zeit[s]: aM  SD(n-1)    C10    C50    C90
 26        0.5419   0.0932    0.48   0.53   0.63
Fehlerquote: 12.50%


Schritt 6 auf Stufe 17:
Vorgabezeit 0.69 s, Intervallzeit 0.69 s

Statistik zu Teststufe 17:
Analyse der gesamten Reaktionen
Reize  RTOT  mZeit[s]    rc    rv    vf    mf    af    sF    rF
 32     31    0.55       21     0     6     4     5    11    15
Analyse der richtigen Reaktionen
Nval  Zeit[s]: aM  SD(n-1)    C10    C50    C90
 19        0.5495   0.1173    0.44   0.54   0.64
Fehlerquote: 34.38%
```

Zur exakten Bestimmung des SSI_{25} erfolgt der Rücksprung auf Stufe 16 und 0,72 Sekunden Intervalldauer. Die Verkürzung der Intervalldauer beginnt erneut, diesmal in kleinen Schritten von einer Stufe. Auf Stufe 17 wird die 25 %-Grenze erneut überschritten und damit der Versuch beendet.

Tabelle 4 zeigt die Gesamtstatistik mit den Ergebnissen aus dem Versuchsteil nach dem Rücksprung. Nur diese Sequenz nach dem Rücksprung wird zur Berechnung von SSI_{25}, und weiterer Kenngrößen berücksichtigt.

Es werden eine Reihe weiterer Variablen ausgegeben, die in erster Linie zur Kontrolle der korrekten Funktion der Software in der Entwicklungsphase von Bedeutung waren.

Tab. 4. Geamtstatistik

```
HOECHST AG, 6230 Frankfurt (M) 80, P.O.Box 80 03 20 ------------
Clinical Pharmacology, H 840, Pharmacopsychology ---------------
===============================================================
                       subject-no. col.1-2, trial period col.3-4,
HOE 065/1/D/101/-       time of measurement col. 5-6,
                        session col. 7-8
----------------Count----Date/Time----------------------ELPD----
#99999999B1 1000245 22.03.1991 14:44:38

Gesamtstatistik

  SSI    af    vf    mf    C10   C50   C90    aM     SD    Nval  RTOT   rc
                                                         (n-1)
  0.53
  0.55
  0.57
  0.59
  0.61
  0.63
  0.65
  0.67
  0.69   5     6     4     0.44  0.54  0.64  0.55   0.12    19    31    21
  0.72   0     4     2     0.48  0.53  0.63  0.54   0.09    26    34    28
  0.75
  0.78
  0.81
  0.84
  0.87
  0.90
  0.93
  0.96
  0.99
  1.03
  1.07
  1.11
  1.15
  1.19
  1.24


Kritisches SSI

SSI25  CSIew   af    vf    mf    C10   C50   C90    aM     SD    Nval  RTOT  rc
                                                         (n-1)
0.70   0.71   1.4   4.6   4.1   0.48  0.53  0.63  0.54   0.09   26.0  33.1  26.0
```

Reliabilität des Verfahrens

Zur Prüfung der Paralleltestreliabilität des SSI_{25} wurde ELPD bisher in zwei Studien eingesetzt. In diesen Studien wurden mögliche cholinerge Effekte von Testsubstanzen im Scopolaminmodell untersucht. Es handelte sich um 4fach crossover-Studien mit einer Stichprobengröße von n=16.

Aus diesen Studien wurde für die Placebobedingungen die Reliabilität von SSI_{25} innerhalb eines Versuchstages bestimmt. Die Meßzeitpunkte T1 bis T6 waren über eine Zeitspanne von 7 Stunden verteilt.

Die Korrelationskoeffizienten waren in allen Fällen signifikant und lagen im Minimum in Studie A bei 0,7 und blieben über den Tag etwa gleich.

Für Studie B sieht das anders aus. Hier sind nur die benachbarten Meßzeitpunkte hoch korreliert. Die Korrelation nimmt jedoch ab, wenn man Meßzeitpunkte miteinander vergleicht, die zeitlich weiter voneinander entfernt liegen. Der Grund hierfür ist, daß die Probanden dieser Studie nur wenig trainiert waren, so daß sich das Leistungsniveau im Tagesverlauf änderte.

Tab. 5. Paralleltest-Reliabilität von SSI_{25} innerhalt eines Tages (Korrelationskoeffizent nach Pearson)

Behandlung: Placebo
Meßezitpunkte: T_1-T_6 (N=15)
Zeitspanne: 7 Stunden

Studie A

	T2	T3	T4	T5	T6
T1	0,72	0,79	0,84	0,84	0,77
T2		0,73	0,75	0,72	0,75
T3			0,69	0,81	0,91
T4				0,78	0,74
T5					0,92

Studie B

	T2	T3	T4	T5	T6
T1	0,88	0,82	0,70	0,69	0,54
T2		0,66	0,59	0,52	0,43
T3			0,80	0,82	0,69
T4				0,78	0,84
T5					0,81

Die Paralleltestreliabilitäten zwischen den Behandlungsperioden liegen in beiden Studien ebenfalls deutlich über 0,70. Berücksichtigt wurden nur die Werte vor Medikation, wobei der zeitliche Abstand zwischen zwei aufeinanderfolgenden Versuchstagen jeweils eine Woche betrug.

Tab. 6. Paralleltest Rehabilität von SSI25 zwischen den Behandlungsperioden (Korrelationskoeffizient nach Pearson)

Meßpunkte: 4 Messungen in einwöchigen

                      Abständen (N=15)

                      (nur Werte von Medikation)

Studie A

	Tag 2	Tag 3	Tag 4
Tag 1	0,89	0,73	0,73
Tag 2		0,76	0,77
Tag 3			0,82

Studie B

	Tag 2	Tag 3	Tag 4
Tag 1	0,85	0,83	0,79
Tag 2		0,83	0,84
Tag 3			0,79

In der Abbildung zum Zeitverlauf des SSI_{25} sehen wir, daß die Ausgangswerte dicht beieinander liegen und sich bei Meßwiederholung (2. Meßzeitpunkt) nur unwesentlich ändern.

Beginnend mit dem 3. Meßzeitpunkt unterscheidet sich Behandlung 2 signifikant von den Behandlungen 1, 3 und 4; die Behandlungen 1, 3 und 4 aber nicht untereinander. In allen 3 Fällen wurde Scopolamin verabreicht, 2x davon in Verbindung mit einer Testsubstanz.

Am letzten Meßzeitpunkt bestehen keine signifikanten Unterschiede mehr. Das Placeboniveau ist jedoch noch nicht ganz erreicht.

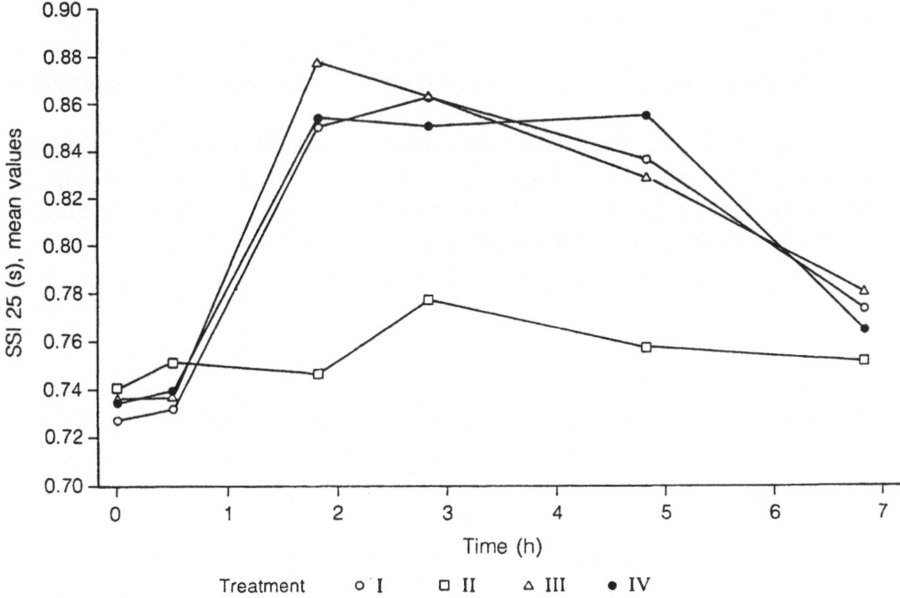

Abb. 2. Studie A — Psychomotor Performance ELPD

Tab. 7. ZNS-Studie A

Parameter: SSI_{25}

Varianzanalyse (Scheffé Test)

Meßzeitpunkt	Singifikanzen
T1	n.s.
T2	n.s.
T3	Treatm. II = I, III, IV
T4	Treatm. II = I, III, IV
T5	Treatm. II = I, III, IV
T6	n.s.

Diskussion

Die Ergebnisse des SSI_{25} passen zu den Ergebnissen der elektrophysiologischen
Meßebene.

In den Spektren des Pharmako-EEG unterscheidet sich nämlich ebenfalls
Behandlung 2 von den drei übrigen, bei denen die für Scopolamin üblichen
Effekte gefunden wurden. Am deutlichsten zeigt sich der Effekt in der Reduktion
der relativen Leistung im Alphabereich, besonders in alpha 1.

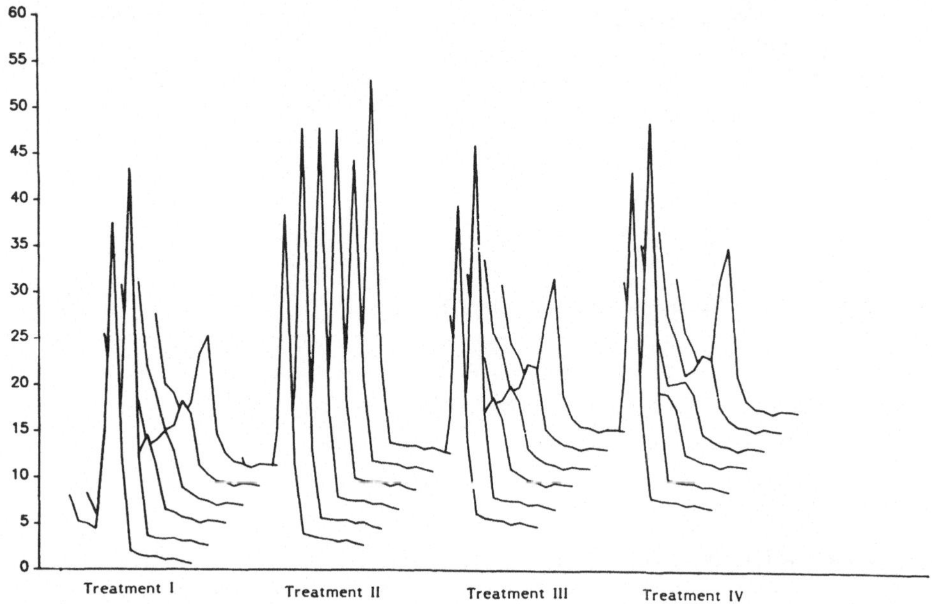

Abb. 3. EEG Power Spectra — Pattern comparison (stack plot) Lead=01-Cz

Ein ähnliches Bild zeigt sich auf der subjektiven Meßebene, und zwar in der
Subskala Vigilanz der Basler Befindlichkeitsskala.

Wenn man die Ergebnisse der drei verschiedenen Meßebenen miteinander
vergleicht, sieht es auf den ersten Blick so aus, als würde hier redundante
Information generiert. Jedoch ergeben sich für die drei Meßebenen deutliche
Unterschiede im Hinblick auf ihre Pharmakosensitivität.

In einer langen Reihe von Studien hat sich gezeigt, daß auf der elektrophysiologischen Meßebene Substanzeffekte deutlicher hervortreten. Im Pharmako-EEG sind Substanzeffekte früher und langfristiger als auf der Leistungsebene zu erkennen. Auf der Leistungsebene zeigen sich die Effekte wiederum deutlicher als in der subjektiven Befindlichkeit.

Zusammenfassung

Es kann gesagt werden, daß ELPD eine gute Paralleltestreliabilität besitzt. Die Methode ist sensitiv gegenüber Scopolamin, einer zentral sedierenden Substanz und dadurch auch in der Lage, die Effekte einer cholinergen Substanz im Scopolominmodell aufzuzeigen. Im Vergleich zu Studien, in denen ELPD noch nicht benutzt wurde, hat sich gezeigt, daß es vorteilhaft ist, dieses Verfahren vor der Ableitung des EEG zur Vereinheitlichung der Ausgangsbedingungen einzusetzen.

Das Bochumer Diagnostiksystem — Ein Mehrplatz-Psychometrie-System auf PC-Basis

F. Meier
Forschungsgruppe IBIS, Bochum

Die computergestützte psychometrische Untersuchung in der Humanpharmakologie bietet nicht nur eine Entlastung von Betreuungs- und Kontrollenfunktionen, sondern trägt ebenso zur Steigerung der Untersuchungsgüte gegenüber herkömmlichen psychodiagnostischen Verfahrensweisen bei. Es soll hier über das BOCHUMER DIAGNOSTIKSYSTEM berichtet werden, das der computergestützten Ablaufsteuerung und Darbietung einer Sammlung psychodiagnostischer Testverfahren, verbunden mit einer präzisen Antwort- und Meßwerterfassung, dient. Es basiert auf dem Interaktiven Befragungs- und Instruktionssystem IBIS, mit dem Untersuchungsabläufe frei programmiert und den jeweiligen Untersuchungsanforderungen angepaßt werden können. Es sind bisher psychodiagnostische Verfahren zu den Merkmalsbereichen Vigilanz, Konzentration, Reaktion, Koordination, Kurzzeitgedächtnis und Denken implementiert, die fortlaufend ergänzt werden.

Im folgenden werden zunächst das Mehrplatz-Psychometriesystem und die einzelnen Verfahren im Überblick dargestellt und dann einige Gesichtspunkte der Qualität computergestützter psychometrischer Untersuchungen diskutiert.

Das Interaktive Befragungs- und Instruktionssystem IBIS

IBIS ist ein modular aufgebautes Softwaresystem, das eine hochfunktionale Benutzeroberfläche für die Programmierung von Befragungs-, Untersuchungs- und Instruktionsabläufen bietet. IBIS steht für das Einbenutzersystem MS-DOS und das Mehrbenutzersystem TSX-32 auf IBM-PC/AT und kompatiblen Rechnern sowie für das Mehrbenutzersystem VMS auf den VAX-Rechnern der Digital Equipment GmbH zur Verfügung.

Der computergesteuerte Untersuchungsablauf wird mit deutschsprachigen Anweisungen und Spezifikationen in einer Steuerdatei entworfen. Der IBIS-Prozessor übersetzt diese Steuerdatei und führt den programmierten Untersuchungsablauf aus. Es stehen Anweisungen für die Ablaufsteuerung mit

Zeit-, Sprung-, Vergleichs-, Kalkulations-, Makro- und Zufallsfunktionen sowie für die Bildschirmsteuerung, die offene und standardisierte Antworterhebung, Antwortkodierung, Gewichtung, Ergebnisprotokollierung und Datensammlung zur Verfügung. Darüberhinaus können optional periphere Geräte, wie Bildplatte, Videorekorder und Diaprojektor, gesteuert werden. Eine zur Aufgabenstellung zeitsynchrone physiologische Meßsteuerung kann implementiert werden.

Die Abb. 1 erläutert eine mehrphasige Untersuchungssteuerung unter Verwendung der speziellen psychodiagnostischen Funktionsmodule. Zunächst wird ein Proband in die Untersuchung aufgenommen, indem der Untersucher die Anwendung *Probandenaufnahme* mit dem IBIS-Prozessor startet, der dann die untersuchungsrelevanten Probandenmerkmale, wie z.B. Namensinitialen, Alter, Geschlecht usw., erfragt. Die Antworten werden sowohl in einer Protokolldatei als auch in einer Datendatei erfaßt. Die Protokolldatei wird von allen nachfolgenden psychodiagnostischen Anwendungen gelesen und die Datendateien mit diesen Probandendaten gekennzeichnet. Dadurch ist eine konsistente Datenorganisation gewährleistet.

Für jedes psychodiagnostische Verfahren des BOCHUMER DIAGNOSTIK-SYSTEMS können Formulardateien erstellt werden, welche die Ergebnisdarstellung für jeden Probanden in einer Case Report Form vorgeben. Die Datendateien enthalten die Ergebnisse der gesamten Untersuchungsstichprobe und können direkt in statistische Analysesysteme eingelesen und analysiert werden. Alle Steuer-, Formular-, Protokoll- und Ergebnisdateien können mit einem Editor gelesen und modifiziert werden.

Mehrplatz-Psychometriesystem

Als funktionale Anforderungen an ein computergestütztes Psychometriesystem zur Sicherung einer optimalen Untersuchungsqualität lassen sich u.a. nennen:
* Präzise Zeitsteuerung und Ablaufkontrolle von komplexen Untersuchungs-abläufen,
* Vermeidung von experimentellen Störbedingungen der Untersuchungsumgebung und Beeinflussung durch den Untersucher oder die anderen Probanden in Gruppenuntersuchungen,
* Vollautomatische psychometrische Testdarbietung,
* Aufgabensynchrone Steuerung psychophysiologischer Langzeitmessungen,
* Ablaufprotokollierung, fehlerfreie Datenerhebung und Datenorganisation,
* Ergebnisdarstellung in Case Report Forms.

Mit einem Mehrplatz-Psychometriesystem läßt sich darüberhinaus die Untersuchungsqualität weiter steigern, durch
* Vermeidung der Probandennähe durch räumliche Trennung,

- Vermeidung der Versuchsleiternähe,
- Zentrale Überwachung und Steuerung der einzelnen Untersuchungsabläufe, Gestaltung eines ergonomisch hochwertigen Arbeitsplatzes
- mit sehr guter Bildqualität des Videoterminals ohne Gerätegeräusche.

Diese Forderungen bilden die Entwicklungsgrundlage für das BOCHUMER DIAGNOSTIKSYSTEM als Mehrplatzsystem auf der Basis eines PC mit i386 oder i486 Prozessor und Mehrbenutzer-Echtzeitbetriebssystem TSX-32 von S&H, Nashville, das kompatibel zu MS-DOS eingesetzt werden kann. Im Gegensatz zu den üblichen Vernetzungen mehrerer Einzelcomputer werden hier an einen leistungsstarken zentralen PC mehrere Videoterminals angeschlossen, an denen jeder Proband unabhängig von den anderen die psychodiagnostischen Aufgaben bearbeitet. Durch die nur in einem Echtzeitbetriebssystem mögliche Interrupt- und Prioritätssteuerung arbeiten alle IBIS-Anwendungsprogramme quasi-parallel, d.h. der PC wechselt im Mikrosekundenbereich zwischen den einzelnen Anwendungen, so daß Zeitsteuerungen und -messungen im Millisekundenbereich reliabel durchgeführt werden. Zeitintensive Rechenleistungen, wie Bildaufbau und Cursorsteuerung, werden von dem Videoterminal VT330 ausgeführt und belasten nicht den zentralen PC.

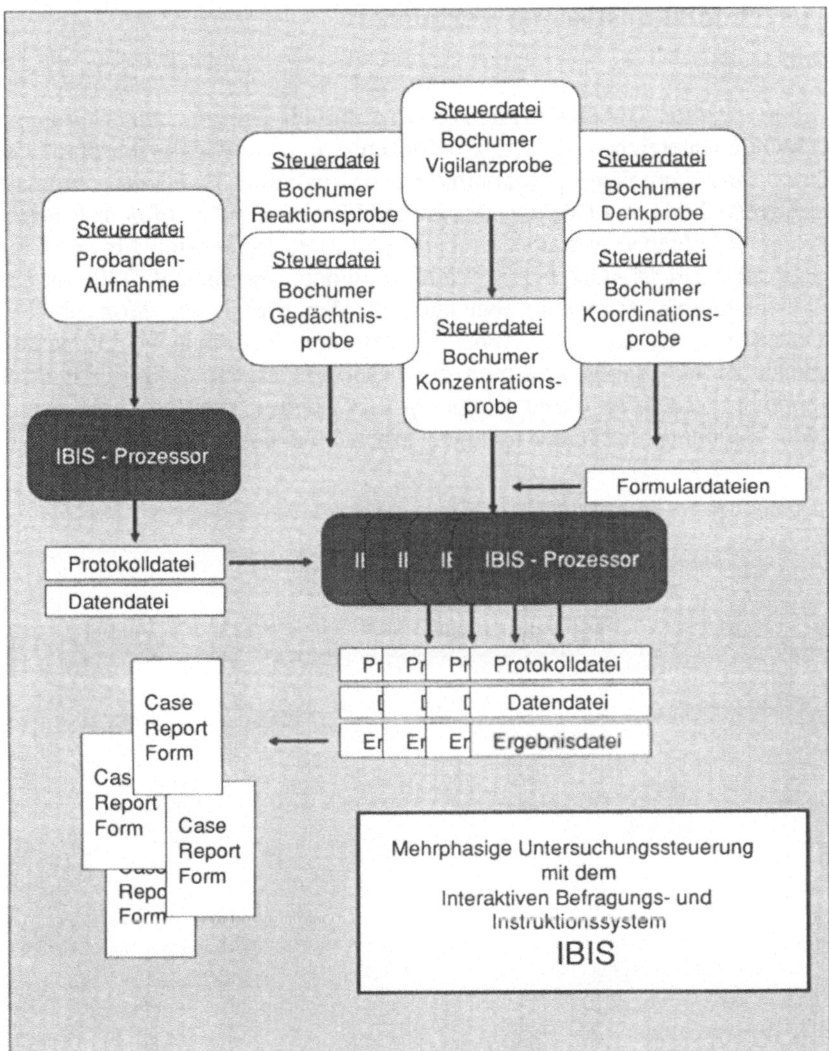

Abb. 1. Mehrphasige Untersuchungssteuerung mit dem Interaktiven Befragungs- und Instruktionssystem IBIS

Die psychodiagnostischen Verfahren

Das BOCHUMER DIAGNOSTIKSYSTEM umfaßt Untersuchungsverfahren zu den Merkmalsbereichen Vigilanz, Konzentration, einfache sensomotorische Reaktion und komplexe psychomotorische Reaktion, Zweihandkoordination, Kurzzeitgedächtnis und Denken. Der Proband bearbeitet die auf dem Bildschirm vorgelegten Aufgaben mit einer Probandentastatur, die speziell für den Einsatz des BOCHUMER DIAGNOSTIKSYSTEM an dem Terminal VT330 von Digial Equipment GmbH, München, aber auch für den Einsatz am Monitor des PC entwickelt worden ist (vgl. Abb. 2.). Mit den Terminal VT330 kann im Vergleich zu PC-Einplatzsystemen ein besonders ergonomischer Arbeitsplatz eingerichtet werden, da dieser Gerätetyp geräuschfrei, strahlungsarm, flimmerfrei, klar zeichnend und in der richtigen Arbeitshöhe positionierbar ist.

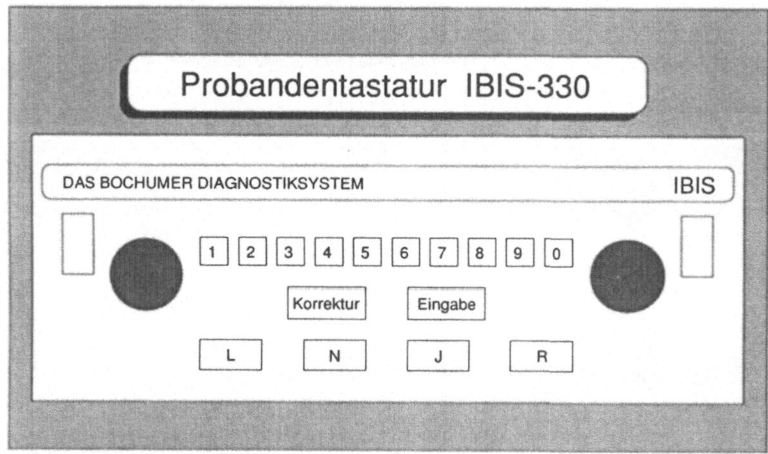

Abb. 2. Probandentastatur IBIS-330

Die Probandentastatur IBIS-330 umfaßt zwei mausäquivalente Drehknöpfe und zwei benachbarte Tasten, die der linken und rechten Maustaste entsprechen. Die Mausemulation wird direkt von dem intelligenten Terminal ausgewertet und belastet nicht die Rechenzeit des PC. Die Schreibmarke bzw. der Cursor ist beliebig vom Programm positionierbar; die Drehknöpfe haben keinen Anschlagpunkt. Die Probandentastatur verfügt ferner über eine Zahlentastenreihe für numerische Eingaben, vier große Reaktionstasten sowie Korrektur- und Eingabetasten.

Die Vigilanzprobe

Die Daueraufmerksamkeitsleistung bei minimalen Reizunterschieden wird mit der Bochumer Vigilanzprobe in Anlehnung an Mackworth (1944) erfaßt.

Die Vigilanzprobe wird dargeboten, indem ein Kreis mit 60 Punkten entsprechend einem Uhrenziffernblatt graphisch vorgegeben wird. Abbildung 3 veranschaulicht die Kreisdarstellung. Ein grauer Punkt springt im Sekundenrhythmus innerhalb 1 Minute um den Kreis. Der Proband hat mit Tastendruck auf den kritischen Reiz zu reagieren. Dieser wird durch einen Doppelsprung oder wahlweise durch einen verzögerten Sprung vorgegeben. Die Position der kritischen Reize kann der Anwender entweder selbst festlegen oder von IBIS zufallsgesteuert vorgeben lassen. Die Aufgabendauer und Anzahl der kritischen Reize ist ebenfalls wählbar.

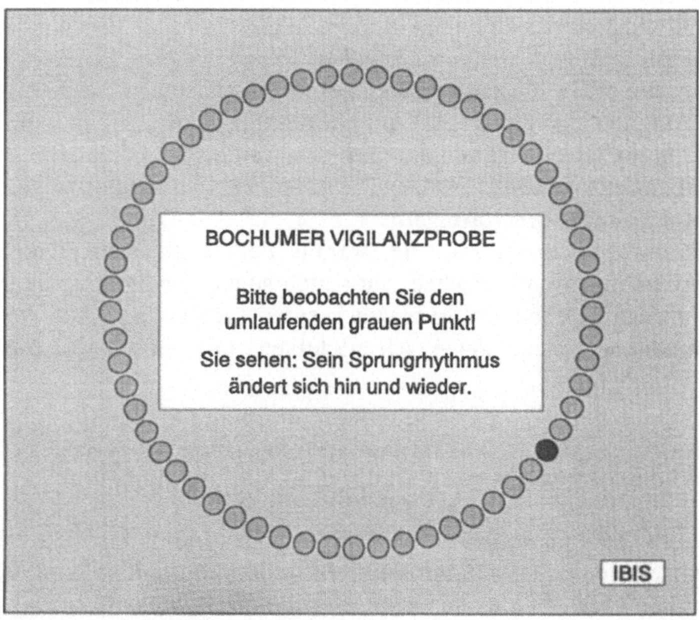

Abb. 3. Bochumer Vigilanzprobe

Die Bearbeitungsdauer, die Anzahl der richtigen und falschen Reaktionen, der d'-Parameter für die Reaktionsneigung sowie die mittlere Zeit der richtigen Reaktionen werden protokolliert.

Das Maß der Reaktionsneigung d' entsprechend der Signalentdeckungstheorie (vgl. Velden, 1982) gibt einen schnellen Eindruck davon, ob die falschen Reaktionen gegenüber den richtigen überwiegen und ob der Proband der Aufgabenstellung gerecht geworden ist.

Die Konzentrationsprobe

Grundlegende Konzentrations- und Denkleistungen über einen längeren, gleichförmigen Arbeitsverlauf werden mit der Bochumer Konzentrationsprobe in Anlehnung an den Konzentrations-Leistungs-Test von Düker und Lienert (1959) erfaßt.

Die Konzentrationsprobe wird dargeboten, indem einfache Rechenaufgaben der Form 6-4+5 paarweise vorgegeben werden. Der Proband muß die Lösungen errechnen, sich merken, miteinander vergleichen und entsprechend vorgegebener Regeln miteinander verrechnen, d.h. er muß zunächst jede Rechenaufgabe ausrechnen und sich das Ergebnis merken. Wenn das erste Ergebnis kleiner als das zweite ist, muß er die Summe eingeben. Wenn das erste Ergebnis größer als das zweite ist, muß er die Differenz eingeben. Jedes Aufgabenpaar wird zufällig aus einer Aufgabenmenge von 300 Aufgaben ausgewählt.

Es kann entweder eine simultane oder eine verdeckte, sukzessive Darbietung der Aufgabenpaare gewählt werden. Die verdeckte Darbietung soll Lerneffekte gegenüber der simultanen verringern.

Die Gesamtbearbeitungszeit, die Anzahl der bearbeiteten Aufgaben, die Anzahl der richtigen und falschen Antworten sowie der prozentuale Anteil der Falschen an den bearbeiteten Aufgaben werden protokolliert. Die Ausgabe der Einzelbearbeitungszeiten sowie der richtigen und falschen Lösungen als Zeitreihe ist möglich.

Die einfache Reaktionsprobe

Die mittlere sensomotorische Reaktionsleistung wird mit der Bochumer einfachen Reaktionsprobe erfaßt. Die einfache Reaktionsprobe wird dargeboten, indem ein Kreis mit 60 Punkten entsprechend einem Uhrenziffernblatt graphisch vorgegeben wird. Ein grauer Punkt springt im Sekundenrhythmus innerhalb 1 Minute um den Kreis. An zufallsgesteuerten Positionen wird ein schwarzer Punkt als kritischer Reiz ausgegeben, auf den der Proband mit sofortigem Tastendruck reagieren muß. Für die Menge der richtigen Reaktionen wird die mittlere Reaktionszeit bestimmt. Von den 60 Punkten pro Kreisumlauf und Minute sind 4 bis 6 kritische Reize, d.h. schwarze Punkte.

Die Bearbeitungszeit, die Anzahl der kritischen Reize und die richtigen Reaktionen sowie die mittlere Reaktionszeit werden protokolliert.

Die komplexe Reaktionsprobe

Eine grundlegende komplexe Wahrnehmungs-, Denk- und Reaktionsleistung wird mit der Bochumer komplexen Reaktionsprobe erfaßt. Unter Vorgabe eines Zeitrhythmus werden Wahrnehmungs-, Zähl-, Vergleichs-, Entscheidungs- und Reaktionsverhalten vom Probanden gefordert.

Die komplexe Reaktionsprobe wird dargeboten, indem ein Kreis mit 60 Punkten entsprechend einem Uhrenziffernblatt graphisch vorgegeben wird. Der Kreis ist in 4 Kreissegmente unterteilt. Im Sekundenrhythmus werden an zufallsgesteuerten Positionen des Kreises schwarze Punkte gesetzt und gelöscht. In jedem Kreisviertel werden Vergleichzahlen zwischen 3 und 6 vorgegeben. Der Proband muß mit einem Tastendruck der linken oder rechten Hand reagieren, sobald in einem Kreissegment der linken oder rechten Kreishälfte die Anzahl der schwarzen Punkte mit der Zahlvorgabe übereinstimmt.

Die Bearbeitungszeit, die Anzahl der richtigen und falschen Reaktionen sowie der d'-Parameter für die Reaktionsneigung entsprechend der Signalentdeckungstheorie und die mittlere Zeit der richtigen Reaktionen werden protokolliert. Wie auch bei der Vigilanzprobe erlaubt die Reaktionsneigung d' ein Abschätzen der instruktionsgerechten Bearbeitung.

Die Koordinationsproben

Grundlegende psychomotorische Koordinationsleistungen werden mit der Bochumer Koordinationsprobe durch die zwei Aufgaben Ansteuern einer Position und Nachführen einer Position erfaßt.

Die Ansteueraufgabe der Koordinationsprobe wird dargeboten, indem ein Kreis mit 60 Punkten entsprechend einem Uhrenziffernblatt graphisch vorgegeben wird. Alternativ kann auch ein Kreis mit 30 größeren Punkten vorgegeben werden. Ein schwarzer Zielpunkt wird zufällig auf dem Kreis positioniert. Mit je einem Drehregler auf der IBIS-Tastatur für die linke und rechte Hand muß der Proband eine bewegliche Marke, den Cursor, vom Kreismittelpunkt aus auf den Zielpunkt positionieren und durch einen Tastendruck quittieren. Darauf springt der Zielpunkt auf eine neue, zufällig gewählte Position des Kreises und die bewegliche Marke wieder zum Kreismittelpunkt. Die Dauer der Aufgabe ist in vollen Minuten wählbar.

Es wird die Bearbeitungszeit, die Anzahl der Zielpunkte und die mittlere Positionierzeit protokolliert.

Die Nachführaufgabe der Koordinationsprobe wird dargeboten, indem ein Kreis graphisch vorgegeben wird. Ein schwarzer Punkt springt mit wählbarer Geschwindigkeit über 60 Positionen des Kreises. Alternativ kann auch ein größerer schwarzer Punkt gewählt werden, der über 30 Positionen des Kreises springt. Es kann ein Bereich gewählt werden, in dem die Sprungweite zufällig variiert.

Mit je einem Drehregler auf der IBIS-Tastatur für die linke und rechte Hand muß der Proband eine bewegliche Marke, den Cursor, auf dem Punkt positionieren, bevor dieser weiterspringt. Der Proband muß also den Cursor nachführen bzw. dem Punkt folgen. Gelingt dies, so verbleibt zur Bestätigung ein weißer Punkt. Zusätzlich kann in der Mitte des Kreises ein Trefferzähler ausgegeben werden.

Die Aufgabenstellung kann durch Spezifikation der Parameter Dauer der Aufgabe in ganzen Minuten, Sprunggeschwindigkeit des Punktes in Sekunden, Sprungweite des Punktes, Sprungrichtung des Punktes, Steuerrichtung der Drehregler, Größe des Punktes, Ausgabe eines Trefferzählers, Vorlage einer Instruktion, Vorgabe eines Fehlerniveaus modifiziert werden.

Durch die Vorgabe eines Fehlerniveaus kann der Proband unter eine automatisch kontrollierte Belastung gestellt werden. Die Bochumer Koordinationsprobe wird dann allerdings nicht mehr als Meßinstrument, sondern als Reizvorlage benutzt, weil sie in diesem Fall nicht mehr die methodischen Anforderungen an ein reliables Meßinstrument erfüllt (sie unten).

Die Gedächtnisproben

Grundlegende Erinnerungs- und Vergleichsleistungen des Kurzzeitgedächtnisses werden mit zwei Aufgabentypen der Bochumer Gedächtnisprobe erfaßt: der sprachfreien Erinnerung figuraler Bildelemente und der sprachbezogenen Erinnerung von Wortpaaren.

Die sprachfreien Erinnerungsaufgaben werden dem Probanden dargeboten, indem aus einer Menge von 65 Bildelementen, die sich in Form und Aufbau unterscheiden, jeweils 3 Bildelemente in zufälliger Reihenfolge in einem Vorlagebild vorgelegt werden. Der Proband hat 10 Sekunden Zeit, sich die Bildelemente einzuprägen. Darauf muß er eines der Bildelemente des Vorlagebildes aus einer Menge von 15 zufällig angeordneten Bildelementen eines Auswahlbildes wiedererkennen. Die Auftretenswahrscheinlichkeit eines Bildelementes sowohl im Vorlagebild als auch im Auswahlbild beträgt somit 2,2%, die Ratewahrscheinlichkeit 6,7%. Insgesamt können 20 verschiedene Aufgaben oder eine zufällig gezogene Untermenge daraus vorgelegt werden.

Die sprachbezogenen Erinnerungsaufgaben werden dem Probanden dargeboten, indem aus einer Menge von 72 Wortpaaren jeweils 5 Wortpaare in zufälliger Reihenfolge in einer Vorgabeliste vorgelegt werden. Der Proband hat 15 Sekunden Zeit, sich die Wortpaare einzuprägen. Darauf muß er eines der Wortpaare der Vorgabeliste aus einer Menge von 15 zufällig geordneten Wortpaaren in der Auswahlliste wiedererkennen. Die Auftretenswahrscheinlichkeit eines Wortpaares sowohl in der Vorlageliste als auch in der Auswahlliste beträgt somit 1,3%, die Ratewahrscheinlichkeit 6,7%. Insgesamt können 20 verschiedene Aufgaben oder eine zufällig gezogene Untermenge daraus vorgelegt werden.

Die Denkproben

Grundlegende Denkleistungen erfaßt die Bochumer Denkprobe in Anlehnung an den Mannheimer Intelligenztest (CONRAD et al., 1975).

In zwei Parallelversionen werden sprachfreie und graphisch gestaltete Aufgaben dargeboten, die das abstrakt-logische Denkvermögen als allgemeine komplexe Denkleistung abbilden. Bearbeitungszeit und Summenwerte der richtigen Lösungen werden ausgegeben.

Alle Meßdaten und Parameter, die mit dem BOCHUMER DIAGNOSTIK-SYSTEM erhoben werden können mit der Anweisungssprache des IBIS verrechnet und in Case Report Forms ausgegeben werden. Die Formularvorlagen für diese Ergebnisausgabe können frei gestaltet und sogar in Textsystemen erzeugt werden. Der IBIS-Formularprozessor ergänzt die Vorlagen mit den aktuellen Werten und erzeugt am Ende der Untersuchung eine Druckdatei.

Die Qualität psychometrischer Messungen

Die Qualität oder Güte einer Untersuchung und der darin vorgenommenen Messungen basiert auf den aus der psychologischen Testtheorie bekannten Gütekriterien *Objektivität*, *Reliabilität* und *Validität*. Wir wollen kurz skizzieren, welchen Beitrag computergestützte psychometrische Untersuchungsverfahren zur Steigerung der Güte bzw. Qualität psychometrischer Untersuchungsergebnisse leisten.

Objektivität der Durchführung und Auswertung der Messungen

Messungen innerhalb eines Untersuchungsablaufes, die sehr stark von wechselhaften Untersuchungsbedingungen beeinflußt werden, die nicht in der experimentellen Anordnung, sondern vielmehr durch Umgebungsbedin-gungen, Untersucherverhalten, Tageszeit usw. begründet sind, beeinträchtigen psychometrische Untersuchungsergebnisse deutlich. Dem wird gemeinhin durch Standardisierung der Untersuchungsbedingungen Rechnung getragen, d.h. Untersuchungszeit und -raum, Beleuchtung, Arbeitsmaterialien und Instruktionen durch den Untersucher werden in möglichst gleicher Form dem Probanden dargeboten.

Der Einfluß des Untersuchers wird gemeinhin unterschätzt. Wir konnten beispielsweise in einer Arbeit zum Einfluß des Untersuchers auf die Probandenantwort in Abhängigkeit des Merkmals Geschlecht, erhebliche Überzeichnungen feststellen Die Antwortverteilungen in den einzelnen experimentellen Untersuchungsgruppen bezüglich des Merkmals männliche vs. weibliche Selbstbeschreibung waren je nach Geschlecht des Untersuchers deutlich in Richtung der Extremwerte verschoben. Lediglich bei der computergestützten Befragung ohne Anwesenheit des Untersuchers wurden Selbstbeschreibungen ohne Überzeichnung gegeben (vgl. Meier, 1985).

Obwohl die computergestützte psychometrische Untersuchung ein Höchstmaß an Standardisierung erlaubt, werden insbesondere durch die Verwendung von PC als sogenannte Workstations oder Arbeitsplatzcomputer zusätzliche Umgebungsbedingungen eingeführt, welche die Messungen erheblich beeinträchtigen können. Diese sind einmal die nicht zu vermeidenden lauten Lüftergeräusche und zum anderen die oftmals schlechte Abbildungsqualität der Monitore. Hinzukommt die in der Regel nicht ausreichende Gewährleistung ergonomischer Anforderungen bezüglich Anordnung und Leuchtdichte des Bildschirms.

Die Präzision eines Meßinstrumentes ist ein weiteres Gütekriterium der Durchführungsobjektivität, die durch Bedingungen der Meßprozedur selbst beeinträchtigt werden kann. Die computergestützte Befragung bietet auch hier optimale Voraussetzungen gegenüber der manuellen Untersuchungsführung durch einen Untersucher. Dies betrifft insbesondere die präzise Stimulus- und Aufgabendarbietungen sowie die Messung von Bearbeitungs- oder Reaktionszeiten, aber auch die korrekte Fehlerauswertung und Verlaufsprotokollierung von Merkmalen.

Die Objektivität der Auswertung wird in computergestützten psychometrischen Untersuchungen hervorragend gewährleistet, da hier kritische Stimuli nicht von Hand gesetzt und Zeiten nicht mit der Stoppuhr gemessen werden. Datum und Startzeit der Untersuchung können automatisch registriert werden. Die Verrechnung und Speicherung der Messungen geschieht fehlerfrei, da keine Übertragungs-, Verkodungs- oder Parametrisierungsarbeiten von Hand vorgenommen werden müssen. Protokolle und Case Report Forms werden automatisch generiert und enthalten keine Dokumentationsfehler.

Reliabilität der Messungen

Die Zuverlässigkeit einer Messung wird dann durch ein Meßinstrument gewährleistet, wenn es unter vergleichbaren Untersuchungsbedingungen zu immer den gleichen Ergebnissen führt. Es liegt auf der Hand, daß für reliable Messungen zunächst eine optimale Durchführungs- und Auswertungsobjektivität gegeben sein muß. Psychometrische Untersuchungen in der Humanpharmakologie sind zudem durch eine hohe Wiederholungsrate gekennzeichnet. Dadurch ist eine je nach psychometrischem Verfahren unterschiedlich deutliche Lernleistung feststellbar, die die Reliabilität der Messungen beeinträchtigt. Diese Lernleistung kann einerseits als systematischer Fehler in Form eines linearen oder exponentiellen Leistungszuwachses statistisch geschätzt und auspartialisiert werden. Die computergestützte Untersuchung bietet andererseits aber bereits bei der Messung die Möglichkeit, den Lernzuwachs zu reduzieren. Anders als bei den sogenannten Papier-und-Bleistift-Verfahren können computergestützt vielfältige *Randomisierungen* von Stimuli und Aufgabenstellungen vorgenommen werden, die den Untersuchungsablauf in hohem Maße variieren, ohne die Aufgabenstellung und damit das Meßinstrument selbst zu verändern.

Durch Vorgabe von Übungsaufgaben mit Rückmeldung kann zudem sichergestellt werden, daß der Proband die Untersuchung nicht eher beginnt, als er die Aufgabestellung verstanden hat.

Validität der Messungen

Die Gültigkeit einer Messung für das zu untersuchende Merkmal nennen wir die *interne Konstruktvalidität*, die Gültigkeit einer Messung für die Untersuchungsfrage nennen wir die *externe Konstruktvalidität* oder im Falle einer experimentellen Untersuchungsanlage auch die *experimentelle Validität*. Die Validität ist also ein Kriterium für die Güte der Bedeutungszuordnung von Messung und theoretischem Begriff, gewünschter experimenteller Bedingung oder Untersuchungsfrage, d.h. es wird gefragt, inwieweit der registrierte Meßwert die gewünschte Untersuchungsbedingung repräsentiert.

Hohe Objektivität und Reliabilität sind notwendige Voraussetzungen für eine ausreichende Validität der einzelnen Messungen und der Untersuchung. Insofern kann die computergestützte psychometrische Untersuchung nur mittelbar eine ausreichende Validität sicherstellen. Allerdings erlaubt sie durch eine zentrale Untersuchungssteuerung, die externe Validität von psychometrischen Messungen deutlich zu steuern. So können etwa parallel zu psychodiagnostischen Aufgabenstellungen psychophysiologische Messungen erhoben und durch die Aufgabe oder den dargebotenen Reiz zeitsynchron getriggert bzw. markiert werden. Dadurch werden die Messungen schon in der Erhebungsphase direkt miteinander verkoppelt. Die biometrische Analyse kann dann davon ausgehen, daß die beiden Messungen und die anschließenden Parametrisierungen, wie etwa Mittelwerte oder Indizes für Datenblöcke, unter denselben Unersuchungsbedingungen generiert worden sind. Herzraten können so direkt auf die Dauer einer Aufgabe oder eines Stimulus bezogen und analysiert werden.

Zeitsynchrone Messungen psychodiagnostischer Verhaltensmerkmale zusammen mit unterschiedlichen physiologischer Parameter können mit einer computergestützten Untersuchungssteuerung vor allem auch als Langzeitmessungen realisiert werden, d.h. diese werden nicht nur über mehrere Sekunden, sondern über mehrere Minuten oder Stunden durchgeführt (vgl. Meier, 1988).

Die computergestützte Untersuchung macht darüberhinaus ein nicht sehr probates Mittel der Validitätssicherung überflüssig: die Referenz der psychometrischen Messung auf eine mehr oder weniger repräsentative Normstichprobe. Die Erstellung von Normstichproben ist unter methodischen Gesichtspunkten eine historische Notwendigkeit aus den Zeiten, als dem Psychologen kein Computer zur Erstellung eigener Untersuchungsstichproben zur Verfügung stand. Beispielsweise führte der Psychologe psychometrische Untersuchungen in der Berufseignungsdiagnostik mit Papier und Bleistift oder anderen Arbeitsmaterialien mit seinen Probanden einmalig durch. Es war ihm also nicht möglich, die eingesetzten Untersuchungsverfahren unter testtheoretischen Gütekriterien zu überprüfen. Er mußte sich auf den Autor des Untersuchungsverfahrens verlassen, der ihm eine nicht näher bekannte Referenzstichprobe mit Normwerten zur Verfügung stellte.

Da heute mit Hilfe der computergestützten Meßwerterfassung und Datenanalyse die Gütekriterien für jede Untersuchungsstichprobe im Rahmen der experimentellen Anordnung leicht zu bestimmen sind, ist der für die Untersuchungsstichprobe oft nicht repräsentative Bezug auf eine fremde Normstichprobe nicht mehr erforderlich. Experimentelle Untersuchungsanlage und Meßkonzept enthalten alle Informationen, die zur statistischen Bestimmung der Gütekriterien herangezogen werden können (vgl. Bortz, 1989, Bortz und Lienert, 1989).

Literatur

1. Bortz J, (1989). Statistik. Berlin, Springer, 3. Auflage.
2. Bortz J, und Lienert, G.A, (1989). Verteilungsfreie Methoden in der Biostatistik. Heidelberg, Springer.
3. Conrad W, Büscher P, Hornke L, Jäger R, Schweizer H, v. Stünzner W, und Wiencke W, (1975). Mannheimer Intellgenztest MIT. Weinheim, Beltz.
4. Düker H, und Lienert G.A, (1959). Der Konzentrations-Leistungstest (KLT). Göttingen: Hogrefe.
5. Mackworth N.H, (1944). Notes on the clock test. A new approach to the study of prolonged perception to find the optimum length of watch for radar operators. Air Ministry, FTRC Report, 586.
6. Meier F, (1985). Sozial erwünschtes Antwortverhalten: ein fiktives Forschungsproblem? Diagnostica, 31, 289-299.
7. Meier F, (1988). Parameteraggregation individueller Zeitreihenschätzungen. In: Meier F. (Hrsg.). Prozeßforschung in den Sozialwissenschaften. Stuttgart, Gustav Fischer, 119-138.
8. Velden M, (1982). Die Signalentdeckungstheorie in der Psychologie. Stuttgart, Kohlhammer.

Haben Placeboresponder einen hohen Neurotizismus- oder Extraversionsscore im Maudsley Persönlichkeitsinventar (MPI)?

R. Schulz
Ciba Geigy, Tübingen

Einleitung

Eine erwünschte oder unerwünschte Arzneimittelwirkung setzt sich aus dem pharmakologischen Effekt, dem Placeboeffekt und aus der spontanen Änderung des Ausgangswertes im Zeitverlauf zusammen (Netter et al., 1986). Placebokontrollierte Studien können deshalb dazu dienen, die pharmakologisch bedingte Wirkung eines Arzneimittels klarer zu beurteilen.

Die Reaktionen auf alleinige Placebogabe sind jedoch komplex und von einer Reihe von Faktoren beeinflußt, unter anderem von der Persönlichkeitsstruktur der Testperson. Es wird vermutet, daß z. B. höhere habituelle Angst, depressive Symptomatik, geringe Durchsetzungsfähigkeit,Suggestibilität, Extraversion oder Neigung zu neurotischem Verhalten bei sogenannten Placeborespondern stärker ausgeprägt sind als bei anderen Versuchspersonen.

Ziel dieser Untersuchung war es, folgende Fragen zu beantworten:
1. Wie hoch ist der Anteil derjenigen Versuchspersonen, die nach Einnahme von Placebo unerwünschte Wirkungen angeben?
2. Welche unerwünschten Wirkungen werden typischerweise nach Placebo genannt?
3. Können Zusammenhänge zwischen neurotischer Tendenz oder Extraversion/Introversion und der Nennung von unerwünschten Wirkungen nach Placebo gefunden werden?

Methoden und Materialien

An 21 verschiedenen humanpharmakologischen Studien nahmen 180 gesunde Versuchspersonen (18 Frauen, 162 Männer) insgesamt 287 mal teil (Frauen 20 mal, Männer 267 mal). Bei allen Studien handelte es sich um placebokontrollierte, doppel-blinde, randomisierte cross-over Studien mit oraler Einmalgabe. Geprüft wurden Präparate aus verschiedenen Indikationsgebieten: Nootropika, Antidepressiva, Antiepileptika, Neuroepileptika, Analgetika, Antiphlogistka, Kalziumantagonisten, ein Calmodulin-Antagonist, ein Benzodiazepin-Antagonist und ein Katecholamin-O-methyl-transferase Hemmer. Die Studienprotokolle und Einverständniserklärungen wurden vor Studienbeginn von einer Ethikkomission begutachtet. Alle Probanden gaben ihr schriftliches Einverständnis.

Im Rahmen der Eingangsuntersuchung füllten die Studienteilnehmer das Maudsley Persönlichkeitsinventar (MPI) aus (Eysenck, 1959). Dieser Fragebogen diente dazu, die zwei Persönlichkeitsfaktoren "neurotische Tendenz" (N) bzw. "Extraversion"(E) abzuschätzen.

Der Fragebogen besteht aus je 24 Fragen für jedes Merkmal. Der N- bzw. E-Score einer Person kann einen Wert zwischen 0 bis 48 annehmen. Ein hoher N-Score gilt als Hinweis für "neurotische Tendenz", ein hoher E-Score für Extraversion und entsprechend ein niedriger E-Score für Introversion. Das Ergebnis des MPI hatte keinerlei Einfluß auf die Auswahl der Probanden für eine bestimmte Studie.

Für die retrospektive Auswertung mit dem χ^2-Test sollte in einer ersten Analyse für beide Persönlichkeitsfaktoren N und E eine Unterteilung in zwei Klassen vorgenommen werden, nämlich für die Scores [0-23] und [24-48]. Als zweites Merkmal wurde gewählt a) keine unerwünschte Wirkung nach Placebo (NW=O) bzw. b) eine oder mehrere unerwünschte Wirkungen nach Placebo (NW >0).

In einer zweiten Analyse sollte nach Kenntnis der Häufigkeitsverteilung der N- bzw. E-Scores eine Unterteilung in 3 Klassen erfolgen, nämlich niedriger, mittlerer und hoher Score bzw. keine (NW=0), eine (NW=1) und mehr als eine unerwünschte Wirkung (NW>1) nach Placebo. Im Lichte der Daten wurden die Klassengrenzen für das Persönlichkeitsmerkmal N festgelegt wie folgt: [0-11] für niedrigen Score, [12-23] für mittleren N-Score und [24-48] für hohen Score. Die Klassengrenzen für E wurden gewählt als [0-23] für niedrigen E-Score, [24-35] für mittleren E-Score und [36-48] für hohen E-Score. Diese Klasseneinteilung vermied eine Besetzung einzelner Felder der Kontigenztafel mit sehr niedrigen Fallzahlen. Außerdem blieb die Klassengrenze 23/24 auch in der zweiten Analyse erhalten.

Als Nullhypothese wurde angenommen, daß kein Zusammenhang besteht zwischen den Persönlichkeitsmerkmalen "neurotische Tendenz" bzw. "Extraversion" und dem Merkmal Placeboresponder. Als Alternativhypothese wurde formuliert, daß ein solcher Zusammenhang besteht. Das Signifikanzniveau wurde auf $p < 0.05$ festgesetzt.

Ergebnisse

Von den 162 männlichen Versuchspersonen berichteten 98 über keinerlei Wirkungen nach Placebogabe (60 %), auch nicht bei z. T. mehrfacher Teilnahme einzelner an verschiedenen Studien. Neun von 18 weiblichen Probanden reagierten ebenfalls nicht auf Placebo (50 %). Folglich berichteten 73 von 180 Probanden nach einer oder mehreren Placebogaben über unerwünschte Wirkungen. Der Anteil der Placeboresponder betrug also 41 %.

In den 21 betrachteten Studien (N=287) wurde 95mal eine oder mehrere unerwünschte Wirkungen nach Placebo gemeldet (33 %). Zusammen wurden 166 Meldungen erfaßt. Müdigkeit und Kopfschmerzen waren die beiden häufigsten Beschwerden mit 55 (33 %) bzw. 52 (31 %) Nennungen (Abbildung 1). Die verbleibenden 36 % der Meldungen entfielen auf 33 verschiedene Beschwerden.

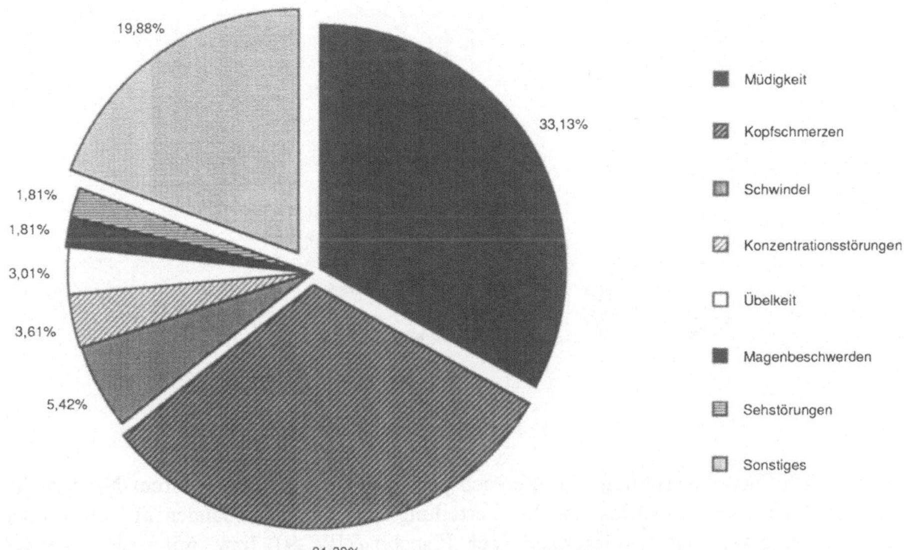

Abb. 1. Unerwünschte Wirkungen nach oraler Gabe von Placebo

In den Abbildungen 2 und 3 sind die Häufigkeitsverteilungen der N- bzw. E-Scores des Probendenkollektivs (N=180) als absolute Häufigkeiten der acht gewählten Klassen dargestellt. Es handelt sich in beiden Fällen um eingipflige, schiefe Verteilungen. Beim N-Score findet sich der Gipfel in der Klasse 6-11 mit 59 Probanden. Beim E-Score ist die Klasse 30-35 mit 52 Probanden am stärksten besetzt. In beiden Abbildungen erkennt man, daß sich die Placeboresponder (NW>0) annähernd so verteilen, wie das Gesamtkollektiv.

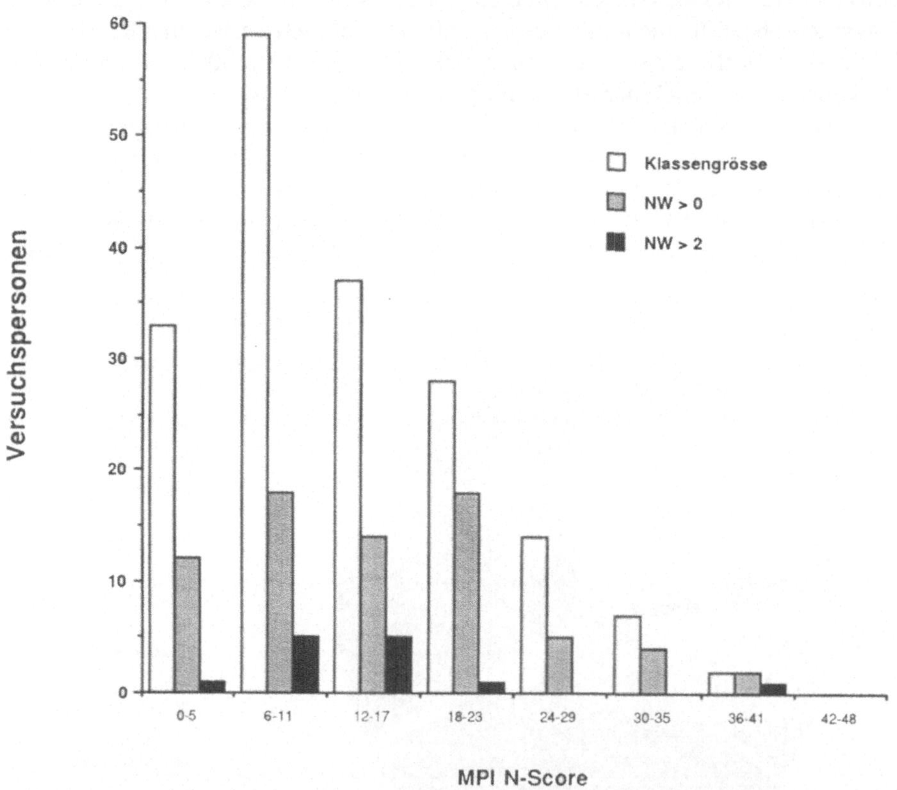

Abb. 2. Häufigkeitsverteilung der Versuchspersonen (n - 180) nach ihrem N-Score im MPI in 8 Klassen. Außerdem ist die Verteilung derjenigen Probanden mit einer oder mehreren unerwünschten Wirkungen nach Placebo (NW >0) bzw. mit mehr als zwei unerwünschten Wirkungen (NW >2) dargestellt

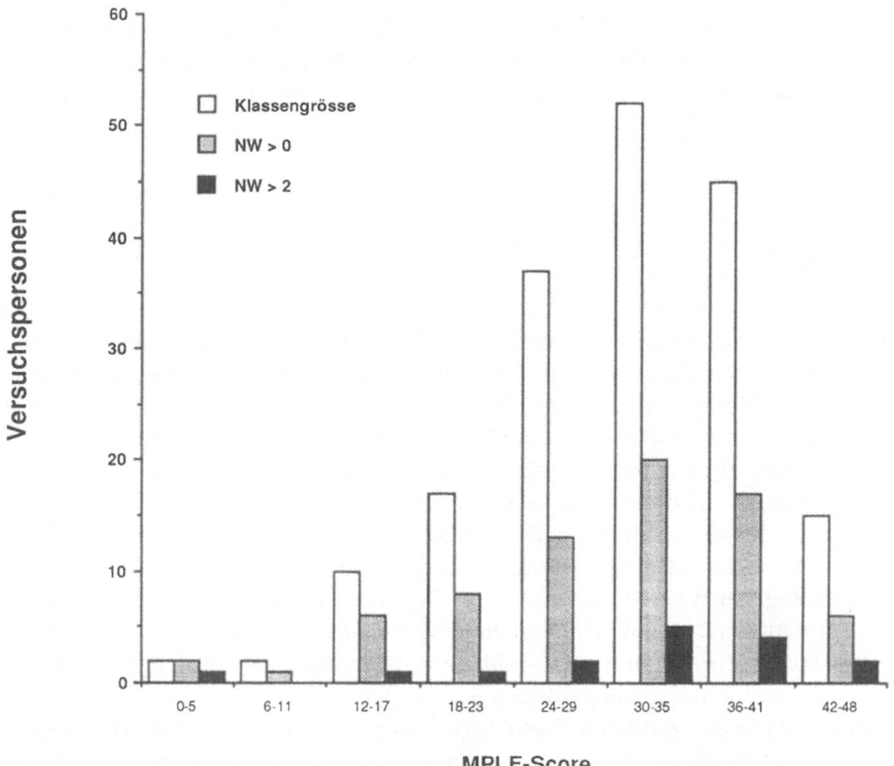

Abb. 3: Häufigkeitsverteilung der Versuchspersonen (n = 180) nach ihrem E-Score im MPI in 8 Klassen. Außerdem ist die Verteilung derjenigen Probanden mit einer oder mehreren unerwünschten Wirkungen nach Placebo (NW>0) bzw. mit mehr als zwei unerwünschten Wirkungen (NW>2) dargestellt

Tabelle 1 und 2 zeigen die Vierfeldertafeln für die beiden MPI Scores mit den Merkmalen niedriger/hoher Score bzw. Placebosponder/non-Responder mit den beobachteten und erwarteten Häufigkeiten in jedem Feld. Der χ^2-Test ergab keinen signifikanten Unterschied in der Verteilung Placeboresponder/non-Responder auf niedrige bzw. hohe N- oder E-Scores (p > 0.05)

Tabelle 3 und 4 zeigen die Kontingenztafeln für die beiden MPI Scores mit den Merkmalen niedriger/mittlerer/hoher Score bzw. NW=0/NW=1/NW>1 mit den beobachteten und den erwarteten Häufigkeiten in jedem Feld. Der χ^2-Test ergab keinen signifikanten Unterschied in der Häufigkeitsverteilung von Placeborespondern in Abhängigkeit von N- oder E-Scores (p > 0.05).

Aufgrund der vorgelegten Daten kann der Nullhypothese nicht widersprochen werden, die annimmt, daß kein Zusammenhang besteht zwischen den Persönlichkeitsmerkmalen "neurotische Tendenz" bzw. "Extraversion" - bestimmt mittels MPI - und dem Merkmal Placeboresponder.

Diskussion

Die Häufigkeitsverteilung der mit den MPI bestimmten Persönlichkeitsmerkmale "neurotische Tendenz" und "Extraversion/Introversion" der hier untersuchten 180 Probanden gleicht im Wesentlichen der von Eysenck in einer Testpopulation von 200 Frauen und 200 Männern gefundenen (Eysenck, 1959). Gesunde Freiwillige, die sich zur Teilnahme an Arzneimitteluntersuchungen bereit erklären, scheinen also keine besonders selektierte Gruppe zu sein, hinsichtlich der hier erfaßten Persönlichkeitscharakteristika.

Eine erwünschte oder unerwünschte Arzneimittelwirkung setzt sich aus dem pharmakologischen Effekt, dem Placeboeffekt und aus der spontanen Änderung des Ausgangswertes im Zeitverlauf zusammen. In der hier vorgelegten retrospektiven Auswertung der Meldungen unerwünschter Wirkungen aus 21 placebokontrollierten, doppel-blinden, randomisierten cross-over Studien reagierten 41 % der gesunden Versuchspersonen auf Placebo. Dieser hohe Anteil an Placeborespondern sollte bei der Bewertung von Nebenwirkungsprofilen insbesondere neuer Arzneimittel berücksichtigt werden. Über Müdigkeit und Kopfschmerzen wurde nach Placebo mit Abstand am häufigsten geklagt. Diese

	NW = 0	NW > 0	Summe
$N \leq 23$	95/93	62/64	157
$N > 23$	12/14	11/9	23
Summe	107	73	180

Tab.1. Vierfeldertafel MPI N-Score/-Placeboresponder.

Die erste Zahl im Feld gibt die beobachtete Häufigkeit, die zweite die erwartete Häufigkeit mit der jeweiligen Merkmalskombination an.

	NW = 0	NW > 0	Summe
E ≤ 23	14/18	17/13	31
E > 23	93/89	56/60	149
Summe	107	73	180

Tab. 2. Vierfeldertafel MPI E-Score/-Placeboresponder.

Die erste Zahl im Feld gibt die beobachtete Häufigkeit, die zweite die erwartete Häufigkeit mit der jeweiligen

Merkmalskobination an.

zwei Symptome werden in den Beipackzetteln vieler Präparate als unerwünschte "Arzneimittel"-Wirkungen aufgeführt.

Ein Zusammenhang zwischen Placeborespondern und "neurotischer Tendenz" bzw. "Extraversion/Introversion" gemäß MPI konnte nicht nachgewiesen werden. Sollte eine solche Korrelation durch eine noch größere Stichprobe doch statistisch signifikant werden, so wäre dies nur von geringer praktischer Bedeutung, denn die Wahrscheinlichkeit dürfte dann gering sein, die Reaktion einer einzelnen Versuchsperson auf Placebo durch ein auffälliges Persönlichkeitsprofil erklären zu können.

Im Gegensatz zu unseren Ergebnissen fand Rupp in einer placebokontrollierten doppel-blind Studie mit Nomifensin und Imipramin an 8 gesunden Männern, daß alle diejenigen mit einem hohen Neurotizismus Score (n = 3) im Maudsley Persönlichkeitsinventar (MPI) unter Placebo meinten Verum erhalten zu haben (Rupp, 1975). Demgegenüber gab nur einer von fünf Probanden mit niedrigem Neurotizismus Score nach Placebo an, er glaube Verum eingenommen zu haben. Die geringe Fallzahl dieser Untersuchung schränkt ihre Aussagekraft allerdings erheblich ein.

Es ist möglich, daß bei Verwendung anders konstruierter Fragebögen ein Zusammenhang zwischen bestimmten Persönlichkeitsfaktoren mit dem Merkmal Placoboresponder gefunden werden kann. Klinische Prüfer von Arzneimitteln, die routinemäßig mittels gut standardisierter, objektiver Verfahren Persönlichkeitsprofile der Versuchspersonen ermitteln, könnten durch ähnlich angelegte retrospektive Datenanalyse wesentliche Impulse für die Placeboforschung geben.

N-Score	NW = 0	NW = 1	NW > 1	Summe
0 - 11	62/55	22/23	8/14	92
12 - 23	33/39	17/16	15/10	65
24 - 48	12/13	7/7	4/3	23
Summe	107	46	27	180

Tab. 3. Kontigenztafel MPI N-Score/Placeboresponder.

Die erste Zahl im Feld gibt die beobachtete Häufigkeit, die zweite die erwartete

Häufigkeit mit der jeweiligen Merkmalskombination an.

E-Score	NW = 0	NW = 1	NW > 1	Summe
0 - 23	14/18	11/8	6/5	31
22-35	56/53	20/23	13/13	89
35 - 48	37/36	15/15	8/9	60
Summe	107	46	27	180

Tab. 4 Kontigenztafel MPI E-Score/Placeboresponder.

Die erste Zahl im Feld gibt die beobachtete Häufigkeit, die zweite die erwartete

Häufigkeit mit der jeweiligen Merkmalskobination an.

Literatur
1. Eysenck HJ, Das "Maudsley Personality Inventory" (MPI). Verlag für Psychologie, Dr CJ Hogrefe, Göttingen, 1959
2. Netter P, Classen W, Feingold E, Das Placeboproblem, In Grundlagen der Arzneimitteltherapie, Entwicklung Beurteilung und Anwendung von

Arzneimitteln, Hrsg. Dölle W, Müller-Oerlinghausen B, Schwabe U, Bibliographisches Institut, Mannheim, Wien, Zürich 1986
3. Rupp W, Relevance of screening tests in human psychopharmacology. The clinical pharmacologist´s point of view, In Assessment of pharmacodynamic effects in human pharmacology Symposia Medica Hoechst10/I Schattauer Verlag, Stuttgart 1975

ZNS verschiedene Modelle

Sakkaden als pharmakodynamische Methode

B. Schielke, T. Duka und T. Mager
Institut für Humanpharmakologie, Schering AG, Berlin

Einführung

In der Blickmotorik werden die konjugierten (gleichsinnigen) von den unkonjugierten (Vergenz-) Bewegungen unterschieden. Die ersteren werden in langsame Augenfolgebewegungen und rasche Augenbewegungen (Sakkaden) unterteilt. Zu den Augenfolgebewegungen werden auch die langsamen Nystagmusphasen und der Abdrift bei Fixation gerechnet. In die Gruppe der Sakkaden gehören die schnellen Nystagmusphasen und die Mikrosakkaden bei Fixation.

Sakkaden sind die einzigen willkürlichen konjugierten Augenbewegungen des Menschen. Sie dienen der Ausrichtung der Fovea centralis, der Stelle des schärfsten Sehens auf der Netzhaut, auf ein neues Blickziel. Ihre Auslösung erfolgt entweder durch spontanen Entschluß oder reflektorisch aufgrund visueller, akustischer oder taktiler Reize, z. B. Blickwendung zum klingelnden Telefon, zum herannahenden Auto oder zum winkenden Arm einer Person.

Sakkaden sind ballistische Bewegungen. Einmal begonnen, kann ihre Bahn nicht mehr geändert werden, ebensowenig wie die eines geworfenen Balles, (Carpenter, 1988). Gleichzeitig sind sie wahrscheinlich die schnellsten Bewegungen eines Muskelsystems des menschlichen Körpers, eine 40° Sakkade dauert beispielsweise nur 100 ms, eine 40° Unterarmflexion hingegen 300 ms (Fuchs, 1976). Die Amplitude von 85% der täglich spontan ausgeführten Sakkaden ist kleiner als 15° (Bahill et al., 1975a).

Sakkaden verlaufen stereotyp. Es besteht eine enge Kopplung zwischen Amplitude, Maximalgeschwindigkeit und Dauer. Diese Beziehung wird in Anlehnung an die Astronomie (feste Beziehung zwischen der Temperatur von Sternen, ihrer Leuchtkraft und Masse) erstmalig von Bahill et al. (1975b) als Main Sequence bezeichnet. Die Sakkaden werden mit zunehmender Amplitude schneller, streben aber gegen eine maximale Winkelgeschwindigkeit, d. h. das Verhältnis von Sakkaden-Amplitude zu Maximalgeschwindigkeit folgt einer logarithmischen Verteilung und kann durch eine Kurve angenähert werden (Abb. 1).

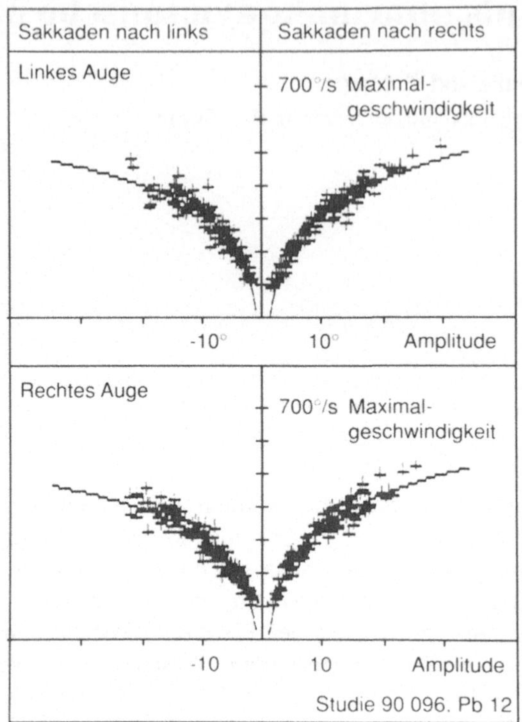

Abb. 1. Maximalgeschwindigkeit und Amplitude

In der Experimentalsituation werden Sakkaden typischerweise durch abwechselndes Aufleuchten verschiedener Dioden oder durch Projektionen von Lichtpunkten über ein Spiegelsystem mit entsprechenden "Stimulussprüngen" ausgelöst. Die Aufgabe des Probanden ist, dem Zielpunkt möglichst schnell und genau zu folgen. Aus meßtechnischen Gründen werden im allgemeinen nur horizontale Stimulusauslenkungen angeboten. Bei der graphischen Darstellung der Augenposition über die Zeit werden definitionsgemäß Sakkaden nach rechts als Auslenkung nach oben, solche nach links als Auslenkung nach unten wiedergegeben.

Zur Auswertung gelangen folgende Parameter: Reaktionszeit (Latenz), Amplitude, Dauer und Maximalgeschwindigkeit (Abb. 2). Die mittlere Geschwindigkeit wird im Hinblick auf die starre Kopplung mit der Maximalgeschwindigkeit (van Gisbergen et al., 1984) meist nicht betrachtet. Die Meßgrößen sind mit Ausnahme der Reaktionszeit einer Beeinflussung durch den Probanden entzogen. Lediglich die Entscheidung zur Durchführung einer Sakkade und über ihr Ziel unterliegt der Willkürkontrolle, nicht aber die Sakkaden-Geschwindigkeit und Dauer zum Erreichen dieses Zieles (Crawford, 1984).

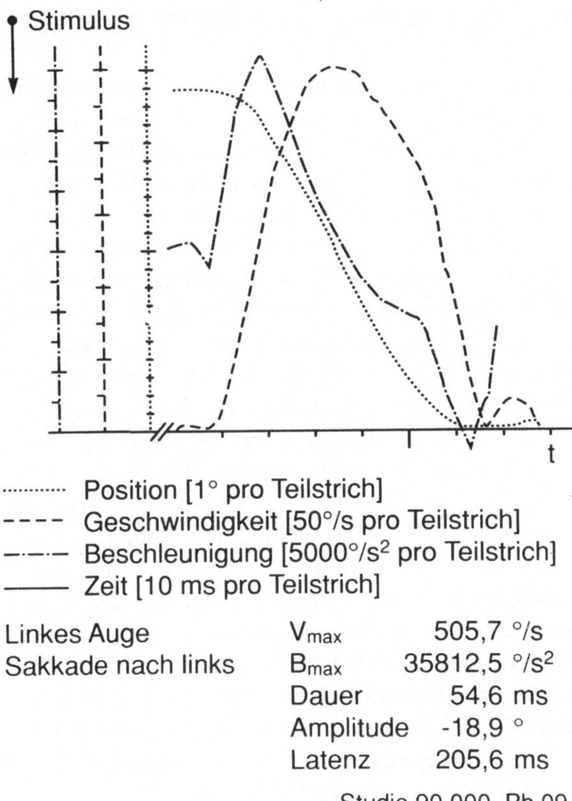

Abb. 2. Darstellung einer Sakkade mit allen für die Auswertung interessanten Parametern

Die erreichte Maximalgeschwindigkeit beträgt beim Menschen amplitudenabhängig bis zu 700°/s (Becker, 1989), wobei die Geschwindigkeit für eine gegebene Amplitude interindividuellen Schwankungen unterworfen ist. Die ebenfalls amplitudenabhängige Dauer liegt bei 30-120 ms (Robinson, 1964). Die Reaktionszeit wird mit 100-300 ms angegeben (Carpenter, 1988).

Die Maximalgeschwindigkeit von Sakkaden einer gegebenen Amplitude ist am größten bei den visuell geführten Sakkaden eines wachen, gesunden, jungen Probanden. Eine Beeinflussung von Sakkaden durch zentralnervös wirksame Substanzen ist von Aschoff (1968) für Diazepam und von Franck und Kuhlo (1970) für Alkohol beschrieben worden und konnte nachfolgend für die sedierende Wirkung einer Reihe von Substanzen (Benzodiazepine, Barbiturate, Opiate) gezeigt werden (Ando et al., 1987, Wilkinson et al., 1974, Jürgens et al., 1981, Tedeschi et al., 1989, Rothenberg et al., 1980).

Methoden zur Registrierung von Augenbewegungen

Zur Messung von Augenbewegungen beim Menschen eignen sich die Electrooculographie (EOG), die Infrarotoculographie (IROG), die Doppel-Purkinje-Bild-Methode und die Magnetspulen-Methode. Die Gleichstrom-Electrooculographie ist die älteste und bestuntersuchte Methode zur Registrierung von Augenbewegungen beim Menschen (Schott, 1922, Meyers, 1929). Sie nutzt für die Messung die elektrische Dipoleigenschaft des Augapfels, die durch die negative Ladung der Retina gegenüber der Cornea entsteht. Dieses Potential liegt in der Größenordnung von 0,4 bis 1 mV in Abhängigkeit von der Helligkeit, bzw. der Stoffwechselaktivität der Retina. Das Potential kann am Orbitarand mit Hautelektroden abgegriffen werden, seine Höhe ist abhängig von der Bulbusstellung zu den Elektroden (Abb. 3). Die auftretenden Potentialdifferenzen bei Augenbewegungen betragen 15-200 μV, mit einer Sensitivität von 10-40 μV/° Augenbewegung (Shackel, 1967). Die Potentiale nehmen mit zunehmender Entfernung vom Augapfel und von der Drehebene ab. Die Elektrodenplazierung spielt also eine entscheidende Rolle. Die Meßgenauigkeit mit Hautelektroden liegt bei ±0,5 bis ±1°. Die Signale passieren einen Gleichspannungsverstärker, werden 1000-10000fach verstärkt und auf Magnetband gespeichert, um später ausgewertet zu werden. Zur Vermeidung von Schwankungen des corneo-retinalen Potentials durch Veränderungen der Beleuchtung muß eine Adaptationszeit von 30-60 min eingehalten werden (Young und Sheena, 1975). Solche Potentialschwankungen könnten sonst fälschlich als Augenbewegungen registriert werden oder zu fehlerhafter Berechnung der Amplituden von Augenbewegungen führen.

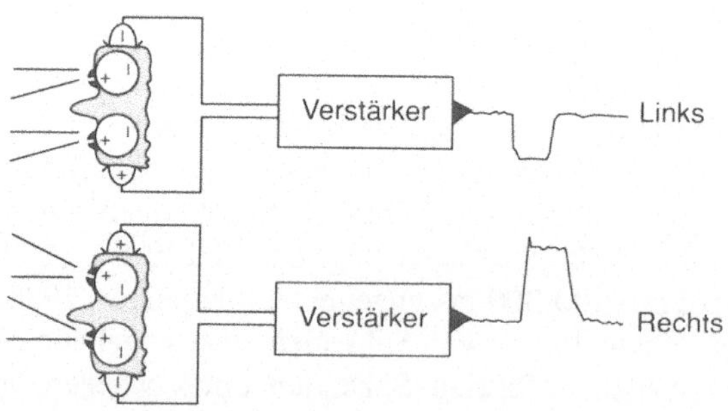

Abb. 3 Prinzip der Electrooculographie (EOG)

Eine neue und von uns verwendete Methode ist die Infrarotoculographie (Torok et al., 1951, Richter und Pfaltz, 1956). Sie beruht auf den unterschiedlichen Reflektionseigenschaften von Pupille, Iris und Sklera für Licht. Zur Vermeidung der Blendung der Versuchsperson wird das unsichtbare Infrarotlicht verwendet. In der Ausführung der Firma AMTech (W-6932 Hirschorn) wird das vom Auge reflektierte Licht über Spiegel und Objektive auf Diodenzeilen abgebildet (Müller et al., 1982) (Abb. 4.), elektronisch über die Zeit integriert und als Horizontalschnitt durch das Auge auf einem Oscilloskop dargestellt (Abb. 5) Die Pupillen-Iris-Grenze wird am steilen Anstieg des Signals zwischen der nichtreflektierenden Pupille und der gut reflektierenden Iris erkannt. Die beiden Bereiche der steilsten Signaländerung werden von der Elektronik detektiert, als Pupillenränder definiert und zur Kontrolle in der Oscilloscop-Darstellung markiert (Katz et al., 1987). Während einer Messung speichert das Programm jeweils nur die Nummer der beiden Photodioden einer Zeile, auf denen sich im Moment der Datenerfassung die Pupillenränder abbilden, d. h. es liegen zu keinem Zeitpunkt während des Versuchs Analogdaten vor. Die Frequenz der Datenerfassung kann je nach Bedarf zwischen 50 und 300 Hz gewählt werden (siehe dazu auch Juhola et al., 1985). Die obere Grenzfrequenz beträgt somit 25 bis 150 Hz je nach Abtastrate. Die Registrierung erfolgt bei einem sehr guten Signal-Rausch-Verhältnis, so daß die Auflösung 10 Bogenminuten beträgt. Brillen- und Kontaktlinsenträger müssen für die Dauer der Registrierung auf die Sehhilfe verzichten. Von Lidschlägen begleitete Augenbewegungen müssen wegen des kurzzeitigen Verschwindens der Pupille verworfen werden, ebenso Sakkaden, die durch Kopfbewegungen unterstützt wurden.

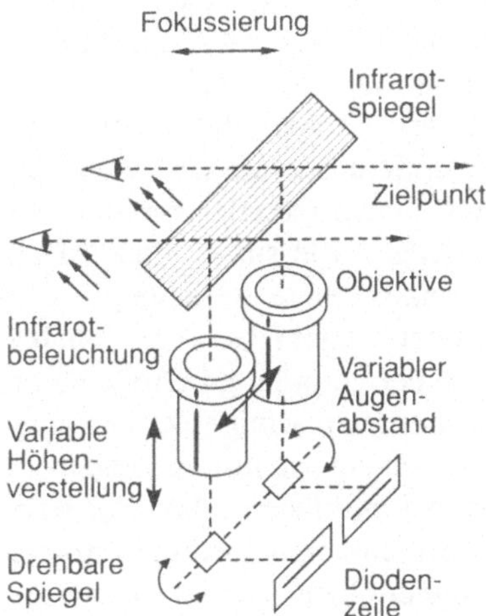

Abb. 4. Prinzip der Messung mit der Infrarotoculographie (IROG)

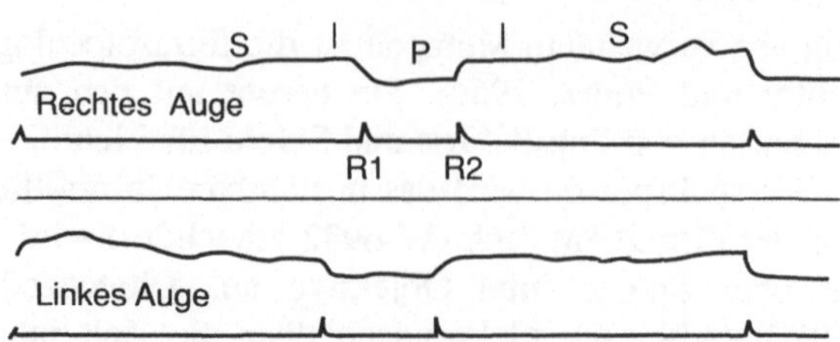

Abb. 5. Intensitätsverteilung des reflektierten Infrarotlichtes auf der Diodenzeile als Darstellung auf einem Oscilloskop. Die unterschiedlichen Intensitäten stammen von der Pupille (P), der Iris (I) und der Sklera (S). R1 und R2 bezeichnen den Pupillenrand des rechten Auges

Die Vorteile der Infrarotoculographie gegenüber der Electrooculographie liegen in der kürzeren Adaptationszeit bei veränderten Beleuchtungsbedingungen. Bei der IROG muß nur die Zeit zur Stabilisierung des Pupillenreflexes abgewartet werden, nicht die viel längere Zeit bis sich ein Gleichgewicht im Stoffwechsel der Retina eingestellt hat. Weitere Vorteile sind das bessere Signal-Rausch-Verhältnis und die Möglichkeit der getrennten Registrierung beider Augen. Letzteres ist zwar auch electrooculographisch zu realisieren, führt aber durch das Aufbringen der medialen Augenelektroden auf die Nasenflügel zur Verdrehung der Meßachse gegen die Drehachse des Auges und damit zu fehlerhafter Bestimmung der Augenposition und aller daraus errechneten Parameter. Der Hauptvorteil der IROG liegt jedoch im Fehlen der Notwendigkeit einer Eichung zur Umrechnung des Meßsignals in die Augenposition. Bei der Abbildung der Pupille auf der Diodenzeile und der Berechnung des vom Augenradius überstrichenen Winkels aus dem photoelektrischen Signal geht als einzige Variable die Bulbuslänge der Versuchsperson ein, eine bei Erwachsenen intraindividuell konstante Größe. Bei der EOG hingegen muß aus Veränderungen der Potentialdifferenz der vom Auge überstrichene Winkel ermittelt werden. Da das corneo-retinale Potential eine physiologische Variable darstellt, wird vor jeder Messung und nach jeder Änderung der Versuchsbedingungen eine neue Eichung erforderlich. Jedoch sind Augenbewegungen immer unpräzise. So haben Sakkaden nur eine Treffsicherheit von ±10% der geforderten Größe (Weber und Daroff, 1971), und Augenfolgebewegungen werden nur mit einer Genauigkeit von ±0,5° (Eckmiller, 1987) ausgeführt. Jede Eichung ist mithin ungenau, was zu einer ungenauen Berechnung der Sakkaden-Amplituden führt. Zur Erstellung der Main Sequence sind aber die Sakkaden-Amplituden unbedingt erforderlich. Die Verwendung der Stimulus-Amplituden bietet hier keinen Ausweg, da auch bei gleicher Stimulus-Amplitude die ausgelösten Sakkaden unterschiedlich groß sein können und der Anteil des Unter- bzw. Überschießens der Sakkaden auch durch Prüfsubstanzen verändert werden kann.

Die Nachteile der IROG liegen im kleineren linearen Meßbereich ($\pm$ 20°
versus $\pm$ 30 bei der EOG), den höheren Anschaffungskosten und der
Notwendigkeit des Verzichts auf Sehhilfen während der Messung. Außerdem
können Augenbewegungen bei geschlossenen Augen (also auch im Schlaf) nicht
gemessen werden. Die Erwärmung der Augenvorderkammer und hiermit die
Gefahr der Linsentrübung kann bei der eingestrahlten Energie (ca. fünfzigmal
geringer als die Sicherheitsnorm für Glasbläser) und der vergleichsweise kurzen
Expositionsdauer vernachlässigt werden.

Mit beiden Methoden ist es möglich, an bedienerfreundlichen Geräten, schnell
(20 Sakkaden in 30 Sekunden) und ohne besondere Belastung der Probanden
(atraumatisch) routinemäßig Meßwerte zu erheben.

Ergebnisse

Bei der wiederholten Messung der Sakkaden im Laufe eines Tages fanden wir
Veränderungen der Maximalgeschwindigkeit und Dauer von Sakkaden einer
gegebenen Amplitude im Sinne von vigilanzabhängigen tageszeitlichen
Schwankungen. Vergleicht man die Main Sequence eines Probanden an
mehreren Tagen in einwöchigem Abstand zur selben Uhrzeit, zeigt sich eine
gute Übereinstimmung der Werte (Abb. 6).

In einer placebokontrollierten, im vierfach cross-over doppelblind
durchgeführten Studie verabreichten wir 16 Probanden 5 mg Diazepam, 5 mg
Baclofen, 250 mg Coffein oder Placebo in randomisierter Reihenfolge per os.
Zwei Stunden nach Applikation der Prüfsubstanzen ergibt sich in der Diazepam-
und der Coffein-Gruppe ein im Vergleich zu Placebo auf dem 5%-Niveau
statistisch signifikanter Unterschied in der Steigung der Main Sequence. Sechs
Stunden nach Applikation der Substanzen ist der Unterschied zwischen
Diazepam und Coffein noch auf dem 5%-Niveau signifikant, aber nicht mehr im
Vergleich zu Placebo. Die Veränderungen der SakkadenMaximalgeschwindig-
keiten in der Baclofen- Gruppe erreichen bezogen auf Placebo zu keinem
Zeitpunkt statistische Signifikanz (Abb. 7a, b, c).

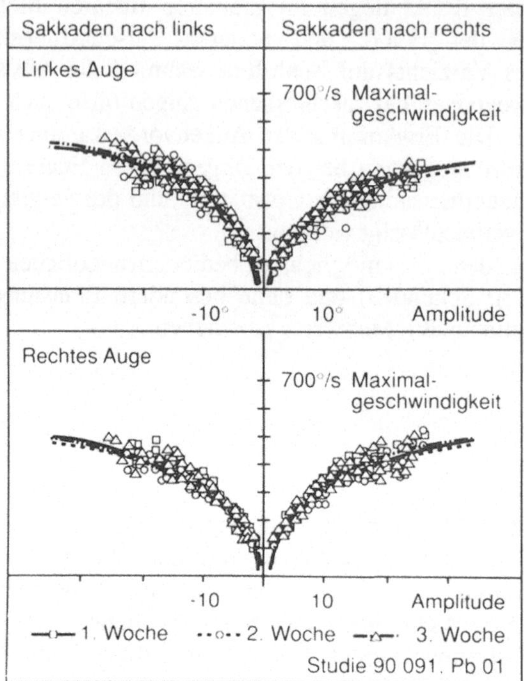

Abb. 6. Variabilität der Main Sequence (Maximalgeschwindigkeit/Amplitude) der Sakkaden bei wiederholter Messung in einwöchigem Abstand

Abb. 7a–c Main Sequence gemittelt über 16 Probanden. Rechtes Auge, Sakkaden nach rechts

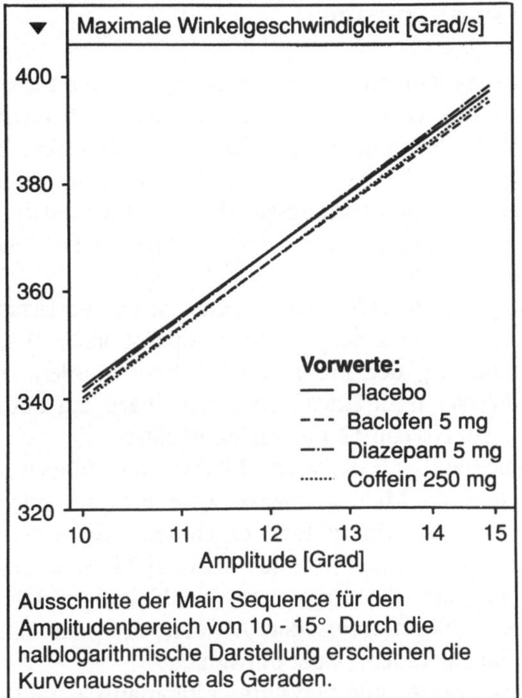

Ausschnitte der Main Sequence für den Amplitudenbereich von 10 - 15°. Durch die halblogarithmische Darstellung erscheinen die Kurvenausschnitte als Geraden.

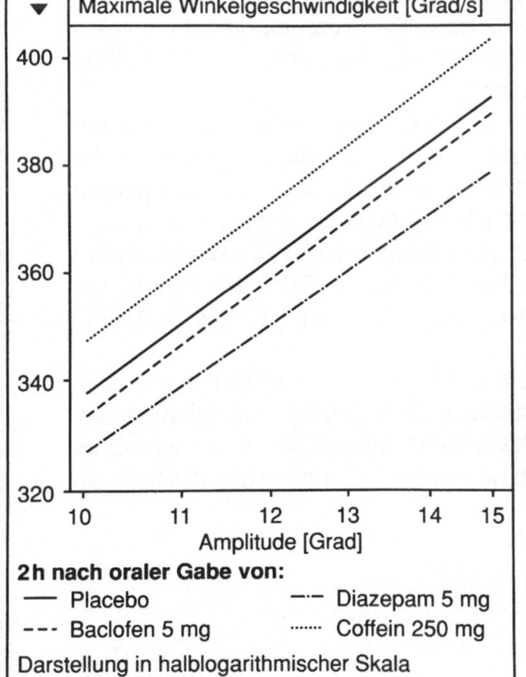

2h nach oraler Gabe von:

Placebo   Diazepam 5 mg
Baclofen 5 mg   Coffein 250 mg

Darstellung in halblogarithmischer Skala

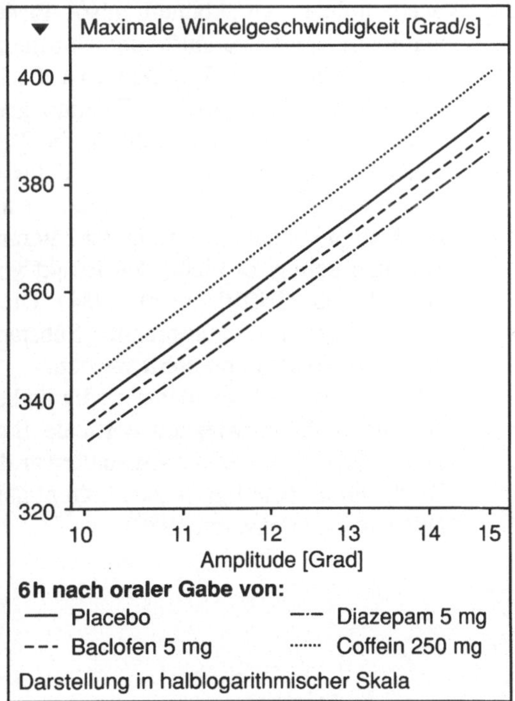

6h nach oraler Gabe von:

Placebo   Diazepam 5 mg
Baclofen 5 mg   Coffein 250 mg

Darstellung in halblogarithmischer Skala

Möglichkeiten und Grenzen

Da Sakkaden im Alltag dauernd "geübt" werden, ist keine Lernphase vor Beginn der Messung notwendig (Fuchs, 1976). Es besteht auch nicht die Gefahr der Änderung der Versuchsbedingungen durch Lerntransfer bei mehrmaliger Sakkaden-Registrierung, sei es in derselben oder in aufeinanderfolgenden Studien. Außerdem ist das Paradigma für die Probanden sehr einfach zu verstehen, so daß insgesamt aus dem Sakkaden-Test kein zusätzliches Ausschlußkriterium erwächst.

Die Registrierung von Sakkaden eignet sich sehr gut zur Erfassung sedierender Effekte der Prüfsubstanz unabhängig von Kooperationsbereitschaft, Motivation und Willkürbeeinflussung der Probanden. Hierbei wurden beispielsweise zur Erfassung des sedierenden Effektes von 5 mg Diazepam und der statistischen Sicherung auf dem 5% Niveau 12 Probanden benötigt.

Bei der Untersuchung von Substanzeffekten darf jedoch nicht außer acht gelassen werden, daß die Main Sequence zwar ein intraindividuell konstanter Parameter ist, sie aber interindividuell erheblichen Schwankungen mit einem breiten Normalbereich unterliegt (Boghen et al., 1974, Sonderegger et al., 1986). Sollen in einer Prüfung die Ergebnisse unabhängiger Gruppen verglichen werden, so ist eine Normierung der Absolutwerte der Sakkaden-Maximalgeschwindigkeit und Sakkaden-Dauer notwendig.

Die Messung ist rasch durchgeführt, atraumatisch und nahezu beliebig wiederholbar, es können also Plasmaspiegel-Wirkungs-Beziehungen bzw. zeitlich genaue Verläufe der Substanzwirkung am Rezeptor erstellt werden (Tedeschi et al., 1983b). Daher ist die Methode auch zur Erfassung der Effekte der akuten und chronischen Toleranz geeignet.

Sakkaden eignen sich nicht für die Testung höherer cognitiver Funktionen, der Gedächtnisleistung oder zur Erfassung einer Leistungssteigerung beim Gesunden. Über die Möglichkeit Aussagen über stimulierende Substanzen machen zu können, gibt es in der Literatur widersprüchliche Angaben. In einigen Arbeiten gelingt es nicht, den Effekt von Amphetamin nachzuweisen (Tedeschi et al, 1983a, Griffiths et al, 1984). Die Tauglichkeit des Sakkaden-Paradigmas für die Testung stimulierender Substanzen kann also zum jetzigen Zeitpunkt nicht abschließend beurteilt werden.

Ebenso ist das Sakkaden-Paradigma kein geeigneter Test für Substanzen, deren Angriffspunkt vorwiegend corticale Strukturen sind. Bei der Generierung und Durchführung der Sakkaden sind zwar das frontale Augenfeld und die parietalen Rindenfelder beteiligt, diesen kommt aber ausschließlich eine Triggerfunktion zu (Waespe und Schwarz, 1989).

Literatur

1. Ando K, CE Johanson und CR Schuster (1987) The effect of ethanol on eye tracking in Rhesus monkeys and humans. Pharmac Biochem Behav 26: 103-109

2. Aschoff JC, (1968) Veränderungen rascher Blickbewegungen (Saccaden) beim Menschen unter Diazepam (Valium). Arch Psychiatr Nervenkr 211: 325-332

3. Bahill AT, D Adler und L Stark (1975a) Most naturally occuring saccades have amplitudes of 15° or less. Invest Ophthalmol 14: 468-469

4. Bahill AT, MR Clark und L Stark (1975b) The main sequence: a tool for studying human eye movements. Math Biosci 24: 191-204

5. Becker W (1989) Metrics. In: Wurtz RH und ME Goldberg (Eds) The neurobiology of saccadic eye movements, Reviews of oculomotor research, Band 3, Elsevier, Amsterdam, S 13-61

6. Boghen D, BT Troost, RB Daroff, LF Dell'Osso und JE Birkett (1974) Velocity characteristics of normal human saccades. Invest Ophthalmol 13: 619-622

7. Carpenter RHS (1988) Movements of the eyes. Pion, London

8. Crawford TJ (1984) The modification of saccadic trajectories. In: Gale AG und F Johnson (Eds) Theoretical and applied aspects of eye movement research, Elsevier, Amsterdam, S. 95-102

9. Eckmiller R (1987) Neural control of pursuit eye movements. Physiol Rev 67: 797-857

10. Franck MC und W Kuhlo (1970) Die Wirkung des Alkohols auf die raschen Blickzielbewegungen beim Menschen. Arch Psychiatr Nervenkrank 213: 238-245

11. Fuchs AF (1976) The neurophysiology of saccades. In: Monty RM und JW Senders (Eds) Eye movements and psychological processes, Erlbaum, Hillsdale, S 41-53

12. Griffiths AN, RW Marshall und A Richens (1984) Saccadic eye movement analysis as a measure of drug effects on human psychomotor performance. Br J clin Pharmac 18: S 73S-82S

13. Juhola M, V Jäntti und I Pyykkö (1985) Effect of sampling frequencies on computation of the maximum velocity of saccadic eye movements. Biol Cybern 53: 67-72

14. Jürgens R, W Becker und HH Kornhuber (1981) Natural and drug induced variations of velocity and duration of human saccadic eye movements: Evidence for a control of the neural pulse generator by local feedback. Biol Cybern 39: 87-96

15. Katz B, K Müller und H Helmle (1987) Binocular eye movement recording with CCD arrays. Neuro-ophthalmology 7: 81-91

16. Meyers I (1929) Electronystagmography: A graphic study of the action currents in nystagmus. Arch Neurol 21: 901-918

17. Müller K, H Helmle und J Bille (1982) Binokularer Eyetracker. Fortschr Ophthalmol 79: 278-279

18. Richter HR und CR Pfaltz (1956) A propos de l'électrooculographie (rapport préliminaire sur une nouvelle methode). Confinia Neurologica 16: 279-289

19. Robinson DA (1964) The mechanics of human saccadic eye movements. J of Physiol (London), 174: 245-264

20. Rothenberg S, S Schottenfeldt, K Gross und D Selkoe (1980) Specific oculomotor deficit after acute methadone. I Saccadic eye movements. Psychopharmacology 67: 221-227

21. Schott E (1922) Über die Registrierung des Nystagmus und anderer Augenbewegungen vermittels des Saitengalvanometers. Deutsches Arch klin Med 140: 79-90

22. Shackel B (1967) Eye movement recording by electrooculography. In: Venables PH und I Martion (Eds) A manual of psychophysiological methods North-Holland, Amsterdam, S 300-334

23. Sonderegger EN, O Meienberg und H Ehrengruber (1986) Normative data of saccadic eye movements for routine diagnosis of ophthalmoneurological disorders. Neuro-ophthalmology 6: 257-269

24. Tedeschi G, PRM Bittencourt, AT Smith und A Richens (1983a) Effect of Amphetamine on saccadic and smooth pursuit eye movements. Psychopharmacology 79, S 190-192

25. Tedeschi G, AT Smith, S Dhillon und A Richens (1983b) Rate of entrance of benzodiazepines into the brain determined by eye movement recording. Br J clin Pharmac 15: 103-107

26. Tedeschi G, G Casucci, S Alloca, R Riva, A di Constanzo, MR Tata, A Quattrone, A Baruzzi und V Bonavita (1989) Neuroocular side effects of Carbamazepine and Phenobarbital in epileptic patients as measured by saccadic eye movements analysis. Epilepsia 30: 62-66

27. Torok N, V Guillemin und JM Barnothy (1951) Photoelectric nystagmography. Ann Otol 60: 917-926

28. van Gisbergen JAM, J van Opstal und FP Ottes (1984) Parametrization of saccadic velocity profiles in man. In: Gale AG und F Johnson (Eds) Theoretical and applied aspects of eye movement research, Elsevier, Amsterdam, S 87-94

29. Waespe W und U Schwarz (1989) Die physiologischen und anatomischen Grundlagen der raschen Augenbewegungen (Sakkaden) und ihre klinische Bedeutung. Fortschr Neurol Psychiat 57: 238-249

30. Weber RB und RB Daroff (1971) The metrics of horizontal saccadic eye movements in normal humans. Vision Res 11: 921-928

31. Wilkinson IMS, R Kime und M Furnell (1974) Alcohol and human eye movement. Brain 97: 785-792

32. Young LR und D Sheena (1975) Survey of eye movement recording methods. Behav Res Meth Inst 7 (5): 397-429

Ein Modell des Schwindels vestibulärer Genese

G. Kuth*, L. Klimek*, R. Mösges* und G. Münzner**
*   Klinik für Hals-, Nasen-, Ohrenheilkunde und Plastische Kopf-
        und Halschirurgie, RWTH Aachen, Aachen
**   Chemische Fabrik Promonta, Hamburg

Einleitung

Störungen des Gleichgewichtssystems können vom Patienten als Schwindel empfunden werden. Nystagmen sind Ausdruck dieser Funktionsstörungen.

Rotations- und Pendelbewegungen auf einem Drehstuhl lösen vestibuläre Nystagmen aus.

An der Klinik für Hals-, Nasen-, Ohrenheilkunde und Plastische Kopf- und Halschirurgie der RWTH Aachen wurde die Kombination aus Drehstuhluntersuchung und Elektronystagmographie inklusive einer computerunterstützten Analyseeinheit zur Auslösung und Registrierung dieser Nystagmen eingesetzt.

In einer Untersuchung an 16 gesunden Freiwilligen wurde der beim Drehstuhlversuch ausgelöste postrotatorische Nystagmus I als Modell des Vestibularausfalls und der durch Horizontalpendelung ausgelöste alternierende Nystagmus als Modell des Reizschwindels verwandt.

Grundlagen

Das Vestibularorgan des Menschen setzt sich aus den drei Bogengängen, dem Sacculus und Utriculus zusammen. Die Cupulae in den Bogengängen registrieren Drehbeschleunigungen.

Nach der klassischen physiologischen Lehre kommt es bei einer Drehbewegung des Körpers zur Auslenkung der Cupulae in den Bogengängen. Damit verbunden ist die Entladungsfrequenz der Cupula auf der einen Seite erhöht, auf der anderen erniedrigt.

Über den Nervus vestibularis führt dies zu einer Aktivierung im Kerngebiet des Gleichgewichtszentrums im Hirnstamm. Über den Fasciculus longitudinalis medialis werden zunächst das pontine Blickzentrum und schließlich die Augenmuskelkerne aktiviert. Eine kompensatorische synchrone Rückstellbewegung der Augen, der sogenannte Nystagmus, ist die Folge.

Dieser Reflexbogen kann durch Vigilanz, Willkürmotorik und Pharmaka beeinflußt werden.

Neben Drehbewegungen wirken als weitere Afferenzen des Gleichgewichtssystems die Bewegungsregistrierung im Auge, sowie die somatische Sensibilität. Diese nicht-vestibulären Auslösungsmöglichkeiten von Nystagmen sollen hier nicht näher betrachtet werden.

Methodik

Bei der von uns verwendeten Drehstuhlprüfung wird die Cupulaauslenkung durch Beschleunigungen des Probanden erzeugt. Die Bewegungsänderung gegenüber der Umgebung erzeugt durch den Massenträgheitseffekt einen Endolymphfluß.

Als Meßparameter für das Ausmaß der Vestibularreizung wird der ausgelöste Nystagmus verwendet.

Bei der Elektronystagmographie werden die zwischen Netzhaut und Hornhaut bestehenden corneoretinalen Potentiale genutzt. Das periokuläre elektrische Feld verändert sich bei Blickrichtungsänderung. Am Orbitarand aufgesetze Elektroden (horizontal und monokulär vertikale Ableitung) dienen der Registrierung dieser Potentialschwankungen.

Die Kombination aus Drehstuhluntersuchung und Elektronystagmographie inklusive einer computerunterstützten Analyseeinheit erlaubt die einfache Registrierung und Auswertung der ausgelösten Nystagmen.

Für die Drehstuhluntersuchungen wurde ein Elektro-Nystagmographie-Apparatur der Fa. Tönnies verwendet (Abb. 1). Parameter wie Beschleunigung, Drehgeschwindigkeit und Abbremsung können entsprechend den Versuchsanforderungen definiert, die Datensätze als ASCII-File abgespeichert und so in statistische Auswertprogramme übernommen werden.

Als Zielparameter diente die postrotatorische Erregung des Vestibularsystems nach überschwelliger Reizung. Die Registrierung des postrotatorischen wie auch des Pendelnystagmus erfolgte elektronystagmographisch. Die Auswertung erfolgte mit dem Tönnies TENA-IV- Programm auf einem TANDON-PCA-Rechner.

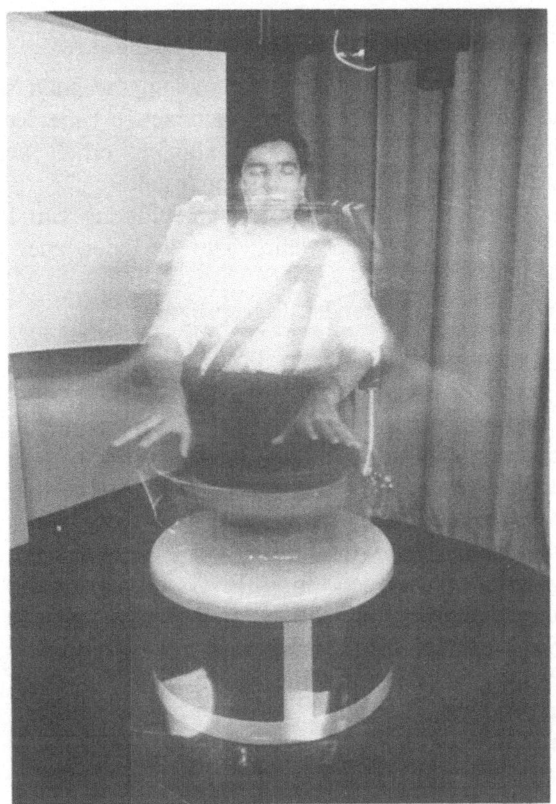

Abb. 1. Proband während der Versuchsdurchführung auf dem Drehstuhl

Postrotatorischer Nystagmus

Nach Drehung in einer Richtung und Abbremsung entstehen postrotatorische Nystagmen. Mit dieser Reizung wird insbesondere der vestibuläre Anteil des Reflexbogens erfaßt.

Wir beschleunigen aus der Ruhe unterschwellig mit 0,8 $^\circ/s^2$ auf eine Endgeschwindigkeit von 90 $^\circ$/s. Nach 45 Sekunden bei konstanter Winkelgeschwindigkeit wird der Drehstuhl abgebremst. Anschließend erfolgt die Messung der postrotatorischen Nystagmen.

Horizontalpendelung

Als zweite Reizform bei der Drehstuhluntersuchung wenden wir die Pendelprüfung an. Während mit der dargestellen rotatorischen Untersuchungsform insbesondere die vestibulären Anteile des Reflexbogens erfaßt werden, dient die Pendelprüfung auch der Untersuchung zentraler Anteile.

Als Reizmuster hat sich eine Be- und Entschleunigung von 1 $^o/s^2$ mit einer Endgeschwindigkeit von 45 $^o/s$ bewährt. Die Periodendauer einer Drehung beträgt 15 Sekunden.

Die Probanden durchliefen folgendes Tagesprogramm.

Tagesablauf

07^{30}	standardisiertes Frühstück
07^{50}	D_2-Test (Vigilanztest)
08^{00}	HNO-Untersuchung (Pharynx, Nase, Ohrmikroskopie)
08^{15}	RR- und Pulsmessung
	Befestigung der Elektroden für das ENG
	Drehstuhl-Versuche, Drehrichtung: zunächst rechts, dann links
	Leerversuch H_0, danach Medikation
09^{30}	1 h -Versuch H_1 (RR, Puls, ENG)
10^{30}	2 h -Versuch H_2 "
11^{30}	3 h -Versuch H_3 "
12^{30}	4 h -Versuch H_4 "
13^{00}	Mittagessen
13^{30}	5 h -Versuch H_5 "
14^{30}	6 h -Versuch H_6 "
16^{30}	8 h -Versuch H_8 "
17^{00}	Abschlußuntersuchung

Bei einer vorausgehenden Eingangsuntersuchung wurden insbesondere otorhinologische, neurologische und cardiovaskuläre Gesichtspunkte berücksichtigt.

Vor jedem Drehversuch wurden bei den Probanden der arterielle Blutdruck und Puls gemessen.

Ergebnisse und Diskussion

Bei den 16 Probanden wurde an vier Tagen der Postrotatorius I bestimmt.

Die Ergebnisse waren reproduzierbar, wie aus folgender Tabelle zu ersehen ist:

	Strauß et al. 1975	Klinische StudieAachen 1989
PI (sec)	$\bar{x} \pm$ SD	$\bar{x} \pm$ SD
links	36,1 ± 4,2	28,9 ± 7,4
		31,8 ± 5,7
		33,2 ± 7,1
		34,6 ± 4,0
rechts	36,9 ± 5,2	30,1 ± 6,3
		30,1 ± 5,7
		30,2 ± 6,1
		31,9 ± 7,5

Die geringen Unterschiede der Dauer der postrotatorischen Nystagmen I nach Links- und Rechtsdrehung in der Aachener Studie erklären sich aus dem Versuchsprotokoll (siehe Tagesablauf).

Neben dem Postrotatorius I sind weitere wichtige Parameter die durchschnittliche langsame Phasengeschwindigkeit und die kumulative Augenposition über alle langsamen Phasen.

Anhand dieses Modells wurden von Oosterveld (1988) die Dosis-Wirkungsbeziehung für Antivertiginosa aufgestellt. Bei der Pendelprüfung verbreitert sich der Abstand zwischen rechts- und linksseitigen Nystagmen in Abhängigkeit von der Medikation.

Vestibuläre Nystagmen können auch durch thermische und galvanische Reizung der Felsenbeinregion hervorgerufen werden. Mit der galvanischen Prüfung wird jedoch auch der retrocochleäre Anteil des Gleichgewichtssystems miterregt. Die kalorische Vestibularisprüfung ist im Vergleich zur Dreh-stuhluntersuchung nicht beliebig wiederholbar.

Die einfachste Form der Nystagmusbeobachtung erfolgt mit der von Frenzel 1925 beschriebenen Lupenleuchtbrille. Die Intensität der Nystagmen wird vom Untersucher geschätzt, die Richtung bestimmt, die Anzahl der Schläge pro Zeit und die Dauer der Nystagmen gezählt. Nachteil dieser Methode sind subjektive Einflußmöglichkeiten des Untersuchers und eine fehlende Online-Registrierung. Eine weitere Registrierungsmöglichkeit bietet die Photoelektronystagmographie.

Mit der Kombination aus Drehstuhluntersuchung und Elektronystagmographie mit computerunterstützter Analyseeinheit steht dem Humanpharmakologen ein reproduzierbares Verfahren zur Prüfung von Antivertiginosa zur Verfügung.

Literatur beim Verfasser

Herz-Kreislauf

Methoden und Modelle in der kardiovaskulären humanpharmakologischen Forschung

C. de Mey, K. Erb, K. Breithaupt, G.G. Belz
Zentrum für Kardiovaskuläre Pharmakologie, Mainz/Wiesbaden

Die kardiovaskuläre Humanpharmakologie untersucht arzneimittelbedingte Herzkreislaufeffekte am gesunden Menschen, wobei sie Wirkungen feststellt und beschreibt bzw. ausschließt oder die Kreislaufdynamik als Modell anwendet, um Wirkmechanismen von Arzneistoffen zu untersuchen. Dabei ist zu beachten, daß in der Regel unblutige Methoden verwendet werden, welche die physiologischen Größen (z.B. den arteriellen Blutdruck, das Schlagvolumen, den systemischen Durchblutungswiderstand, etc.) nur annäherend und auf methodenspezifische Weise schätzen. Diese Schätzungen reichen jedoch meistens aus, um Wirkungen festzustellen bzw. sie aus mechanistischer Sichtweise zu beschreiben, vor allem indem sie dazu beitragen, daß die ergänzenden (z.T. invasiven) Untersuchungen an Patienten effektiver geplant und durchgeführt werden können. Diesen ergänzenden Untersuchungen an Patienten kommt, insbesondere beim Ausschluß eventueller (unerwünschter) Herzkreislaufwirkungen, eine besondere Bedeutung zu.

Zielvariablen der Herzkreislaufforschung

Im Zentrum für Kardiovaskuläre Pharmakologie Mainz/Wiesbaden werden folgende Methoden zum überwiegenden Teil regelmäßig angewendet (die aufgeführten Referenzen erheben keinen Anspruch auf Vollständigkeit, sie sind als eine Orientierungshilfe gedacht):

Elektrokardiographie

Elektrokardiographische Signale (EKG) reflektieren die Schrittmacherfunktion (Rhythmogenese, mittlere Herzfrequenz (HR) und ihre dynamischen

Schwankungen [1,2], die intrakardiale Signalleitung (Dromotropie [3] und den Repolarisationsverlauf [4-6] in Ruhe und unter Belastung [7]).

Systemischer arterieller Blutdruck

Der systemische systolische/diastolische Blutdruck (SBP/DBP) wird aufgrund folgender sich beim Ablassen einer okklusiven Manschette (Riva/Rocci [8]) ändernde vaskuläre Signale gemessen :

a) Wandbewegungsgeräusche
- auskultatorische Verfahren [9-11],
- graphische Analyse der analogen Geräuschsignale [12-15],

b) blutflußbedingte Oszillationen (oszillometrische Methoden [16], z.B. Dinamap[R]).

c) Schätzungen des Blutdrucks werden öfters auch aufgrund einer peripher digitalen Blutdruckmessung vorgenommen (PFBP : Penaz finger blood pressure, eine photoplethysmographische Methode [17-19], z.B. Finapres[R]). Diese Methode ermöglicht eine fast kontinuierliche qualitative Blutdrucküberwachung ("Monitoring"); es ist jedoch fraglich, ob sie den Voraussetzungen einer quantitativ zuverlässigen Meßmethode entspricht.

Aus SBP und DBP kann der arterielle Mitteldruck (schätzend) errechnet werden [20].

Messungen der Herzventrikel

Die sich während der Systole und Diastole ändernden Dimensionen der Herzventrikel können z.B. durch folgende Ultraschallverfahren (ECHO) gemessen werden :
a)   M-Mode-Echokardiographie [21] oder
b)   zweidimensionale 2D-Echokardiographie [22-26].

Ejektionsdynamik des Herzens als Pumpe

Die Ejektionsdynamik (Auswurfleistung) des Herzens kann anhand der folgenden Signale evaluiert werden :
a)   Zeitverlauf der Geschwindigkeit der Impedanzänderungen gegenüber einem transthorakalen Stromsignal (Impedanzkardiographie, ZCG [27-39]),

b)   Geschwindigkeit, mit der sich an der A. carotis eine palpierbare Pulsation entwickelt (d.h. Differential der Carotispulskurve [40]) oder

c)   die Dopplerfrequenzverschiebungen [41-44], die durch die sich im Blutfluß bewegenden Erythrozyten ausgelöst werden ([ACVF-] Doppler-Echoaortographie [45-53,74]).

Pulswellengeschwindigkeit

Die mechanosphygmographische Analyse der Pulswellengeschwindigkeit aufgrund des Kreislaufmodells nach Frank und Wezler (modifiziert nach Sinn) ermöglicht die Erfassung der diastolischen Speicherkomponente (Windkesselfunktion der Aorta), woraus sich die zentrale vaskuläre Dehnbarkeit (Compliance) ableiten läßt [54-56].

Systolische Zeitintervalle

Die Zeitsegmente der Systole, die Systolischen Zeitintervalle (STI [57-61]), werden aus den simultanen Aufzeichnungen des EKG's, des Phonokardiogramms (PCG) und eines Signals, das die Ejektionsdynamik reflektiert (Carotispulskurve, ECHO und/oder ZCG [62,63]), gemessen :

a)   Präejektionsperiode PEP,

b)   ventrikuläre Ejektionszeit VET und

c)   totale elektromechanische Systolendauer QS2=PEP+VET,
       wobei VET und QS2 für HR korrigiert werden [64-67]) .

Zusätzlich zu diesen linksventrikulären STI's werden auch zunehmend die rechtsventrikulären Systolenzeitsegmente [68,69] und die diastolischen Zeitsegmente [70] untersucht.

Schlagvolumen und Herzminutenvolumen

Das Schlagvolumen (SV) kann aufgrund folgender Verfahren geschätzt werden :

a)   Impedanzkardiographie [71],

b)   Echokardiographie [72],

c)   ACVF-Doppler-Echoaortographie [46] oder

d)   Pulswellengeschwindigkeit [54,73,74].

Das Herzminutenvolumen [75] und der systemische Durchblutungswiderstand (TPR) [76] können dementsprechend errechnet werden.

Als weitere Alternativen sollten hier erwähnt werden : Apexkardiographie [77,78], "rebreathing"-Methoden [79-81], Radionuklid-Ventrikulographie [82-86] bzw. Myokardszintigraphie [87].

Herzpumpleistung

Folgende Indikatoren der systolischen kardialen Leistung werden häufig als Äquivalente der "Inotropie" verwendet (die Begriffe "Inotropie" und "Kontraktilität" sollten jedoch den in-vitro-Modellen vorbehalten bleiben, denn es geht hierbei viel eher um eine Nettoverbesserung der "cardiac pump performance", siehe unten) :

a)   STI [88] : PEP [89-92], PEP/LVET und QS2c,
b)   Ausprägung des ersten Herztones [93],
c)   dZ/dtmax [94,95] und Heather-Index aus ZCG [96-98],
d)   "systolic wall stress" aus LV-ECHO [99],
e)   QS2/QT-Index [100],
f)   "stroke distance" [101], etc.

Diastolische Funktion

Zunehmend wird auch die Bedeutung eventueller Änderungen der diastolischen kardialen Funktion (lusitrope Effekte [102-104]) in der kardiovaskulär-pharmakodynamischen Profilierung berücksichtigt. Hierfür bietet sich die Doppleranalyse des transmitralen Blutflusses als besonders empfindliche Methode an [105-108].

Durchblutungsänderungen der Gliedmaßen

Segmentäre Durchblutungsänderungen in den Gliedmaßen [109] lassen sich aufgrund folgender Methoden ermitteln :

a)   nach dem Dopplerprinzip [110] oder
b)   über ein plethysmographisches Verfahren [111-114].

Vaskuläre Reflexionssignale

Die Fingerpulsplethysmographie erfaßt vaskuläre Reflexionssignale. Diese sind besonders empfindlich für die peripheren vaskulären Gesamtwirkungen nach Verabreichung von Nitroderivaten [115].

Viszerale Durchblutung

Clearance Methoden [116] eignen sich zur Bestimmung der viszeralen Durchblutung :

a) Schätzungen der hepatischen Durchblutung aufgrund der nicht-renalen Clearance von Indocyaningrün [117] oder Sorbitol [118-121],

b) Schätzungen der renalen Durchblutung aufgrund der Gesamtclearance von Paraaminohippurat [122,123].

Man bedenke, daß die Änderung einer segmentären Durchblutung (Leber, Niere oder Gliedmaßen) nur dann als lokal-vaskuläre Reaktion interpretiert werden kann, wenn die zentral-kardiale Pumpaktivität (d.h. Herzminutenvolumen) unverändert bleibt oder ihre eventuellen Änderungen mit berücksichtigt werden.

Grenzen der nichtinvasiven Methoden

Messungen sind methodenspezifische Wahrnehmungen

Die (nichtinvasiven) Methoden der humanpharmakologischen Forschung erfassen nur Teilaspekte der gesamten Herzkreislaufdynamik. Sie könnten an sich reichen, um Arzneistoffwirkungen festzustellen und zu beschreiben. Es besteht jedoch die Tendenz, diese Messungen als Äquivalente physiologischer Größen (z.B. Blutdruck) anzusehen, ohne ihre Methodenabhängigkeit zu berücksichtigen; darüber hinaus werden weitere "physiologische" Größen (z.B. Schlagvolumen) anhand komplexer Algorithmen aus den Messungen errechnet. Dazu ist folgendes zu bemerken :

1) Die Genauigkeit jeder Messung unterliegt einer (Methoden x Proband)-Wechselwirkung : die breite Streuung der Schlagvolumina aufgrund des ZCG's (z.B. von 56 bis 170 ml, n=35 [33,34]) entspricht viel eher der unterschiedlichen Schätzgenauigkeit als der wirklichen physiologischen Variabilität des SV's.

2) Die pharmakodynamischen Beobachtungen unterliegen einer (Methoden x Behandlung)-Wechselwirkung : die blutdrucksenkende Wirkung inodilatorischer Einflüsse wird anhand der diastolischen auskultatorischen Korotkoff-V-Endpunkte im Vergleich zu den Korotkoff-IV-Endpunkten erheblich überschätzt [13].

3) Bei der Einführung neuer Meßmethoden werden häufig vergleichende Untersuchungen gegenüber einem etablierten "Goldenen Standard" durchgeführt.

Dabei wird meistens die Störanfälligkeit des Standards unterschätzt [124] und das biometrische Verfahren nicht richtig gewählt [125-128]. Weiterhin wird oft versäumt, die Übereinstimmung der Methoden im Hinblick auf die Erfassung von pharmakodynamischen oder physiologischen Effekten zu prüfen (d.h. man bestimmt nur die Übereinstimmung der Basiswerte).

4) Errechnete Größen (wie z.B. SV, CO und TPR) werden aus komplexen Gleichungen abgeleitet. Trotz ihrer mathematischen Komplexität beruhen diese Gleichungen in der Regel auf einer extremen Vereinfachung der Herzkreislauf-dynamik. Hierdurch nehmen die Ungenauigkeit und Variabilität zu ("Fehlerfortpflanzung").

5) Damit sollte jede Beobachtung grundsätzlich als methodenspezifisch betrachtet werden, d.h. : zum einen, daß die Methode ausführlich und präzise definiert sein muß, zum anderen, daß die Wahrnehmung mit einer bestimmten Methode nicht auf eine andere Methode übertragbar ist (auch dann nicht, wenn es sich um Variablen mit identischer Nomenklatur handelt).

6) Hierdurch kommt der methoden-internen Validierung und Standardisierung (Blutdruckmethode-X = Blutdruckmethode-X) größere Bedeutung zu als der me-thodenübergreifenden Validierung (Blutdruckmethode-X *vs* Blutdruckmethode-Y).

"Observer"-Abhängigkeit und Automatisierung

Bei den verschiedenen Meßverfahren wird sehr häufig die methodologische Komplexität und Beobachterabhängigkeit bei der Registrierung und Signalanalyse unterschätzt [129,130]. Der Versuch, dieses durch eine automatisierte Analyse zu umgehen, scheitert meistens daran, daß die verwendeten Analysealgorithmen die zugrundeliegende Signalkomplexität nicht ausreichend berücksichtigen [131].

Effektaufgliederung

Es sollte berücksichtigt werden, daß mit dem in-vivo Experiment grundsätzlich nur Gesamteffekte erfaßt werden, d.h. Netto-Änderungen der Herzkreislauffunktion, die sich sowohl aufgrund der direkten als auch der reflexbedingten kardialen (chronotropen bzw. inotropen) sowie aufgrund der venösen bzw. arteriolären Wirkungen ergeben. Die Kombination einer inotropen und vasodilatierenden Wirkung zeigt sich deswegen als eine Gesamtverbesserung der Herzpumpleistung, die kaum noch in ihre Komponenten aufgetrennt werden kann (inodilatorische Effekte [132] bzw. "enhancement of cardiac pump performance"). Anhand der großen Erfahrung mit bestimmten - vor allem älteren - Meßverfahren (die bei einem breiten Spektrum verschiedenster Arzneistoffe eingesetzt wurden) wird trotzdem erkennbar, daß einige Variablen eine relativ hohe Spezifizität für bestimmte Wirkkomponenten aufweisen (z.B. QS2c für inotrope Effekte), während andere viel weniger spezifisch sind, als häufig angenommen wird [34].

Kriterien zur Auswahl der verschiedenen Methoden

Eine pharmakodynamische Profilierung untersucht (meistens) intra-individuelle Zeiteffekte nach Verabreichung eines Arzneistoffes, wobei diese Zeiteffekte aufgrund der kontrollierten Studienbedingungen dem Arzneistoff zugeordnet werden können. Das bedeutet, daß die Meßverfahren vor allem geeignet sein sollten, solche intra-individuellen Änderungen festzustellen. Hieraus ergeben sich folgende Auswahlkriterien :

a) hohe intra-individuelle Reproduzierbarkeit (sowohl bei Wiederholung innerhalb des Studientages als auch an verschiedenen Tagen),

b) hohe Effektempfindlichkeit (was nicht notwendigerweise eine hohe physiologische Meßgenauigkeit impliziert),

c) hohe Spezifizität für arzneimittelbedingte Effekte (d.h. geringe Störanfälligkeit),

d) hohe Affinität für Änderungen bestimmter Herzkreislaufkomponenten (was eine qualitative physiologische Interpretation ermöglicht),

e) gute Standardisierbarkeit innerhalb der Methode (sowohl innerhalb des Forschungszentrums als auch zwischen unterschiedlichen Forschungsgruppen, die die "gleiche" Methode anwenden),

f) geringe "Observer"-abhängigkeit bei der Registrierung und der Analyse,

g) geringer bzw. vertretbarer Registrier- und Analyseaufwand,

h) geringe bzw. akzeptable Probandenbelastung, wobei

i) die Methode auch in kurzen Zeitabständen ("beat-to-beat") anwendbar und/oder der Effektkinetik angepaßt sein sollte.

j) Darüber hinaus sollte die Meßmethode an sich keinen Effekt auslösen, sie muß effektneutral sein (was z.B. bei vielen invasiven Methoden nicht der Fall ist) !

Herzkreislaufmodelle

Beobachtungen am nicht-stimulierten Herzkreislaufsystem

Viele Kreislaufeffekte lassen sich aufgrund der o.g. Meßvariablen in Ruhe und im Liegen am gesunden Probanden erfassen und ausführlich beschreiben, vor allem, wenn sich diese pharmakodynamische Analyse mit einer pharmakokinetischen verbindet und/oder einen breiten Dosisbereich betrifft, z.B.: Digitalisglykoside [133-137] (inkl. eventueller Wechselwirkungen [138-140]), PDE-III-Phosphodiesterase-Inhibitoren [37,38,141-143], dopaminerge Agonisten [35,144], adrenerge Agonisten [145], nicht-spezifische Vasodilatoren [146,147], Nitroderivate und verwandte Substanzen [148,149], Ca^{++}-Kanalantagonisten [150], K^{+}-Kanalöffner [151], ACE-Hemmer [152,191,192], etc. Auch die inodilatorischen Wirkungen einer Nahrungsaufnahme lassen sich mit diesen Methoden erkennen [13,36,153,154].

Bei einer intakten Barorezeptorenkontrolle (welche beim gesunden Probanden zu erwarten ist) stellt man beim Normotoniker häufig fest, daß *antihypertensive* Arzneistoffe hauptsächlich eine Herzfrequenzerhöhung und Steigerung der Herzpumpleistung ("enhancement of cardiac pump performance") induzieren und den Blutdruck nur schwach - wenn überhaupt - beeinflussen. Lediglich die wirklich *hypotonen* Substanzen wirken blutdrucksenkend und dann sowohl beim Normotoniker als auch beim Hypertoniker.

Beobachtungen am stimulierten Herzkreislaufsystem

Bestimmte Herzkreislaufwirkungen sind beim nicht-stimulierten gesunden Probanden nicht nachweisbar, weil deren Herzkreislaufdynamik nicht dominant von der Integrität der betroffenen Effekt-Achse abhängig ist : die Wirkung der meisten ß-Adrenozeptorenblocker ist beim ruhigen und liegenden Normotoniker mit niedriger efferenter ß-adrenerger Aktivität kaum erkennbar. Die Effektivität einer $ß_1$-adrenergen Blockade ist damit aufgrund der Bremsung der durch Ergometrie verursachten Zunahme der Herzfrequenz bzw. des systolischen Blutdruckes besser erkennbar [155] (auch wenn diese Blockade gleichzeitig wegen einer sympathischen Gegenregulation eine höhere Katecholaminfreisetzung hervorruft [156]). Auch die Wirkung der ACE-Hemmstoffe wird leichter erkennbar, nachdem der Blutdruck durch Volumen- bzw. Kochsalzdepletion mehr Angiotensin-II-empfindlich wird [157].

Viele Arzneistoffe mit eher schwacher Wirkung in Ruhe zeigen eine viel ausgeprägtere Wirkung, wenn eine kurzfristige und kontrollierte Blutdruckzunahme durch einen Provokationstest [158] ausgelöst wird (IHG: isometrischer Handgriff-Test, wobei z.B. 30% der maximalen Handgriff-Kraft für ca. 3-5 Min. ausgeübt wird; CPT : "cold pressor test", wobei die Hand bzw. der Fuß für ca. 3 Min. in eiskaltes Wasser eingetaucht wird; DAF : "delayed auditory feed-back", wobei der Proband versucht, einen Text zu lesen, während er seine Stimme verzögert über einen Kopfhörer mithört [159], etc.) [160-161].

Beim aktiven bzw. passiven aufrechten Stehen (z.B. "passive upright tilt") tritt starkes peripher-venöses Pooling auf, das durch eine Verringerung des venösen Rückflusses zu einer Abnahme des enddiastolischen Volumens und damit des Schlagvolumens führt. Über die dadurch gesteigerte Baroreflexaktivität (Zunahme der efferenten α- und ß-adrenergen Aktivität und Abnahme der vagal-cholinergen Aktivität) werden Pressorantworten ("Responsen") ausgelöst (Zunahme der Herzfrequenz, Steigerung der Herzpumpleistung, periphere Vasokonstriktion) [162-165]. Diese kurzfristig auftretenden, homöostatischen, blutdruckerhöhenden Effekte sind mit den pathogenetischen Änderungen einer (hyperadrenergen) Hypertonie verwandt. Viele Antihypertensiva beeinflussen bzw. schwächen diese Reaktionen. Die orthostatischen Pressorantworten (und die des damit verwandten "lower-body-negative-pressure"-Verfahrens [166]) gelten damit als Modell (nicht-spezifischer) antihypertensiver Wirkmechanismen. Dabei darf nicht außer acht gelassen werden, daß die Beeinflussung homöostatischer Pressorresponsen zu symptomatischen (d.h. hypotensiven) Endpunkten Anlaß geben kann. Eine solche orthostatische Dysregulation kann jedoch auch spontan auftreten, was die Interpretation erschwert [167].

Agonist-Antagonist-Modelle

Es ist möglich, anhand der Wechselwirkungen zwischen einem Vasodepressor (d.h. einen blutdrucksenkenden Arzneistoff mit überwiegend vasodilatierender Wirkung) und rezeptorspezifischen Vasopressoren den Wirkmechanismus des Vasodepressors zu charakterisieren. Als agonistische Vasopressoren bzw. kardiovaskuläre Stimulantia kommen folgende "Marker" rezeptorspezifischer Wirkungen in Betracht : Phenylephrin [168] und Methoxamin [169] (α1-adrenerg), Clonidin (frühe Pressorphase [170-172]), α-Methylnoradrenalin [173] und Azepexol [174] (α2- > α1-adrenerg), Noradrenalin (α1-, α2- > ß-adrenerg), Adrenalin (ß1-, ß2- > α1-, α2-adrenerg) und Isoprenalin [175,176] (ß1-, ß2- > α-adrenerg), Prostanoide [177], Angiotensin-I und Angiotensin-II (die unterschiedlichen Wechselwirkungen gegenüber Angio-I und Angio-II z.B. machen es möglich, zwischen einem ACE-Hemmer und einem Angiotensin-II-Rezeptorantagonisten zu unterscheiden), etc.

Die Interpretation solcher Wechselwirkungen wird oft dadurch erschwert, daß 1) die direkten (rezeptorbedingten) Vasopressorantworten meistens eine blutdrucksenkende Gegenregulation induzieren (z.B. die starke vagal-bedingte Bradykardie bei Phenylephrin), daß 2) die Rezeptorselektivität des "Markers" überschätzt wird, und/oder daß 3) eine eventuelle Effektorhierarchie der rezeptorbedingten Antworten mißachtet wird (z.B. eine ß-Adrenozeptorblockade hemmt auch die ß-adrenozeptorunabhängige Reninfreisetzung, d.h. sie macht das Reninsystem für weitere Einflüsse "unzugänglich").

Diese Agonist-Antagonist-Wechselwirkungen können nicht nur systemisch untersucht werden (Arzneistoff und "Marker" werden beide systemisch verabreicht), sondern auch auf lokal-vaskulärer Ebene (der "Marker" wird in eine lokale Vene [177-183] oder Arterie [174] infundiert in einer Dosierung, die nur geringe systemische Effekte auslöst, wobei die Wirkungen des systemisch verabreichten Arzneistoffes auf die segmentäre vaskuläre Reaktivität in-situ untersucht wird). Alternative Modelle, welche die in-situ Wirkung lokal infundierter Arzneistoffe untersuchen [172,174,184], sind schwieriger zu bewerten, weil die Beziehung zwischen systemischer Verabreichung und lokaler Wirkstoffkonzentration nicht ohne weiteres herzustellen ist.

Die Analyse solcher Agonist-Antagonist-Wechselwirkungen auf lokaler bzw. systemischer Ebene ist vor allem dann von großer Bedeutung, wenn mehrere "Marker" und verschiedene Dosierungen des Arzneistoffes in unterschiedlichen Modellen untersucht werden. Diese pharmakodynamischen Beobachtungen gewinnen an Bedeutung, wenn sie mit den systemischen bzw. rezeptordefinierten [185,186], pharmakokinetischen Beobachtungen verknüpft werden können (z.B. für ß-Adrenozeptorantagonisten [176,187-189], ACE-Hemmstoffe [190-195], etc.).

Besondere methodologische Überlegungen

Bei der Untersuchung der Zeiteffekte nach der Verabreichung eines Arzneistoffes können arzneimittelunabhängige Störfaktoren die Beobachtungen belasten und ihre Interpretation erschweren. Solche Effekte sind meistens aufgrund der Wahrnehmungen der Kontrollbehandlung erkennbar. Eventuelle Wechselwirkungen zwischen Behandlung und Störfaktor können dadurch jedoch nicht ausgeschlossen werden. Dieses gilt insbesondere für prandiale [13,36] und bei Lagewechsel auftretende Effekte [159]. Bei der Auswahl der Probanden ist auch zu beachten, daß junge (durchtrainierte) Sportler kein "normales" Kreislaufverhalten aufweisen.

Zusammenfassung

Die kardiovaskuläre Humanpharmakologie verwendet (nichtinvasive) Meßverfahren, die die Herzkreislaufeffekte anhand methodenspezifischer

Beobachtungen beschreiben. Die Komplexität der Herzkreislaufdynamik erlaubt dabei nur selten, diese Beobachtungen physiologisch zu deuten. Oft reichen Wahrnehmungen in Ruhe nicht aus, deswegen sind Provokations- bzw. Agonist-Antagonist-Modelle besonders wichtig. Die Interpretation der pharmakodynamischen Änderungen wird durch die Verknüpfung mit pharmakokinetischen Beobachtungen erheblich erleichtert und erweitert. Die kardiovaskuläre Humanpharmakologie erfordert eine besondere Erfahrung, die vor allem dazu beiträgt, ihre Möglichkeiten und Grenzen korrekt einzuschätzen.

Literatur
1. O'Brien IA, O'Hare P, Corrall RJM. Heart rate variability in healthy subjects : effect of age and the derivation of normal ranges for tests of autonomic function. Br Heart J 1986;55:348-354.
2. Pagani M, Lombardi F, Guzzetti S et al. Power spectral analysis of heart rate and arterial pressure variabilities as a marker of sympatho-vagal interaction in man and conscious dog. Circ Res 1986;59:178-193.
3. Michelsen S, Otterstad JE. Influence of age and sex on P-R interval at rest and during maximal exercise in apparently healthy individuals. Am J Noninvas Cardiol 1991;5:538-546.
4. Bexton RS, Vallin HO, Camm AJ. Diurnal variation of the QT interval - influence of the autonomic nervous system. Br Heart J 1986;55:253-258.
5. Bazett HC. An analysis of the time relations of the electrocardiogram. Heart 1920;7:353-370.
6. Seed WA, Noble MIM, Oldershaw P et al. Relation of human cardiac action potential duration to the interval between beats : implications for the validity of rate corrected QT interval (QTc). Br Heart J 1987;57:32-37.
7. McPherson DD, Horacek M, Sutherland DJ, Armstrong S, Spencer A, Montague TJ. Exercise electrocardiographic mapping in normal subjects. J Electrocardiology 1985;18:351-360.
8. Riva-Rocci S. Un nuovo sfigmomanometro. GAZ Med Italiana Torino 1896;47:981-996.
9. Geddes LA, Hoff HE, Badger AS. Introduction of the auscultatory method of measuring blood pressure - including a translation of Korotkoff's original paper. Cardiovasc Res Cent Bullet 1966;5:57-74.
10. Ettinger W. Auskultatorische Methode der Blutdruckbestimmung und ihr praktischer Wert. Wien Klin Wochenschr 1907;20:992-926.
11. Laher M, O'Brien E. In search of Korotokoff. Br Med J 1982;285:1796-1798.
12. Bertram B, von Wallenberg EL, Meyer-Erkelenz JD. Indirect measurement of blood pressure in resting and exercising subjects by analysis of the Korotokov sound pattern. Z Kardiol 1982;71:665-668.

13. de Mey C, Hansen-Schmidt S, Enterling D. Postprandial haemodynamic changes : a source of bias in cardiovascular research affected by its own methodological bias. Cardiovasc Res 1988;22:703-707.

14. Blank S, West JE, Müller FB, Cody RJ, Harshfeld GA, Pecker MS, Laragh J, Pickering TG. Wideband external pulse recording during cuff deflation : a new technique for evaluation of the arterial pressure pulse and measurement of blood pressure. Circulation 1988;77:1297-1305.

15. Dietz U, Belz GG. Low frequency arterial wall movements for indirect blood pressure measurement in man. Arzneim Forsch 1991;41:557-562.

16. Ramsey M. Noninvasive automatic determination of mean arterial pressure. Med Biol Eng Comput 1979;17:11-18.

17. Boehmer RD. Continuous, real-time, noninvasive monitor of blood pressure : Penaz methodology applied to the finger. J Clin Monit 1987;3:282-287.

18. Gravenstein JS, Paulus DA, Feldman J, McLaughlin G. Tissue hypoxia distal to a Penaz finger blood pressure cuff. J Clin Monit 1985;1:120-125.

19. Close A, Hamilton G, Muriss S. Finger systolic pressure : its use in screening for hypertension and monitoring. Brit Med J 1986;293:775-778.

20. MBP = DBP + (1/3)*(SBP-DBP) oder MBP = DBP + 0.43*(SBP-DBP), nach Wezler K und Böger A. Die Dynamik des arteriellen Systems. Ergebnisse der Physiologie 1939;41:291-606.

21. Gibson DG. Use of M-mode echocardiography in clinical pharmacology. Br J Clin Pharmac 1979;7:443-449.

22. Erbel R, Henkel B, Östlander C, Clas W, Brennecke R, Meyer J. Normalwerte für die zweidimensionale Echokardiographie. Dtsche Med Wochenschr 1985;110:123-128.

23. Assmann PE, Roelandt JRTC. Two-dimensional and Doppler echocardiography in acute myocardial infarction and its complications. Ultrasound Med Biol 1987;13:507-517.

24. American Society of Echocardiography Committee on Standards, Subcommittee on Quantitation of two-dimensional Echocardiograms. Recommendations for quantitation of the left ventricle by two-dimensional echocardiography. J Am Soc Echocardiogr 1989;2:358-367.

25. Erbel R, Schweizer P, Lambertz H, Henn G, Meyer J, Krebs W, Effert S. Echoventriculography - A simultaneous analysis of two-dimensional echocardiography and cineventriculography. Circulation 1988;67:205-215.

26. Stern HC, Matthews JH, Belz GG. Influence of dihydralazine induced afterload reduction on Systolic Time Intervals and echocardiography in healthy subjects. Br Heart J 1984;52:435-439.

27. Patterson RP. Cardiac output determinations using impedance plethysmography. M Sc Thesis. University of Minnesota, Minneapolis, Minnesota, USA, 1965.

28. Kubicek WG, Witsoe DA, Patterson RP, From AHL. Development and evaluation of an impedance cardiographic system to measure cardiac output

and other cardiac parameters. NASA CR 101965, National Aeronautics and Space Administration, 1969, USA.

29. Mohapatra SN (ed). Non-invasive cardiovascular monitoring by electrical impedance technique. Pitman Medical, London, UK, 1981.

30. Lamberts R, Visser KR, Zijlstra WG (eds). Impedance cardiography. Van Gorcum, Assen, NL, 1984.

31. Miller JC, Horvath SM. Impedance cardiography. Psychophysiol 1978;15:80-91.

32. White SW, Quail AW, P.W. de Leeuw, Traugott FM, Brown WJ, Porges WL, Cottee DB. Impedance cardiography for cardiac output measurement : an evaluation of accuracy and limitations. Eur Heart J 1990;11(suppl.I):79-92.

33. de Mey C, Enterling D. Assessment of the hemodynamic response to passive head up tilt by non-invasive methods in normal subjects. Meth Find Exptl Clin Pharmacol 1986;8:449-457.

34. de Mey C, Enterling D. Non-invasive estimates of cardiac performance during and immediately after single and repeated passive upright tilt in normal man : volume dependency of Systolic Time Intervals and maximum velocity of transthoracic impedance changes. Am J Noninvase Cardiol 1987;1:188-196.

35. de Mey C, Enterling D, Wesche H, Brendel E. Pharmacokinetic and pharmacodynamic effects of single oral doses of ibopamine, quinidine and their combination in normal man. Eur J Clin Pharmacol 1988;34:415-418.

36. de Mey C, Hansen-Schmidt S, Enterling D, Meineke I. Time course and nature of postprandial hemodynamic changes in normal man. Clin Physiol 1989;9:77-87.

37. de Mey C, Enterling D, Hanft G. Noninvasive monitoring of systematic and exceptional effects of an investigational PDE III phosphodiesterase inhibitor in normal man. Am J Noninvas Cardiol 1991;5:115-120.

38. de Mey C, Enterling D, Hanft G. Noninvasive assessment of the inodilatory effects of amrinone in healthy man. Eur J Clin Pharmacol 1991;40:373-378.

39. Goldstein DS, Cannon RO, Zimlichman R, Keiser HR. Clinical evaluation of impedance cardiography. Clin Physiol 1986;6:235-251.

40. Frey MAB, Siervogel RM. A new ventricle-performance variable using electrocardiogram and carotid pulse contour derivative. Jpn Heart J 1981;22:313-324.

41. Fisher DC, Altobelli SA. Physical principles of Doppler ultrasound. Postgrad Med 1985;78:118-130.

42. Krayenbuehl HP, Jenni R. The impact of ultrasound Doppler studies on clinical cardiology. A critical appraisal. Eur Heart J 1985;6:96-104.

43. Meijboom EJ, Rijsterborgh H, Bot H, De Boo JAJ, Roelandt JRTC, Bom N. Limits of reproducibility of blood flow measurements by Doppler echocardiography. Am J Cardiol 1987;59:133-137.

44. Voyles WF, Fisher DC, Mathews EC. Doppler ultrasound in noninvasive cardiac evaluation. Postgrad Med 1985;78:151-163.
45. Evans JM, Skidmore R, Luckman NP, Wells PNT. A new approach to the noninvasive measurement of cardiac output using an annular array Doppler technique. I. Theoretical considerations and ultrasonic fields. Ultrasound Med Biol 1989;15:169-178.
46. Evans JM, Skidmore R, Baker JD, Wells PNT. A new approach to the noninvasive measurement of cardiac output using an annular array Doppler technique. II. Practical implementation and results. Ultrasound Med Biol 1989;15:179-187.
47. Hottinger CF, Meindl JD. Blood flow measurement using the attenuation compensated volume flowmeter. Ultrasonic Imaging 1979;1:1-15.
48. Ihlen H, Amlie JP, Dale J, et al. Determination of cardiac output by Doppler echocardiography. Br Heart J 1984;51:54-60.
49. Haites NE, McLennan FM, Mowat DH, Rawles JM. Assessment of cardiac output by the Doppler ultrasound technique alone. Br Heart J 1985;53:123-129.
50. Acton G, Broom C. A comparison of attenuation compensated volume flow based Doppler echocardiography and impedance cardiography in healthy volunteers. Am J Noninvas Cardiol 1990;4:290-297.
51. Hoffmann G, Anastassiou Y, Rutishauser W, Lerch R. Effect of body position, static and dynamic exercise on Doppler-derived aortic velocity in normal subjects. Am J Noninvas Cardiol 1991;5:137-142.
52. Zhang Y, Nitter-Hauge S, Ihlen H, Myhre E. Doppler echocardiographic measurement of cardiac output using the mitral orifice method. Br Heart J 1985;53:130-136.
53. Ng HWK, Walley T, Tsao Y, Breckenridge AM. Comparison and reproducibility of transthoracic bioimpedance and dual beam Doppler ultrasound measurement of cardiac function in healthy volunteers. Br J Clin Pharmac 1991;32:275-282.
54. Frank O. Schätzung des Schlagvolumens des menschlichen Herzens auf Grund der Wellen- und Windkesseltheorie. Z Biol 1930;90:405-409.
55. Sinn W. Die Elastizität der Arterien und ihre Bedeutung für die Dynamik des arteriellen Systems. Akad Wiss Lit Mainz 1956;11:642-832.
56. Ochi H, Shimada T, Ikuma I, Morioka S, Moriyama K. Effect of a decrease in aortic compliance on the isovolumic relaxation period of the left ventricle in man. Am J Noninvas Cardiol 1991;5:149-154.
57. Blumberger KJ. VI. Die Untersuchung der Dynamik des Herzens beim Menschen. Ihre Anwendung als Herzleistungsprüfung. Ergebn Inn Med Kinderheilk 1942;62:424-531.
58. Weissler AM, Harris WS, Schoenfeld CD. Systolic Time Intervals in heart failure in man. Circulation 1968;37:149-159.
59. Gibson DG. Use of Systolic Time Intervals in clinical pharmacology. Br J Clin Pharmac 1978;6:87-102.

60. Buch J, Waldorff S, Hansen PO, Rasmussen OO. Non-invasive measuring of the circulatory effect of afterload reduction in order to monitor the pharmacodynamic effect of drugs in normal volunteers. Br Heart J 1983;50:170-175.

61. Lewis RP, Rittgers SE, Forester WF, Boudoulas H. A critical review of the Systolic Time Intervals. Circulation 1977;56:146-158.

62. Rasmussen JP, Sorensen B, Kann T. Evaluation of impedance cardiography as a non-invasive means of measuring Systolic Time Intervals and cardiac output. Acta Anaesth Scand 1975;19:210-218.

63. Stern HC, Wolf GK, Belz GG. Comparative measurements of left ventricular ejection time by mechano, echo- and electrical impedance cardiography. Drug Res 1985;35:1582-1586.

64. Weissler AM, Harris WS, Schoenfeld CD. Bedside techniques for the evaluation of ventricular function in man. Am J Cardiol 1969;23:577-583.

65. Weissler AM, Garrard CL. Systolic Time Intervals in cardiac disease. Mod Concepts Cardiovasc Dis 1971;40:1-4.

66. Sundberg S. Influence of heart rate on Systolic Time Intervals. Am J Cardiol 1986;58:1144-1145.

67. Warrington SJ, Weerasuriya K, Burgess CD. Correction of Systolic Time Intervals for heart rate : a comparison of individual with population regression equations. Br J Clin Pharmac 1988;26:155-165.

68. Hsieh KS, Sanders SP, Colan SD, MacPherson D, Holland C. Right ventricular Systolic Time Intervals: comparison of echocardiographic and Doppler-derived values. Am Heart J 1986;112:103-107.

69. Ito T, Hamada M, Shigematsu Y et al. The analysis of systolic and diastolic time intervals : a more sensitive method in the assessment of left ventricular dysfunction in patients with essential hypertension. Clin Exp Theory Pract 1985;A7:951-963.

70. Sekiya M, Hamada M, Mukai M, Shigematsu Y, Ochi T, Hiwada K. No influence of heart rate on early diastolic time intervals. Am J Noninvas Cardiol 1991;5:121-124.

71. Kubicek, WG, Karnegis JN, Patterson RP, Witsoe DA, Mattson R. Development and evaluation of an impedance cardiac output system. Aerospace Med 1966;37:1208-1212.

72. Teichholz LE, Kreulen TH, Herman MV, Gorlin R. Problems in echocardiographic-angiographic correlations in the presence and absence of synergy. Am J Cardiol 1976;37:7-11.

73. Wezler K und Böger A. Über einen neuen Weg zur Bestimmung des absoluten Schlagvolumens des Herzens beim Menschen auf Grund der Windkesseltheorie und seine experimentelle Prüfung. Naunyn-Schmied Arch exp Path Pharmak 1937;184:482-505.

74. Breithaupt K, Erb KA, Neumann B, Wolf GK, Belz GG. Comparison of four noninvasive techniques to measure stroke volume: dual beam Doppler echoaortography, electrical impedance cardiography, mechano-

sphygmography and M-mode echocardiography of the left ventricle. Am J Noninvas Cardiol 1990;4:203-209.

75. CO = HR*SV

76. TPR = 80*MBP/CO, eventuell korrigiert mit einer konstanten Größe, die den Vorhofdruck darstellt.

77. Kesteloot H. On the clinical value of mechanocardiography. Eur J Cardiol 1976;4:393-404.

78. Ronaszeki A, Aubert AE, de Geest H. Comparison of conventional and laser apexcardiogram in healthy young men. Am J Noninvas Cardiol 1991;5:307-311.

79. Nyström J, Celsing F, Carlens P, Ekblom B, Ring P. Evaluation of a modified acetylene rebreathing method for the determination of cardiac output. Clin Physiol 1986;6:253-268.

80. Ohlsson J, Wranne B. Non-invasive assessment of cardiac output and stroke volume in patients during exercise : evaluation of a CO_2-rebreathing method. Eur J Appl Physiol 1986;55:538-544.

81. Smith SA, Russell A, West MJ, Chalmers J. Automated non-invasive measurement of cardiac output : comparison of electrical bioimpedance and carbon dioxide rebreathing techniques. Br Heart J 1988;59:292-298.

82. Dymond DS, Elliott A, Stone D, Hendrix G, Spurrell R. Factors that affect the reproducibility of measurements of left ventricular function from first-pass radionuclide ventriculograms. Circulation 1982;65:311-322.

83. Grover-McKay M, Schelbert HR. Multiple-gated equilibrium radionuclide ventriculography to assess heart function. West J Med 1986;144:212-213.

84. Nestico PF, Hakki AH, Iskandrian AS. Effects of cardiac medications on ventricular performance : emphasis on evaluation with radionuclide angiography. Am Heart J 1985;109:1070-1084.

85. Kelbaek H, Marving J, Hvid-Jacobsen K, Nielsen SL. Effects of atropine on left ventricular volumes and ejection and filling rates at rest and during exercise. Br J Clin Pharmac 1991;32:585-589.

86. Pedersen T. Cardiac performance measured by impedance cardiography and radionuclide angiography. Methods Find Exptl Clin Pharmacol 1984;6:717-720.

87. Hör G, Maul FD. Beitrag der Myokardszintigraphie in der Therapiekontrolle. Z Kardiol 1985;74:65-75.

88. Johnson BF, Meeran MK, Frank A, Taylor SH. Systolic time intervals in measurement of inotropic response to drugs. Br Heart J 1981;46:513-521.

89. Joubert PH, Belz GG. Are pre-ejection period changes specific for inotropic effects ? Eur J Clin Pharmacol 1987;33:335-336.

90. Van Leeuwen P, Kümmell HC. Effects of posture on cardiac time intervals. Am J Noninvas Cardiol 1991;5:125-128.

91. Rousson D, Galley J, Silie M, Boissel JP. Uncorrected pre-ejection period : a simple non-invasive measurement for pharmacodynamic screening of inotropic activity. Eur J Clin Pharmacol 1987;31:559-562.

92. Spodick DH, Doi YL, Bishop RL, Hashimoto T. Systolic time intervals reconsidered : reevaluation of the preejection period : absence of relation to heart rate. Am J Cardiol 1984;53:1667-1670.
93. Luisada A, Singhal A, Knighten V. New index of cardiac contractility during stress testing with treadmill. Acta Cardiol 1986;41:31-39.
94. Welham KC, Mohapatra SN, Hill DW, Stevenson L. The first derivative of the transthoracic electrical impedance as an index of changes in myocardial contractility in the intact anaesthetised dog. Intensive Care Med 1978;4:43-50.
95. Lababidi Z, Ehmke DA, Durnin RE, Leaverton PE, Lauer RM. The first derivative thoracic impedance cardiogram. Circulation 1970;41:651-658.
96. Heather LW. A comparison of cardiac output values by the impedance cardiograph and dye dilution techniques in cardiac patients. In : Kubicek, Witsoe, Patterson (eds). Development and evaluation of an impedance cardiographic system to measure cardiac output and other cardiac parameters. NASA-CR-101965, Houston, NASA, 1969.
97.Hill DW, Merrifield AJ. Left ventricular ejection and the Heather index measured by non-invasive methods during postural change in man. Acta Anaesth Scand 1976;20:313-320.
98. Siegel JH, Fabian M, Lankau C, Levine M, Cole A, Nahmad M. Clinical and experimental use of thoracic impedance plethysmography in quantifying myocardial contractility. Surgery 1970; 57:907-917.
99. Reichek N, Wilson J, Sutton MStJ, Plappert TA, Goldberg S, Hirshfeld JW. Noninvasive determination of left ventricular end-systolic stress : validation of the method and initial application. Circulation 1982;65:99-108.
100.Cokkinos DV, Rivas A, Perrakis C et al. The QS2/QT ratio as an index of appropriate left ventricular response to autonomic and inotropic stimuli. Acta Cardiol 1986;41:9-21.
101.Gibson DG. Stroke distance - an improved measure of cardiovascular function ? Br Heart J 1985;53:121-122.
102.Hirota Y. A clinical study of left ventricular relaxation. Circulation 1980;62:756-763.
103.Rousseau MF, Pouleur H, Detry JMR, Brasseur LA. Relationship between changes in left ventricular inotropic state and relaxation in normal subjects and patients. Circulation 1981;64:736-743.
104.Mirsky I. Assessment of diastolic function : suggested methods and future considerations. Circulation 1984;69:836-841.
105.Appleton CP, Hatle LK, Popp RL. Relation of transmitral flow velocity patterns to left ventricular diastolic function : new insights from a combined hemodynamic and Doppler echocardiographic study. JACC 1988;12:426-440.
106.Lavine SJ, Held AC, Campbell CA, Johnson V. Acute alterations of systolic and diastolic function in response to acute global left ventricular dysfunction. Am J Noninvas Cardiol 1991;5:129-136.

107. Spirito P, Maron BJ, Verter I, Merrill JS. Reproducibility of Doppler echocardiographic measurements of left ventricular diastolic function. Eur Heart J 1988;9:879-886.

108. Stoddard MF, Pearson AC, Kern MJ, Ratcliff J, Mrosek DG, Labovitz AJ. Left ventricular diastolic function : comparison of pulsed Doppler echocardiographic and hemodynamic indexes in subjects with and without coronary heart disease. JACC 1989;13:327-336.

109. Barnes RW. Noninvasive evaluation of peripheral vascular disease. South Med J 1986;79:55-59.

110. Greene ER, Voyles WF. Noninvasive Doppler flowmetry for measuring regional blood flow. Postgrad Med 1985;78:165-178.

111. Breithaupt K, Belz GG, Kempinski S, Schicketanz KH, Dieterich HA. The effects of oral enoximone on cardiac performance, calf arterial blood flow, and constrictor effects of norepinephrine infused into hand veins in humans. J Cardiovasc Pharmacol 1990;16:349-353.

112. Lynch WR. A new interpretative method for impedance plethysmography. Med Instrument 1986;20:237-243.

113. Anderson Jr FA, Durgin WW, Brownell Wheeler H. Interpretation of venous occlusion using a non-linear model. Med Biol Eng Comput 1986;24:379-385.

114. Fleming JS, Hames TK, Smallwood J. Comparison of volume changes in the forearm assessed by impedance and water-displacement plethysmography. Med Biol Eng Comput 1986;24:375-378.

115. Erb KA, de Mey C, Wolf GK, Kroll M, Belz GG. Prüfung der pharmakodynamischen Äquivalenz von Glyceroltrinitrat-haltigen Sprays zur oralen Anwendung mit und ohne Fluor-Chlor-Kohlenwasserstoffe. Arzneim Forsch / Drug Res 1991;41:484-488.

116. Rowland M, Benet LZ, Graham GG. Clearance concepts in pharmacokinetics. J Pharmacokinet Biopharmaceut 1973;1:123-126.

117. Soons PA, De Boer A, Cohen AF, Breimer DD. Assessment of hepatic blood flow in healthy subjects by continuous infusion of indocyanine green. Br J Clin Pharmac 1991;32:697-704.

118. Molino G, Avagnina P, Cavanna A et al. Sorbitol clearance : a parameter reflecting liver plasma flow in the rat. Res Comm Chem Pathol Pharmacol 1986;52:119-132.

119. Molino G, Cavanna A, Avagnina P, Ballare M, Torchio M. Hepatic clearance of D-sorbitol : noninvasive test for evaluating functional liver plasma flow. Dig Dis Sci 1987;32:753-758.

120. Zeeh J, Lange H, Bosch J et al. Steady-state extrarenal sorbitol clearance as a measure of hepatic plasma flow. Gastroenterology 1988;95:749-759.

121. Hansen-Schmidt S, de Mey C. Prolonged iv-infusion of D-sorbitol : a tool in clinical pharmacology. Br J Clin Pharmac 1989;27:113P-114P.

122. Freestone S, McAuslane JAN, Prescott LF. Effects of tenoxicam on renal function and the disposition of inulin and p-aminohippurate in healthy

volunteers and patients with chronic renal failure. Br J Clin Pharmac 1991;32:495-590.

123. Tucker GT. Measurement of the renal clearance of drugs. Br J Clin Pharmac 1981;12:761-770.

124. Editorial. Measurement of cardiac output. Lancet 1988;ii:257-258.

125. Chinn S. Repeatability and method comparison. Statistics in respiratory medicine. Thorax 1991;46:454-456.

126. Altman DG, Bland JM. Measurement in medicine : the analysis of method comparison studies. The Statistician 1983; 32:307-317.

127. Bland JM, Altman DG. Statistical methods for assessing agreement between two methods of clinical measurement. Lancet 1986;i:307-310.

128. Chinn S. The assessment of methods of measurement. Stat in Med 1990;9:351-362.

129. Wong DH, Onishi R, Temper KK. Thoracic bioimpedance and Doppler cardiac output measurement : learning curve and interobserver reproducibility. Crit Care Med 1989;17:1194-1198.

130. Wilcox J. Observer factors in the measurement of blood pressure. Nursing Research 1961;26:81-84.

131. de Mey C, Enterling D. Disagreement between standard transthoracic impedance cardiography and the automated transthoracic electrical bioimpedance method in estimating cardiovascular performance in healthy man. Submitted for publication.

132. Marcus FI, Opie LH, Sonneblick EH. Digitalis and inotropic-dilators. In : Drugs for the heart. Opie LH (Ed). Grune and Stratton, 1987, p. 101.

133. Belz GG, Erbel R, Schumann K, Gilfrich HJ. Dose-response relationships and plasma concentrations of digitalis glycosides in man. Eur J Clin Pharmacol 1978;13:103-111.

134. Belz GG und Riedlinger G. Nichtinvasive Untersuchungen zur kardialen Wirkung niedriger Digitoxin-Erhaltungsdosen. Z Kardiol 1980;69:296-306.

135. Alken RG, Belz GG. A comparative dose-effect study with cardiac glycosides assessing cardiac and extracardiac responses in normal subjects. J Cardiovasc Pharmacol 1984;6:634-640.

136. Belz GG, Matthews J, Sauer U, Stern H, Schneider B. Pharmacodynamic effects of ouabain following single sublingual and intravenous doses in normal subjects. Eur J Clin Pharmacol 1984;26:287-292.

137. Schäfer-Korting M, Belz GG, Brauer J, Alken RG, Mutschler E. Digoxin concentrations in serum and cantharides blister fluid : correlations with cardiac response. Clin Pharm Ther 1987;43:613-620.

138. Belz GG, Aust PE, Doering W, Heinz M, Schneider B. Pharmacodynamics of a single dose of quinidine during chronic digoxin treatment. Eur J Clin Pharmacol 1982;22:117-122.

139. Belz GG, Doering W, Aust PE, Heinz M, Matthews J, Schneider B. Quinidine-digoxin interaction : cardiac efficacy of elevated serum digoxin concentration. Clin Pharm Ther 1982;31:548-554.

140.Belz GG, Doering W, Munkes R, Matthews JH. Interaction between digoxin and calcium antagonists and antiarhythmic drugs. Clin Pharm Ther 1983;33:410-417.

141.Belz GG, Nübling H, Zimmer A. Investigation of the pharmacodynamics and pharmacokinetics of 2-(2,4-dimethoxyphenyl)-imidazo-(4,5-b)-pyridine hydrochloride (AR-L 57 CL) in man. Eur J Clin Pharmacol 1976;10:319-324.

142.Belz GG, Meinicke T, Schäfer-Korting M. The relationship between pharmacokinetics and pharmacodynamics of enoximone in healthy man. Eur J Clin Pharmacol 1988;35:631-635.

143.de Mey C, Enterling D, Hanft G. Noninvasive monitoring of systematic and exceptional effects of an investigational PDE III phosphodiesterase inhibitor in normal man. Am J Noninvas Cardiol 1991;5:115-120.

144.de Mey C, Enterling D, Meineke I and Yeulet S. Interactions between domperidone and ropinirole, a novel dopamine D_2-receptor agonist. Br J Clin Pharmac 1991;32:483-488.

145.de Mey C, Enterling D. Noninvasive estimates of the inodilatory effects of isoprenaline and their inhibition by transdermally delivered mepindolol in healthy man. Submitted for publication.

146.Stern HC, Matthews JC, Belz GG. Influence of dihydralazine induced afterload reduction on Systolic Time Intervals and echocardiography in healthy subjects. Br Heart J 1984;52:435-439.

147.Belz GG, Matthews JH, Graf D, Stern HC, Bachmann R, Belz G, Steinijans VW, Palm D. Dynamic responses to intravenous urapidil and dihydralazine in normal subjects. Clin Pharm Ther 1985;37:48-54.

148.Belz GG, Matthews J, Heinrich J, Wagner G. Controlled comparison of the pharmacodynamic effects of nicorandil and isosorbide dinitrate in man. Eur J Clin Pharmacol 1984;26:681-685.

149.Belz GG, Matthews JH, Beck A, Wagner G, Schneider B. Hemodynamic effects of nicorandil, isosorbide dinitrate and dihydralazine in healthy volunteers. J Cardiovasc Pharmacol 1985;7:1107-1112.

150.Stern HC, Matthews JH, Belz GG. Intrinsic and reflex actions of verapamil and nifedipine : assessment in normal subjects by noninvasive techniques and autonomic blockade. Eur J Clin Pharmacol 1986;29:541-547.

151.Fox JS, Whitehead EM, Shanks RG. Cardiovascular effects of cromakalim (BRL 34915) in healthy volunteers. Br J Clin Pharmac 1991;32:45-49.

152.Brunel P, Guyene TT, Howald H, Menard J. Arterial and endocrine effects of a combination of an angiotensin converting enzyme inhibitor and a vasodilator in normotensive healthy subjects. J Cardiovasc Pharmacol 1991;18:175-181.

153.de Mey C, Enterling D, Brendel E, Meineke I. Postprandial changes in supine and erect heart rate, systemic blood pressure and plasma noradrenaline and renin activity in normal subjects. Eur J Clin Pharmacol 1987;32:471-476.

154.de Mey C, Hansen-Schmidt S, Enterling D, Meineke I. Effects of low dose atenolol on postural and postprandial changes in normal man. Eur J Clin Pharmacol 1989;37:121-125.

155.McDevitt DG. The assessment of ß-adrenoceptor blocking drugs in man. Br J Clin Pharmac 1977;4:413-425.

156.Krämer B, Krämer G, Kübler W. Beta-Blockade bei gesunden Probanden : Neue Gesichtspunkte zur sympathischen Gegenregulation bei ergometrischer Belastung. In : Beta-Rezeptoren und Beta-Rezeptorenblocker (eds. Grosdanoff P, Kaindl F, Kraupp O, Lehnert T, Lichtlen P, Schuster J, and Siegenthaler W), de Gruyter, Berlin, 1988, p. 149-172.

157.MacGregor GA, Markandu ND, Roulston JE, Jones JC, Morton JJ. The renin-angiotensin-aldosterone system : a normal mechanism for maintaining blood pressure in normotensive and hypertensive subjects. In : Angiotensin-converting-enzyme inhibitors : Mechanisms of action and clinical implications (ed. Horovitz ZP), Urban & Schwarzenberg, Baltimore 1981, p. 329-349.

158.de Mey C, Enterling D, Meineke I. Pressor tests in clinical pharmacology : Response morphology and heterogeneity. Meth Find Exptl Clin Pharmacol 1990;12:579-587.

159.Enterling D, de Mey C, Meineke I. Effects of single doses of 50 mg atenolol and 0.25 mg triazolam on responses to delayed auditory feedback. Eur J Clin Pharmacol 1989;36(suppl.):A158.

160.de Mey C, Enterling D, Hansen-Schmidt S, Meineke I. SK&F 86466, a novel alpha-adrenolytic drug : effects on neuro-endocrine and hemodynamic function in supine resting position and in response to postural and cold stimulation in normal man. J Cardiovasc Pharmacol 1989;13:25-31.

161.de Mey C, Enterling D, Meineke I, Brendel E. The effects of SK&F 101468, an novel D_2-dopaminergic agonist on supine resting and stimulated circulatory and neuro-endocrine variables in healthy volunteers. Drug Res 1990;40:7-12.

162.de Mey C, Enterling D. Assessment of the hemodynamic response to passive head up tilt by non-invasive methods in normal subjects. Meth Find Exptl Clin Pharmacol 1986;8:449-457.

163.Belz GG, Matthews J, Zehender M. Non-invasive assessment of cardiac function curves in clinical pharmacology by Systolic Time Intervals and echocardiography. Meth Find Exptl Clin Pharmacol 1983;5:529-532.

164.Van Leeuwen P, Kümmell HC. Effects of posture on cardiac time intervals. Am J Noninvas Cardiol 1991;5:125-128.

165.de Mey C, Enterling D. Non-invasive estimates of cardiac performance during and immediately after single and repeated passive upright tilt in normal man : volume dependency of Systolic Time Intervals and maximum velocity of transthoracic impedance changes. Am J Noninvas Cardiol 1987;1:188-196.

166.Berk MR, Evans J, Knapp C, Harrison MR, Kotchen T, DeMaria AN. Influence of alterations in loading produced by lower body negative pressure on aortic blood flow acceleration. JACC 1990;15:1069-1074.

167.de Mey C, Enterling D. Variant responses impair the usefulness of passive upright tilt in drug research. Meth Find Exptl Clin Pharmacol 1988;10:57-64.

168.Elliott HL, Meredith PA, Vincent J, Reid JL. Clinical pharmacology studies with doxazosin. Br J Clin Pharmac 1986;21:27S-31S.

169.Jie K, Van Brummelen P, Vermey P, Timmermans PB, Van Zwieten PA. Alpha1- and alpha2-adrenoceptor mediated vasoconstriction in the forearm of normotensive and hypertensive subjects. J Cardiovasc Pharmacol 1986;8:190-196.

170.Man in't Veld AJ, Boomsma F, Schalekamp MADH. Regulations of α- and ß-adrenoceptor responsiveness. Studies in patients with chronic autonomic failure. Br J Clin Pharmac 1983;15:507S-519S.

171.Kobinger W. Clonidine, a drug with many faces ? TIPS 1981;:194-196.

172.Kiowski W, Hulthen L, Ritz R, Bühler FR. Prejunctional $\alpha2$-adrenoceptors and norepinephrine release in the forearm of normal humans. J Cardiovasc Pharmacol 1985;7(suppl.6):S144-S148.

173.Murphy MB, Brown MJ, Dollery CT. Location of vascular $\alpha2$-adrenoceptors in man. Br J Clin Pharmac 1984;955-958.

174.Van Brummelen P, Vermey P, Timmermans PB, Van Zwieten PA. Preliminary evidence for a postsynaptic $\alpha2$-adrenoceptor in the vasculature of the human forearm. Br J Clin Pharmac 1983;15:134P-135P.

175.de Mey C, Enterling D, Ederhof M, Wesche H, Osterwald H. Transdermal delivery of propranolol and mepindolol in normal man : 1. Study design, clinical and pharmacodynamic aspects. Drug Res 1989;39:1505-1508.

176.Wellstein A, Palm D, Matthews J, Belz GG. In-vitro occupancy allows to establish equieffective doses of ß-blockers with different pharmacodynamic profiles in man. Investigations with propranolol and bufuralol. Meth Find Exptl Clin Pharmacol 1985;7:645-651.

177.Belz GG, Beermann C, Schloos J, Neugebauer G. Influence of carvedilol on the responsiveness of human hand veins to noradrenalin and dinoprost. Drugs 1988;36(suppl.6):69-74.

178.Schaevitz H. The linear variable differential transformer. Proc Soc Exp Stress Analysis 1947;:79-87.

179.Aellig WH. Pharmacological experiments on human hand veins in situ. Int J Clin Pharm Res 1981;1:103-109.

180.Aellig WH. Superficial hand and foot veins show no difference in sensitivity to constrictor agents. Clin Pharm Ther 1990;48:96-101.

181.Eichler HG, Hiremath A, Katzir D, Blaschke TF, Hoffmann BB. Absence of age-related changes in venous responsiveness to nitroglycerin in vivo in humans. Clin Pharm Ther 1987;42:521-524.

182. Hiremath A, Hoffmann BB, Blaschke TF. Responsiveness of peripheral veins to transdermal and sublingual nitroglycerin in healthy male volunteers. J Cardiovasc Pharmacol 1989;14:534-541.

183. Eichler HG, Blöchl-Daum, Kyrle PA, Gasic S. Cilazapril and enalapril inhibit local angiotensin-I conversion in human veins but lack direct venodilating properties. J Cardiovasc Pharmacol 1989;14:248-252.

184. Hughes A, Martin G, Goldberg P, Thom S, Sever P. No evidence for a direct vasodilatory effect of celiprolol on human vasculature in vivo or in vitro. J Cardiovasc Pharmacol 1987;10:589-592.

185. Wellstein A, Palm D, Belz GG, Leopold G, Bühring KU, Pabst J. Concentration kinetics of propranolol, bisoprolol and atenolol in humans assessed with chemical detection and a subtype-selective ß-adrenoceptor assay. J Cardiovasc Pharmacol 1986;8(suppl.11):S41-S45.

186. Wellstein A, Palm D, Belz GG. Affinity and selectivity of ß-adrenoceptor antagonists in vitro. J Cardiovasc Pharmacol 1986;8(suppl.11):S36-S40.

187. Wellstein A, Belz GG, Palm D. Beta adrenoceptor subtype binding activity in plasma and beta blockade by propranolol and beta1-selective bisoprolol in humans. Evaluation with Schild-Plots. J Pharmacol Exp Ther 1988;246:328-337.

188. Wellstein A, Palm D, Belz GG, Butzer R, Polsak R, Pett B. Reduction of exercise tachycardia in man after propranolol, atenolol and bisoprolol in comparison to beta-adrenoceptor occupancy. Eur Heart J 1987;8(suppl. M):3-8.

189. Schloos J, Pitschner HF, Wellstein A, Palm D, Belz GG, Mutschler E. Zusammenhang zwischen Pharmakokinetik und Pharmakodynamik der Beta-Rezeptorenblocker. In: Neue Aspekte der Betablocker-Therapie (ed. Follath F), Fischer, Stuttgart, 1990, p. 21-38.

190. Wellstein A, Essig J, Belz GG. A method for estimating the potency of angiotensin-converting-enzyme inhibitors in man. Br J Clin Pharmac 1987;24:397-399.

191. Wellstein A, Essig J, Belz GG. Inhibition of angiotensin-I response by cilazapril and its time course in normal volunteers. Clin Pharm Ther 1987;41:639-644.

192. Belz GG, Essig J, Kleinbloesem CH, Hoogkamer JFW, Wiegand UW, Wellstein A. Interactions between cilazapril and propranolol in man; plasma drug concentrations, hormone and enzyme responses, haemodynamics, agonist dose-effect curves and baroreceptor reflex. Br J Clin Pharmac 1988;26:547-556.

193. Essig J, Belz GG, Wellstein A. The assessment of ACE activity in man following angiotensin I challenges : a comparison of cilazapril, captopril and enalapril. Br J Clin Pharmac 1989;27:217S-223S.

194. Belz GG, Kirch W, Kleinbloesem CH. Angiotensin-Converting-Enzyme inhibitors. Relationship between pharmacodynamics and pharmacokinetics. Clin Pharmacokinet 1988;15:295-318.

195.Erb KA, Essig J, Breithaupt K, Belz GG. Clinical pharmacodynamic studies
    with cilazapril and a combination of cilazapril and propranolol. Drugs
    1991;41(suppl.1):11-17.

Meßprinzip, Validierung und Grenzen der Oszillometrischen Blutdruckmessung

M. Felger
Hewlett-Packard GmbH, Böblingen

Einleitung

Die Messung des arteriellen Blutdrucks mittels der oszillometrischen Methode ist das am häufigsten angewandte automatisierte nichtinvasive Verfahren. Sein Einsatz von der Präventiv- bis zur Intensivmedizin und die Verwendung in der klinischen Forschung macht ein Verständnis von der Validierung und den Grenzen des Verfahrens unabdingbar. Unterschiede ergeben sich dabei sowohl hersteller- als auch baujahrabhängig. Im übrigen sind die Ansprüche, die der Anwender an die Methode stellt, je nach Applikation verschieden. Im folgenden wird nicht auf die volumenoszillometrische oder photoplethysmographische Methode eingegangen, bei der die Blutdruckmessung mittels einer pneumatischen Fingermanschette vorgenommen wird (1-3).

Meßprinzip

Seit der Anwendung von Blutdruckmanschetten ist bekannt, daß die Oszillationen des Manschettendrucks zur Messung des systolischen und diastolischen Drucks herangezogen werden können. Darüber hinaus ist die Oszillometrie das einzige nichtinvasive Verfahren, mittels dessen der mittlere arterielle Druck direkt abgeschätzt werden kann. Der kleinste Okklusivdruck, bei dem maximale Oszillationen auftreten, entspricht dabei näherungsweise dem mittleren arteriellen Druck (4).

Beim oszillometrischen Blutdruckmeßverfahren dient die Manschette einerseits zur Arterienokklusion und andererseits als Sensor. Die durch den pulsatilen Blutfluß verursachten Oszillationen in der Blutdruckmanschette werden in ihrer Amplitude gemessen und mit dem korrespondierenden Manschettendruck zusammen gespeichert. Aus diesen Daten werden die Blutdruckwerte errechnet. Die Kriterien zur Ermittlung des systolischen, mittleren und diastolischen Blutdrucks sind empirisch ermittelt, indem vergleichende Untersuchungen mit invasiv und auskultatorisch gewonnen Werten durchgeführt wurden. (1, 5)

Die Messung des Manschettendrucks erfolgt durch ein mikroprozessorgesteuertes mechano-pneumatisches Meßsystem, dessen Kern im wesentlichen Drucksensoren, Ventile und eine leistungsfähige Pumpe bilden.

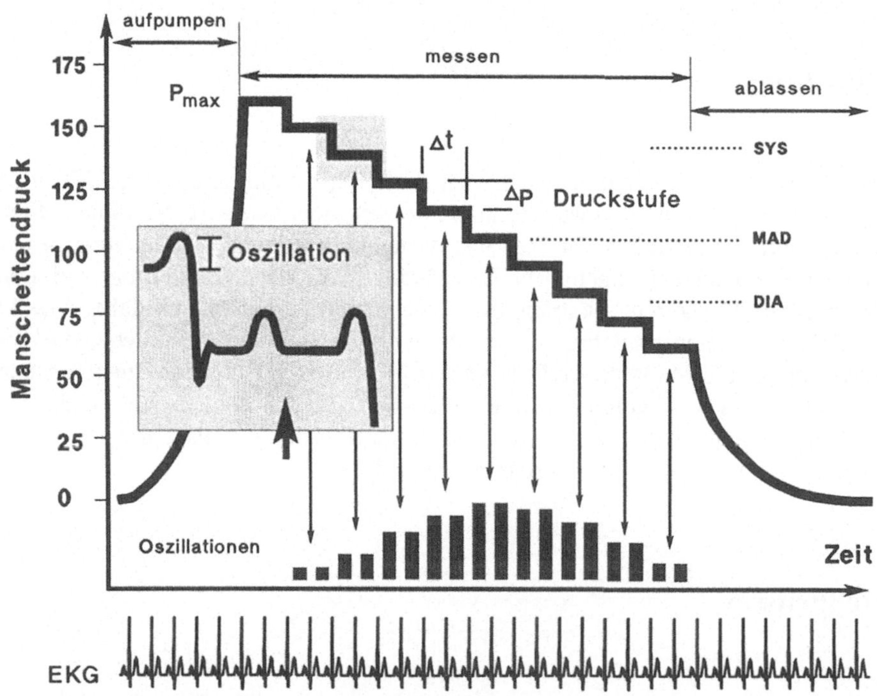

Abb. 1. Oszillometrische Blutdruckmessung

Die Abbildung zeigt das Prinzip des Messvorgangs. Üblicherweise wird die Manschette zunächst durch eine elektrische Pumpe auf einen Druck oberhalb des systolischen Wertes aufgeblasen. Dann erfolgt eine kontinuierliche oder stufenweise Reduktion des Manschettendrucks wobei die Amplitude der Oszillationen zunächst zu- und dann wieder abnimmt (5). Zur besseren Artefaktunterdrückung können auf jeder Druckstufe -im Falle einer stufenweisen Reduktion- mehrere aufeinanderfolgende Oszillationen in ihrer Amplitude miteinander verglichen werden. Sollten z.B. bedingt durch Patientenbewegungen vermehrt Artefakte auftreten, kann der jeweilige Manschettendruck so lange gehalten werden, bis zwei vergleichbare aufeinanderfolgende Oszillationen auftreten. Dies verbessert zwar die Artefakterkennung, verlängert andererseits aber den gesamten Meßzyklus und führt aus Sicherheitsgründen zum Abbruch des Meßvorgangs, falls die gesamte aufgelaufene Meßzeit einen bestimmten Wert übersteigt.

Validierung

Die Schwierigkeit in der Validierung jeder nichtinvasiven Blutdruck-messmethode besteht darin, daß zwei Referenzmethoden zur Verfügung stehen, die ihrerseits keine identischen Ergebnisse liefern (6-10). Als Standardmethode in der klinischen Praxis wird das auskultatorische Verfahren nach Korotkoff allgemein als Referenz akzeptiert. Andererseits ist die invasive Blutdruck-messung in der Intensivmedizin zu einem zweiten Standard geworden und stellt bei Anwendung von intravaskulären Meßaufnehmern das einzige wirklich direkte Verfahren zur Blutdruckmessung dar.

Beide Verfahren weisen jedoch eine ganze Reihe erheblicher potentieller Fehlerquellen auf. Die Ergebnisse der Methode nach Korotkoff werden u.a. durch die Manschettengröße (11-14), durch Einflüsse der Respiration, periphere Vasokonstriktion, das hydrostatische Niveau des Meßortes (15), Meßge-schwindigkeit (16), die Wahl des diastolischen Meßpunktes (K4 oder K5)(6,17) und den Untersucher beeinflußt (18). Die invasive Blutdruckmessung weist eine teilweise ausgeprägte Abhängigkeit vom Meßort auf (19-21) und wird darüber hinaus ganz wesentlich durch vom Meßsystem abhängige Variablen (Dämpfung, Resonanz) bestimmt (22-24).

Industrielle Standards zur Validierung der oszillometrischen Methode fehlten (10). Bei oben Gesagtem verwundert es daher nicht, daß die zahlreichen Studien zum Vergleich einzelner Geräte mit einem der beiden Referenzmethoden, sehr unterschiedliche Resultate brachten (10, 25).

Die amerikanische "Association for the Advancement of Medical Instru-mentation"(AAMI) trug dem mit der Entwicklung geeigneter Standards Rechnung. Basierend auf dem Interesse und der Unterstützung des amerikanischen "National Heart, Lung and Blood Institute" (NHLBI) entwickelte die AAMI Vorschriften in bezug auf Sicherheit und Genauigkeit elektronischer oder elektromechanischer nichtinvasiver Blutdruckmeßverfahren (26). Eine legale Zulassung der Geräte durch die amerikanische Federal Drug and Food Administration (FDA) erfolgt inzwischen faktisch nur noch, wenn die AAMI-Standards eingehalten, und entsprechende Nachweise erbracht werden können.

In dem Standard wird, jeweils getrennt nach Referenzmethode die Zahl der Probanden, deren Altersverteilung, die Anzahl der Messungen pro Proband, die Gesamtzahl der Messungen und der minimale abzudeckende Blutdruckbereich definiert (26). Weiterhin wird der Aufbau und die physikalischen Eigenschaften des jeweiligen Meßsystems sowie die Durchführung der Vergleichsmessungen festgelegt (17, 27). Das Vorgehen bei der statistischen Auswertung der Ergebnisse (28) und die zu erreichende Mindestgenauigkeit der zu validierenden Methode werden ebenfalls vorgegeben. Sowohl für den systolischen als auch diastolischen Druck darf die mittlere Abweichung der gepaarten Messungen nicht größer als +/- 5 mmHg sein, bei einer Standard Abweichung von < 8 mmHg (26). Die verwendete Referenzmethode muß vom Hersteller ausdrücklich angegeben werden.

In Deutschland hat die Physikalisch-Technische Bundesanstalt in Anlehnung an die AAMI-Standards eine nationale Richtlinie erarbeitet, die das Vorgehen bei der klinischen Prüfung beschreibt (29). In der Zukunft werden in Europa nationale Richtlinien durch europäische Standards des Europäischen Komitees für Normung (CEN/TC) ersetzt werden (30). Hierin wird bereits auf den "Kunstarm", eine neuartige Möglichkeit der Validierung, verwiesen. Dabei handelt es sich um eine Apparatur mittels derer die Drucksignale, die in einer Blutdruckmanschette während eines Meßvorgangs entstehen, simuliert und direkt auf den Blutdruckmonitor gegeben werden können. Man bedient sich dabei einer Vielfalt archivierter physiologischer Signale. Dies hat den großen Vorteil, daß hiermit zum ersten Male objektivierbare Vergleichstests durchgeführt werden können. Andererseits haben die Softwareentwickler damit auch ein Werkzeug in der Hand, das ihnen bereits im Labor die Möglichkeit eröffnet, neue Algorithmen, mittels der gespeicherten Drucksignale einer großen Zahl von Patienten oder mittels ausgesuchter Problemfälle, spezifischen Tests zu unterziehen.

Grenzen

Falls der arterielle Blutdruck schnelle Veränderungen aufweist, ist die oszillometrische Methode zur Messung nur bedingt geeignet, da sich die Messung immer über mehrere Herzaktionen erstreckt. Weil in der Regel aufeinanderfolgende Oszillationen miteinander verglichen werden, führen zu starke "beat-to-beat" Abweichungen, wie im Falle einer absoluten Arrhythmie oder eines Bigeminus, zur Erkennung der Signale als Artefakt. Prinzipiell kann zwar z.B. ein Bigeminus als solcher durch einen Algorithmus identifiziert werden, es stellt sich jedoch die Frage, welche Blutdruckwerte dann vom Gerät angezeigt werden sollten.

Mechanische Einwirkungen auf die Manschette, Bewegungen oder (Kälte-) Zittern des Patienten, können die Meßgenauigkeit ebenfalls reduzieren oder eine Messung unmöglich machen. In einigen Fällen kommt es zu starken Veränderungen der Oszillationsamplituden durch respiratorische Überlagerungen, die ebenfalls nicht immer elektronisch zu kompensieren sind. Zuletzt können extreme Bradykardie, ausgeprägte Hypertension oder Hypotension und massive periphere Vasokonstriktion dazu führen, daß mit dieser Meßmethode kein Blutdruck mehr ermittelt werden kann (31). Verbesserungen sind in Zukunft jedoch im Rahmen eines Multiparametermonitorings machbar, indem direkt auf Informationen aus anderen Parametern (EKG, Respiration, Kapnographie) zurückgegriffen wird.

Zusammenfassung

Geräte zur automatischen nichtinvasiven Messung des arteriellen Blutdrucks sind erst durch die Einführung der oszillometrischen Methode populär geworden. Sie werden heute routinemässig im klinischen Bereich eingesetzt, was durch die unbestreitbaren Vorteile gegenüber anderen Methoden bedingt ist. Die Anwendung ist einfach und die Genauigkeit auch im pädiatrischen und neonatologischen Bereich hinreichend gut, zumal bei wiederholten Messungen die Abweichungen von den intraarteriellen Blutdruckwerten für den einzelnen Patienten nur wenig schwanken.

Objektivierbare Vergleichstests der auf dem Markt befindlichen automatischen Blutdruckmeßgeräte nach dem oszillometrischen Prinzip gibt es bisher nicht. Beim Einsatz der oszillometrischen Blutdruckmessung in der klinischen Forschung ist daher zur sicheren Reproduzierbarkeit der eigenen Ergebnisse erforderlich, daß im Rahmen einer Studie nur ein spezifizierter Gerätetyp mit derselben Softwareversion Anwendung findet. Die Kenntnis der Art der herstellerseitig durchgeführten Validierung des Gerätes ist zur Interpretation der Messergebnisse essentiell. Außerdem müssen die Grenzen des Verfahrens und die Faktoren, die das Messergebnis beeinflußen Berücksichtigung finden. Darüberhinaus sind falls möglich immer mehrere Messungen bei möglichst stabilen Kreislaufverhältnissen anzuraten.

Literatur

1. Lake C L, Monitoring of arterial pressure in Lake C L (Hrsg) Clinical Monitoring, W. B. Saunders Company 1990; 115-146
2. Pessenhofer H, Kenner T, Neue Entwicklungen auf dem Gebiete der nichtinvasiven Blutdruckmessung in: Bergmann H, et al (Hrsg): Monitoring in der Anaesthesiologie und Intensivmedizin, Verlag Wilhelm Maudrich 1983; 145-161
3. Boehmer R D, Continuous, real-time, noninvasive monitoring of blood pressure, Penaz methology applied to the finger. J Clin Monit 1987; 3:282-287
4. Hutton P, Prys-Robert C, The oscillotonometer in theory and practice. Br J Anaesth 1982; 54: 581-591
5. Geddes L A, Voelz M, Combs C, Reiner D, Babbs C F, Characterisation of the oscillometric method for measuring indirect blood pressure. Ann Biomed Eng 1982; 10: 271
6. King G E, Blood pressure measurement. In: Encyclopedia of Medical Devices and Instrumentation, Vol. 1, Webster J G (Hrsg), A-Wiley Interscience Publications, 1988
7. Holland W W, Humerfelt S, Measurement of blood pressure: Comparison of intra-arterial and cuff values. Br Med J, 1966; 2:1241-1243
8. Bruner J M R, Krenis L J, Kunsman J M, Sherman A P, Comparison of direct and indirect methods of measuring arterial blood pressure. Med Instr, 1981; 15 No. 1: 11-21
9. Bruner J M R, Krenis L J, Kunsman J M, Sherman A P, Comparison of direct and indirect methods of measuring arterial blood pressure. Med Instr, 1981; 15 No. 2: 97-101
10. American National Standard for Electronic or Automated Sphygmomanometers, Rationale for the Development and Provisions of this Standard (ANSI/AAMI SP10-1987, Appendix A). Arlington, Association for the Advancement of Medical instrumentation, 1987
11. Whincup P H, Cook D G, Shaper A G, Blood pressure measurement in children, the importance of cuff bladder size. Journal of Hypertension 1989; 7:845-850
12. American National Standard for Non-Automated Sphygmomanometers (ANSI/AAMI SP9-1986). Arlington, Association for the Advancement of Medical instrumentation, 1986
13. Frohlich E D, Grim C, Labarthe D R, Maxwell M H, Perloff D, Weidman W H, Recommendations for human blood pressure determinations by sphygmomanometers. Report of a special task force appointed by the Steering Committee, American Heart Association. Circulation 1988; 77: 502A-514A
14. Kirkendall W M, Feinleib M, Freis E D, Mark A L, Recommendations for human blood pressure determinations by sphygmomanometers.

Subcommittee of the American Heart Association (AHA) postgraduate education committee. Circulation 1980; 62:1146A-1155A

15. Gravenstein J S, Paulus D A, Arterial Pressure. In: Clinical Monitoring Practice. Philadelphia, Lippincott Company, 1987

16. Yong P G, Geddes L A, The effect of cuff pressure deflation rate on accuracy in indirect measurement of blood pressure with the auscultatory method. J Clin Monit 1987; 3:155-159

17. American National Standard for Electronic or Automated Sphygmomanometers, Verification of Overall System Efficiacy by Comparison with Manual Auscultatory Measurements (ANSI/AAMI SP10-1987, Appendix B). Arlington, Association for the Advancement of Medical instrumentation, 1987

18. Feinstein A R, A bibliography of publications on observer variability. J Chronic Dis, 1985; 38:619-632

19. Kulka P J, Rommelsheim K, messortabhängige Fehlbestimmung des arteriellen Blutdrucks unter exzessiver Katecholamintherapie beim Low-cardiac-output-Syndrom. Anästh Intensivther Notfallmed 1987; 22:221-223

20. Bedford R F, Invasive blood pressure monitoring. In Blitt C D (Hrsg): Monitoring in Anesthesia and Critical Care Medicine. Churchill Livingston, 1985

21. Gallagher J D, Moore R A, McNicholas K W, Jose A B, Comparison of radial and femoral arterial blood pressures in children after cardiopulmonary bypass. J Clin Monit 1985; 1:168-171

22. Loeb R, Intravascular pressure monitoring systems. In Lake C L (Hrsg) Clinical Monitoring, W. B. Saunders Company 1990; 85-114

23. Schilt W, Verfälschung von Blutdruckwerten bei unzureichender Anpassung des Schwingungsverhaltens im Katheter-Transducer-System. Biomed Tech 1983; 28:112-117

24. Tillmann W, Druckmessung und abgeleitete Grössen im grossen und kleinen Kreislauf. In, Bergmann H, et al (Hrsg): Monitoring in der Anaesthesiologie und Intensivmedizin, Verlag Wilhelm Maudrich 1983; 145-161

25. Gravlee G P, Brockschmidt J K, Accuracy of four indirect methods of blood pressure measurement, with hemodynamic correlations. J Clin Monit 1990; 6:282-298

26. American National Standard for Electronic or Automated Sphygmomanometers (ANSI/AAMI SP10-1987). Arlington, Association for the Advancement of Medical instrumentation, 1987

27. American National Standard for Electronic or Automated Sphygmomanometers, Verification of Overall System Efficacy by Comparison with Intraarterial measurements (ANSI/AAMI SP10-1987, Appendix C). Arlington, Association for the Advancement of Medical instrumentation, 1987

28. American National Standard for Electronic or Automated Sphygmomanometers, Suggested Data Analysis and Reporting (ANSI/AAMI

SP10-1987, Appendix D). Arlington, Association for the Advancement of Medical instrumentation, 1987

29. Physikalisch-Technische Bundesanstalt, Richtlinien für die klinische Eignungsuntersuchung im Rahmen der Bauartzulassungsprüfung von nichtinvasiven Blutdruckmessgeräten. (IB.53-RLN0789 und IB.53-RLN0389)

30. Normentwurf für nichtinvasive Sphygmomanometer. Europäisches Komitee für Normung, CEN / TC 205 / WG10. (In Arbeit)

31. Pasch T, Nichtinvasives Monitoring von Druck und Strömung im Kreislauf. In, Rügheimer E. und Pasch T (Hrsg) Notwendiges und nützliches Messen in Anästhesie und Intensivmedizin, Springer-Verlag 1984; 210-212

Blutdruck- und Herzfrequenzverhalten von Probanden unter Normalbedingungen

R. Frey und *H. Schmitz,
Institut für Klinische Pharmakologie, *Institut für Biometrie, Bayer AG

Einleitung

Bei der Untersuchung von Medikamenten im Rahmen der Phase I Prüfung stellt sich die Frage, ob Herzfrequenz und Blutdruckveränderungen, die im Verlauf der Studie beobachtet werden, noch im Rahmen der physiologischen Variabilität liegen oder ob es sich bereits um die Wirkung des Medikamentes handelt.

Auch äußere Einflüsse und Manipulationen am Probanden können eine Rolle spielen.

Daher wurde eine Studie durchgeführt, in der ein typischer Studienablauf nachgestellt wurde, ohne Manipulation an den Probanden und ohne Medikation, nur zur Messung von Herzfrequenz und Blutdruck, um das physiologische Verhalten der beiden Meßgrößen zu untersuchen.

Das Ziel dieser Studie war die Beantwortung nachstehender Fragen:

- Wann tritt nach Einnahme einer horizontalen Körperlage eine Stabilisierung von Herfrequenz und Blutdruck ein?
- Wie groß ist der Unterschied zwischen der Nüchternphase am Morgen und einer erneuten Messung nach dem Frühstück?
- Gibt es einen Unterschied zwischen den verschiedenen Perioden?

Studiendesign

Es handelt sich um eine biometrisch geplante nicht-kontrollierte Beobachtungsstudie mit 30 männlichen Probanden, die in 5 Gruppen (A bis E) zu je 6 Probanden geteilt wurde. Diese 5 Gruppen wurden in 3 aufeinander folgenden Wochen entsprechend 3 Perioden am selben Wochentag untersucht, wie in den nächsten Zeilen dargestellt.

Mo	Di	Mi	Do	Fr	
A	B	C	D	E	Periode 1
A	B	C	D	E	Periode 2
A	B	C	D	E	Periode 3

Studienablauf

Die Probanden erschienen am Studientag gegen 07.45 h im Institut für Klinische Pharmakologie. Eine letzte leichte Mahlzeit sollte am Vortag gegen 22.00 h eingenommen worden sein. Ab diesem Zeitpunkt waren Rauchen und Alkoholkonsum untersagt.

Danach begann um 08.00 h zum Zeitpunkt 0 Minuten für den ersten Probanden die Studie. Die anderen Probanden folgten im Abstand von 3 Minuten.

Folgendes Meßprogramm wurde durchgeführt:

Zum Zeitpunkt 0 Minuten erfolgte die Messung von Herzfrequenz und Blutdruck im Stehen.

Nach 2 Minuten begann die Liegephase.

Nach 5 Minuten 1. Messung von Herzfrequenz und Blutdruck im Liegen.

Nach 10 Minuten folgte die 2. Messung. Die weitere Abfolge ist der Tabelle 1 zu entnehmen.

Zwischen 122 und 150 Minuten war ein Schellongtest eingefügt. Danach folgte ein Standardfrühstück von 30 Minuten Dauer. Die postprandiale Meßrate begann zum Zeitpunkt 180 Minuten mit einer 1. Messung im Stehen. Weitere Messungen im Liegen folgten alle 5 Minuten bis zum Zeitpunkt 210 Minuten. Danach war der Studienvormittag beendet.

Tabelle 1. Sudienablauf

Zeitpunkt (min)	Aktion	Parameter
0	Messung stehend	HR, RR
2	Beginn d. Liegepharse	
5	1. Messung liegend	HR, RR
10	2. Messung liegend	HR, RR
↓		
120	24. Messung liegend	HR, RR
122	Schellongtest	
↓		
150		
152	Standard Frühstück	
↓		
175		
180	Messung stehend	HR, RR
182	Beginn der Liegephase	
185	1. Messung liegend	HR, RR
↓		
210	6. Messung liegend	HR, RR

Probandenauswahl

Nach einer klinisch körperlichen Untersuchung einschließlich Anamnese, Blutdruckmessung und 12 KanalStandard-EKG wurden 30 gesunde Probanden zwischen 20 und 40 Jahren aus unserer aktuellen Probandenkartei ausgewählt und in die Studie aufgenommen. Hierbei wurde darauf geachtet, daß nicht nur junge und sportliche Probanden eingeschlossen wurden.

Die Mittelwerte der demographischen Daten waren:
Alter 30,2 ± 4,7 Jahre
  Größe 181,5 ± 7,8 cm
  Gewicht 76,7 ± 10,8 kg

Methoden

Die Messung der elektrischen Herzfrequenz erfolgte mit HP-Standardmonitoren als 1 Kanal-EKG aus einer 3 Punktableitung. Ein nachgeschaltetes Arrhythmiesystem mittelt die gemessenen RR-Abstände über 10 - 12 Sekunden und stellt die aktuelle Herzfrequenz dem Gesamtsystem zur Verfügung.

Die Ermittlung des systolischen und diastolischen Blutdrucks sowie des Mitteldrucks erfolgte nichtinvasiv nach dem oscillometrischen Verfahren durch die oben genannten HP-Standardmonitore.

Die Auslösung der Blutdruckmessung erfolgte automatisch, zeitversetzt für jeden einzelnen Probanden durch den Hintergrundrechner (PDMS). Die gemessenen Blutdruckwerte wurden dann zeitgerecht zusammen mit der Herzfrequenz abgespeichert und neben anderen Möglichkeiten auch in Form von Case Report Forms ausgegeben.

Die biometrische Auswertung erfolgte nach Prüfung der Daten und Anlistung nach folgenden Verfahren:

Alter, Körpergewicht und Größe wurden mit Mittelwert, Standardabweichung, Median- und Extremwerten beschrieben. Dies gilt auch für die Profile der hemodynamischen Zielgrößen unter Hinzunahme von 95 %-Vertrauensbereichen.

Die explorative Untersuchung der Zeitprofile geschah grundsätzlich mit Varianzanalysemodellen, die den Teilfragen angemessen waren. Hierbei wurden die in den Ergebnissen dargestellten Profile und Zeitabschnitte betrachtet. In der Auswertung ist die Struktur der Abhängigkeit zwischen und innerhalb dcn 3 Perioden berücksichtigt. Die Varianzanalysemodelle enthalten jeweils die 3 Beobachtungsperioden als intraindividuellen Effekt sowie die Interaktionen dieses Periodeneffektes mit den übrigen Modelleffekten.

Ergebnisse

Das Gesamtergebnis umfaßt 30 Probanden mit je 3 Perioden. Somit konnten 90 Meßprofile für Herzfrequenz und die drei Parameter des Blutdrucks ausgewertet werden. Pro Meßprofil wurden 32 Meßpunkte erfaßt. Die Meßwerte wurden auf ganze Zahlen nach den üblichen Regeln gerundet.

Die Abbildungen 1 bis 4 zeigen die vier Parameter Herzfrequenz (HR), systolischer Blutdruck (Syst), diastolischer Blutdruck (Dias) und Mitteldruck (Mean) als Mittelwertsverlauf über den gesamten Untersuchungszeitraum von 3.5 Stunden. Zuerst die zweistündige Nüchternphase und anschließend die postprandiale Phase von 30 Minuten. Mit "st" ist jeweils der im Stehen gemessene Wert zu Beginn gekennzeichnet. Alle weiteren Werte sind im Liegen gemessen.

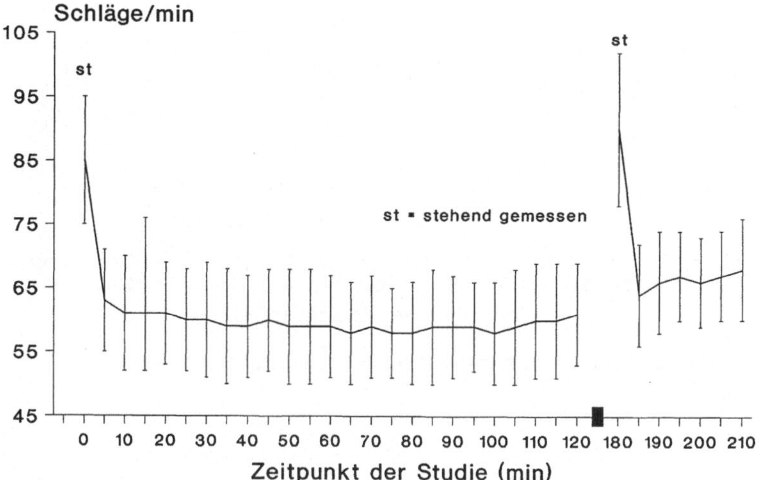

Abb. 1. Herzfrequenz mean+/-S.D. n=30 (liegend gemessen)

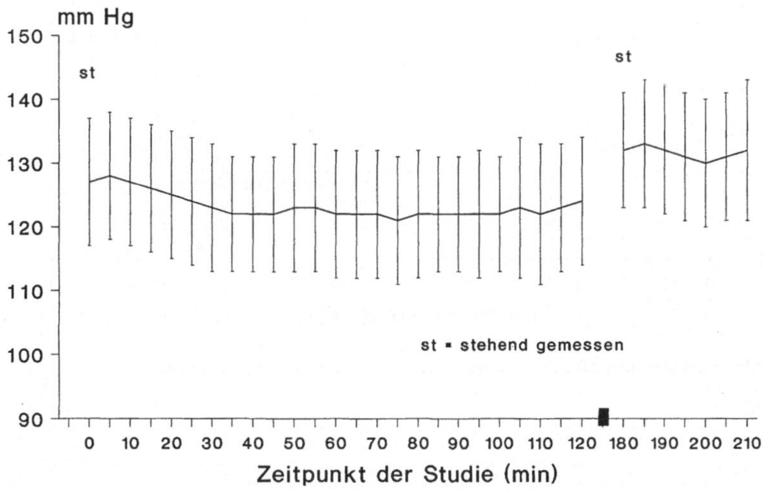

Abb. 2. Systolischer Blutdruck mean+/-S.D. n=30 (liegend gemessen)

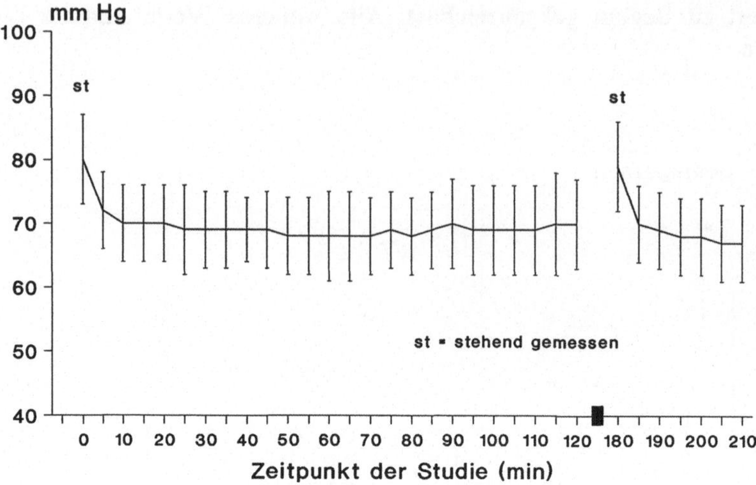

Abb. 3. Diastolischer Blutdruck mean+/-S.D. n=30 (liegend gemessen)

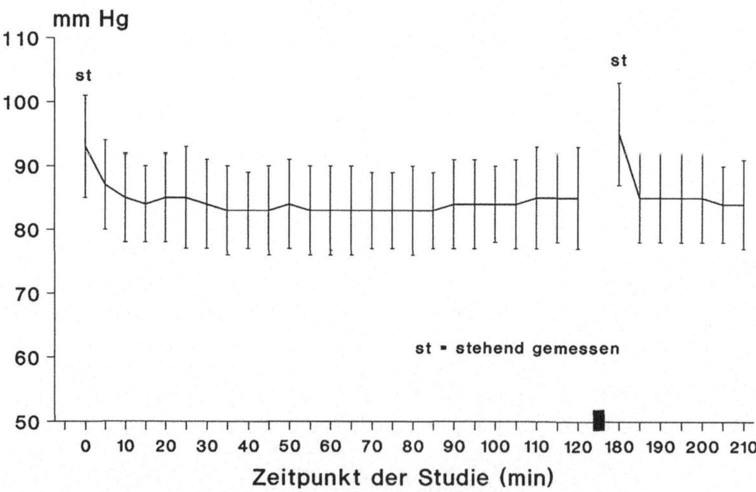

Abb. 4. Mittl.arteriellen Druck mean+/-S.D. n=30 (liegend gemessen)

Postprandial zeigt die Herzfrequenz ein deutlich höheres Niveau. Beim systolischen Blutdruck ist die langsame Anpassung in der ersten halben Stunde und das deutlich höhere Niveau postprandial auffällig.

Der diastolische Blutdruck und der Mitteldruck zeigen im Überblick keine Besonderheiten.

Nach diesem Überblick sollen nun die einzelnen Abschnitte näher betrachtet werden.

Die Herzfrequenz (Abb. 5) betrug zu Beginn der Nüchternphase im Stehen zum Zeitpunkt 0 Minuten 85 pro Minute (± 10), bei 5 Minuten, dem 1. Wert im Liegen 63, um dann ab 10 Minuten mit einem Wert von 61 pro Minute (± 9) in einen annähernd stabilen Verlauf überzugehen. Signifikanter Abfall zwischen zwischen der 5. Minute und dem folgenden Profil.

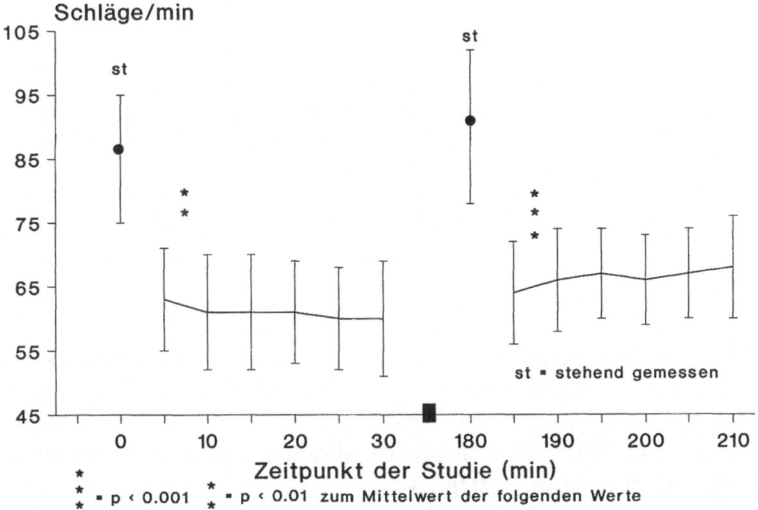

Abb. 5. Herzfrequenz mean+/-S.D. n=30 (liegend gemessen)

Postprandial wurde die Herzfrequenz im Stehen zum Zeitpunkt 180 Minuten mit 90 pro Minute (± 12) bestimmt. Nach 5 Minuten Liegen war sie auf 64 pro Minute gefallen, um dann ab dem 10-Minuten-Wert mit 66 pro Minute (± 8) stabil zu sein. Signifikante Unterschiede wurden noch zwischen der 5. Minute und dem folgenden Profil errechnet. Das Gesamtniveau dieser letzten halben Stunde lag um 5 Schläge pro Minute höher verglichen mit den ersten 30 Minuten.

Der systolische Blutdruck (Abb. 6) betrug nüchtern im Stehen 127 mmHg (± 10). Die erste Messung im Liegen ergab 128 mmHg (± 10). Danach fielen die Meßwerte kontinuierlich. Nach 10 Minuten 127, nach 15 Minuten 126 mmHg. Zum Zeitpunkt 30 Minuten waren 123 mmHg (± 10) erreicht.

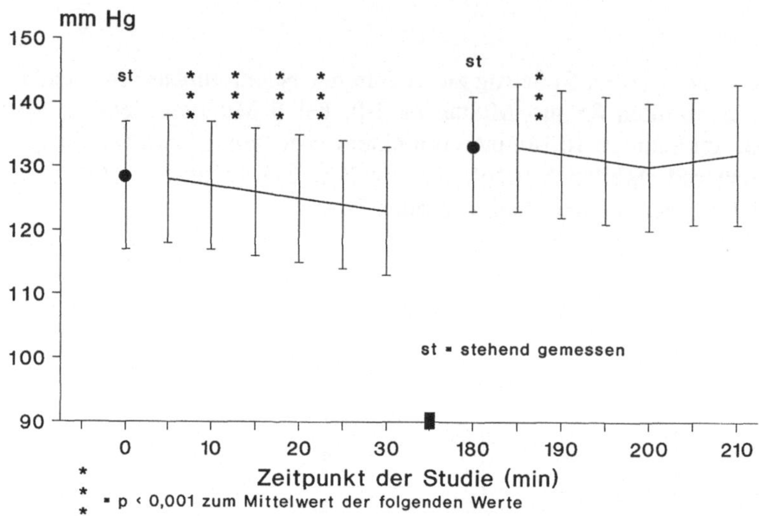

Abb. 6. Systolischer Blutdruck mean+/-S.D. n=30 (liegend gemessen)

In der Varianzanalyse spiegelt sich dieser deskriptive Befund dadurch wieder, daß der systolische Blutdruck in fast allen Kontrasten (Vergleich eines Zeitpunktes mit dem Mittelwert der folgenden) einen P-Wert von kleiner als 0,001 aufweist. Erst der Vergleich des 25 Minuten- mit dem 30 Minuten-Wert (letzter Kontrast) ist nicht mehr signifikant.

Im Gegensatz zu der langen Anpassungszeit von 30 Minuten in der Nüchternphase steht die Kreislaufumstellung in der postprandialen Phase nach dem Frühstück.

Hier wurde der systolische Blutdruck stehend mit 132 mmHg (± 9) gemessen. Nach 5 Minuten Liegen 133 mmHg (± 10), nach 10 Minuten 132 mmHg (± 10), nach 15 Minuten 131 mmHg (± 10). Statistisch werden hier stabile Werte schon nach 10 Minuten erreicht. Das Gesamtniveau lag in dieser postprandialen Phase um 8 mmHg höher verglichen mit den ersten 30 Minuten der Nüchternphase.

Der diastolische Blutdruck (Abb. 7) lag zu Beginn im Stehen bei 80 mmHg (± 7) und erreichte schon nach 10 Minuten einen stabilen Wert von 70 mmHg (± 6), nach 30 Minuten 69 mmHg (± 6). Signifikante Unterschiede wurden nur zwischen den Mittelwerten der 5. Minute und dem folgenden Profil errechnet.

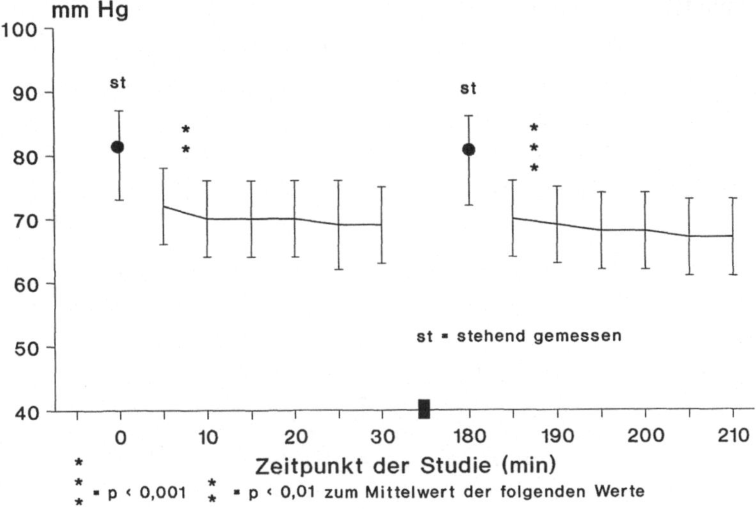

Abb. 7. Diastolischer Blutdruck mean+/-S.D. n=30 (liegend gemessen)

Postprandial wurden für den diastolischen Blutdruck im Stehen 79 mmHg (± 7) gemessen, nach 5 Minuten 70 mmHg (± 6), nach 10 Minuten 69 mmHg (± 6). Signifikante Unterschiede zwischen dem 5-Minuten-Wert und dem folgenden Profil.

Zwischen der Nüchternphase und der postprandialen Phase war kein signifikanter Unterschied nachweisbar.

Der Mitteldruck (Abb. 8) wurde nüchtern im Stehen mit 93 mmHg (± 8) bestimmt. Nach 10 Minuten lag er bei 85 mmHg (± 7) und nach 30 Minuten bei 84 mmHg (± 7). Signifikante Unterschiede zwischen der 5. Minute und dem folgenden Profil.

Postprandial betrug der Mitteldruck im Stehen 95 mmHg (± 8), nach 5 Minuten Liegen 85 mmHg (± 7) und war von diesem Zeitpunkt an stabil, ohne signifikanten Unterschied zu den nachfolgenden Mittelwerten.

Zwischen der Nüchternphase und der postprandialen Phase war kein signifikanter Unterschied nachweisbar.

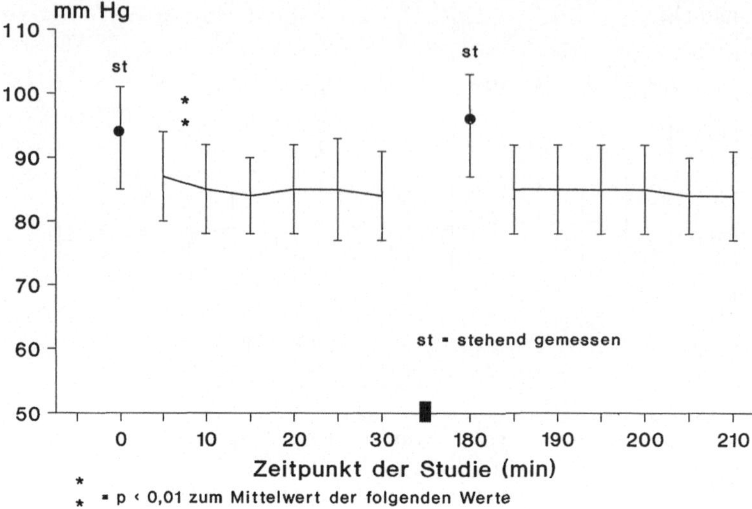

Abb. 8. Mittl.arterieller Druck mean+/-S.D. n=30 (liegend gemessen)

Es ließen sich in dieser Studie 5 Zeitabschnitte à 30 Minuten identifizieren (5 - 30, 35 - 60, 65 - 90, 95 - 120, 185 - 210 min). Die Ergebnisse sind in Tabelle 2 dargestellt.

Tabelle 2. Vergleich der Zeitabschnitte (30 Probanden über 3 Perioden) Stabilität der Profile in den Zeitabschnitten mittels orthogonaler Polynom-Zerlegung untersucht

	Zeitabschnitt (min)	Herzfrequenz (Schläge/min)	Blutdruck syst.	diast. (mm Hg)	mittl.
Referenz	65–90	58.6	121.8	68.5	83.3
1.	5–30	60.9 ⦂	125.4 ⦂	69.9 ⦂	84.9 ⦂
	15–30	60.3 ⦂	124.3 ⦂	69.5 ⦂	84.5 ⦂
2.	35–60	59.0	122.1	68.5	83.4
3.	65–90	58.6	121.8	68.5	83.3
4.	95–120	59.5	1) 122.8 ⦂	69.4 ⦂	84.3 ·
5.	180–210	66.3 ⦂	131.4 ⦂	68.4	84.7

⦂ = p < 0.001   ⁚ = p < 0.01   · · = p < 0.1   1) Zeitprofil nicht stabil

Die Stabilität der Profile wurde auch mittels arthogonaler Polynomzerlegung untersucht und bestätigt.

Der Zeitabschnitt mit der größten Stabilität der Werte lag nach der 1. Stunde zwischen der 65. und 90. Minute.

Annähernd gleich hohe Stabilität zeigte der Zeitraum zwischen 35 und 60 Minuten.

Die ersten 30 Minuten sind durch die Umstellung des Kreislaufs vom Stehen zum Liegen gekennzeichnet. Auffallend war hier, wie zuvor erwähnt, die lange Anpassungszeit für den systolischen Blutdruck von 25 - 30 Minuten.

Teilt man diesen 1. Zeitabschnitt nochmals in die ersten 10 und die letzten 20 Minuten, so bleibt trotzdem ein signifikanter Unterschied der letzten 20 Minuten zu dem 3. Zeitabschnitt (65 - 90) mit der größten Stabilität nachweisbar.

Diese allgemeinen Aussagen treffen alle 4 Parameter. Das Verhalten der postprandialen Abschnitte ist jedoch different.

Das Verhalten der Herzfrequenz entspricht dieser allgemeinen Aussage. Zusätzlich ist die postprandiale Phase (185 - 210 min) um 5.7 Schläge/min signifikant höher zum 3. Zeitabschnitt.

Der systolische Blutdruck zeigte zusätzlich zum Ende der Liegephase nüchtern in der letzten halben Stunde einen linearen, statistisch zwar signifikanten, numerisch jedoch unbedeutenden Anstieg von 1 mmHg. Hier drückt sich vermutlich die einsetzende Unruhe im Raum aus, dadurch daß die ersten Probanden aufstehen und vielleicht auch die Vorfreude auf das Frühstück. Die postprandiale Phase ist um 9.6 mmHg signifikant höher zum 3. Zeitabschnitt und zeigt eine entsprechende Anpassung.

Der diastolische Blutdruck und Mitteldruck zeigten in der Nüchternphase ein ähnliches Bild, jedoch keinen Unterschied der postprandialen Phase zum 3. Zeitabschnitt.Insgesamt ist erwähnenswert, daß keine höhergradigen Polynome signifikant sind, was auf eine systematische Stabilität schließen läßt.

Weder ein Periodeneffekt noch eine Interaktion mit dem Zeiteffekt konnte nachgewiesen werden. Somit kann auf eine hinreichend gute Reproduzierbarkeit zwischen den 3 Perioden geschlossen werden.

Diskussion

Das Ziel dieser Studie war die Untersuchung von Herzfrequenz und Blutdruck unter Normalbedingungen ohne Manipulation und Medikation über einen Zeitraum von 2 Stunden nüchtern und 30 Minuten postprandial sowie über 3 aufeinander folgende Perioden.

Die Umgebungsbedingungen und die Abfolge der nichtinvasiven Messungen folgten einem in unserem Hause typischen Studienablauf, jedoch wurden optische und akustische Reize auf ein Minimum reduziert.

Nach der 2stündigen Liegephase folgte ein Schellongtest über 30 Minuten und anschließend das Standardfrühstück über 30 Minuten. Diesem folgte dann die 30minütige postprandiale Liegephase. Die Ergebnisse des Schellongtests wurden hier nicht dargestellt. Ein Einfluß des Schellongtests auf die Meßwerte der postprandialen Liegephase, die durch das 30minütige Frühstück getrennt war, ist unwahrscheinlich, kann jedoch nicht gänzlich ausgeschlossen werden.

Die automatische Messung von Herzfrequenz und Blutdruck erfolgte mit einem im Institut bewährten und validierten Verfahren und wird von den Probanden gut toleriert. Es ist ohne erkennbaren Einfluß auf Puls und Blutdruck im Gegensatz zur manuellen Messung durch die Schwester oder den Arzt.

In der statistischen Auswertung wurde versucht, die einzelnen Teilfragen durch die Anwendung geeigneter linearer Modelle (ANOVA) zu untersuchen. Die globalen Varianzanalysen wurden darüberhinaus in "Zeitkontraste" zur tiefergehenden Analyse zerlegt. Dabei wurde bewußt in Kauf genommen, daß viele Einzeltests berechnet wurden, so daß im strengen statistischen Sinne die P-Werte nicht mehr als "Irrtumswahrscheinlichkeiten" interpretiert werden dürfen.

Insofern hat die gesamte Studie eher einen explorativen Charakter. Ferner muß berücksichtigt werden, daß die Fallzahl von 30 Probanden aus praktischen Erwägungen stammt und nicht auf Testschärfeüberlegungen beruht.

Die dargestellten Ergebnisse zeigen die Mittelwerte von 90 Meßwerten pro Zeitpunkt. Ein signifikanter Unterschied zwischen den 3 Perioden konnte nicht nachgewiesen werden, ebensowenig ein Periodeneffekt. Daher ist diese Zusammenfassung auf einen summarischen Studienablauf zulässig.

Auffallend ist der Unterschied zwischen Herzfrequenz und systolischem Blutdruck bei der Kreislaufumstellung vom Stehen zum Liegen. Die Herzfrequenz kann erwartungsgemäß nach 15 Minuten Liegen als stabil bezeichnet werden. Der systolische Blutdruck hingegen zeigt eine deutlich langsamere Anpassung und ist erst nach der 25. Minute stabil. Diastolischer Blutdruck und Mitteldruck folgen in ihrem Verhalten der Herzfrequenz.

Postprandial zeigen Herzfrequenz und systolischer Blutdruck ein höheres Niveau als die Nüchternphase. Die Herzfrequenz liegt um 5 Schläge/min höher, der systolische Blutdruck um 8 mmHg. Diese Beobachtung ist bei der Beurteilung von Herzfrequenz und Blutdruck im Verlauf von Medikamentenstudien nicht ohne Bedeutung, denn eine erhöhte Herzfrequenz und Blutdruck kann somit am späten Vormittag nach dem Frühstück nicht ohne weiteres einer Medikamentenwirkung zugeschrieben werden.

Erwähnenswert ist weiterhin, daß die postprandiale Anpassung der Kreislaufparameter, einschließlich systolischem Blutdruck, schon nach 10 Minuten erfolgt ist.

Zusammenfassend können die Ergebnisse wie folgt gewertet werden:

In der Nüchternphase war eine komplette Stabilisierung des Kreislaufs erst zur 30. Minute nachweisbar. Ab der 15. Minute waren die Unterschiede numerisch jedoch gering.

Als Konsequenz für Studien ist für kreislaufaktive Substanzen eine 1. Messung nach 30 Minuten Liegezeit zu empfehlen, für andere Medikamente nach 15 Minuten.

In der postprandialen Phase war diese Stabilisierung schon nach 15 Minuten erreicht. Das Gesamtniveau für Herzfrequenz und systolischen Blutdruck lag jedoch gegenüber der ersten halben Stunde als auch zur 3. halben Stunde deutlich höher, während für den mittleren und diastolischen Blutdruck kein signifikanter Unterschied nachweisbar war.

Datenerfassung zur Erstellung eines Effekt-Kinetik-Modells

A. Hecht(1), G. Heinzel(2), H. Narjes(1) und R. Brickl(2)
(1) A Medizin und (2) A Pharmakokinetik und Metabolismus
Dr. Karl Thomae GmbH W-7950 Biberach/Riß

Einleitung

Für potente Substanzen müssen in der klinischen Prüfung adäquate Meßmethoden zur Verfügung gestellt werden. Es wurde eine Methode entwickelt, um den zeitlichen Verlauf eines Meßparameters und damit den Effekt einer Substanz zu beschreiben. Die Aufgabe war, wegzukommen von den fixen Meßzeitpunkten und den dadurch limitierten Aussagemöglichkeiten hin zu einer quasi-kontinuierlichen und damit gesamthaften Betrachtung. Dargestellt wird dies am Beispiel der Herzfrequenz eines Probanden nach der Gabe eines Vertreters einer neuen Substanzklasse. Die Entwicklungssubstanz Zatebradine ist ein Sinusknoteninhibitor und senkt die Herzfrequenz selektiv, ohne über muskarinische oder beta-adrenerge Rezeptoren zu wirken. Der klinische Einsatz ist bei Angina pectoris geplant.

In der Pharmakokinetik werden zur Beschreibung von Konzentrationsverläufen Berechnungen nach Modellen vorgenommen. In dieser Arbeit wurde am Beispiel eines Probanden eine Methode der Datenerfassung eingesetzt und eine Datenverdichtung durchgeführt, die es erlaubte, mit Hilfe von Modellen eine gemeinsame Beschreibung des Zeitverlaufs des Effektes (Wirkungsverlauf) und der Kinetik (Plasmakonzentrationsverlauf) durchzuführen.

Material und Methoden

Studiendesign

Die Daten wurden im Rahmen einer doppelblind und placebokontrolliert angelegten klinischen Studie der Phase I gewonnen. Die Studie wurde mit 16 männlichen Probanden im Alter von 20 bis 55 Jahre durchgeführt. Primäres Studienziel war die Beurteilung des Verlaufs der Herzfrequenz in Ruhe unter Einbeziehung der Kinetik bei 4 verschiedenen oralen Einmal-Dosierungen von Zatebradine. Fixe Zeitpunkte der Herzfrequenzerfassung waren vor Applikation und 2, 4, 6, 8, 12, 24, 32, 48, 72 und 96 h nach Applikation. Zu diesen Zeitpunkten erfolgte eine Messung der Herzfrequenz über 5 Minuten nach einer 10 minütigen run in Periode. Für die Zeit von 0 bis 5 h nach der Applikation wurde die Herzfrequenz kontinuierlich aufgezeichnet. Zur Dokumentation wurde am Ende jeder Messung ein EKG Streifen von 12 s Dauer von einer zentralen Arrhythmieanalysestation geschrieben. Blutabnahmen zur Bestimmung der Plasmakonzentration der Substanzen erfolgten vor Applikation und 15, 30 min., 1, 1.5, 2, 2.5, 3, 4, 5, 6, 8, 10, 12, 14, 24, 32, 48, 72 und 96 h nach Applikation.

Geräte

Patientenmonitore HP 78354A, Hewlett Packard, Böblingen
Zentralmonitor mit Arrhythmieanalyse HP 78560A, Hewlett Packard, Böblingen
SDN Datennetzwerk HP 78581A, Hewlett Packard, Böblingen
Daten Akquisitions Interface HP 78582A, Hewlett Packard, Böblingen
PDMS Patient-Data-Management-System HP 78706A, Hewlett Packard, Böblingen
Personal-Computer (IBM kompatibel)

Software
TopFit , Gödecke, Schering, Thomae
RS/1, BBN, München

Herzfrequenzerfassung
Das EKG-Signal des Probanden wurde mit dem Patientenmonitor aufgezeichnet. Die Schlag-zu-Schlag Herzfrequenz wird im Monitor über 3 Sekunden gemittelt. Diese Werte sind auf dem Datennetzwerk verfügbar. Im Abstand von 5 Sekunden werden sie in das PDMS übernommen und gespeichert.

Plasmakonzentrationsbestimmungen
Die Bestimmungen der Plasmakonzentrationen erfolgten mit einer spezifischen HPLC Methode mit Fluoreszenzdetektion.

Datenanalyse

Rohdatenverdichtung

Die 5-Sekunden Rohdaten wurden vom PDMS auf einen PC übertragen. Mit RS/1 wurden daraus 5-Minuten Mittelwerte gebildet.

Placebobehandlung, Bestimmung von Wirkung und Effekt

Da die Studie nicht im Cross-over Design angelegt war, wurde der Placebowert zu einem Zeitpunkt aus den jeweiligen Herzfrequenzwerten aller Placeboprobanden gemittelt. Als Basiswert (= Wert vor Applikation) wurde für die Placebo-Probanden und den Verum-Probanden der Mittelwert der Herzfrequenz der ersten 20 Minuten nach Applikation berechnet. Zur Normierung des Effektes wird der Effekt als Änderung der Werte zum Basiswert berechnet. Auf dieselbe Art und Weise wurde ein normierter "Placeboeffekt" ermittelt. Die Wirkung zu einem Zeitpunkt wurde berechnet aus dem normierten Effekt zu diesem Zeitpunkt minus dem Mittelwert der normierten "Placeboeffekte" (n = 3) zu diesem Zeitpunkt.

Modellierung

Die Plasmakonzentration wurde an ein 2-Kompartimentmodell angepaßt. Für die Dynamikmodelle wurden drei verschiedene Ansätze gewählt. Im ersten Ansatz ist das Effektorkompartiment dem Zentralkompartiment, im zweiten Ansatz dem Seitenkompartiment gleichgesetzt. Ferner wurde nach dem Sheiner-Modell ein getrenntes Effektorkompartiment am Zentralkompartiment betrachtet. Für die Berechnungen wurden die 5-Minuten-Mittelwerte der quasi-kontinuierlichen Daten der ersten 24 h nach Applikation der Substanz beziehungsweise die Werte zu den fixen Meßzeitpunkten verwandt.

Ergebnisse

Abbildung 1 zeigt exemplarisch für einen Probanden alle während der ersten 12 h p. a. gewonnenen 5-Sekunden Herzfrequenzwerte. Eine Gegenüberstellung der Herzfrequenzwerte der nach dem Prüfplan vorgesehenen Meßfenster und der verdichteten Rohdaten zu 5-Minuten Mittelwerten zeigt Abbildung 2.

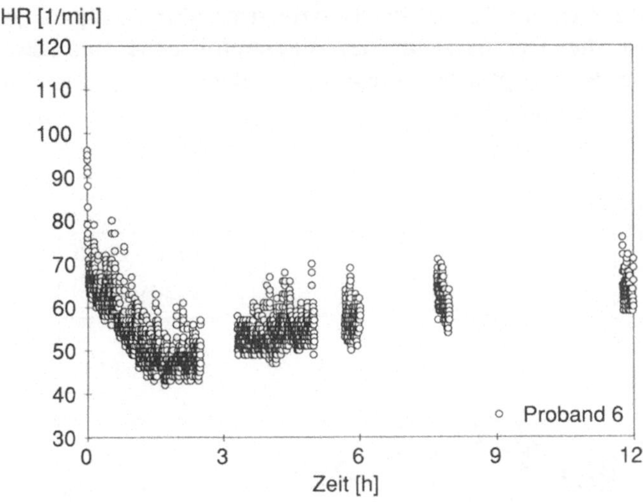

Abb. 1. 5-Sekunden Rohdaten der Herzfrequenzwerte des Verumprobanden über den Zeitraum von 0 bis 12 h p.a.

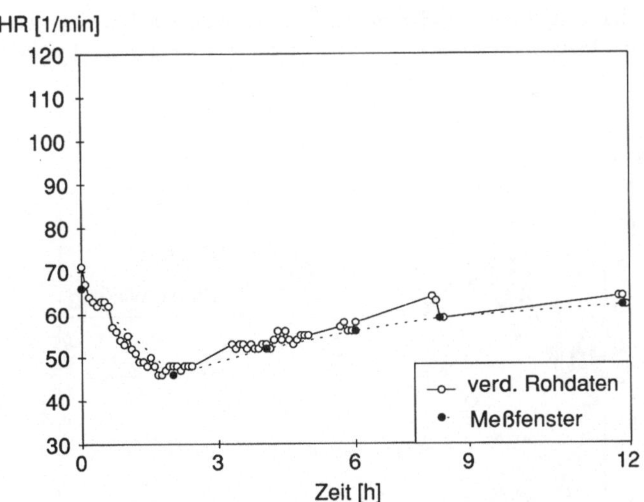

Abb.2. Vergleich der verdichteten Rohdaten mit den zu fixen Meßzeitpunkten gewonnenen Herzfrequenzwerten des Verumprobanden

                                        A. Hecht, G. Heinzel, H. Narjes und R. Brickl

In der Abbildung 3 ist der Verlauf der Herzfrequenz über 24 h p. a. dargestellt.
Aufgetragen ist die Herzfrequenz des Verumprobanden und die mittlere
Herzfrequenz der Placeboprobanden (n = 3). Abbildung 4 zeigt die Wirkung im
Vergleich zum gemessenen Effekt.

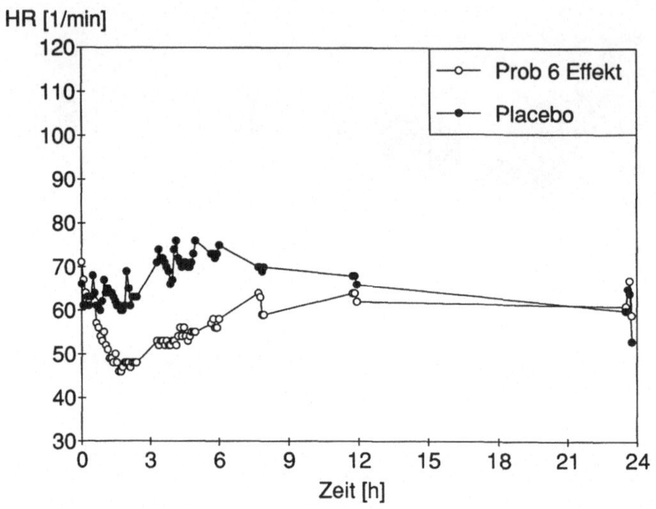

Abb. 3. Verlauf der 5-Minuten Mittelwerte der Herzfrequenz des Verumprobanden und
der Mittelwerte der Placeboprobanden (n = 3) über den Zeitraum von 0 bis 24 h p. a.

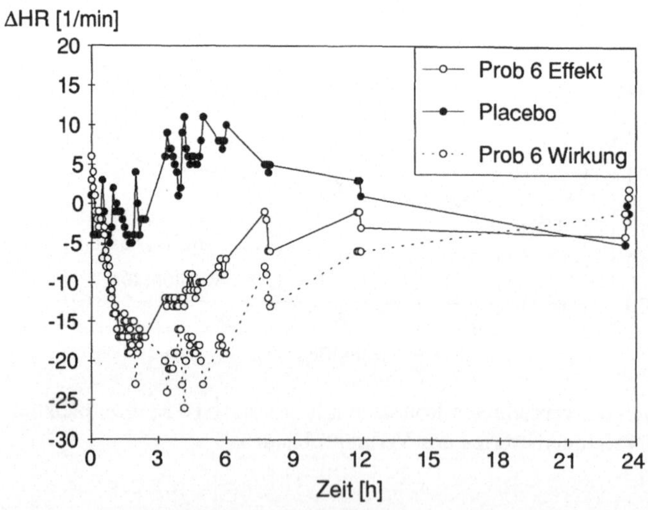

Abb. 4. Darstellung der gemessenen Herzfrequenzänderung (Effekt) des Verumprobanden und der Mittelwerte der Placeboprobanden (n = 3) im Vergleich zur Wirkung

Das Dynamikmodell für die Anpassung von Plasmakonzentration der Substanz und Wirkung mit der Modellhypothese, das Effektorkompartiment dem Zentralkompartiment gleichzusetzen, zeigt Abbildung 5a. Abbildung 6a zeigt das Ergebnis der zugehörigen Anpassungsrechnung mit den Werten der fixen Meßzeitpunkte.

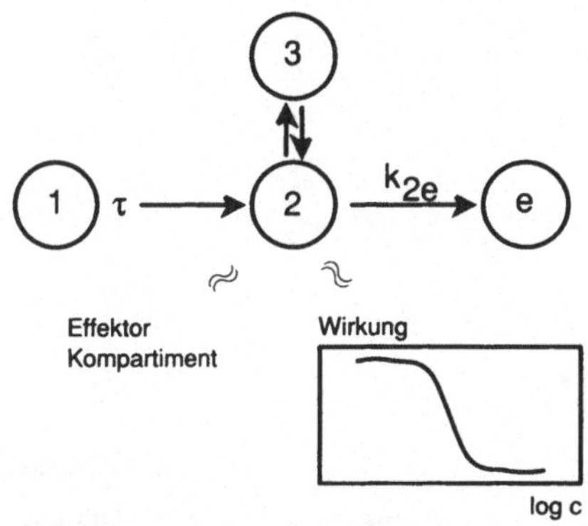

Abb. 5a. Dynamikmodell für die Anpassungsrechnung mit TopFit. Das Effektorkompartiment wurde dem Zentralkompartiment gleichgesetzt

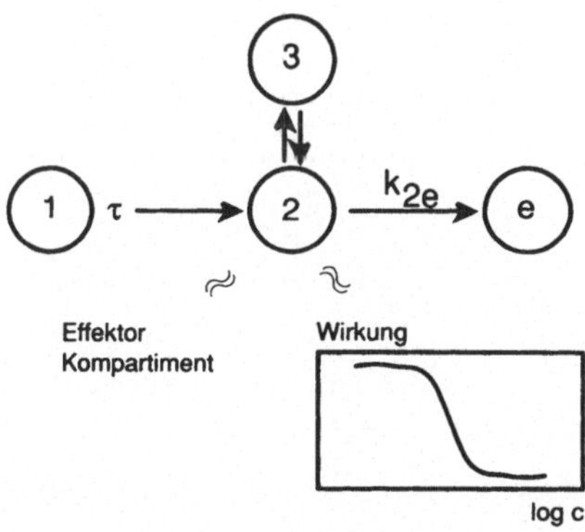

Abb. 5b. Dynamikmodell für die Anpassungsrechnung mit TopFit. Das Effektorkompartiment wurde dem Zentralkompartiment gleichgesetzt

                                          A. Hecht, G. Heinzel, H. Narjes und R. Brickl

Das Dynamikmodell für die Anpassung von Plasmakonzentration der Substanz und Wirkung mit der Modellhypothese, das Effektorkompartiment dem Zentralkompartiment gleichzusetzen, zeigt nochmals Abbildung 5b. Abbildung 6b zeigt das Ergebnis der zugehörigen Anpassungsrechnung mit den quasi-kontinuierlichen Werten.

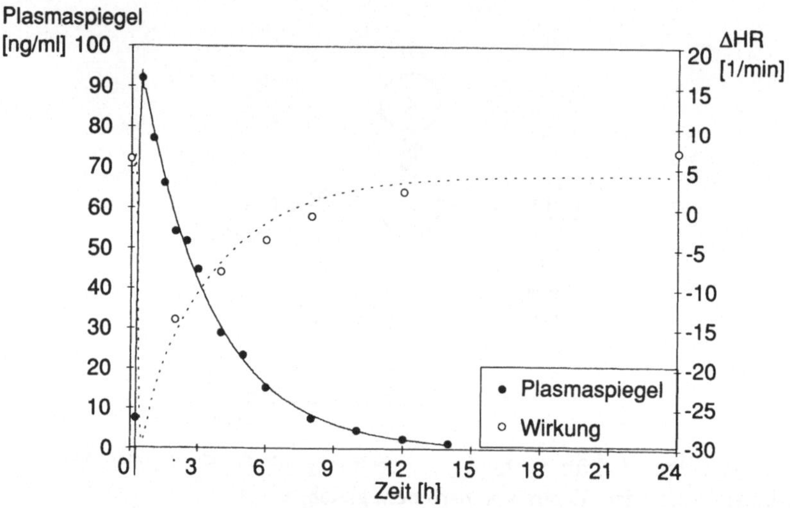

Abb. 6a. Anpassung der Wirkung (unter Verwendung der fixen Meßzeitpunkte) bei Gleichsetzung von Effektorkompartiment und Zentralkompartiment

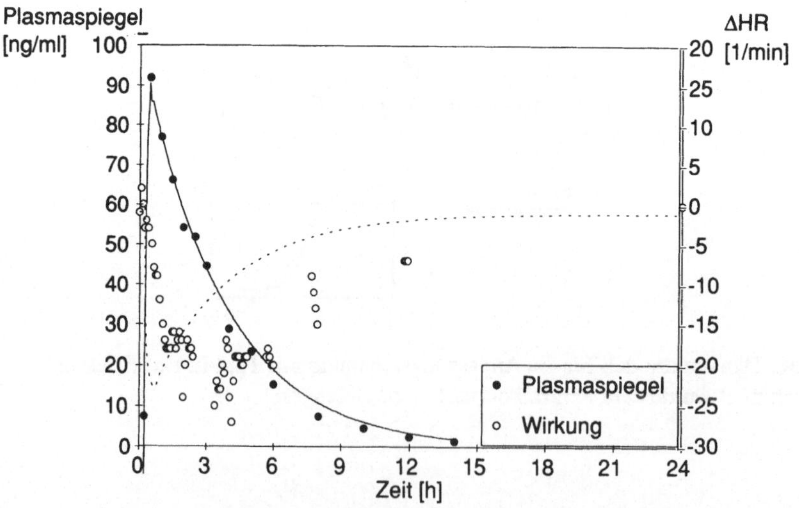

Abb. 6b. Anpassung der Wirkung (unter Verwendung der quasi-kontinuierlichen Werte) bei Gleichsetzung von Effektor-kompartiment und Zentral-kompartiment

Das Modell für die Anpassung der Wirkung im Seitenkompartiment ist in Abbildung 7 dargestellt. Eine graphische Darstellung des Ergebnisses der Anpassungsrechnung zeigt Abbildung 8.

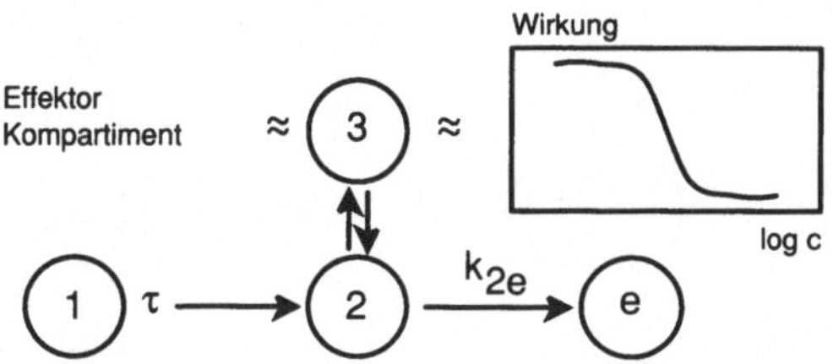

Abb. 7. Dynamikmodell für die Anpassungsrechnung wobei das Effektorkompartiment dem Seitenkompartiment gleichgesetzt wurde

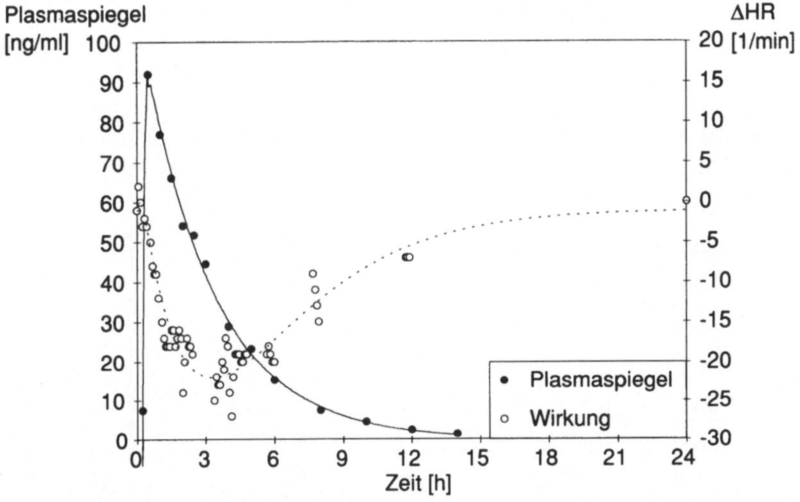

Abb. 8. Anpassung der Wirkung bei Gleichsetzung von Effektorkompartiment mit dem Seitenkompartiment.

Das Sheiner-Modell ist in der Abbildung 9 dargestellt. Abbildung 10 zeigt das Ergebnis der Anpassungsrechnung nach dem Sheiner-Modell.

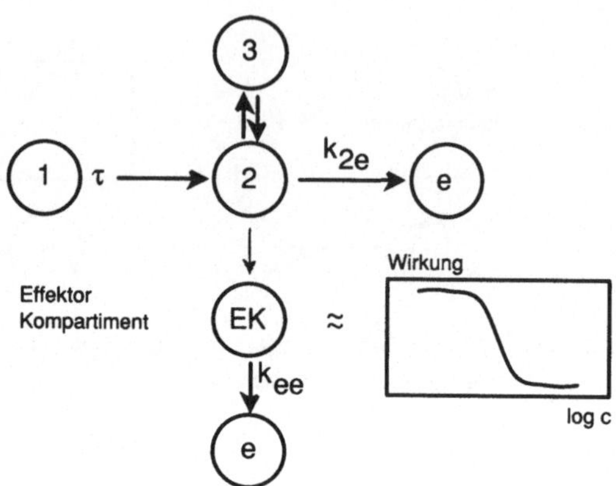

Abb. 9. Sheiner-Modell für die Anpassungsrechnung mit TopFit

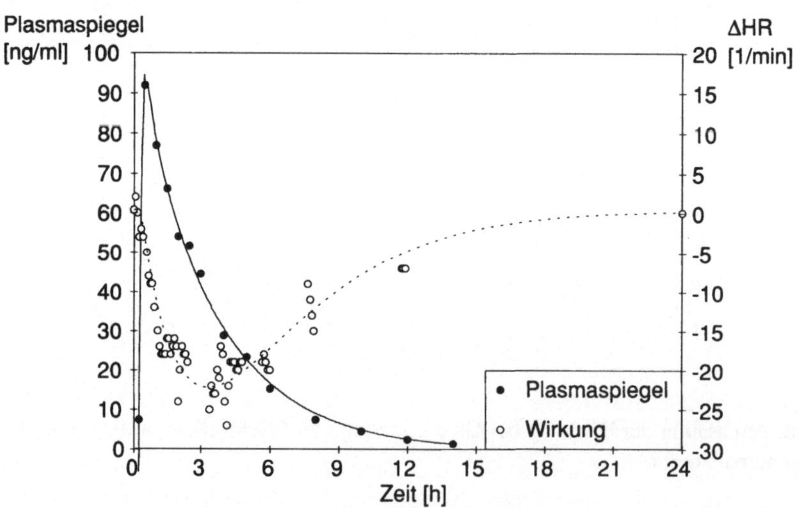

Abb. 10. Anpassung der Wirkung mit dem Sheiner-Modell

In der Abbildung 11 ist die Anpassung im Sheiner-Modell für die Wirkung und den Effekt graphisch dargestellt. Die Abbildung 12 zeigt die Wirkung in Abhängigkeit von der Effektorkonzentration.

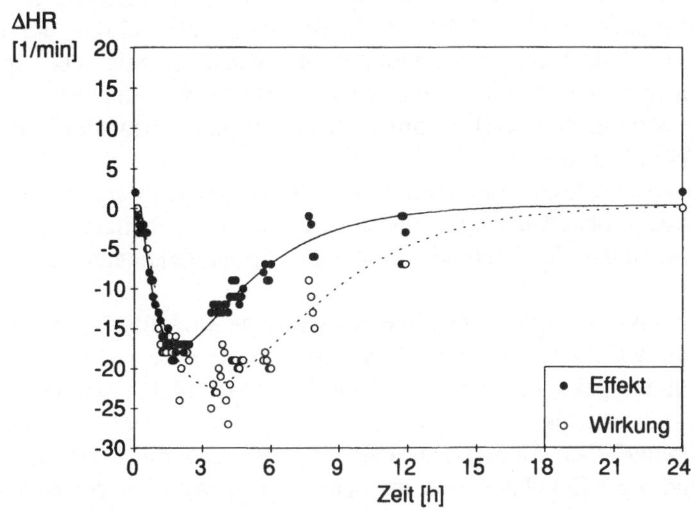

Abb. 11. Vergleichende Darstellung der Anpassung im Sheiner-Modell für den gemessenen Effekt und die errechnete Wirkung

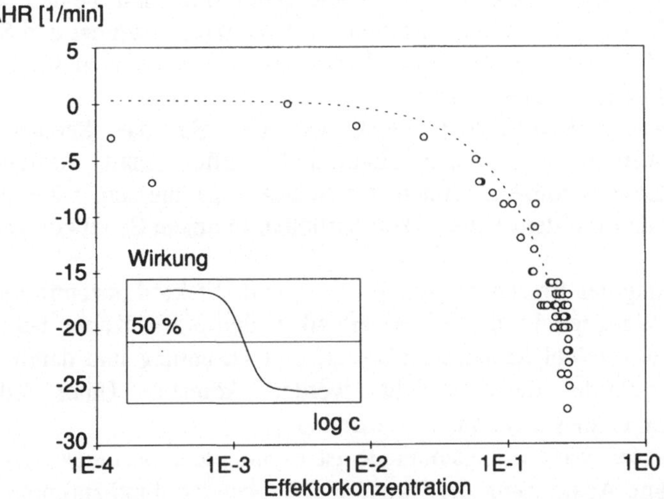

Abb. 12. Darstellung der Wirkung in Abhängigkeit von der Effektorkonzentration

Diskussion

Bei unterschiedlichen Zeitverläufen von Plasmakonzentration und Effekt hängen bei relativ wenigen fixen Meßzeitpunkten die Ergebnisse einer Dynamik-Modellierung von der zeitlichen Plazierung der fixen Meßzeitpunkte ab. Ein wesentliches Ergebnis der Arbeit besteht in der Gegenüberstellung der nach einem üblichen Zeitschema vorgenommenen Messung mit der quasi-kontinuierlichen Messung. Durch die hohe Datendichte unserer Methode bis über das zeitliche Maximum des Effektes hinaus kann der Zeitverlauf der Wirkung zuverlässig beschrieben werden.

Von den Probanden dieser Studie wurde der Proband 6 ausgewählt, weil die Herzfreqenz dieses Probanden am wenigsten von Artefakten überlagert war. Für eine breite Anwendung der Methode muß eine Artefakterkennung gefunden werden.

Es wurden drei unterschiedliche pharmakodynamische Modelle eingesetzt. Das Modell, in dem der Effekt an den Plasmakonzentrationverlauf im Zentral-kompartiment direkt gekoppelt ist, ergab mit den fixen Meßzeitpunkten eine gute Anpassung aller Effektwerte. Die Verwendung des gleichen Modells mit den quasi-kontinuierlichen Meßwerten zeigt hingegen, daß die Plasmakonzen-trationsdaten und die Effektdaten sich im Zeitverlauf wesentlich unterscheiden und deshalb mit diesem Modell nicht angepaßt werden dürfen. Der Vergleich der beiden Anpassungen zeigt, daß im ersten Fall das Modell eine maximale Wirkung zum Zeitpunkt der maximalen Plasmakonzentration annimmt, die in der Realität nicht gegeben ist. Dies bedeutet, daß eine biologisch relevante Modellierung nur mit der quasi-kontinuierlichen Messung zu erreichen ist.

Eine Iteration der quasi-kontinuierlichen Daten mit den beiden anderen Dynamik-Modellen, Effektorkompartiment im Seitenkompartiment und Sheiner-Modell ergab jeweils eine sehr gute Anpassung. Diese konnten im Ergebnis praktisch nicht unterschieden werden.

Für die weitere Bearbeitung haben wir uns für das Sheiner-Modell entschieden, weil es allgemeiner angewandt werden kann. Bestünde die Möglichkeit, Gewebekonzentrationen der Substanz zu messen, wäre dies ein Grund, das Modell mit dem Effektorkompartiment in einem Seitenkompartiment zu wählen.

Die Darstellung der Beziehung von Wirkung und Effektorkonzentration zeigt, daß wir den Wendepunkt der zu erwartenden sigmoiden Kurve bei diesem Probanden nicht erreicht haben. Erst bei höherer Dosierung und damit tieferer Herzfrequenz würde dies erreicht werden können. Unter ethischen Gesichtspunkten ist dies jedoch nicht vertretbar.

Mit Hilfe dieser Auswertungsmethode ist es möglich, prüfungsübergreifend eine gemeinsame Auswertung der Daten aller Probanden durchzuführen und so die Aussagekraft zu erhöhen.

Zusammenfassend kann gesagt werden: Es ist exemplarisch gelungen, eine Methode aufzuzeigen, die durch hochaufgelöste Datenerfassung eine zuverlässige simultane Modellierung von Pharmakodynamik und Pharmakokinetik ermöglicht. Damit kann die Aussagekraft einer Studie entscheidend verbessert werden.

Referenzen

1. Fuseau E, Sheiner LB. Simultaneous modeling of pharmacokinetics and pharmacodynamics with a nonparametric pharmacodynamic model. Clinical Pharmacology and Therapeutics 35 (6): 733-741, 1984.
2. Kroboth PD, Smith VD, Smith RB. Pharmakodynamic Modelling, Application to New Drug Development. Clinical Pharmacokinetics 20 (2): 91 - 98, 1991.
3. Heinzel G, Thomann P, Woloszezak R. TopFit - The tool for pharmacokinetic and pharmacodynamic analysis. Gustav Fischer Verlag, Stuttgart, New York. In press.

Laser-Doppler Flowmetrie
im Vergleich zur Planimetrie
bei der Wirksamkeitsbestimmung
von Serotoninantagonisten

*C.Hinze und ** J. Hardenberg
*Marion Merell Dow, CPU-Kehl (D)
**Marion Merrell Dow, Strasbourg (F)

Als pharmakodynamisches Modell zur Wirksamkeitsbestimmung von 5-HT3 Rezeptor Antagonisten hat die Flare-response weite Verbreitung gefunden. Die Aussagekraft dieser an sich einfachen Methode wird eingeschränkt durch eine Reihe von Fehlermöglichkeiten. Hauptsächlich sind dies die Standardisierung der intracutanen Injektion, die grosse inter- und intraindividuelle Reaktionsbreite auf eine vorgegebene Serotonindosis und die interindividuelle Variation bei der manuellen Übertragung der Flares.

Die Fehlerbreite bei der eigentlichen Planimetrie wird durch die Verwendung eines Digitalisiertabletts in Verbindung mit geeigneter Software im Vergleich zum Planimeter nach Coradi vernachlässigbar klein. Ziel der Studie war, zu prüfen, ob durch die Laser-Doppler Flowmetrie (LDF) die Empfindlichkeit der Flare-Response Technik durch Ausschaltung des Beobachtereinflusses und durch die Verlaufsbeobachtung der Hautdurchblutung verbessert werden kann.

Die Ergebnisse enstammen einer Pilotstudie, die parallel zur Prüfung eines selektiven 5-HT3 Rezeptor Antagonisten durchgeführt wurde. Insgesamt 8 Gruppen zu jeweils 6 männlichen Probanden erhielten i.v. Einzeldosen von MDL 73.147 zwischen 1 und 30 mg (n=5) bzw. Plazebo (n=1) im randomisierten Doppelblindverfahren (Abb. 1).

Zur Wirksamkeitsbestimmung des Serotoninantagonisten verwendeten wir die Flare-Response wie von Orwin & Fozard (1986) bzw. Cooper et al.(1988) beschrieben. Nach Fozard (1984) beruht die resultierende Hautrötung auf der Stimulation spezifischer, neuronaler 5-HT3 Rezeptoren. Es wurden 0.05 ml einer 4×10^{-5} mol l^{-1} Serotoninlösung intracutan gespritzt, und die entstandene Hautrötung nach einem vorgegebenen Zeitraster quantitativ erfaßt (Abb. 2). Zur Dokumentation wurde auf die Hautrötung eine durchsichtige, selbstklebende Plastikfolie aufgebracht und der Rand mit einem wasserfesten Stift umfahren. Die Vermessung der so gewonnen Flächen erfolgte am PC über ein Digitalisiertablett mit dem Programm Sigma-Scan von Jandel Scientific.

Subjects:	48 healthy male volumteers age: 18 to 48 years		
Design:	randomised, double-blind, placebo-controlled, dose-rising trial.		

Group	Dose	MDL	Placebo
I	1 mg	n = 5	n = 1
II	2 mg	n = 5	n = 1
III	4 mg	n = 5	n = 1
IV	6 mg	n = 5	n = 1
V	8 mg	n = 5	n = 1
VI	10 mg	n = 5	n = 1
VII	20 mg	n = 5	n = 1
VIII	30 mg	n = 5	n = 1

Abb. 1. Studienaufbau

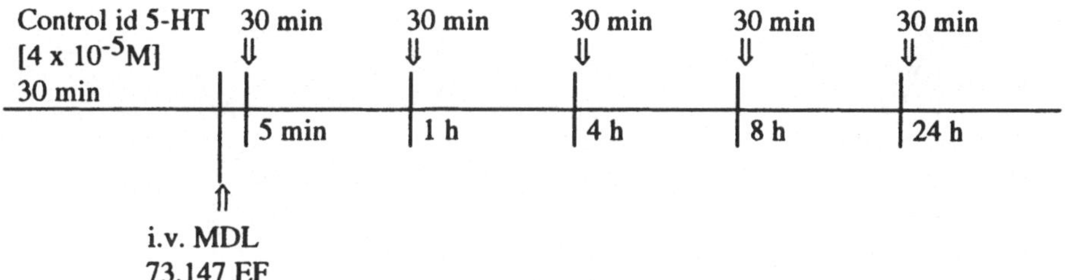

Following each id injection the flare response was measured at 5, 10 15, 20, 25 and 30 min.

Abb. 2. Zeitraster der 5-HT Injektion

Sofort nach der manuellen Erfassung der Flares wurde die Hautdurchblutung 5 mm neben der Injektionsquaddel mit dem PeriFlux PF3 Laser-Doppler der Fa. Perimed gemessen. Bei diesem Gerät erzeugt ein Helium-Neon Laser monochromatisches Licht geringer Intensität (< 1mW), das nur die obersten Hautschichten ca. 1 - 1.5 mm durchdringt. Wird das Licht von fliessenden Erythrozyten reflektiert, so verändert sich seine Wellenlänge proportional zur Geschwindigkeit der Blutzellen. Die Intensität des reflektierten Lichts entspricht der Anzahl der reflektierenden Zellen. Angezeigt wird das Produkt aus der Anzahl und der Geschwindigkeit der Erythrozyten als sogenannte Perfusion Units in mV. Aus den jeweils 6 Meßwerten der Flare-response zu den vorgegebenen Zeiten wurde die Fläche unter der Kurve (AUC) errechnet und als Maß der 5-HT3 Rezeptorantagonisierung angenommen.

Die statistische Auswertung der mit der Planimetrie gewonnenen Flare-response
Daten erfolgte durch die ANOVA für wiederholte Messungen. Signifikanz wurde
bei $p < 0.05$ angenommen.

Die planimetrischen Ergebnisse, dargestellt als prozentuale Änderung der
AUC gegenüber dem Ausgangswert (Abb. 3) ergab im Bereich von 1 bis 6 mg
keinen signifikanten Unterschied zu Plazebo. Der korrigierte p-Wert war in
jedem Fall größer als 0.05. Für die 8, 10, 20 und 30 mg Dosis war der korrigierte
p-Wert bei 5 Minuten und 1 Stunde gleich bzw. kleiner als 0.05 (Abb. 4).

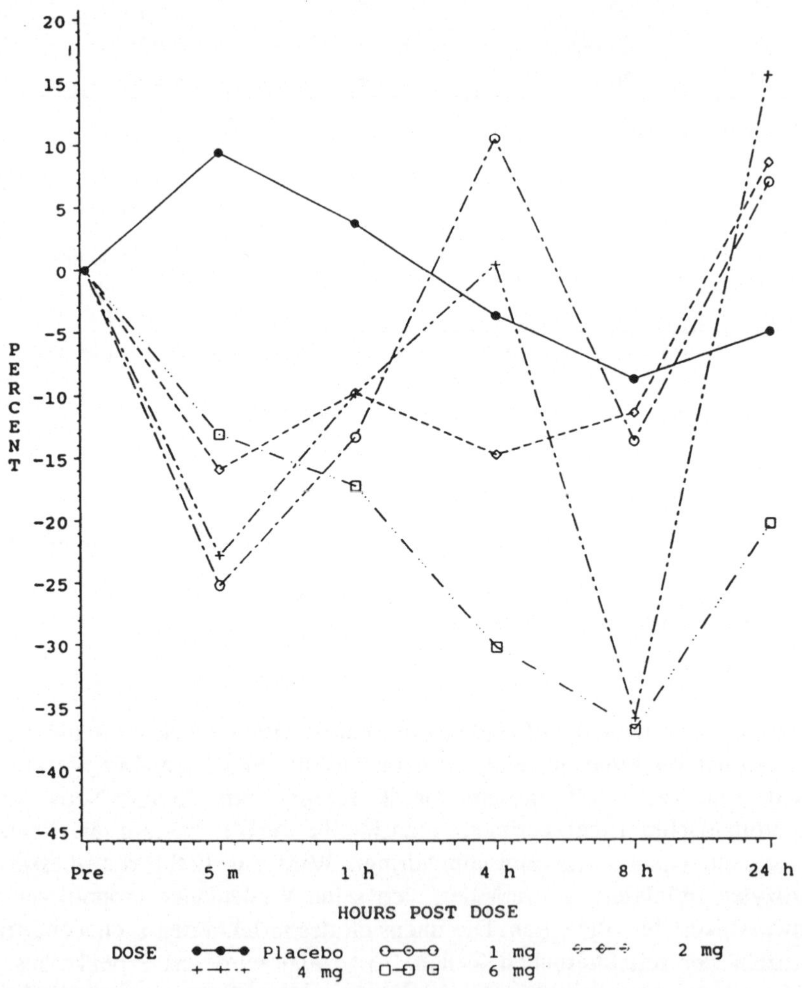

Abb.3. Percent change in maximum flare response from baseline following intravenous
injection of MDL 73.147EF or Placebo n = 5 except for Placebo where n = 8

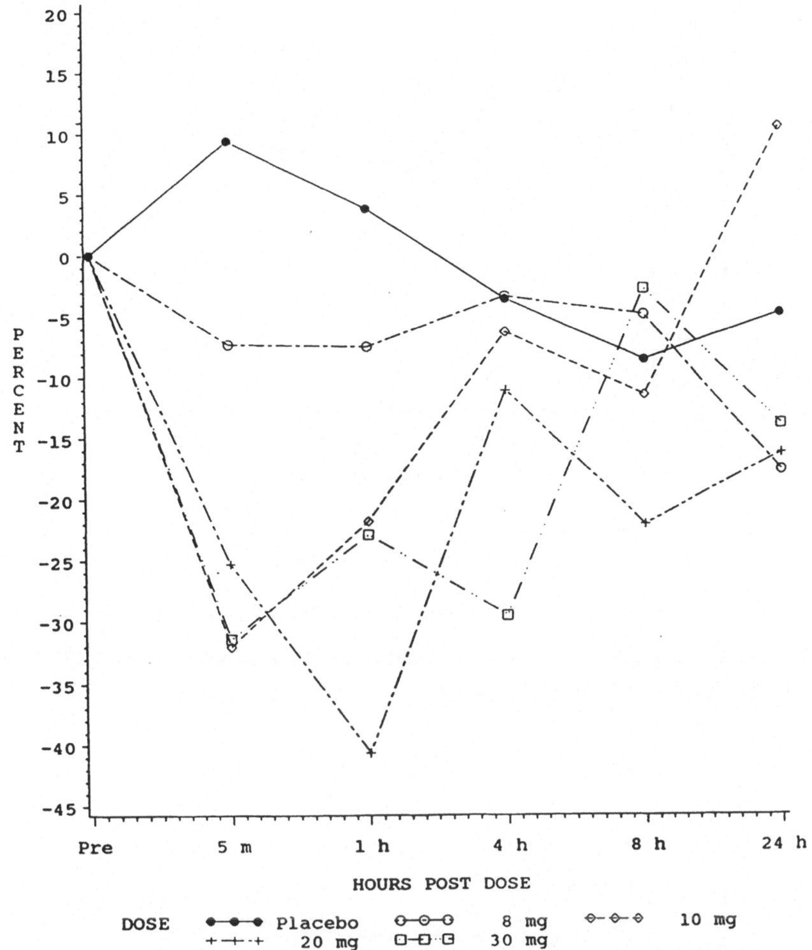

Abb.4. Percent change in maximum flare response from baseline following intravenous injection of MDL 73.147EF or Placebo n = 5 except for Placebo where n = 8

Der PeriFlux PF3 stand uns aus technischen Gründen nur für die 1 und 2 bzw. 20 und 30 mg Gruppen zur Verfügung. Bedingt durch die hieraus resultierende zu geringe Fallzahl wurde auf eine formale statistische Auswertung verzichtet. Ebenso wie bei der Planimetrie war die prozentuale Änderung der AUC gegenüber dem Ausgangswert für 1 und 2 mg im Vergleich zu Plazebo nicht bedeutsam. (Abb. 5, 6) Für 20 mg waren die Ergebnisse der Planimetrie mit denen der LDF fast deckungsgleich (Abb. 7). Bei 30 mg war die Verringerung des Blutflusses im Flarebereich mit -70% deutlicher ausgeprägt als die Abnahme der Flaregröße mit -40% (Abb. 6).

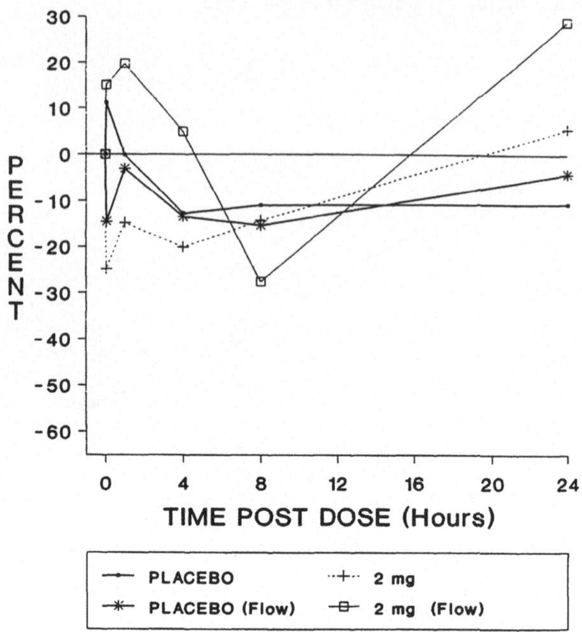

Abb. 5. Percent change in AUC from baseline following i.v. injection of MDL 73.147EF or Placebo n = 5 for 1 mg, n = 8 for Placebo

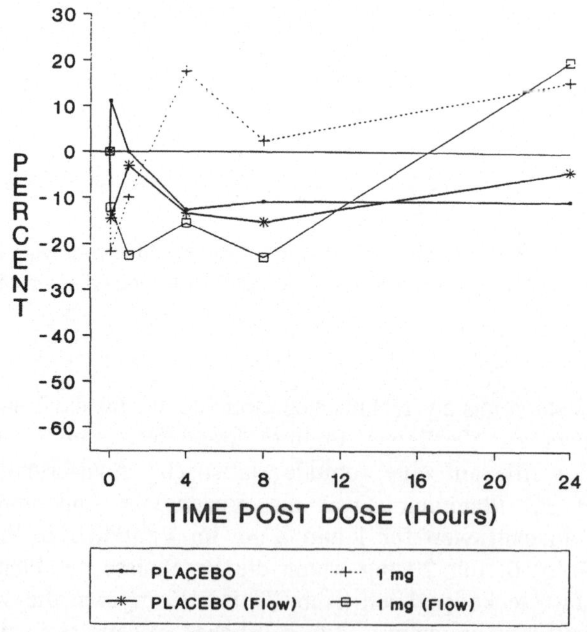

Abb. 6. Percent change in AUC from baseline following i.v. injection of MDL 73.147EF or Placebo n = 5 for 2 mg, n = 8 for Placebo

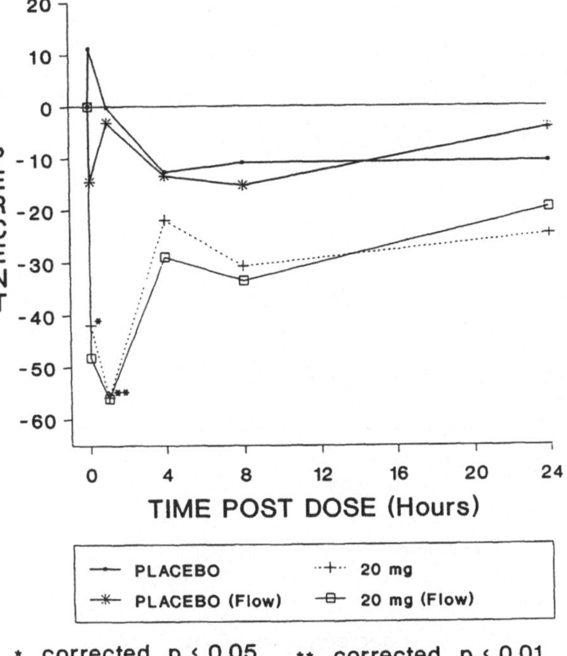

Abb. 7. Percent change in AUC from baseline following i.v. injection of MDL 73.147EF or Placebo n = 5 for 20 mg, n = 8 for Placebo
n = 3 for Placebo (Flow), n = 5 for 20 mg (Flow) Time Post Dose (hours)

Für Plazebo zeigt sich bei 5 Minuten ein gegensinniges Verhalten beider Methoden: plus 10% für die Planimetrie zu minus 10% bei der LDF. Auch der 24 Stunden Wert weist eine größere Diskrepanz auf.

Welche Schlussfolgerung läßt sich nun aus dem vorhandenen Datenmaterial ziehen?

1) Bedingt durch die geringe Fallzahl und die fehlenden Messungen bei 4 bis 10 mg kann keine verbindliche Aussage zur Überlegenheit der einen über die andere Methode gemacht werden.

2) Die LDF als objektive Methode scheint nicht in der Lage zu sein, die Aussagefähigkeit der Flare-response im untersten Dosisbereich zu verbessern. Hier dürfte besonders die ausgeprägte inter- und intraindividuelle Reaktionsbreite auf intracutan injiziertes Serotonin ausschlaggebend sein.

3) Da die Injektion von Serotonin über einen Axon-Reflex zu einer lokalen Gefäßerweiterung führt, entspricht die max. Grösse des resultierenden Flares dem Innervationsgebiet. Das Ausmass der Gefäßerweiterung und damit der Durchblutungssteigerung wiederum ist abhängig von der Anzahl der besetzten Rezeptoren. Die beschränkte Fähigkeit des menschlichen Auges, Rottöne zu diskriminieren, kann also bei gleichbleibender Flare-Größe

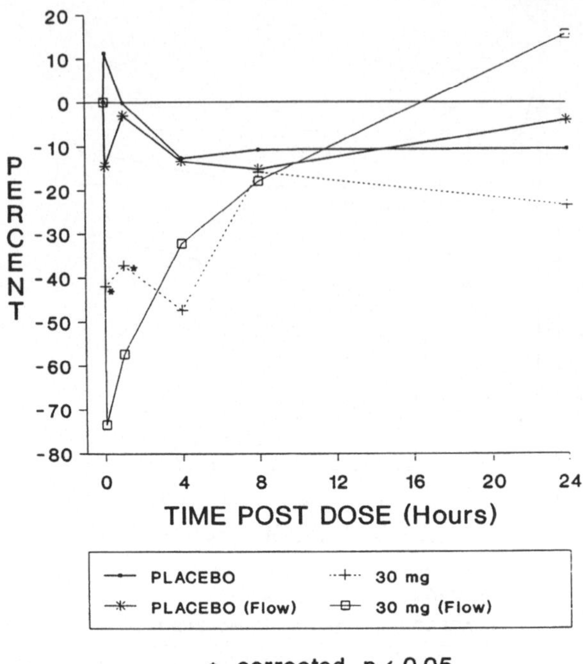

Abb. 8. Percent change in AUC from baseline following i.v. injection of MDL 73.147EF or Placebo n = 5 for 30 mg, n = 8 for Placebo
n = 3 for Placebo (Flow), n = 5 for 30 mg (Flow) Time Post Dose (hours)

Änderungen der Hautdurchblutung nur schwer erfassen. Daher könnte die Messung der Änderung des Blutflusses ein besseres Maß für die Anzahl der antagonisierten 5-HT3 Rezeptoren sein. Hierzu muß allerdings kritisch angemerkt werden, daß die Hautdurchblutung ebenfalls starken inter- und intraindividuellen Schwankungen unterliegt und der genaue Regulations-mechanismus nicht gänzlich aufgeklärt ist. Hinzu kommt, wie im Vortrag von Gabard angemerkt, die fehlende Linearität der LDF im oberen Meßbereich.

Die vorherrschende Meinung diverser Autoren bestätigt die gute Verwendbarkeit der LDF für vergleichende Untersuchungen. Wobei immer wieder auf die Vorteile einer kontinuierlichen Messung hingewiesen wird (z.B. exakt gleicher Meßort, sicheres Maximum bzw. steady state). Hierzu gibt es neben der konventionellen Lösung mit Ausschrieb über einen Plotter auch eine Software (Perisoft) der Fa. Perimed zur Online-Erfassung. Voraussetzung in jedem Fall ist jedoch eine strikte Standardisierung der Meßmethodik.

Literatur
1. Cooper, SM et al (1988). Br J clin Pharmac 25, 106 P
2. Fozard, JR, (1984) Neuropharmacology 23, 1473.
3. Orwin, JM & Fozard, JR (1986). Eur J Pharmac 30, 209

Chromametrie —
ein Verfahren zur Beurteilung
der Wirkung vasoaktiver Substanzen

A. Knöffler und W. Seifert
Institut für Humanpharmakologie, Schering AG, Berlin

Es wird hier über ein Verfahren berichtet, welches sich bei der Forschung und Entwicklung rheologisch wirksamer Medikamente in zunehmendem Maße zur relativ einfachen Beurteilung der Wirkungskinetik als geeignet erweist.

Es handelt sich um ein Verfahren, welches in der Technik zur Messung von Oberflächenfarben eingesetzt wird. Es ist geeignet, das Wirkprofil verschiedener rheologischer Medikamente darzustellen. Am Beispiel der Entwicklung einer oralen Formulierung eines Prostacyclin-Analogons (Iloprost) soll das Verfahren hier erläutert werden.

Problemstellung:

In der Frühphase von Arzneimittelentwicklungen kann es schwierig sein, den Wirkverlauf einer Substanz befriedigend einzuschätzen, wenn aus methodischen oder organisatorischen Gründen geeignete Analyseverfahren zur Plasma spiegelbestimmung des Wirkstoffes nicht zur Verfügung stehen und dennoch eine Entscheidung über den weiteren Entwicklungsverlauf getroffen werden muß. Dies war hier der Fall, als über eine geeignete Retardformulierung dahingehend entschieden werden mußte. Zur Lösung des Problems sind die möglichen Wirkungen zu prüfen, wieweit sie einer ausreichend empfindlichen, reproduzierbaren, pharmakodynamischen Messung zugänglich sind.

Vasoaktive Prostaglandinderivate weisen in der Regel folgende Effekte auf:

Prostacyclin-Wirkungen

Vasodilatation und Flush
Thrombozytenaggregationshemmung
Mißempfindungen wie Kopfschmerz und
Bauchspannungen

Die Thrombozytenaggregationsmessung ist ein gängiges Verfahren, die prostacyclinbedingte Hemmung der Plättchenaggregation zu messen. Die Wirkung ist jedoch erst in höherer Dosierung nachweisbar.

Kopfschmerz oder andere Nebenwirkungen scheiden unserer Ansicht nach, mangels Objektivierbarkeit aus. Es lag deshalb nahe, die Veränderung der Stirnfarbe als einen frühen, teilweise schon mit dem bloßen Auge erkennbaren Effekt der Prostacyclinwirkung zu erfassen und diesen mit einem Farbmess verfahren zu objektivieren.

Farbmessungen der menschlichen Haut

Die Farbe der menschlichen Haut wird durch variable
und konstante Faktoren bestimmt.

Einflüsse auf die Hautfarbe

---

konstante Faktoren:

      Fett, Pigmentierung

variable Faktoren:

      Regionales Blutvolumen, Blutgas-Partialdruck

Prinzip der Farbmessung

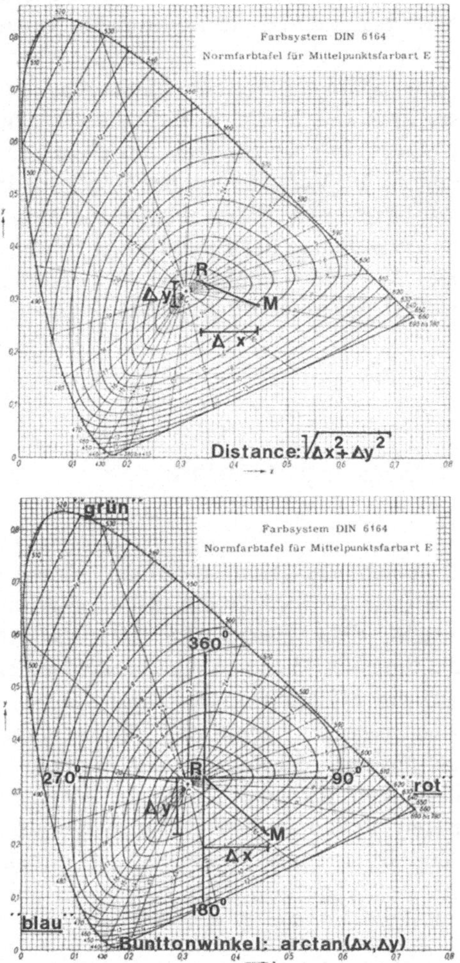

Abb. 1a,b. Parameter

Das hier verwendete Farbmessgerät gibt den Ort eines Farbtones in der
Normfarbtafel (gem. DIN 5033) wieder. Diese ist so aufgebaut, daß am Rande
des Dreiecks die nach Wellenlängen geordneten Farben maximaler spektraler
Sättigung (reine Farben) liegen. Innerhalb des Farbendreiecks liegen alle
Farben, die aufgrund der additiven Mischung der drei Farbqualitäten rot, grün
und blau möglich sind. Je mehr man in das Innnere des Dreiecks kommt, um so

mehr nähert man sich dem zentralen Weißpunkt (Unbuntpunkt), bei dem die Farbsättigung gleich Null ist.

Die Normfarbtafel ist in der Form eines Koordinatensystems aufgebaut, in welchem eine bestimmte Farbe durch die Koordinaten x und y genau festgelegt wird.

Wenn nun durch eine pharmakologische Maßnahme eine Farbveränderung eintritt, dann läßt sie sich durch die Koordianten x und y qualitativ und quantitativ einordnen. Es ist in unserem Fall nun nicht das Ziel, eine absolute Farbe zu messsen, sondern die Veränderung der Hautfarbe in Abhängigkeit von einem Referenzwert zu bestimmen. Dabei müssen die Versuchsbedingungen so gestaltet sein, daß die Veränderung der Hautfarbe allein durch die Wirkung des Medikamentes erfolgt. Vor der Applikation des Medikamentes wird ein individueller Referenzwert bestimmt. Eine intraindividuelle Messung ist somit möglich.

Parameter für die Wirkungsdynamik

Beide Abbildungen zeigen die Kennzeichnung eines vom Referenzwert verschiedenen Meßwertes. Der Messwert ist somit als Vektor in der Normfarbtafel dargestellt. Die Länge des Vektors gibt den Grad der Farbsättigung, die Richtung des Vektors die Buntheitseigenschaften (rot, blau ...) an. Übertragen auf die Situation an der menschlichen Haut gibt nun die Länge des Vektors als Kennzeichnung der Farbsättigung die Blutfülle im Hautareal (von uns als Distance bezeichnet), der Bunttonwinkel das Verhältnis zwischen rotem und blauem Farbanteil, also die Darstellung der Sauerstoff beladung wieder. Aus den Werten wird die Distance durch die *Pytagoras-Formel* einfach berechnet, der Bunttonwinkel ergibt sich durch die Bildung des *ARCTAN*.

Berechnung von Bunttonwinkel und Distance

Distance $= \sqrt{\Delta x^2 + (\Delta y)^2}$

Buttonwinkel $\Rightarrow$ ARCTAN $(\Delta x, \ \Delta y)$, wobei

Buttonwinkel $= (A < 0) \times (360 - |A|) + (A \geq 0) \times A$, wobei

$A = $ ARCTAN $(\Delta x, \ \Delta y)$

Versuchsaufbau einer Farbmessung

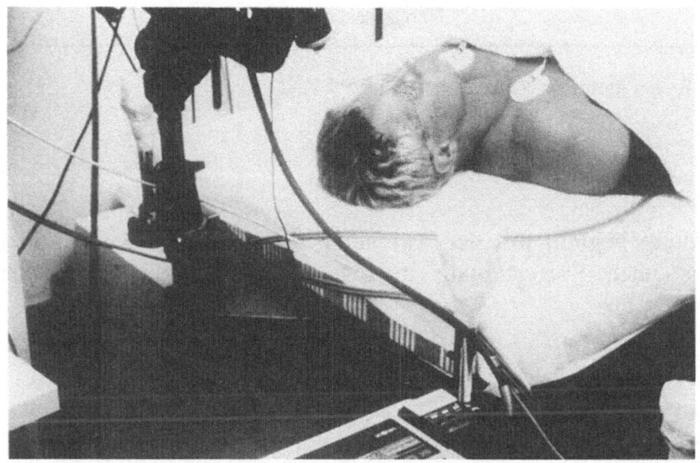

Abb. 2. Lagerung des Probanden

Der Farbmesskopf, der im wesentlichen eine Xenonlampe zur tageslichtähnlichen Beleuchtung der Messfläche enthält, wird dicht über der Stirn des Probanden plaziert. Die im Microcomputer errechneten Meßwerte werden dann auf einen PC übertragen, wo dann die Umrechnung in die beiden Parameter Distance und Bunttonwinkel erfolgt. Um Artefakte zu vermeiden ist eine stabile Lagerung des Probanden und eine konstante Raumtemperatur erforderlich.

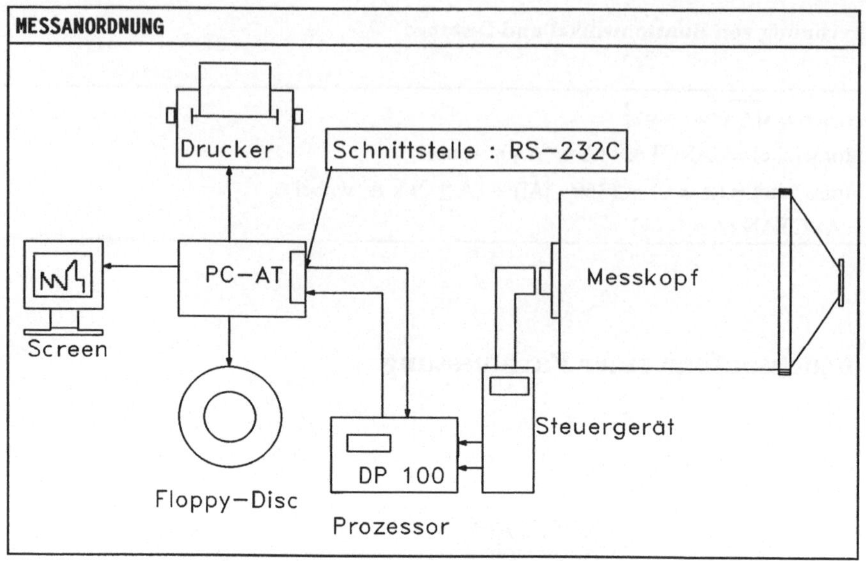

Abb. 3. Blockschaltbild - Ablaufdiagramm

Die Messung beginnt mit der Aufnahme eines Referenzwertes. Anschließend erfolgt je nach Fragestellung in regelmäßigen zeitlichen Abständen eine Teilmessung.

Anwendung der Methode

In einer humanpharmakologischen Prüfung wurden eine nicht retardierte, eine mäßig retardierte und eine stark retardierte Formulierung gewählt. Das Wirkprofil wurde mit Hilfe der Chromamtrie aufgezeichnet, gaschromatografisch wurde bei den Retardformulierungen des Medikamentes auch der Plasmaspiegel bestimmt. Parallel dazu wurde die Plättchenaggregation bestimmt.

Prüfung von Retard-Formulierungen (STN 86004) von ZK 36374

Formulierung	normal	mäßig stark retardiert	stark retardiert
Meßintervall	15 Min.	30 Min.	45 Min.
Dosis	50µg	150µg	250µg

Bei den nicht retardierten Formulierungen wird der Flush durch einen kurzen Distance-Anstieg repräsentiert. Der Bunttonwinkel zeigt nach rot. Das Abklingen der Wirkung drückt sich in einer zurückgehenden Distance und in einer Farbtendenz nach blau aus.

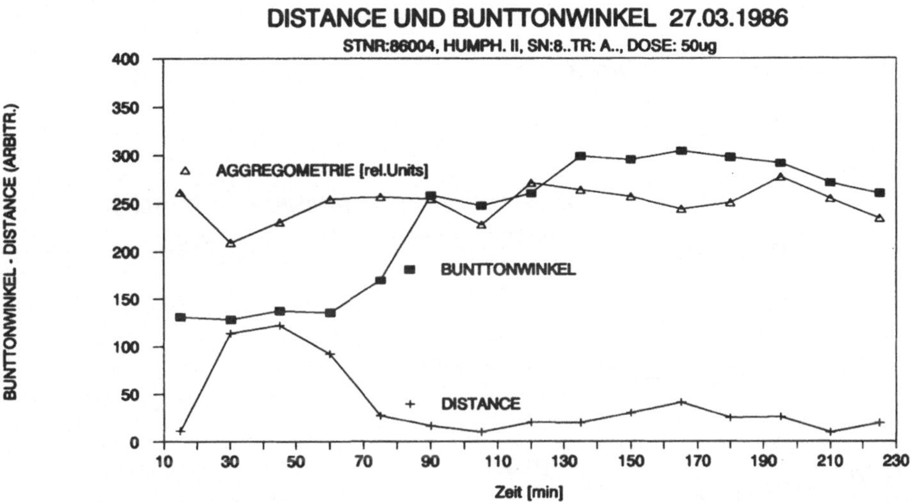

Abb. 4. Behandlung A, Proband 8

Die folgenden Grafiken zeigen dann die Ergebnisse der Farbmessung bei Retardpräparaten und man kann erkennen, daß die Farbmessung die Wirkung der Retardpräparate gut widerspiegelt. Aus technisch-apparitiven Gründen konnte die Bestimmung der Plasmaspiegel erst nach Abschluß der Farbmessung erfolgen und man sieht wie gut diese mit den Ergebnissen der Farbmessung korrelieren.

Hier ist die milde Retardformulierung dargestellt. Es zeigt sich ein protrahierter Wirkungsverlauf.

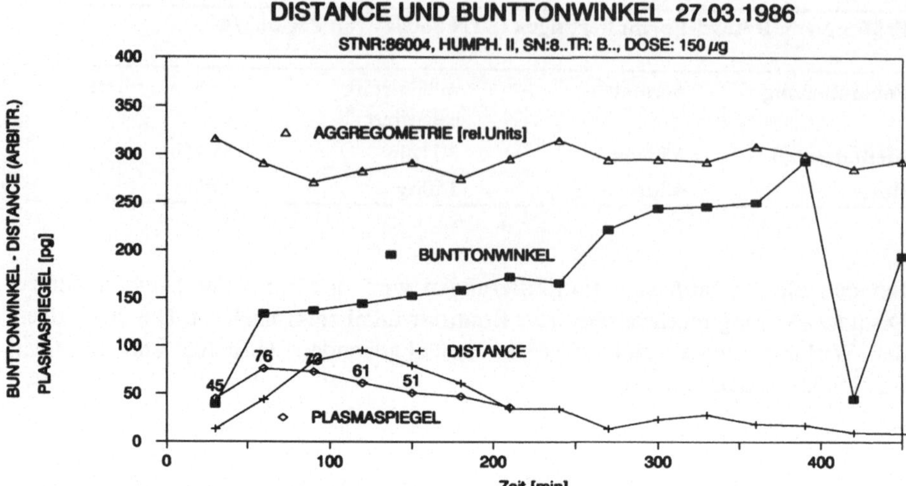

Abb. 5. Behandlung B, Proband 8

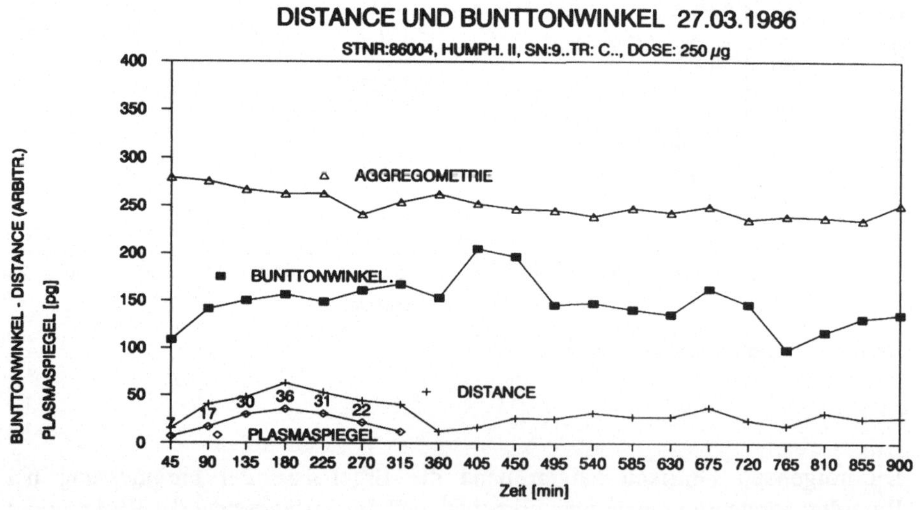

Abb. 6. Behandlung C, Proband 9

In der oben gezeigten Darstellung der stark retardierten Formulierung ist die Baseline nach ca. 360 min wieder erreicht.

In dieser Abbildung ist die Korrelation zwischen dem Parameter Distance und den Plasmaspiegeln dargestellt.

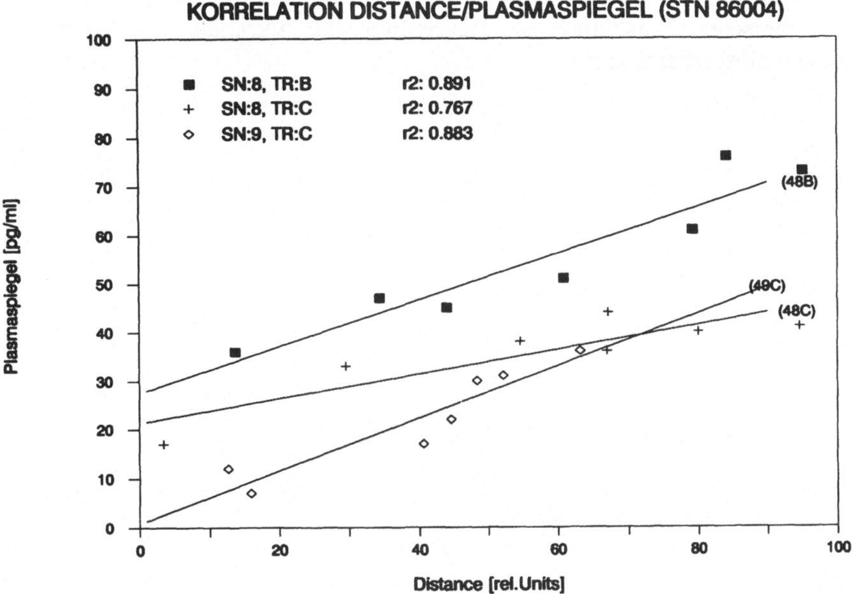

Abb. 7. Korrelation Distance/Plasmaspiegel

Schlußfolgerung

Schlußfolgerung zur Chromameterie

Das Verfahren ist in der Empfindlichkeit der Aggregometrie überlegen
Vergleiche und Berurteilungen müssen auf intraindividueller Basis durchgeführt werden
Gute Korrelation zwischen Plasmaspiegel und Distance
Das Verfahren konnte die Entscheidungsfindung unterstützen

Insgesamt kann gesagt werden, daß die Farbmessung eine reproduzierbare, wenn auch aufwendige Methode ist, pharmakologische Einflüsse an der Haut zu messen. Keine andere Methode weist eine so hohe Empfindlichkeit auf. Mit einer Messung werden zwei wesentliche Anhaltspunkte zur Beurteilung der Hautdurchblutung geliefert, die die Effekte rheologischer Medikamente wiedergeben können.

Die Methode ist nicht invasiv und scheint darüber hinaus in der pharmakologischen Forschung zur Beurteilung der Verläufe von Verschluß krankheiten einsetzbar zu sein.

Gleichzeitige Thrombozytenaggregationsmessung in 18 Kanälen mit einem Zentrifugalanalysator

Th. Staks, W. Seifert, M. Mahler, B. Schütt und A. Fuhrmeister
Humanpharmakologie, Forschungslaboratorien, Schering AG, Berlin

Einleitung

Im vorliegenden Artikel soll eingangs ein kurzer Überblick über die Anwendungsgebiete der Thrombozytenaggregationsteste gegeben werden. Es werden die Probleme im Umgang mit Thrombozyten dargestellt. Zur Minimierung dieser Probleme wird ein neues leistungsfähiges Meßsystem zur Messung der Thrombozytenaggregation mit seiner Validierung vorgestellt.

Anwendungsgebiete von Thrombozytenaggregationstests

Thrombozytenaggregationstests zur Erfassung der funktionellen Aktivität der Thrombozyten sind unerläßlich für den Nachweis thrombozytär bedingter Hämostasestörungen, wie z.B. angeborene Funktionsstörungen (Bernard-- Soulier-Syndrom, Thrombasthenie, von Willebrand-Jürgens-Syndrom). Neben den angeborenen finden sich häufig erworbene Thrombozytenfunktionsstörungen in Assoziation mit myeloproliferativen Erkrankungen, Leber- und Nierenkrankheiten, sowie Autoimmunerkrankungen, diätetische Faktoren, wie exzessiver Fischgenuß kann ebenfalls zu erworbenen Thrombozytenfunktionsstörungen führen.

Die Rolle der Thrombozyten in der Pathophysiologie der Arteriosklerose und ihrer Komplikationen, wie Herzinfarkt und Schlaganfall, wurde in den letzten Jahren zunehmend deutlicher. Zur Abschätzung eines Thromboembolie-Risikos ist die Bestimmung der spontanen Aggregation der Thrombozyten hilfreich. Bei der Behandlung thromboembolischer Erkrankungen durch Gabe von Plättchenaggregationshemmern ermöglichen Aggregationstests eine verläßliche Medikamentenanamnese und Therapiekontrolle.

Besonders in der humanpharmakologischen Arbeit haben Thrombozytenfunktionsteste zur Charakterisierung aggregationshemmender Wirkstoffe, wie Prostazyklinanaloga, in den letzten Jahren eine zunehmende Bedeutung gewonnen.

Nicht nur Acetylsalizylsäure mit ihrer irreversiblen Hemmung der Plättchenzyklooxygenase für die gesamte Überlebenszeit von 10 Tagen, sondern auch die meisten nicht steroidalen Antirheumatika, führen über eine reversible Hemmung der Plättchenzyklooxygenase zu einer der Acetylsalizylsäure gleichwertigen Plättchenhemmung. Weniger ausgeprägte Plättchenhemmungen finden sich bei membranstabilisierenden Substanzen, wie Lokalanästhetika, manchen Betablockern, Antihistaminika, trizyklischen Antidepressiva, Calciumantagonisten und Langzeitnitraten.

Neben dem Weg der Zyklooxygenasehemmung wirken auch Phosphodiesterasehemmer, wie Depyridamol, Papaverin, Methylxanthine, sowie über unbekannte Mechanismen auch Reserpin, Clofibrat oder Alkohole plättchenaggregationshemmend.

Außerdem finden Thrombozytenaggregationstests Anwendung in der Intensiv- und Transfusionsmedizin, z.B. bei allen Verfahren, bei denen Blut extrakorporal in Kontakt mit Fremdoberflächen kommt (Herz-Lungen-Maschine, Dialyse) sowie zur Qualitätskontrolle von Thrombozytenkonzentraten.

Probleme im Umgang mit Thrombozyten

Trotz aller technischen Verbesserungen des Bornschen Meßprinzips (Abnahme der Extinktion, also Erhöhung der Lichttransmission im plättchenreichen Plasma durch Aggregation in Folge von Induktion mit Adenosin-5-diphosphat (ADP), Kollagen, Adrenalin, Ristocetin, Thrombin, Epinephrin oder Arachidonsäure) sind
* Stabilitäts- und Alterungsprobleme der Thrombozyten bei der Blutabnahme,
* Transport,
* Aufarbeitung und
* Stand- und Wartezeiten zwischen den Analysen
  bestehen geblieben.

Um derartige Einflüsse auf die Reproduzierbarkeit zu minimieren, müssen Blutabnahme-, Transport- und Aufarbeitungsprozedere streng standardisiert werden.

Zur Punktion sollte nur die Vene gestaut und die Abnahme selbst jedoch ohne Stau durchgeführt werden. Zur Blutabnahme sollte eine Monovette Verwendung finden, in der das Antikoagulanz vorgegeben ist. Es empfiehlt sich die Verwendung von 3,13 %-tigen Natriumcitrat für neun Teile Vollblut. Wegen der kritischen Bedeutung der Calciumionen für die Aggregation ist das Verhältnis auf das genaueste einzuhalten. Wenn bis zur Analyse längere Transportwege erforderlich sind, sollten aufgrund der leichten Aktivierbarkeit der Plättchen an Oberflächen die Spritze und die Monovettenbehälter aus siliconisiertem Glas oder Plastik bestehen. Da auch Kälte die Thrombozyten aktivieren kann, ist eine Abkühlung des Plasmas unter 20°C zu vermeiden. die Abnahmemonovette sollte stets mit Plasma gut gefüllt werden, um das Entweichen von CO_2 und damit eine Änderung des pHs zu vermeiden [1].

Beschreibung des IL Multistat M3

Die meisten marktüblichen Analysesysteme verlangen immer noch ein hohes Blutprobenvolumen für die Einzelanalyse. Das technische Meßverfahren ist bei geringem gleichzeitigen Durchsatz sehr aufwendig, wenig automatisiert und daher vielfach fehleranfällig.

Aus diesem Grunde modifizierten wir einen handelsüblichen Zentrifugal-analysator, der normalerweise für die klinisch-chemische Analyse benutzt wird, dahingehend, daß unsere Anforderungen für die automatische reproduzierbare Serienanalyse kleinster Volumen (5-200 μl) an plättchenreichem Plasma zur Aggregationstestung erfüllt wurden.

Einstellung von plättchenreichem Plasma (PRP)

Zuallererst muß gemäß eines Laborstandards über zwei Zentrifugenschritte (1,08 x 10³ Umdrehungen pro Sekunde) plättchenreiches Plasma (PRP), sowie durch weiteres Zentrifugieren über 10 Minuten bei 4000 Umdrehungen pro Sekunde plättchenarmes Plasma (PAP) gewonnen werden. 6,6 μl plättchenreiches Plasma werden im Thrombozyten-Counter mit 20 ml isotoner Lösung verdünnt. Über eine Doppelbestimmung wird auf Mittelwertsbasis die Verdünnung mit PAP auf 200000 Plättchen pro μl vorgenommen, 10%ige Fehler vom Sollwert werden nach der Kontrollzählung akzeptiert; entsprechende Toleranzüberschreitungen werden nach oben beschriebenem Schema korrigiert. Der Aufbereitungsprozeß dauert etwa 30 Minuten.

Der Mulitstat M3 der Fa. Instrumentation Laboratory, ein handelsüblicher Zentrifugalanalysator, der zur Messung in der klinischen Chemie entwickelt wurde, besteht aus zwei Teilen, einem Loader und einem Analyser.

Als Loader fungiert ein handelsüblicher Rotor bestehend aus 20 Probenplätzen, der getrennt durch einen kleinen Wall in der inneren Kammer das Reagenz in der äußeren Kammer das Analyt (plättchenreiches Plasma) enthält. Da beide Kammern automatisch beschickt werden können, werden durch manuelle Verfahren verursachte Differenzen reduziert.

Pro Probenplatz werden nur 150 µl plättchenreiches Plasma und 15 µl Reagenz benötigt. Übliche Standards können beibehalten werden: plättchenreiches Plasma, eingestellt auf 200000 Thrombozyten/µl, als Aggregationsreagenz ADP in einer Endkonzentration von 0,625 - 10 µmol, Suprarenin von 0,25 - 4 µmol, Kollagen von 1,2 - 20 µg und Thrombin von 0,2 - 0,3 IU.

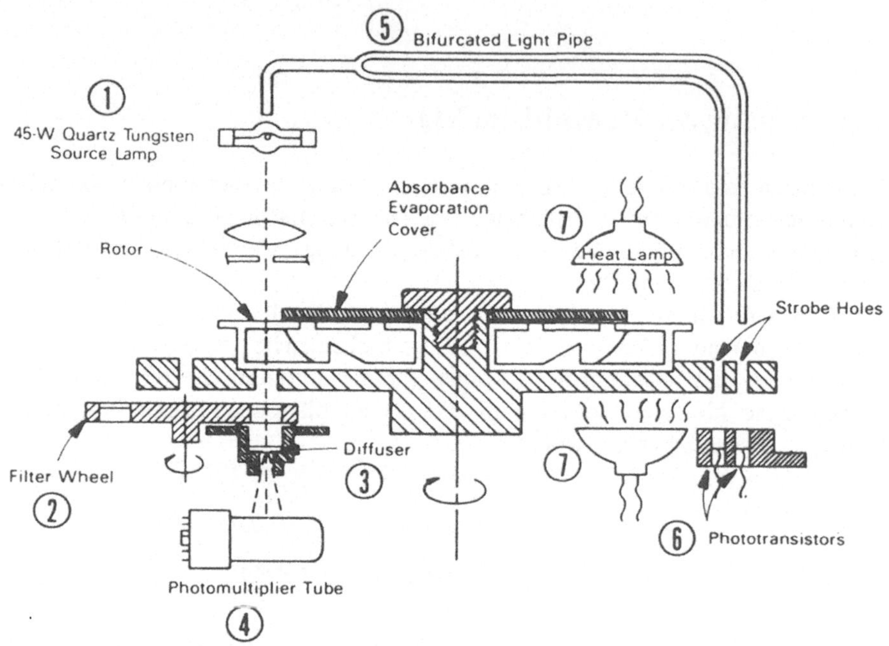

Abb. 1. M3 — Rotor Design

Da aus Gründen der Gerätekalibrierung alle außer der ersten Rotor-Position für einen simultanen Analysenprozeß benutzt werden können, sind 19 automatische Analysen in einem Arbeitsdurchgang möglich.

Nach dem automatischen Ladevorgang des Rotors wird dieser zum Erreichen der Inkubationstemperatur in den Analyser verbracht. Ist die Inkubationstemperatur von 37°C erreicht, startet der Analysenprozeß automatisch, wodurch das Reagenz von der inneren Kammer in die äußere Kammer gelangt. Zum homogenen Durchmischen der Reagenz und des plättchenreichen Plasmas wird der Rotor anschließend gestoppt und wieder angefahren. Hierzu ist der Analyser entsprechend zu programmieren.

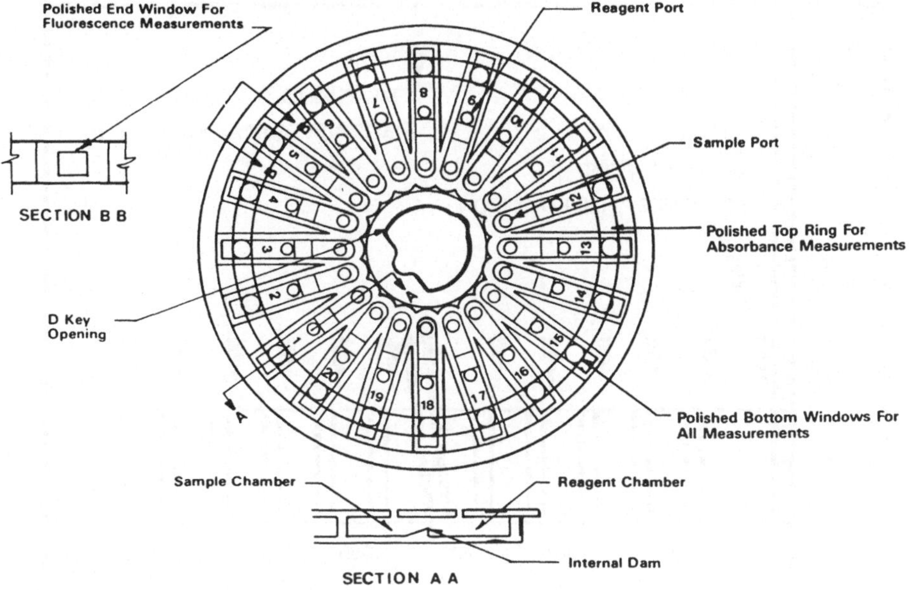

Abb. 2. M3 — Measuring Principle

Programmierung des Analysers

Die Programmierung des Analysers orientiert sich an

- der gewünschten Inkubationszeit
- dem Kalibrierungsmodus,
- der Wartezeit bis zur ersten Analyse,
- der Zahl der Meßpunkte und
- dem Zeitintervall zwischen den Meßpunkten.

Eine optimale Abstimmung dieser Parameter zur bestmöglichen Reproduzierbarkeit der Messungen ist das in der Abbildung 3 gezeigte Drehprofil des Rotors.

Besondere Aufmerksamkeit gilt der ersten Messung 3 Sekunden nach Start der Reaktion durch eine schnelle Rotorbeschleunigung auf 4000 Umdrehungen pro Minute mit anschließendem Stop des Rotors zur Durchmischung und Wiederanfahrens auf 1000 Umdrehungen pro Minute. Diese erste Messung ist der Referenzpunkt für die Folgemessungen. Über die folgenden 7.5 Minuten wird bei einer Umdrehung von 1000 U/Minute mit Stopintervallen alle drei Sekunden die Abnahme der Extinktion bei 490 nm gemessen. Über einen Personal

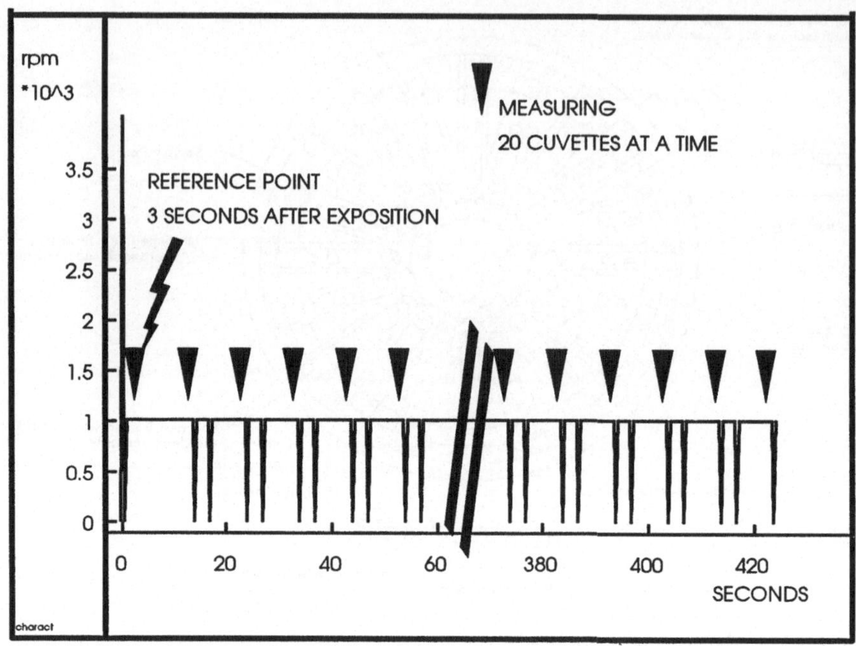

Abb. 3. M3 — Characteristics of Rotor Movement

Computer werden alle 10 Sekunden die Verlaufsdaten mittels EDV-Programm Symphony$^{(R)}$ (Lotus Development) gespeichert und graphisch aufgetragen.

Der Fortschritt dieser Methode liegt in der simultanen Bestimmung von 19 Proben innerhalb eines analytischen Durchganges. Bei diesem Prozedere wird garantiert, daß die Unterschiede der individuellen Proben minimiert werden und Abweichungen nur den automatische Pipetiervarianzen zugeordnet werden können. Werden auch diese Fehler absolut gering gehalten, können als weitere einfließende Fehler der Prozeß der Blutabnahme, die Wartezeit zwischen Blutabnahme und der Analyse, also die Alterungsprozesse der Thrombozyten sowie der Frischegrad der verwendeten Reagenzien in Betracht gezogen werden.

In der humanpharmakologischen Forschungsarbeit haben sich folgende Bestückungsschemata der Rotoren bewährt:

Rotorfüllungsschemata

- Ein Proband mit vier Konzentrationen und je vier aggregationsinduzierenden Reagenzien (16 Analysen);
- vier Probanden mit vier Konzentrationen unter Verwendung einer Reagenzien in vier Konzentrationen (16 Analysen);
- ein Proband mit zwei Vorwerten und zwei aggregationsinduzierenden Reagenzien in vier Konzentrationen (16 Analysen).

Ein wesentlicher Vorteil des Meßsystems

Alle diese Designs können in einem Arbeitsdurchgang bei absolut konstanten Zeit- und Temperaturbedingungen zueinander analysiert werden.

Typische Aggregationskurven

Die Abbildung 4 zeigt den typischen Verlauf der Aggregationsmessung bei sechs von 19 Kanälen. Zum besseren Verständnis sind die exakten Meßpunkte im oberen Teil der Abbildung als nach unten zeigende Pfeile markiert.

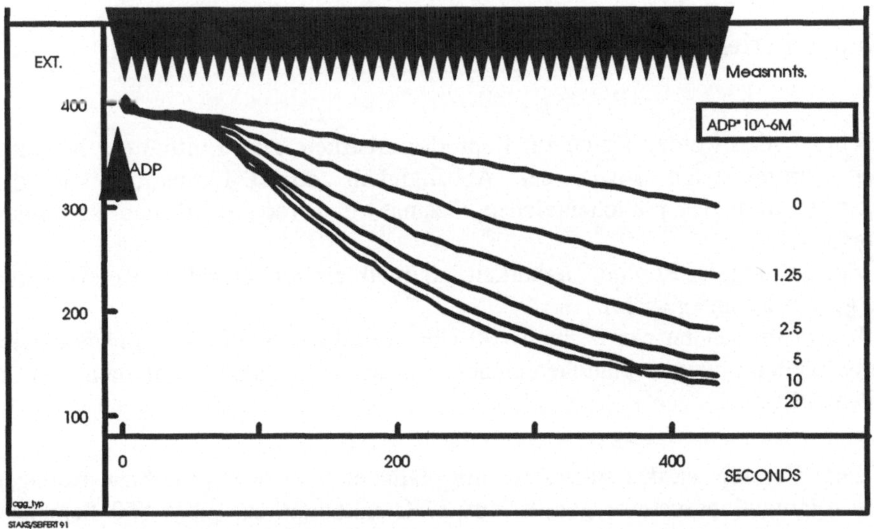

Abb. 4. Typical course of aggreation with IL M3

Als Maß für die Plättchenaktivierung nach Simulation gilt die Differenz zwischen der Extinktion nach 433 Sekunden und der Referenzmessung 3 Sekunden nach Start der Reaktion.

Dieser Zielwert wurde auch zur Validierung des Systems verwandt.

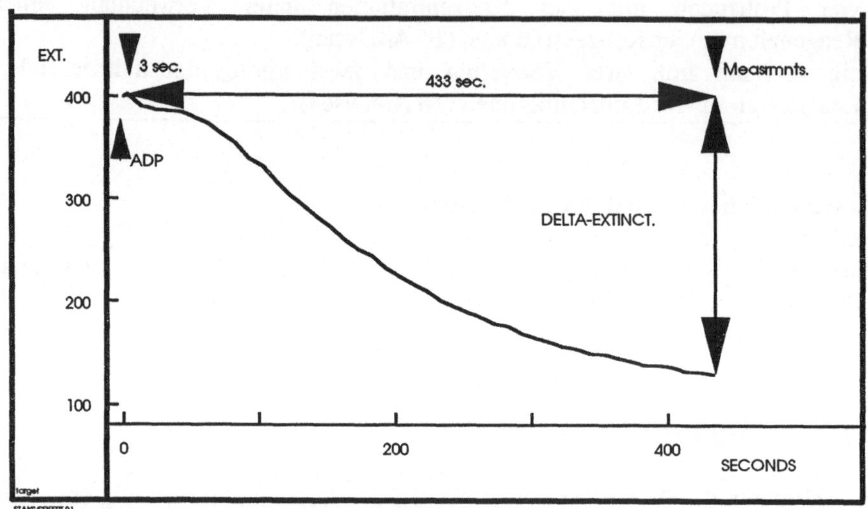

Abb. 5. Target Parameter: Delta-Extinction after 433 sec.

Reproduzierbarkeit innerhalb ein und desselben Rotors

Im Folgenden werden Daten zur Reproduzierbarkeit, zum Einfluß der Alterung der Thrombozyten sowie der Abhängigkeit der D-Extinktion von der Konzentration des plättchenreichen Plasmas, und von circadianen Rhythmen vorgestellt.

Zur Prüfung der Reproduzierbarkeit innerhalb ein und desselben Rotors wurde folgendes Design gewählt:

Einem Probanden wurde um 10.00 Uhr vormittags 30 ml Blut abgenommen. Anschließend wurde plättchenreiches Plasma auf 200000 Plättchen pro µl eingestellt.

Fünf Rotoren wurden sukzessive mit plättchenreichem Plasma bzw. Kollagen als Aggregationsauslöser gefüllt, auf 37°C inkubiert und über 850 Sekunden analysiert. Die Verläufe der Einzelkurven in der Abbildung 6 belegen den hohen Grad der Reproduzierbarkeit innerhalb eines Rotors.

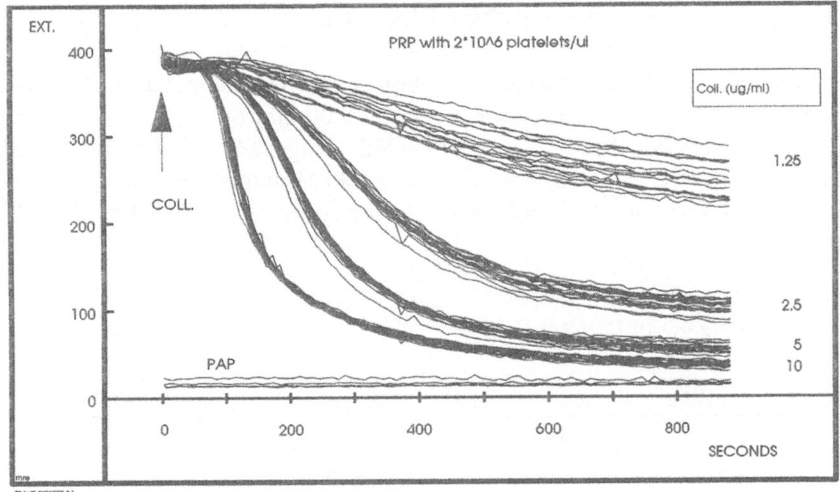

Abb. 6. Aggregation: Reproducibility with collagen

In der Abbildung 7 wird das Ergebnis der D-Extinktion pro Küvette innerhalb eines Rotors 433 Sekunden nach Start der Reaktion graphisch mit dem entsprechenden Variationskoeffizienten dargestellt:

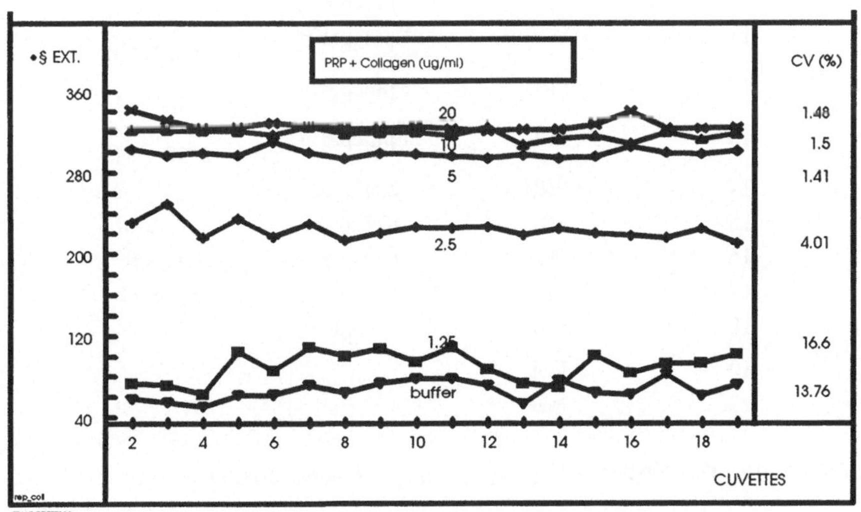

Abb. 7. Aggregation: Reproducibility of Delta-Ext. after 433 sec.

Alterung des plättchenreichen Plasmas

Zur Untersuchung des Einflusses der Alterung des plättchenreichen Plasmas auf das Meßergebnis wurde einem Probanden um 9.00 Uhr 60 ml Blut abgenommen und plättchenreiches Plasma auf 200000/µl eingestellt. Das plättchenreiche Plasma wurde bei 25°C aufbewahrt und in 30 Minuten-Intervallen analysiert. Das Füllungsschema der einzelnen Rotorposition ist aus der Tabelle 1 ersichtlich.

Tab. 1. Alterung des PRP; Rotor Design

Rotorposition	Proben - Material	Reagenz	Konz. der Probe
1	H_2O	H_2O	
2	PRP	ADP	0
3	PRP	ADP	$2.5*10^{-6}$ M
4	PRP	ADP	$5*10^{-6}$ M
5	PRP	ADP	$10*10^{-6}$ M
6	PRP	Thrombin	0
7	PRP	Thrombin	0.225 IU/ml
8	PRP	Thrombin	0.25 IU/ml
9	PRP	Thrombin	0.275 IU/ml
10	PRP	Epinephrin	0
11	PRP	Epinephrin	$0.5*10^{-6}$ M
12	PRP	Epinephrin	$1*10^{-6}$ M
13	PRP	Epinephrin	$2*10^{-6}$ M
14	PRP	Kollagen	0
15	PRP	Kollagen	2.5 µg/ml
16	PRP	Kollagen	5 µg/ml
17	PRP	Kollagen	10 µg/ml
18	PAP	H_2O	
19	leer		
20	leer		

Blutprobe 9.00 Uhr; PRP Präparation 9.45 Uhr; 1. Analyse 10.00 Uhr

Die Ergebnisse dargestellt in der Abbildung 8 zeigen, daß die Zeit nach Probengewinnung abhängig von der verwendeten Reagenz konstant gehalten werden muß. Einige der verwendeten Reagenzien erscheinen im Vergleich zu werden (Epinephrin). Diese Tatsachen müssen bei der Betrachtung der Alterung von Thrombozyten mit ins Kalkül gezogen werden.

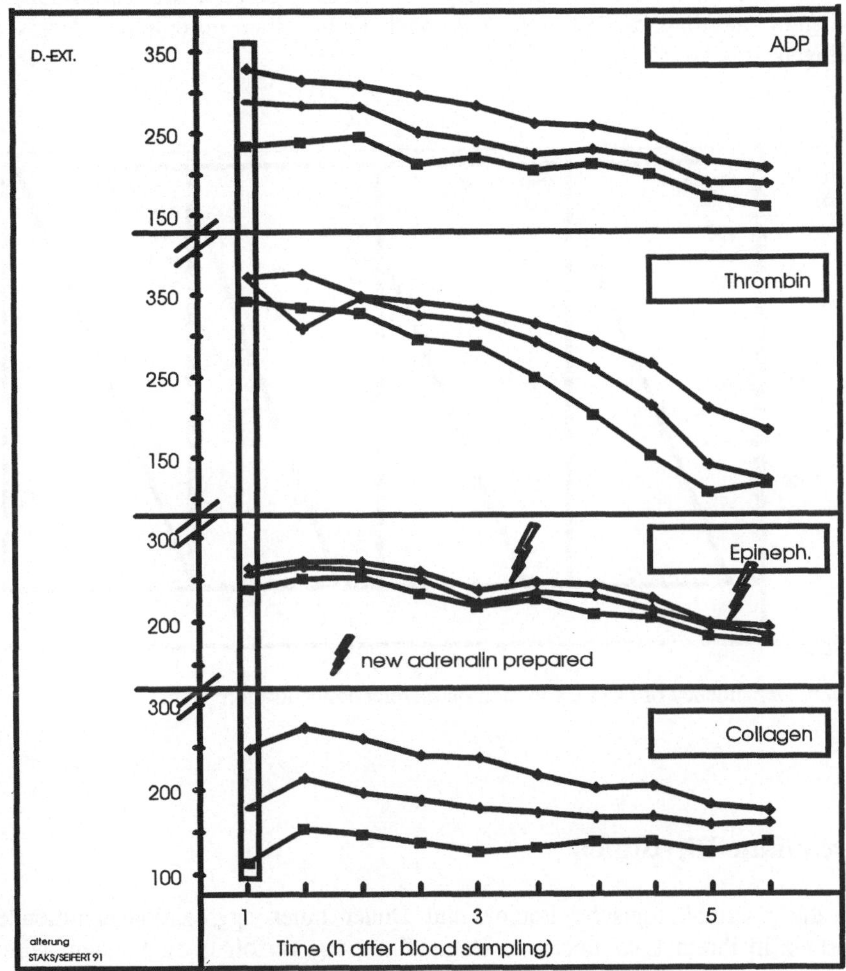

Abb. 8. Platelett aging; 2*10^6Pltl./ul — PRP from stock (0h); 3 conc. of reagents

Abhängigkeit der D-Extinktion von der Konzentration des plättchenreichen Plasmas

Um die Abhängigkeit der Konzentration an plättchenreichem Plasma auf die D-Extinktion aus einer gewonnenen Blutprobe heraus aufzuzeigen, wurden 100000 - 250000 Plättchen pro µl eingestellt. Obwohl die Proben innerhalb von 5 Stunden nach der Blutabnahme analysiert wurden, zeigten die Thrombozyten eine gute und lineare Reaktion, z.B. nach Gabe einer mittelhohen Dosis an Kollagen.

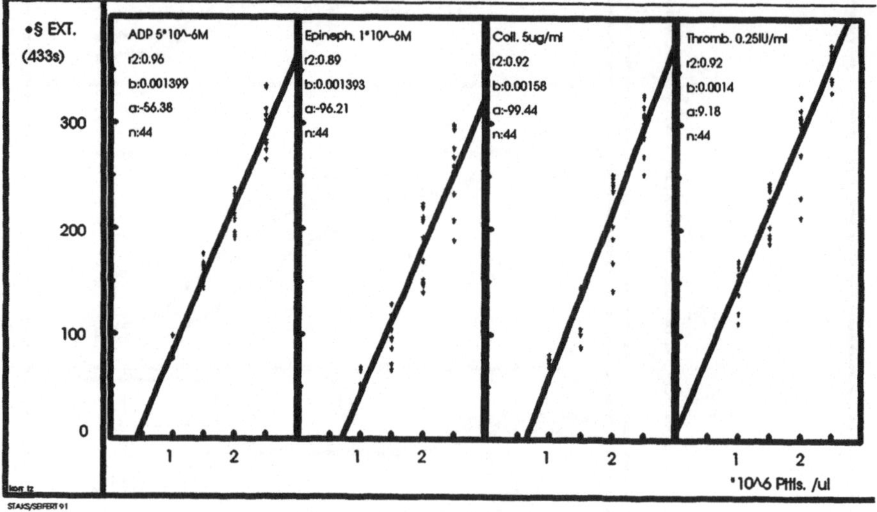

Abb. 9. Dependency of Deta-Extinction on platelet concentration

Circadiane Rhythmen

Um die pharmakologische Potenz und Dauer einer aggregationshemmenden Substanz in ihrem Lauf über den Behandlungstag verfolgen zu können, wurde wiederholt drei Probanden Blut über 24 Stunden abgenommen. Die Einstellung von plättchenreichem Plasma zu Analyse erfolgte mit vier Konzentrationen an ADP. Die Abbildung 10 zeigt, daß die Plättchenaggregation möglicherweise einem circadianen Rhythmus unterliegt. Die aufgetretenen Schwankungen können aber auch auf Fehler bei der standardisierten Blutabnahme, der Aufarbeitung und zahlenmäßigen Einstellung des plättchenreichen Plasmas zurückzuführen sein.

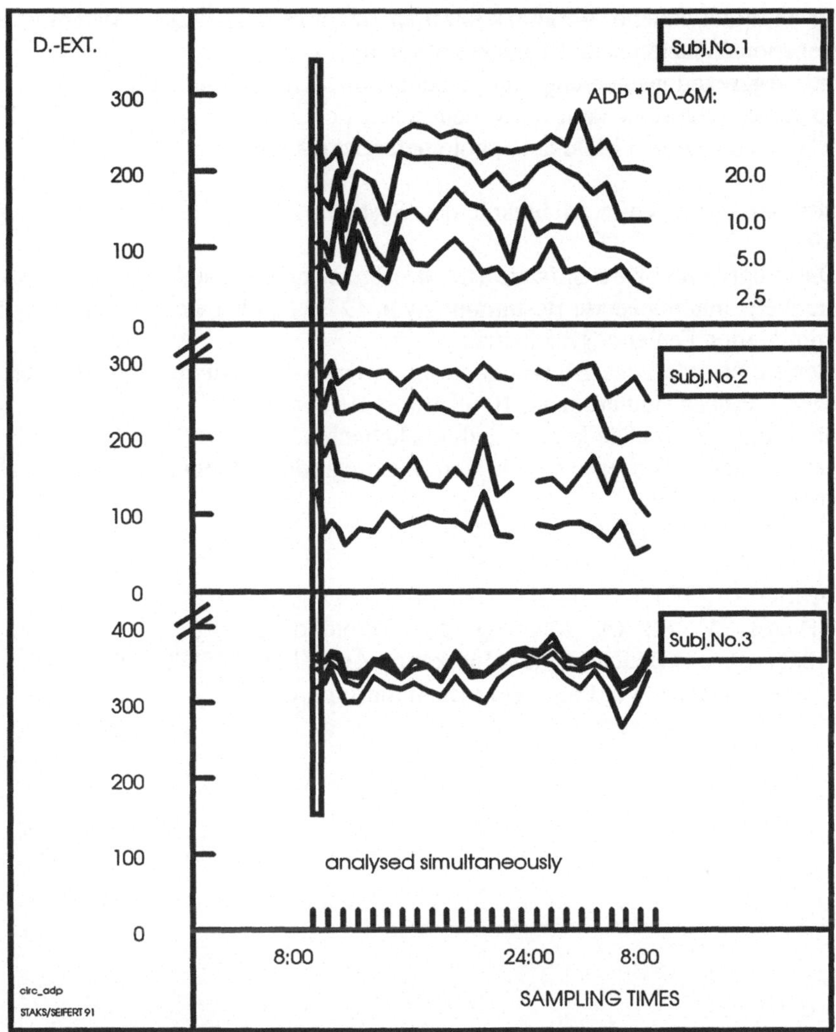

Abb. 10. Circadian Rhythm; ADP — freshly prepared

Zusammenfassung

Voraussetzungen für eine präzise reproduzierbare Messung mit dem System sind streng standardisierte Probengewinnung, Transport und Aufarbeitung. Die Einstellung des plättchenreichen Plasmas muß gemäß eines Laborstandards erfolgen.

Für intraindividuelle Verlaufskontrollen ist eine spezifische Dosierung des aggregationsinduzierenden Reagenz notwendig.

Die Aggregationsmessung im plättchenreichen Plasma mit Hilfe eines Zentrifugalanalysators stellt einen deutlichen Fortschritt gegenüber der zur Zeit angebotenen Ein- und Mehrkanalphotometertechnik dar.

Neben der guten Validierfähigkeit des Systems können als Vorteile genannt werden:

* Die programmierbare Sofware (IL M3) bietet eine schnelle reproduzierbare, parallele, automatisierte Bestimmung von 19 Proben in einem Arbeitsgang bei minimierten Fehlermöglichkeiten;
* kleinste erforderliche Blutvolumen minimieren den individuellen Blutverlust (für 19 Proben sind nur max. 10 ml Vollblut notwendig)
* die zeitlichen Abläufe können stabil gehalten und
* verschiedene Konzentrationen von Aggregationshemmern können parallel analysiert werden.

Literatur

1. Theres W, (1990), Messung der Thrombozytenaggregation; Methode, diagnostische Bedeutung und Indikation Ärztl. Lab. 36: 335-336
2. Fachinfo Apact, Fa. Labor GmbH, Ahrensburg (1989)

Monitoring der hämodynamischen Wirksamkeit von transdermal appliziertem Nitroglycerin

D. Trenk, A. Wiegand, *R. Bonn und E. Jähnchen
Abt. für Klinische Pharmakolgie, Rehabilitationszentrum, Bad Krozingen
*Schwarz Pharma AG, Monheim

Die transdermalen therapeutischen Systeme (TTS) stellen eine der wichtigsten pharmazeutisch-technologischen Innovationen der letzten Jahre dar. Für den Wirkstoff Glyceroltrinitrat (GTN) scheint diese Applikationsform geradezu ideal, da sie ermöglicht, unter Ausnutzung der guten Hautpermeabilität des Wirkstoffes den hohen first-pass Metabolismus von GTN zu umgehen.

Erste Berichte über den Verlust der antiischämischen Wirksamkeit von organischen Nitraten unter Dauertherapie waren bereits Anfang der siebziger Jahre erschienen (Needleman, 1970). Die Diskusssion über die Toleranzwicklung nach transdermaler Verabreichung von GTN wurde in klinischen Untersuchungen sowohl hinsichtlich des Ausmaßes als auch hinsichtlich des Zeitpunktes des Auftretens kontrovers geführt: Einige Autoren berichteten über eine anhaltende Wirksamkeit (Georgopoulos et al., 1982; Naafs et al., 1984), andere fanden eine Toleranzentwicklung bereits innerhalb der ersten 24 Stunden nach Applikation (Parker & Fung, 1984; Jordan et al., 1985; Reiniger et al., 1985; Roth et al., 1987; Thadani et al., 1986). Diese Kontroverse beruht zum Teil auf methodischen Gründen: Eine kontinuierliche Erfassung der antianginösen Wirkung von organischen Nitraten bei Patienten mit Angina pectoris über mehrere Tage ist praktisch nicht möglich, da die Messungen (z. B. mittels Belastungs-EKG, Scintigraphie unter Belastung) nur zu einem oder maximal zu zwei definierten Zeitpunkten nach der Applikation durchgeführt werden können. Da die angewandte Meßmethodik zudem mit einem erheblichen methodischen Fehler behaftet ist, müssen Untersuchungen zur Wirkung organischer Nitrate und zur Toleranzentwicklung bei Patienten in der Regel an größeren Patientenkollektiven durchgeführt werden.

Es liegt deshalb nahe, eine empfindliche, gut reproduzierbare Methodik zu suchen, um die Wirkung von Glyceroltrinitrat bei der Prüfung am Menschen kontinuierlich über die Zeit verfolgen und quantifizieren zu können. Homogene und streng kontrollierte Versuchsbedingungen, die für die Untersuchung vasodilatierender Pharmaka erforderlich sind, lassen sich praktisch nur in Untersuchungen an gesunden Probanden erreichen. Daher müssen leicht meßbare, möglichst nicht-invasive physiologische Parameter zur Beurteilung der

Nitratwirkung herangezogen werden, die dann aber hinsichtlich ihrer Relevanz für die therapeutische Wirkung bei Patienten zu überprüfen sind.

Zur kontinuierlichen Erfassung der hämodynamischen Wirksamkeit von GTN an Probanden über vier Tage wurden der a/b-Quotient des Fingerpulses sowie der unter Orthostasebedingungen gemessene systolische Blutdruck und die Herzfrequenz herangezogen. Der Verumphase ging eine eintägige Placebo-Periode voraus. Hier wurde nach dem Aufkleben eines identisch aussehenden Placebo-TTS die Hämodynamik zu den gleichen Zeitpunkten wie unter Verum-TTS gemessen. Das verwendete GTN-haltige Transdermale Therapeutische System (S 917 forte, Schwarz Pharma AG, Monheim, FRG) setzt den Wirkstoff diskontinuierlich frei: etwa 2/3 der freigesetzten Menge werden während der ersten 12 Stunden, 1/3 wird während der folgenden 12 Stunden abgegeben. Mit Hilfe der diskontinuierlichen Freisetzung soll das Entstehen einer Toleranz verhindert werden.

Methode

Über die Beeinflussung der sphygmographisch ermittelten Fingerpulskurve durch Amylnitrit und Glyceroltrinitrat berichtete erstmals Murell im Jahre 1879. Lax und Mitarbeiter konnten 1956 eine nicht-invasive Methode zur Registrierung des Fingerpulses vorstellen, die in ihrer Genauigkeit der intraarteriell ermittelten gleichwertig war. Morikawa berichtete 1967 über seine Untersuchungen mit verschiedenen organischen Nitraten und den Einfluß auf die Fingerpulskurve, die er mit der oben genannten, nicht-invasiven photoplethysmographischen Methode erhalten hatte.

Das Erscheinungsbild der peripheren Pulskurve wird durch eine hohe systolische Welle, gefolgt von einer zweiten dikroten Welle, deren Maximum kleiner ist, geprägt (Abb. 1). Während der Systole des Herzens entsteht durch das ausgeworfene Blutvolumen zunächst die primäre Pulswelle in der Aorta ascendens. Infolge des Windkesseleffektes entsteht nach dem systolischen Auswurf des Herzens in der Aorta eine sinusförmige, gedämpft stehende Welle. Diese pflanzt sich über alle Verzweigungen weiter in die Peripherie. Das arterielle Gefäßsystem verhält sich dort wie ein geschlossenes Schlauchende, so daß die Pulswellen zurückgeworfen werden und erste positive Überlagerungen, d. h. eine Überhöhung des systolen Gipfels und als erste negative Schwingung das dikrote Tal entstehen. An der Aortenklappe wird die Pulswelle erneut reflektiert und erzeugt so die zweite positive, phasenverschobene Schwingung, die dikrote Welle (Abb. 1). Diese Eigenschwingung besitzt eine mittlere Frequenz von 0,45 Hz (Frank, 1926; Gadermann & Jungmann, 1964). Die Form und der systolische Druckzuwachs des peripheren Pulses entstehen durch eine aktive Beteiligung der muskulären Arterienwand an der Pulsation. Das Gefäßsystem des Menschen ist baumartig verzweigt, so daß an der Grundschwingung nicht nur der

"Hauptstamm", sondern auch andere Nebenäste teilhaben. Die aus den verschiedenen Ästen reflektierten Wellen löschen sich, wenn sie in Gegenphase aufeinander treffen. Andererseits summieren sie sich bei Gleichschwingung durch Resonanz zu einer massiven Grundschwingung. Hier wird unter Resonanz nicht die Koordination zwischen der Eigenschwingung und Pulsfrequenz verstanden, sondern die Koordination zwischen der Eigenschwingung der Hauptschlagadern und den Eigenschwingungen der verschiedenen Seitenäste, wodurch die aus den Seitenästen zurücklaufenden Wellen im gesamten System zu einer Grundschwingung verschmelzen.

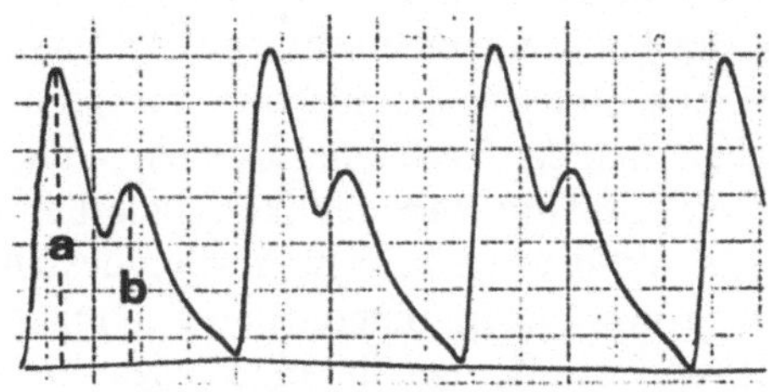

a) vor Gabe von GTN – a/b = 1.65

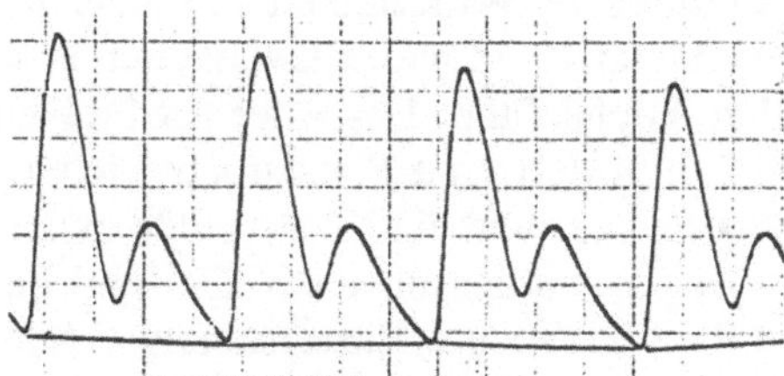

b) 5 Min. nach 0.8 mg GTN – a/b = 2.56

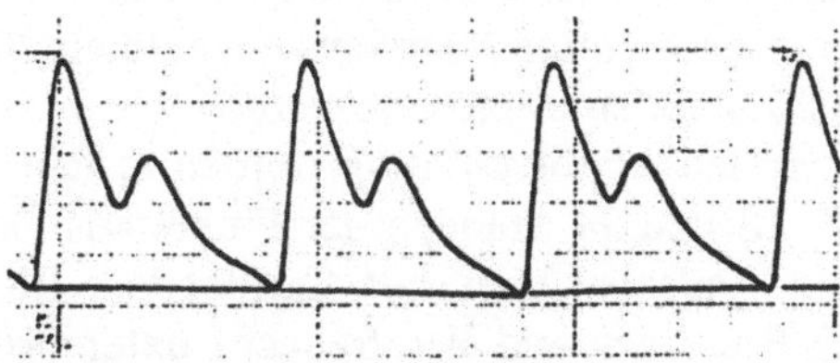

c) 60 Min. nach 0.8 mg GTN – a/b = 1.70

Abb. 1. Charakteristische Fingerpulskurven vor und 5 bzw. 60 Minuten nach sublingualerVerabreichung von 0,8 mg Glyceroltrinitrat

Die Fingerpluskurve wird von vielen Faktoren beeinflußt: Herzfrequenz, Atmung, Temperatur, Gefäßzustand u.v.m.. Ganz entscheidend für die Gestalt der Fingerpulskurve ist die Compliance, d. h. die Gefäßelastizität. Durch Vasokonstriktion kommt es zu einer Verstärkung der positiven Reflexionen und somit zu einem stärkeren Anstieg der dikroten gegenüber der systolen Welle (Gadermann & Jungmann, 1964). Umgekehrt führt eine Vasodilatation, wie sie beispielsweise durch Gabe organischer Nitrate hervorgerufen wird, zu einer Zunahme des systolischen Wellenmaximums infolge der größeren Gefäßelastizität. Die dikrote Welle hingegen wird etwas vermindert. Bildet man aus der Entfernung Basislinie zu systolem Maximum (a) und der Entfernung der Basislinie zum dikroten Maximum (b) den a/b-Quotienten, so erhält man einen Index für die Reflexion der Pulswelle einerseits und die Dämpfung des arteriellen Gefäßsystems andererseits. Bei Vasokonstriktion und geringer Compliance der beteiligten Gefäße nähert sich das Verhältnis a/b dem Wert 1. Bei einer Vasodilatation kommt es zu einer relativ stärkeren Verminderung der dikroten gegenüber der systolen Welle und damit zu einem Anstieg des a/b- Quotienten (Abb. 1; Imhof et al., 1980). Von zwanzig hintereinander aufgezeichneten Pulskurven werden für die Berechnung jeweils zehn in Folge ausgewertet und gemittelt.

Zusätzlich wurde der unter Orthostasebedingungen (30 Sekunden nach dem Aufrichten aus liegender Position) gemessene systolische Blutdruck und die Herzfrequenz zur Beurteilung der Wirksamkeit von GTN herangezogen.

Die Untersuchung wurde an 10 gesunden männlichen Probanden einfach blind und Placebo-kontrolliert durchgeführt. Das Alter der Probanden lag zwischen 24 und 34 Jahren (27,4 ± 2,6; Mittelwert ± Standardabweichung), das Gewicht zwischen 61 und 78 kg (70,9 ± 6,2) und die Körpergröße zwischen 171 und 188 cm (178 ± 6,4). Alle Probanden wurden über das Ziel und die Risiken der Studie aufgeklärt und gaben ihr schriftliches Einverständnis. Alle Messungen wurden bei konstanter Raumtemperatur (22°C) und relativer Luftfeuchtigkeit (50 %) durchgeführt. Nachdem die Probanden einen Tag mit einem Placebo-TTS behandelt worden waren, wurde über vier Tage jeweils ein GTN-TTS (S 917 forte, Schwarz Pharma, Monheim, FRG) über einen Zeitraum von 24 Stunden auf den Thorax appliziert. Das einschichtige Matrixsystem enthielt 20 mg GTN, von dem im Mittel 14,5 mg in 24 Stunden freigesetzt wurden.

Am ersten und am vierten Applikationstag wurden zu den Zeitpunkten 0, 0.25, 0.5, 1, 2, 4, 6, 8, 12, 18 und 24 Stunden der Fingerpuls als Parameter für den arteriellen Widerstand (Pulsabnehmer mit Cardiognost EK 413, Hellige AG, Freiburg, FRG) sowie Blutdruck und Herzfrequenz unter Orthostasebedingungen (30 Sekunden nach dem Aufrichten) gemessen. Zusätzlich wurden venöse Blutproben zur Bestimmung der Serumkonzentrationen von GTN und dessen Hauptmetaboliten 1,2- und 1,3-Glyceroldinitrat entnommen.

Ergebnisse und Diskussion

In Abbildung 2 sind die Plasmakonzentrations-Zeit-Kurven von GTN und der Metabolite 1,2- und 1,3-Glyceroldinitrat dargestellt. Am ersten Applikationstag betrug die maximale GTN-Plasmakonzentration (c_{max}) im Mittel 637,8 ± 286,7 pg/ml und wird im Mittel nach einer Zeit (t_{max}) von 10,6 ± 7,2 Stunden erreicht. Am Ende des 1. Tages (nach 23,5 Stunden) war die Plasmakonzentration auf 204,96 ± 105,0 pg/ml abgefallen. Die Abbildung verdeutlicht, daß es im Verlauf des jeweiligen Applikationstages erst zum Anstieg und anschließend zum Abfall der Plasmakonzentrationen kommt. Auch der Verlauf der Metabolite zeigt deutlich höhere Konzentrationen während der ersten 12 Stunden nach Applikation. Somit gewährleistet dieses System eine zeitabhängige Freisetzung von GTN.

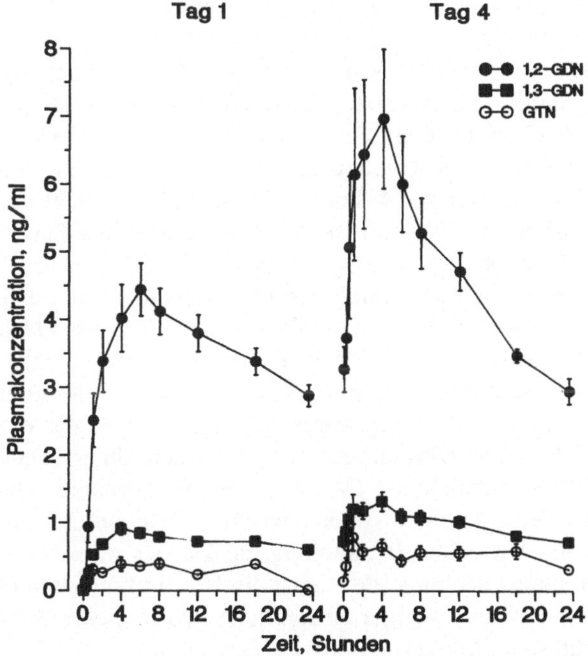

Abb. 2. Plasmakonzentrations-Zeit-Kurven von Glyceroltrinitrat und dessen Metaboliten 1,2 - und 1,3-Glyceroldinitrat am 1. und 4. Applikationstag des GTN-TTS (n=10; Mittelwerte und mittlere Fehler des Mittelwertes)
Wiegand et al., 1992

Am 4. Applikationstag war die maximale GTN-Serumkonzentration 1202,5 ± 566,5 pg/ml GTN und wurde nach 7,3 ± 8,9 Stunden erreicht. Nach 24 Stunden war sie wieder auf 189,5 ± 155,1 pg/ml abgefallen. Am 4. Tag fand sich eine Zunahme der Fläche unter der Plasmakonzentrations-Zeit-Kurve (AUC) für GTN um ca. 70 % und für die Metabolite um ca. 40 %. Bei der hier verwendeten Dosierung von GTN (freigesetzte Menge 14,5 mg/24 Stunden) kam es zu einer Kumulation von GTN und Metaboliten im Plasma. Dieser Befund läßt sich am wahrscheinlichsten mit einer nicht-linearen Kinetik von GTN erklären. So beobachten Noonan et al. (1985), daß es unter steigenden Dosierungen von intravenös zugeführten GTN (10, 20 und 40 µg/min für 40 Minuten) zu einer durchschnittlichen Abnahme der Clearance von 31,0 bis auf 11,8 l/Min. kam. In einer eigenen Untersuchung an 8 gesunden männlichen Probanden, die über 5 Tage jeweils mit einer niedrigeren Dosierung von 7,5 mg GTN (TTS S917, Gehalt 10 mg, GTN, Schwarz Pharma, Monheim, FRG) in 24 Stunden behandelt wurden, beobachteten wir keine Kumulation von GTN und dessen Hauptmetaboliten (Wiegand et al., 1988).

Der Zeitverlauf des a/b-Quotienten des Fingerpulses ist in Abbildung 3 dargestellt. Am 1. Untersuchungstag unter Placebo fanden sich nur geringe tageszeitliche Schwankungen zwischen minimal 1,21 ± 0,12 und maximal 1,48 ± 0,19. Unter der Applikation des ersten Verum-TTS stieg der a/b-Quotient bereits 1 Stunde nach Applikation deutlich an (vor TTS: 1,25 ± 0,15; 1 Std: 1,76 ± 0,28). Das Maximum des a/b-Quotienten war im Mittel nach 8 Stunden erreicht und betrug 2,23 ± 0,63. Nach 24 Stunden lag der a/b-Quotient mit 1,60 ± 0,38 noch immer deutlich über Placebo (p<0,01). An den folgenden Tagen ergaben sich ähnliche zirkadiane Schwankungen, Ausmaß und Dauer des Effektes wurden jedoch geringer. Diese kontinuierliche Abnahme des Effektes ist in Abbildung 4 ersichtlich, in der die für Placebo korrigierten Flächen unter der Wirkungs-Zeit-Kurve für den a/b-Quotienten des Fingerpulses in % des initialen Effektes dargestellt sind. Am 4. Tag der Verabreichung ist der integrierte Effekt auf 62,8 % der initialen Wirkung abgeschwächt, ein völliger Wirkungsverlust war nicht zu beobachten. Dies stimmt mit klinischen Untersuchungen überein. Weber et al. (1988) behandelten 24 Patienten mit koronarer Herzerkrankung über 8 Tage mit dem gleichen System, welches aber nur 7,5 mg GTN in 24 Stunden freisetzte. Am ersten Behandlungstag kam es zwei Stunden nach der Applikation zu einer Senkung des diastolischen Pulmonalarteriendrucks im Mittel um 34,7 % . Nach 8-tägiger Behandlung betrug dieser Wert 29,7 % und die Wirkung hatte somit nur geringfügig abgenommen.

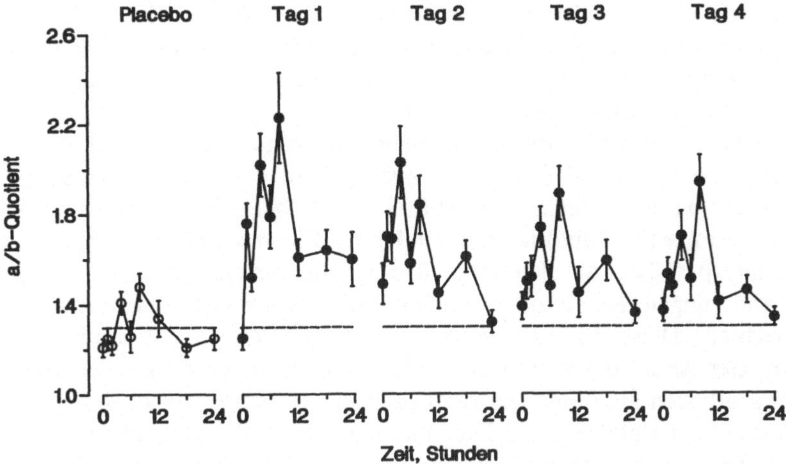

Abb. 3. Zeitverlauf des a/b-Quotienten des Fingerpulses während Placebo und bei viertägiger Behandlung mit GTN-TTS (n=10; Mittelwerte und mittlere Fehler des Mittelwertes). Die gestrichelte Linie markiert den Mittelwert aller Messwerte der Placebophase.
Wiegand et al., 1992

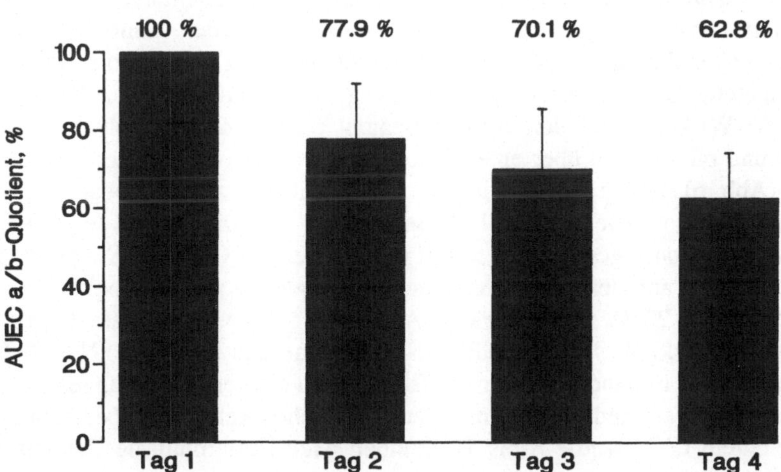

Abb. 4. Integrierter Effekt (AUEC) des untersuchten GTN-TTS auf den a/b-Quotienten
Angaben in % des Initialen Effektes am ersten Untersuchungstag
Wiegand et al., 1992

Auch der unter Orthostasebedingungen gemessene systolische Blutdruck und die Herzfrequenz wird unter der Verabreichung des GTN-TTS mit diskontinuierlicher Freisetzung deutlich beeinflußt (Abb. 5). Am 1. Tag unter GTN-TTS fiel der systolische Blutdruck (gemessen 30 Sekunden nach dem Aufrichten des Probanden aus liegender Position) von einem Ausgangswert von 115 ± 12 auf 96 ± 8 mmHg nach 4 Stunden ab. Gleichzeitig kam es zu einem Anstieg der Herzfrequenz von im Mittel 75 ± 10 auf 98 ± 16 Schläge/Min.. Der beobachtete Abfall des systolischen Blutdruckes blieb bis zu 8 Stunden nach der Applikation nachweisbar (p<0,01). An den folgenden Applikationstagen waren nur noch geringe Änderungen des systolischen Blutdruckes unter Orthostasebedingungen zu beobachten. Diese Effekte ließen sich dann aber statistisch nicht mehr absichern. Der Abfall des systolischen Blutdrucks unter Orthostasebedingungen ist im Wesentlichen die Folge des venösen Poolings. Reflektorisch kommt es zu einem Anstieg der Herzfrequenz. Die Wirkung auf die Herzfrequenz war an den folgenden Tagen abgeschwächt, aber immer noch signifikant verschieden von Placebo (p<0,05). Die über die Zeit integrierte Wirkung auf die Herzfrequenz zeigt eine Abnahme um ca. 25 % beim Vergleich der Flächen des 4. Tages gegenüber dem 1. Tag.

Die zusätzliche sublinguale Verabreichung von GTN ist ein empfindlicher Indikator für die Wirkungsabschwächung. Deshalb wurde jeweils zum Zeitpunkt des Pflasterwechsels sowie 1, 8 und 12 Stunden nach der Abnahme des letzten TTS die Ansprechbarkeit auf 0,8 mg GTN sublingual verabreicht überprüft, da wir bereits früher zeigen konnten, daß im Zustand der hämodynamischen Toleranz gegenüber Isosorbid-5-mononitrat die Wirkung von 0,8 mg sublingual verabreichtem GTN vollständig verloren geht (Wagner et al., 1990). Die maximale Wirkung auf den a/b-Quotienten wurde immer nach 5 Minuten erreicht und bildete sich über einen Zeitraum von 20 bis 30 Minuten vollständig zurück (Abb. 6). Der größte Anstieg des a/b-Quotienten wurde beobachtet, wenn GTN sublingual vor Beginn der TTS-Behandlung verabreicht, wurde. Am Ende des 1. Applikationstages, d.h. 23,5 Std. nach der ersten GTN- TTS Applikation, war der Effekt auf den a/b-Quotienten im Vergleich zur Erstapplikation um durchschnittlich 23 % abgeschwächt. Am Ende des zweiten Tages betrug die Abschwächung 48 %. Eine Stunde nach Abnahme des letzten GTN-TTS (d.h. nach viertägiger Behandlung) war der Effekt noch stärker (66 %) abgeschwächt. Eine vollständige Wiederherstellung der Ansprechbarkeit gegenüber sublingual verabreichtem GTN wurde 8 bis 12 Stunden nach Entfernung des letzten TTS erreicht.

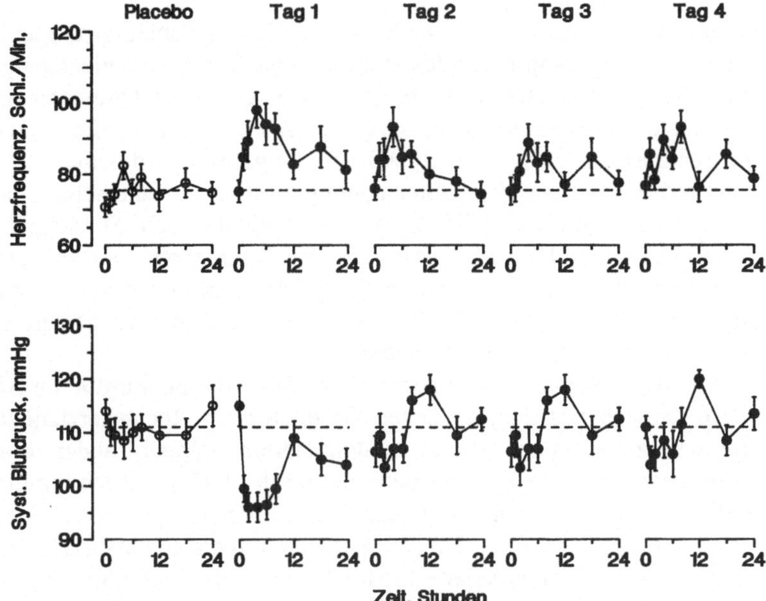

Abb. 5. Zeitverlauf von Herzfrequenz und systolischem Blutdruck unter Orthostase-
bedingungen während Placebo und bei viertägiger Behandlung mit GTN-TTS (n=10;
Mittelwerte und mittlere Fehler des Mittelwertes). Die gestrichelte Linie markiert den
Mittelwert aller Messwerte der Placebophase
Wiegand et al., 1992

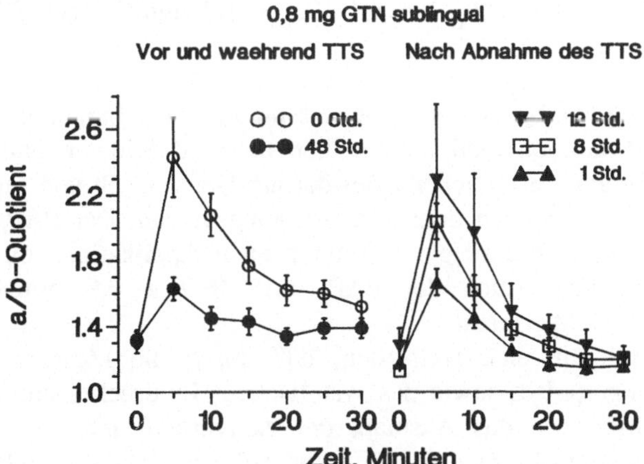

Abb. 6. Zeitverlauf des a/b-Quotienten des Fingerpulses nach sublingualer Verab-
reichung einer Kapsel mit 0,8 mg GTN. Linker Teil: vor der Behandlung mit GTN-TTS
und 48 Stunden nach Beginn der Behandlung mit GTN-TTS. Rechter Teil: 1,8 und 12
Stunden nach Abnahme des letzten GTN-TTS (n=10; Mittelwerte und mittlere Fehler des
Mittelwertes)
Wiegand et al., 1992

Zur Validierung der nicht-invasiven Methode der Fingerpulsplethysmographie, die im wesentlichen die Compliance des arteriellen Gefäßsystems widerspiegelt, muß natürlich die Frage beantwortet werden, inwieweit dieser Parameter auch Rückschlüsse auf die direkte therapeutische Wirkung der Nitrate, die in erster Linie auf die Senkung der Vorlast des Herzens zurückgeführt wird, zuläßt.

Hierzu wurde im Rahmen der Untersuchung von zwei unterschiedlichen galenischen Zubereitungen von GTN-Spray bei Patienten mit Stauungsherzinsuffizienz NYHA II - III und bereits in Ruhe erhöhtem diastolischem Pulmonalarteriendruck (PAP_d > 16 mm Hg), das Ausmaß und der Zeitverlauf der Wirkung von GTN auf den a/b-Quotienten und den invasiv gemessenen PAP_d simultan gemessen und dann verglichen.

Die Untersuchung wurde an 11 Männern und 1 Frau mit einem mittleren Alter von 54 Jahren, die sich aus diagnostischen Gründen einer Rechtsherzkatheteruntersuchung unterzogen, nach einem randomisierten, doppel-blinden crossover Design durchgeführt. Die Fingerpulskurve und der PAP_d wurden unmittelbar vor und über 30 Minuten nach der Verabreichung des GTN-Sprays gemessen. Dabei zeigt sich (Abb. 7), daß sich der mittels Rechtsherzkatheter gemessene diastolische Pulmonalarteriendruck und der a/b-Quotient des Fingerpulses spiegelbildlich verhalten. Drei Minuten nach der Verabreichung von Spray I kam es zu einem raschen und maximalen Anstieg des a/b-Quotienten der Fingerpulses von 1,39 ± 0,28 auf 2,22 ± 0,88. Anschließend fiel der Fingerpulsquotient wieder ab und erreichte nach 30 Minuten mit 1,53 ± 0,46 nahezu sein Ausgangsniveau. Der PAP_d fiel 3 Minuten nach Applikation von Spray I im Mittel von 21,3 ± 7,8 mmHg auf 12,3 ± 5,0 mmHg ab. Auch bezüglich der Senkung des PAP_d war nach 3 Minuten das Maximum der Wirkung erreicht. Danach stieg der PAP_d bis auf 19,2 ± 5,8 mmHg nach 30 Minuten wieder an.

Nach Verabreichung von Spray II stieg der a/b-Quotient des Fingerpulses von im Mittel 1,50 ± 0,36 auf maximal 2,06 ± 0,66 nach 10 Minuten und erreichte hiermit sein Maximum. Anschließend fiel der a/b-Quotient ab und lag nach 30 Minuten mit 1,71 ± 0,53 noch über dem Ausgangsniveau. Der PAP_d fiel von 21,6 ± 6,1 auf 13,9 ± 5,4 mmHg 10 Minuten nach Applikation von Spray II. Nach 30 Minuten hatte auch der PAP_d mit 16,9 ± 6,3 mmHg seinen Ausgangswert noch nicht erreicht.

Zusammenfassend läßt sich feststellen, daß durch die Messung des a/b-Quotienten des Fingerpulses sowie des systolischen Blutdruckes und der Herzfrequenz unter Orthostase das Ausmaß, der Zeitverlauf und die Dauer der Wirkung von Glyceroltrinitrat nicht-invasiv nahezu kontinuierlich verfolgt werden können. Durch den Vergleich mit invasiven Messungen konnte nachgewiesen werden, daß damit der Zeitverlauf der entscheidenden pharmakologischen Wirkung der organischen Nitrate, d. h. die Senkung der Vorlast infolge der relaxierenden Wirkung auf venöse Kapazitätsgefäße und damit die Druckentlastung des Herzens, widergespiegelt wird.

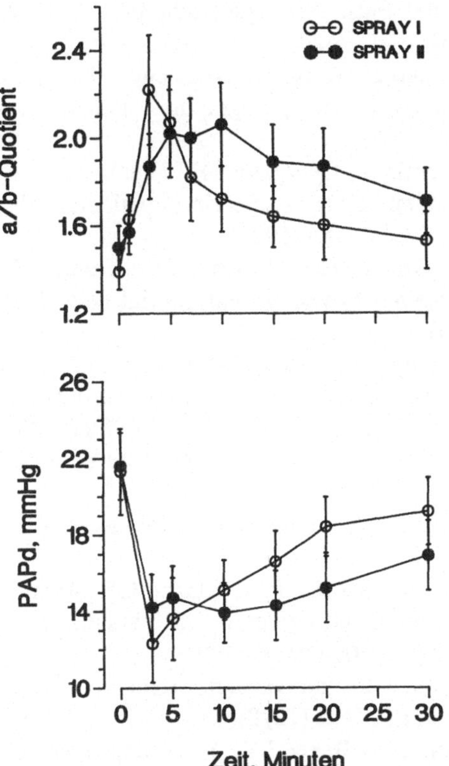

Abb. 7. Zeitverlauf des a/b-Quotienten und des diastolischen Pulmonalarteriendruckes
(PAP$_d$) nach sublingualer Verabreichung von 0,4 mg (Spray I) bzw. 0.8 mg (Spray II)
GTN-Spray an Patienten mit Stauungsherzinsuffizienz und in Ruhe erhötem PAP$_d$ (n=12;
Mittelwerte und mittlere Fehler des Mittelwertes)

Mit Hilfe dieser Methoden läßt sich zeigen, daß es bei wiederholter Applikation eines neuen TTS mit diskontinuierlicher GTN-Freisetzung über 4 Tage zu
einer deutlichen Reduktion der hämodynamischen Wirksamkeit kommt. Ein
vollständiger Wirkungsverlust, wie er von kontinuierlich freisetzenden Systemen
berichtet wird, trat nicht auf.

Literatur

1. Lax H, Feinberg AW, Cohen BM: Studies of the arterial pulse wave. I. The
    normal pulse wave and its modification in the presence of human arteriosclerosis-. J Clin Dis 3:618 (1956)

2. Frank O: Der arterielle Puls. Sitzungsbericht Ges. f. Morph. und Pathol. München 37:33 (1926)

3. Gadermann E, Jungmann H: Klinische Arterienpulsbeschreibung, Lehrbuch und Atlas der unblutigen Sphygmographie. Johann Ambrosius Barth, München (1964)

4. Georgopoulos AJ, Markis A, Georgiadis H: Therapeutic efficacy of a new transdermal system containing nitroglycerin in patients with angina pectoris. Eur J Clin Pharmacol 22:481-485 (1982)

5. Imhof PR, Ott B, Frankhauser P, Chu LC, Hodler J: Difference in nitroglycerin dose-response in venous and arterial beds. Eur J Clin Pharmacol 18:455-460 (1980)

6. Jordan RA, Seth L, Henry DA, Wilen MM, Franciosa JA: Dose requirements and hemodynamic effects of transdermal nitroglycerin compared in patients with congestive heart failure. Circulation 71: 980-986 (1985)

7. Morikawa Y: Characteristic pulse wave caused by organic nitrates. Nature 213:841-842 (1967)

8. Murrell W: Nitroglycerine as a remedy for angina pectoris. Lancet 1:80-81 and 113-115 (1879)

9. Naafs MAB, De Boer AC, Koster RW, Klazen CW, Dunning AJ: Exercise capacity with transdermal nitroglycerin in patients with stable angina pectoris. Eur Heart J 5:705-709 (1984)

10. Needleman P: Tolerance to the vacular effects of glyceryl trinitrate. J Pharmacol Exp Ther 171:98-102 (1970)

11. Noonan PK, Williams RL, Benet LZ: Dose dependent pharmacokinetics after multiple intravenous infusions of nitroglycerin in healthy volunteers. J Pharmacokinet Biopharm 13: 143-157 (1985)

12. Parker JO, Fung HL: Transdermal nitroglycerin in angina pectoris. Amer Heart J 54:471-476 (1984)

13. Reiniger G, Kraus F, Dirschinger J, Blasini R, Rudolph W: Hochdosierte transdermale Nitroglycerintherapie: Wirkungsverlust innerhalb von 24 Stunden? Herz 10:157-162 (1985)

14. Roth A, Kulick D, Freidenberger L, Hong R, Rahimtoola SH, Elkayam U: Early tolerance to hemodynamic effects of high dose transdermal nitroglycerin in responders with severe chronic heart failure. J Amer Coll Cardiol 9:858-864 (1987)

15. Thadani U, Hamilton SF, Olson E, Anderson J, Voyles W, Prasad R, Teague SM: Transdermal nitroglycerin patches in angina pectoris. Dose titration of the effect and rapid tolerance. Ann Intern Med 105:485-492 (1986)

16. Wagner F, Siefert F, Trenk D, Jähnchen E: Relationship between pharmacokinetics and hemodynamic tolerance to isosorbide-5-mononitrate. Eur J Clin Pharmacol 38 Suppl 1: S53-S59 (1990)

17. Weber K, Bergbauer M, Ricken D: Transdermales Nitroglycerinsystem mit diskontinuierlicher Substanzfreisetzung. Dtsch med Wschr 114: 1551-1556 (1988)

18. Wiegand A, Bonn R, Bauer KH, Jähnchen E: Hemodynamic effects of glyceryltrinitrate following discontinuous release from a transdermal therapeutic system. Naunyn-Schmiedeberg's Arch Pharmacol 337 Suppl: R 119 (1988)
19. Wiegand A, Bauer KH, Bonn R, Trenk D, Jähnchen E: Pharmacodynamic and pharmacokinetic evaluation of a new transdermal delivery system with a time-dependent release of glyceryl trinitrate. J Clin Pharmacol 32: 77-84 (1992)

L. Lange, H. Jaeger, W. Seifert, I. Klingmann (Hrsg.)

Good Clinical Practice I

Grundlagen und Strategie

Unter Mitarbeit zahlreicher Fachwissenschaftler

1992. VIII, 300 S. 49 Abb. 79 Tab.
(Konzepte der Humanpharmakologie)
Geb. DM 80,– ISBN 3-540-54912-9

Die Humanpharmakologie wendet heute differenziert
Modelle zur Abschätzung der Medikamentenwirksam-
keit an, sie liefert Kernaussagen zur Verträglichkeit, sie
standardisiert und optimiert Untersuchungsmethoden.
Das vorliegende Buch ist dem Schwerpunkt *Good Clinical Practice* gewidmet. Die dazu kürzlich fertiggestellten
europäischen Richtlinien bieten sich durch die Vorgabe
einheitlicher Kriterien als Richtschnur für alle klinischen
Prüfungen an.
Folgende Aspekte werden
behandelt: Planung von
Studien, Kriterien für Good
Clinical Practice, rechtliche
und ethische Fragen, Probanden, Verarbeitung der gewonnenen Informationen. Für Mitarbeiter in der Arzneimittel-
forschung liefert das Buch eine
hochaktuelle Diskussions- und
Arbeitsgrundlage.

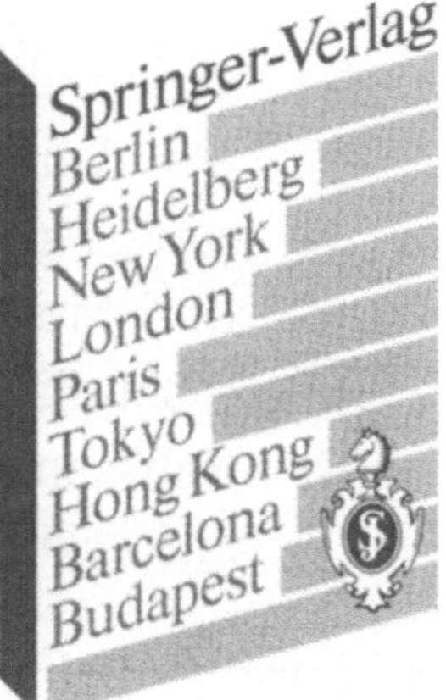

Springer-Verlag und Umwelt

Als internationaler wissenschaftlicher Verlag sind wir uns unserer besonderen Verpflichtung der Umwelt gegenüber bewußt und beziehen umweltorientierte Grundsätze in Unternehmensentscheidungen mit ein.

Von unseren Geschäftspartnern (Druckereien, Papierfabriken, Verpackungsherstellern usw.) verlangen wir, daß sie sowohl beim Herstellungsprozeß selbst als auch beim Einsatz der zur Verwendung kommenden Materialien ökologische Gesichtspunkte berücksichtigen.

Das für dieses Buch verwendete Papier ist aus chlorfrei bzw. chlorarm hergestelltem Zellstoff gefertigt und im ph-Wert neutral.